U0242930

卫生健康数据手册

2023

国家卫生健康委统计信息中心　编

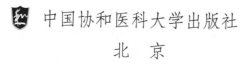

中国协和医科大学出版社

北　京

图书在版编目（CIP）数据

卫生健康数据手册. 2023 / 国家卫生健康委统计信息中心编.
—北京：中国协和医科大学出版社，2024.8
ISBN 978-7-5679-2333-1

Ⅰ. ①卫…　Ⅱ. ①国…　Ⅲ. ①医疗保健事业—中国—手册—2023　Ⅳ. ①R199.2-62

中国国家版本馆CIP数据核字（2023）第237474号

编　　者	国家卫生健康委统计信息中心
策　　划	杨　帆
责任编辑	高淑英
封面设计	邱晓俐
责任校对	张　麓
责任印制	黄艳霞
出版发行	中国协和医科大学出版社
	（北京市东城区东单三条9号　邮编100730　电话010-65260431）
网　　址	www.pumcp.com
印　　刷	北京联兴盛业印刷股份有限公司
开　　本	880mm×1230mm　1/32
印　　张	10.625
字　　数	260千字
版　　次	2024年8月第1版
印　　次	2024年8月第1次印刷
定　　价	85.00元

编者名单

主　编　吴士勇

编　者　张耀光　陈俐锦　王晓旭　冯星淋

　　　　徐向东　李岳峰　蔡　玥　武瑞仙

　　　　王　帅　梁艺琼　张黎黎　魏文强

　　　　郑荣寿　恩卡尔·努尔

前　言

　　为贯彻落实新发展理念，全面推进健康中国建设和实施积极应对人口老龄化战略，促进卫生健康事业高质量发展，更好服务管理决策，国家卫生健康委统计信息中心组织编写了《卫生健康数据手册2023》（以下简称《数据手册》），供各级领导、政策制定者、管理和研究人员参考使用。

　　《数据手册》以国家卫生健康委各类统计调查制度数据为基础，结合相关部委公开数据，涵盖人口社会与经济发展、居民健康状况、医疗资源与卫生服务、卫生健康投入、医疗保障、药品监管、教育与科技创新、医药产业发展等与健康相关的指标，力图全景式反映卫生健康事业发展以及居民健康卫生服务利用、健康水平的现状及变化等情况。《数据手册》主要提供了2015—2022年最新数据，重点指标则为1949年以来的情况。

　　希望《数据手册》能够为政策的研究、制定和落实提供便捷的数据支持，成为决策和管理的有力助手。本书汇总了多种来源的数据，难免存在疏漏以及不足之处，敬请广大读者批评指正。

国家卫生健康委统计信息中心

2023年11月

目　　录

第一章

人口社会经济发展

第一节

人 口 情 况

1-1-1 历年全国总人口及分性别、分城乡人口数

单位：万人

年份	年末人口数	男性人口数	女性人口数	城镇人口	乡村人口
1949	54167	28145	26022	5765	48402
1950	55196	28669	26527	6169	49027
1955	61465	31809	29656	8285	53180
1960	66207	34283	31924	13073	53134
1965	72538	37128	35410	13045	59493
1970	82992	42686	40306	14424	68568
1975	92420	47564	44856	16030	76390
1980	98705	50785	47920	19140	79565
1985	105851	54725	51126	25094	80757
1990	114333	58904	55429	30195	84138
1995	121121	61808	59313	35174	85947
2000	126743	65437	61306	45906	80837
2001	127627	65672	61955	48064	79563
2002	128453	66115	62338	50212	78241
2003	129227	66556	62671	52376	76851
2004	129988	66976	63012	54283	75705
2005	130756	67375	63381	56212	74544
2006	131448	67728	63720	58288	73160
2007	132129	68048	64081	60633	71496
2008	132802	68357	64445	62403	70399
2009	133450	68647	64803	64512	68938
2010	134091	68748	65343	66978	67113
2011	134916	69161	65755	69927	64989
2012	135922	69660	66262	72175	63747
2013	136726	70063	66663	74502	62224
2014	137646	70522	67124	76738	60908
2015	138326	70857	67469	79302	59024
2016	139232	71307	67925	81924	57308
2017	140011	71650	68361	84343	55668
2018	140541	71864	68677	86433	54108
2019	141008	72039	68969	88426	52582
2020	141212	72357	68855	90220	50992
2021	141260	72311	68949	91425	49835
2022	141175	72206	68969	92071	49104

数据来源：国家统计局历年《中国统计年鉴》。

1-1-2 2015—2022年全国人口基本情况

指标	2015	2017	2018	2019	2020	2021	2022
总人口/万人	**138326**	**140011**	**140541**	**141008**	**141212**	**141260**	**141175**
按性别分/万人							
男性人口	70857	71650	71864	72039	72357	72311	72206
女性人口	67469	68361	68677	68969	68855	68949	68969
按城乡分/万人							
城镇人口	79302	84343	86433	88426	90220	91425	92071
农村人口	59024	55668	54108	52582	50992	49835	49104
性别比重/%							
男性人口	51.2	51.2	51.1	51.1	51.2	51.2	51.1
女性人口	48.8	48.8	48.9	48.9	48.8	48.8	48.9
城乡比重/%							
城镇人口	57.3	60.2	61.5	62.7	63.9	64.7	65.2
农村人口	42.7	39.8	38.5	37.3	36.1	35.3	34.8
人口年龄构成/%							
0～14岁人口	16.5	16.8	16.9	16.8	17.9	17.5	16.9
15～64岁人口	73.0	71.8	71.2	70.6	68.6	68.3	68.2
65岁及以上人口	10.5	11.4	11.9	12.6	13.5	14.2	14.9
人口总抚养比/%	37.0	39.3	40.4	41.5	45.9	46.3	46.6
少年儿童抚养比	22.6	23.4	23.7	23.8	26.2	25.6	24.8
老年人口抚养比	14.3	15.9	16.8	17.8	19.7	20.8	21.8
受教育程度人口占6岁及以上人口比重/%							
小学	26.2	25.2	25.3	25.3	24.8	26.1	—
初中	38.3	38.1	37.8	37.3	34.5	34.7	—
高中及中职	16.4	17.6	17.6	17.7	15.1	16.7	—
大专及以上	13.3	13.9	14.0	14.6	15.5	18.9	—
15岁以上人口文盲率/%							
总文盲率	5.4	5.3	4.9	4.6	2.7	3.2	—
男性文盲率	2.9	2.4	2.4	2.2	—	1.5	—
女性文盲率	8.0	7.3	7.5	7.0	—	5.0	—

数据来源：国家统计局历年《中国统计年鉴》。

1-1-3　2020年全国分年龄、分性别人口数和性别比

年　龄	人口数/万人			性别比（女=100）
	合计	男	女	
总　　计	140978	72142	68836	104.80
0～4岁	7788	4097	3692	110.98
5～9岁	9024	4802	4223	113.71
10～14岁	8526	4561	3965	115.03
15～19岁	7268	3905	3363	116.12
20～24岁	7494	3968	3527	112.51
25～29岁	9185	4816	4369	110.25
30～34岁	12415	6387	6027	105.97
35～39岁	9901	5093	4808	105.93
40～44岁	9295	4763	4532	105.10
45～49岁	11422	5819	5603	103.85
50～54岁	12116	6111	6006	101.74
55～59岁	10140	5082	5058	100.46
60～64岁	7338	3687	3651	100.98
65～69岁	7401	3634	3767	96.47
70～74岁	4959	2416	2543	95.03
75～79岁	3124	1475	1649	89.48
80～84岁	2038	916	1123	81.57
85～89岁	1083	443	640	69.15
90～94岁	365	137	229	59.85
95～99岁	82	27	55	49.50
100岁及以上	12	4	8	41.95

数据来源:《2020中国人口普查年鉴》。

1-1-4 历年全国人口年龄结构及抚养比

年份	总人口数	0～14岁人口/万人	15～64岁人口/万人	65岁及以上人口/万人	总抚养比/%	少儿抚养比/%	老年抚养比/%
1990	114333	31659	76306	6368	49.8	41.5	8.3
1995	121121	32218	81393	7510	48.8	39.6	9.2
2000	128453	28774	90302	9377	42.2	31.9	10.4
2001	127627	28716	89849	9062	42	32	10.1
2002	126743	29012	88910	8821	42.6	32.6	9.9
2003	129227	28559	90976	9692	42.0	31.4	10.7
2004	129988	27947	92184	9857	41.0	30.3	10.7
2005	130756	26504	94197	10055	38.8	28.1	10.7
2006	131448	25961	95068	10419	38.3	27.3	11.0
2007	132129	25660	95833	10636	37.9	26.8	11.1
2008	132802	25166	96680	10956	37.4	26.0	11.3
2009	133450	24659	97484	11307	36.9	25.3	11.6
2010	134091	22259	99938	11894	34.2	22.3	11.9
2011	134916	22261	100378	12277	34.4	22.1	12.3
2012	135922	22427	100718	12777	34.9	22.2	12.7
2013	136726	22423	101041	13262	35.3	22.2	13.1
2014	137646	22712	101032	13902	36.2	22.5	13.7
2015	138326	22824	100978	14524	37.0	22.6	14.3
2016	139232	23252	100943	15037	37.9	22.9	15.0
2017	140011	23522	100528	15961	39.3	23.4	15.9
2018	140541	23751	100065	16724	40.4	23.7	16.8
2019	141008	23689	99552	17767	41.5	23.8	17.8
2020	141212	25277	96871	19064	45.9	26.2	19.7
2021	141260	24678	96526	20056	46.3	25.6	20.8
2022	141175	23859	96281	21035	46.6	24.8	21.8

数据来源：国家统计局历年《中国统计年鉴》。

1-1-5 2015—2022年分省人口数 单位：万人

地区	2015	2017	2018	2019	2020	2021	2022
全 国	138326	139232	140011	140541	141008	141212	141175
北 京	2188	2195	2194	2192	2190	2189	2184
天 津	1439	1443	1410	1383	1385	1387	1363
河 北	7345	7375	7409	7426	7447	7464	7420
山 西	3519	3514	3510	3502	3497	3490	3481
内蒙古	2440	2436	2433	2422	2415	2403	2401
辽 宁	4338	4327	4312	4291	4277	4255	4197
吉 林	2613	2567	2526	2484	2448	2399	2348
黑龙江	3529	3463	3399	3327	3255	3171	3099
上 海	2458	2467	2466	2475	2481	2488	2475
江 苏	8315	8381	8423	8446	8469	8477	8515
浙 江	5985	6072	6170	6273	6375	6468	6577
安 徽	6011	6033	6057	6076	6092	6105	6127
福 建	3984	4016	4065	4104	4137	4161	4188
江 西	4485	4496	4511	4513	4516	4519	4528
山 东	9866	9973	10033	10077	10106	10165	10163
河 南	9701	9778	9829	9864	9901	9941	9872
湖 北	5850	5885	5904	5917	5927	5745	5844
湖 南	6615	6625	6633	6635	6640	6645	6604
广 东	11678	11908	12141	12348	12489	12624	12657
广 西	4811	4857	4907	4947	4982	5019	5047
海 南	945	957	972	982	995	1012	1027
重 庆	3070	3110	3144	3163	3188	3209	3213
四 川	8196	8251	8289	8321	8351	8371	8374
贵 州	3708	3758	3803	3822	3848	3858	3856
云 南	4663	4677	4693	4703	4714	4722	4693
西 藏	330	340	349	354	361	366	364
陕 西	3846	3874	3904	3931	3944	3955	3956
甘 肃	2523	2520	2522	2515	2509	2501	2492
青 海	577	582	586	587	590	593	595
宁 夏	684	695	705	710	717	721	728
新 疆	2385	2428	2480	2520	2559	2590	2587

1-1-6 2020年分省家庭户数、人口数及性别比

地　区	户数/万户			人口数/万人			性别比（女=100）
	合计	家庭户	集体户	合计	男	女	
全　国	**52269**	**49416**	**2853**	**140978**	**72142**	**68836**	**104.80**
北　京	914	823	91	2189	1120	1070	104.65
天　津	546	487	60	1387	714	672	106.31
河　北	2636	2543	93	7461	3768	3693	102.02
山　西	1338	1275	64	3492	1781	1711	104.06
内蒙古	997	948	49	2405	1228	1177	104.26
辽　宁	1817	1747	70	4259	2126	2133	99.70
吉　林	996	943	53	2407	1202	1206	99.69
黑龙江	1371	1302	68	3185	1595	1590	100.35
上　海	1047	964	82	2487	1288	1200	107.33
江　苏	3192	2991	201	8475	4303	4172	103.15
浙　江	2688	2501	187	6457	3368	3089	109.04
安　徽	2289	2191	98	6100	3110	2992	103.94
福　建	1531	1437	94	4154	2147	2007	106.94
江　西	1479	1407	72	4519	2330	2187	106.62
山　东	3705	3518	186	10153	5143	5009	102.67
河　南	3322	3178	144	9937	4983	4953	100.60
湖　北	2102	1993	109	5775	2969	2806	105.83
湖　南	2389	2288	101	6644	3400	3245	104.77
广　东	4669	4247	422	12601	6687	5914	113.08
广　西	1687	1622	65	5013	2592	2421	107.04
海　南	320	296	24	1008	535	474	112.86
重　庆	1263	1204	59	3205	1620	1585	102.21
四　川	3221	3076	145	8367	4229	4139	102.19
贵　州	1327	1270	57	3856	1971	1886	104.50
云　南	1586	1515	71	4721	2442	2279	107.16
西　藏	109	101	8	365	191	173	110.32
陕　西	1498	1421	76	3953	2023	1930	104.79
甘　肃	877	842	35	2502	1270	1232	103.10
青　海	208	197	11	592	303	289	104.97
宁　夏	266	254	13	720	367	353	103.83
新　疆	880	835	45	2585	1335	1250	106.85

数据来源：《2020中国人口普查年鉴》。

1-1-7　2020年分省城乡人口分布情况

地区	城乡人口/万人		城镇人口 比重/%	乡村人口 比重/%
	城镇	乡村		
全　国	**90199**	**50979**	**63.9**	**36.1**
北　京	1917	273	87.6	12.4
天　津	1174	212	84.6	15.4
河　北	4482	2979	60.1	39.9
山　西	2183	1308	62.5	37.5
内蒙古	1623	782	67.5	32.5
辽　宁	3073	1187	72.2	27.8
吉　林	1508	899	62.7	37.3
黑龙江	2090	1095	65.6	34.4
上　海	2221	266	89.3	10.7
江　苏	6224	2251	73.4	26.6
浙　江	4660	1797	72.2	27.8
安　徽	3560	2543	58.3	41.7
福　建	2856	1298	68.8	31.2
江　西	2731	1788	60.4	39.6
山　东	6401	3751	63.0	37.0
河　南	5508	4429	55.4	44.6
湖　北	3632	2143	62.9	37.1
湖　南	3905	2740	58.8	41.2
广　东	9344	3258	74.2	25.8
广　西	2717	2296	54.2	45.8
海　南	608	401	60.3	39.7
重　庆	2226	979	69.5	30.5
四　川	4747	3621	56.7	43.3
贵　州	2050	1807	53.2	46.8
云　南	2363	2358	50.1	49.9
西　藏	130	234	35.6	64.4
陕　西	2477	1476	62.7	37.3
甘　肃	1307	1195	52.2	47.8
青　海	356	236	60.1	39.9
宁　夏	468	252	65.0	35.0
新　疆	1461	1124	56.5	43.5

数据来源:《2020中国人口普查年鉴》。

1-1-8 历年家庭户规模比例及家庭户比例

单位：%

年份	一人户家庭占比	二人户家庭占比	三人户家庭占比	四人户家庭占比	五人户及以上家庭占比	家庭户数占比
2002	7.7	18.4	31.7	23.1	19.1	98.9
2003	7.6	19.1	31.7	22.8	18.8	99.1
2004	7.8	19.6	31.4	21.8	19.3	99.1
2005	10.7	24.5	29.8	19.2	15.8	98.1
2006	9.1	24.2	30.7	20.0	16.0	98.4
2007	8.9	24.4	30.4	20.9	15.3	98.4
2008	8.9	24.6	30.4	21.0	15.2	98.3
2009	10.0	25.0	29.4	19.6	16.0	98.5
2011	14.0	26.0	27.7	16.9	15.4	96.9
2012	14.1	26.4	27.6	16.8	15.2	97.2
2013	14.6	27.3	26.9	17.0	14.2	97.4
2014	14.9	27.7	26.7	15.9	14.8	97.4
2015	13.1	25.3	26.4	17.9	17.1	94.6
2016	14.1	25.8	26.1	17.8	16.2	98.2
2017	15.6	27.2	24.7	17.1	15.3	97.9
2018	16.7	28.3	23.4	16.5	15.1	98.0
2019	18.5	29.6	22.3	15.9	13.9	98.0
2020	23.8	23.4	21.1	14.8	16.9	94.5
2021	17.0	24.3	21.6	18.6	18.5	96.5
2022	—	—	—	—	—	—

数据来源：国家统计局历年《中国统计年鉴》，2020年数据来自《2020中国人口普查年鉴》。

1-1-9 2020年分省家庭户数及不同家庭规模户数比例

地 区	家庭户数	一人户家庭占比/%	二人户家庭占比/%	三人口家庭占比/%	四人户家庭占比/%	五人户及以上家庭占比/%
全 国	494157423	25.39	29.68	20.99	13.17	10.76
北 京	8230792	29.93	33.14	21.71	8.94	6.27
天 津	4867116	23.99	35.49	24.84	10.52	5.16
河 北	25429609	19.99	31.34	21.69	15.50	11.47
山 西	12746142	23.99	31.79	23.28	13.86	7.08
内蒙古	9483957	23.30	37.60	25.20	10.03	3.87
辽 宁	17467111	26.61	36.90	23.93	8.23	4.32
吉 林	9426822	24.54	37.09	24.32	9.19	4.85
黑龙江	13024687	29.23	36.25	22.80	8.09	3.64
上 海	9644628	28.37	34.55	22.39	8.45	6.24
江 苏	29910849	23.32	32.22	21.73	12.43	10.29
浙 江	25008606	30.84	32.38	19.13	9.93	7.71
安 徽	21910377	23.66	30.99	21.76	13.57	10.03
福 建	14371078	27.31	26.28	19.45	14.25	12.71
江 西	14072847	21.82	25.33	20.19	16.18	16.48
山 东	35184241	20.05	31.92	21.81	16.46	9.76
河 南	31782693	21.98	26.73	20.46	16.08	14.75
湖 北	19931045	23.61	29.30	23.03	13.17	10.87
湖 南	22878336	25.34	27.68	20.84	14.46	11.69
广 东	42469178	33.22	24.25	16.48	12.22	13.82
广 西	16215014	25.13	23.71	20.13	15.19	15.84
海 南	2961646	22.41	21.91	19.90	17.62	18.16
重 庆	12040234	29.29	30.27	20.25	11.38	8.81
四 川	30756120	28.73	29.78	19.79	11.61	10.09
贵 州	12696585	23.88	26.10	20.32	15.30	14.38
云 南	15146831	22.82	24.71	20.87	15.62	15.97
西 藏	1014090	33.22	17.76	13.79	11.91	23.32
陕 西	14211344	27.18	29.03	21.44	13.32	9.02
甘 肃	8422836	22.67	28.38	21.47	14.18	13.30
青 海	1965893	25.38	25.06	20.90	14.03	14.62
宁 夏	2535074	21.20	31.23	23.42	15.16	8.98
新 疆	8351642	20.90	26.96	22.65	16.67	12.81

数据来源:《2020中国人口普查年鉴》。

1-1-10 历年全国出生率、死亡率及自然增长率

单位：‰

年份	出生率	死亡率	自然增长率
1949	36.00	20.00	16.00
1950	37.00	18.00	19.00
1955	32.60	12.28	20.32
1960	20.86	25.43	−4.57
1965	38.00	9.50	28.50
1970	33.59	7.64	25.95
1975	23.13	7.36	15.77
1980	18.21	6.34	11.87
1985	21.04	6.78	14.26
1990	21.06	6.67	14.39
1995	17.12	6.57	10.55
2000	14.03	6.45	7.58
2001	13.38	6.43	6.95
2002	12.86	6.41	6.45
2003	12.41	6.40	6.01
2004	12.29	6.42	5.87
2005	12.40	6.51	5.89
2006	12.09	6.81	5.28
2007	12.10	6.93	5.17
2008	12.14	7.06	5.08
2009	11.95	7.08	4.87
2010	11.90	7.11	4.79
2011	13.27	7.14	6.13
2012	14.57	7.13	7.43
2013	13.03	7.13	5.90
2014	13.83	7.12	6.71
2015	11.99	7.07	4.93
2016	13.57	7.04	6.53
2017	12.64	7.06	5.58
2018	10.86	7.08	3.78
2019	10.41	7.09	3.32
2020	8.52	7.07	1.45
2021	7.52	7.18	0.34
2022	6.77	7.37	−0.60

数据来源：国家统计局历年《中国统计年鉴》。

1-1-11 2015—2022年分省出生率

单位：‰

地区	2015	2017	2018	2019	2020	2021	2022
全 国	**11.99**	**12.64**	**10.86**	**10.41**	**8.52**	**7.52**	**6.77**
北 京	7.96	9.06	8.24	8.12	6.99	6.35	5.67
天 津	5.84	7.65	6.67	6.73	5.99	5.30	—
河 北	11.35	13.20	11.26	10.83	8.16	7.15	6.09
山 西	9.98	11.06	9.63	9.12	8.26	7.06	6.75
内蒙古	7.72	9.47	8.35	8.23	7.20	6.26	5.58
辽 宁	6.17	6.49	6.39	6.45	5.16	4.71	4.08
吉 林	5.87	6.76	6.62	6.05	4.84	4.70	4.33
黑龙江	6.00	6.22	5.98	5.73	3.75	3.59	3.34
上 海	7.52	8.10	7.20	7.00	5.02	4.67	4.35
江 苏	9.05	9.71	9.32	9.12	6.65	5.65	5.23
浙 江	10.52	11.92	11.02	10.51	7.13	6.90	6.28
安 徽	12.92	14.07	12.41	12.03	9.45	8.05	7.16
福 建	13.90	15.00	13.20	12.90	9.21	8.26	7.07
江 西	13.20	13.79	13.43	12.59	9.48	8.34	7.19
山 东	12.55	17.54	13.26	11.77	8.56	7.38	6.71
河 南	12.70	12.95	11.72	11.02	9.24	8.00	7.42
湖 北	10.74	12.60	11.54	11.35	8.28	6.98	6.08
湖 南	13.58	13.27	12.19	10.39	8.53	7.13	6.23
广 东	11.12	13.68	12.79	12.54	10.28	9.35	8.30
广 西	14.05	15.14	14.12	13.31	11.36	9.68	8.51
海 南	14.57	14.73	14.48	12.87	10.36	9.74	8.60
重 庆	11.05	11.18	11.02	10.48	7.47	6.49	5.98
四 川	10.30	11.26	11.05	10.70	7.60	6.85	6.39
贵 州	13.00	13.98	13.90	13.65	13.70	12.17	11.3
云 南	12.88	13.53	13.19	12.63	10.96	9.35	8.14
西 藏	15.75	16.00	15.22	14.60	13.96	14.17	—
陕 西	10.10	11.11	10.67	10.55	8.95	7.89	7.36
甘 肃	12.36	12.54	11.07	10.60	10.55	9.68	8.47
青 海	14.72	14.42	14.31	13.66	11.43	11.22	10.60
宁 夏	12.62	13.44	13.32	13.72	11.59	11.62	10.60
新 疆	15.59	15.88	10.69	8.14	6.94	6.16	6.53

数据来源：国家统计局历年《中国统计年鉴》及各省国民经济和社会发展统计公报。

1-1-12 2015—2022年分省死亡率

单位：‰

地区	2015	2017	2018	2019	2020	2021	2022
全 国	**7.07**	**7.06**	**7.08**	**7.09**	**7.07**	**7.18**	**7.37**
北 京	4.95	5.30	5.58	5.49	5.19	5.39	5.72
天 津	5.61	5.05	5.42	5.30	5.92	6.23	—
河 北	5.79	6.60	6.38	6.12	7.22	7.58	7.80
山 西	5.56	5.45	5.32	5.85	7.02	7.32	7.73
内蒙古	5.32	5.74	5.95	5.66	7.30	7.54	7.83
辽 宁	6.59	6.93	7.39	7.25	8.59	8.89	9.04
吉 林	5.53	6.50	6.26	6.90	7.81	8.08	8.40
黑龙江	6.60	6.63	6.67	6.74	8.23	8.70	9.09
上 海	5.07	5.30	5.40	5.50	5.58	5.59	5.96
江 苏	7.03	7.03	7.03	7.04	6.49	6.77	7.04
浙 江	5.50	5.56	5.58	5.52	6.56	5.90	6.24
安 徽	5.94	5.90	5.96	6.04	7.96	8.00	8.09
福 建	6.10	6.20	6.20	6.10	6.24	6.28	6.52
江 西	6.24	6.08	6.06	6.03	6.61	6.71	6.94
山 东	6.67	7.40	7.18	7.50	7.25	7.36	7.64
河 南	7.05	6.97	6.80	6.84	7.15	7.36	7.50
湖 北	5.83	7.01	7.00	7.08	7.67	7.86	8.09
湖 南	6.86	7.08	7.08	7.28	7.92	8.28	8.54
广 东	4.32	4.52	4.55	4.46	4.70	4.83	4.97
广 西	6.15	6.22	5.96	6.14	6.46	6.80	7.08
海 南	6.00	6.01	6.01	6.11	5.85	6.01	6.16
重 庆	7.19	7.27	7.54	7.57	7.70	8.04	8.09
四 川	6.94	7.03	7.01	7.09	8.48	8.74	9.04
贵 州	7.20	6.88	6.85	6.95	7.17	7.19	7.32
云 南	6.48	6.68	6.32	6.20	7.92	8.12	8.21
西 藏	5.10	4.95	4.58	4.46	5.37	5.47	—
陕 西	6.28	6.24	6.24	6.28	7.11	7.38	7.64
甘 肃	6.15	6.52	6.65	6.75	7.91	8.26	8.51
青 海	6.17	6.17	6.25	6.08	6.65	6.91	7.23
宁 夏	4.58	4.75	5.54	5.69	5.88	6.09	6.19
新 疆	4.51	4.48	4.56	4.45	5.46	5.60	5.76

数据来源：国家统计局历年《中国统计年鉴》及各省国民经济和社会发展统计公报。

1-1-13 2015—2022年分省人口自然增长率

单位：‰

地区	2015	2017	2018	2019	2020	2021	2022
全　国	**4.93**	**5.58**	**3.78**	**3.32**	**1.45**	**0.34**	**−0.60**
北　京	3.01	3.76	2.66	2.63	1.80	0.96	−0.05
天　津	0.23	2.60	1.25	1.43	0.07	−0.93	−1.68
河　北	5.56	6.60	4.88	4.71	0.94	−0.43	−1.71
山　西	4.42	5.61	4.31	3.27	1.24	−0.26	−0.98
内蒙古	2.40	3.73	2.40	2.57	−0.1	−1.28	−2.25
辽　宁	−0.42	−0.44	−1.00	−0.80	−3.43	−4.18	−4.96
吉　林	0.34	0.26	0.36	−0.85	−2.97	−3.38	−4.07
黑龙江	−0.60	−0.41	−0.69	−1.01	−4.48	−5.11	−5.75
上　海	2.45	2.80	1.80	1.50	−0.56	−0.92	−1.61
江　苏	2.02	2.68	2.29	2.08	0.16	−1.12	−1.81
浙　江	5.02	6.36	5.44	4.99	0.57	1.00	0.04
安　徽	6.98	8.17	6.45	5.99	1.49	0.05	−0.93
福　建	7.80	8.80	7.00	6.80	2.97	1.98	0.55
江　西	6.96	7.71	7.37	6.56	2.87	1.63	0.25
山　东	5.88	10.14	6.08	4.27	1.31	0.02	−0.93
河　南	5.65	5.98	4.92	4.18	2.09	0.64	−0.08
湖　北	4.91	5.59	4.54	4.27	0.61	−0.88	−2.01
湖　南	6.72	6.19	5.11	3.11	0.61	−1.15	−2.31
广　东	6.80	9.16	8.24	8.08	5.58	4.52	3.33
广　西	7.90	8.92	8.16	7.17	4.9	2.88	1.43
海　南	8.57	8.72	8.47	6.76	4.51	3.73	2.44
重　庆	3.86	3.91	3.48	2.91	−0.23	−1.55	−2.11
四　川	3.36	4.23	4.04	3.61	−0.88	−1.89	−2.65
贵　州	5.80	7.10	7.05	6.70	6.53	4.98	3.71
云　南	6.40	6.85	6.87	6.43	3.04	1.23	−0.07
西　藏	10.65	11.05	10.64	10.14	8.59	8.70	—
陕　西	3.82	4.87	4.43	4.27	1.84	0.51	−0.28
甘　肃	6.21	6.02	4.42	3.85	2.64	1.42	−0.04
青　海	8.55	8.25	8.06	7.58	4.78	4.31	3.37
宁　夏	8.04	8.69	7.78	8.03	5.71	5.53	4.41
新　疆	11.08	11.40	6.13	3.69	1.48	0.56	0.77

数据来源：国家统计局历年《中国统计年鉴》及各省国民经济和社会发展统计公报。

1-1-14 2020年分省育龄妇女年龄别生育率

单位：‰

地 区	15～19岁	20～24岁	25～29岁	30～34岁	35～39岁	40～44岁	45～49岁	总和生育率
全 国	**6.07**	**55.22**	**98.98**	**65.05**	**26.91**	**6.34**	**1.61**	**1300.90**
北 京	0.96	11.88	55.70	66.66	29.96	7.45	1.07	868.39
天 津	1.40	26.58	74.41	54.86	22.26	4.15	0.60	921.28
河 北	4.30	62.27	104.87	60.29	22.16	4.99	1.30	1300.90
山 西	1.70	45.73	104.90	64.66	22.99	3.73	1.07	1223.87
内蒙古	2.13	34.25	98.26	68.84	28.27	5.17	0.82	1188.73
辽 宁	1.98	28.66	74.44	52.06	20.39	4.70	0.98	916.03
吉 林	2.19	29.69	74.38	47.03	18.61	3.14	0.80	879.21
黑龙江	1.78	25.35	64.19	41.52	14.80	3.36	0.66	758.26
上 海	2.99	20.70	52.53	47.34	18.87	4.70	0.95	740.37
江 苏	3.68	41.66	86.70	50.36	19.24	4.30	1.58	1037.60
浙 江	6.21	41.50	80.40	51.57	22.29	5.48	1.43	1044.38
安 徽	5.80	65.18	106.33	66.04	27.04	5.75	1.29	1387.16
福 建	5.98	57.01	108.14	68.72	27.87	6.30	1.66	1378.39
江 西	5.00	70.40	110.70	63.74	23.61	5.57	2.41	1407.21
山 东	3.16	50.70	107.41	76.56	37.05	9.49	1.85	1431.15
河 南	4.74	62.57	109.07	71.11	26.82	6.35	1.83	1412.46
湖 北	2.35	40.01	96.98	62.64	25.01	5.33	1.59	1169.50
湖 南	3.89	55.68	104.57	68.24	27.37	6.75	2.10	1343.00
广 东	5.83	52.53	101.29	71.06	31.54	8.13	1.97	1361.78
广 西	10.85	82.85	134.06	96.37	47.35	12.95	2.83	1936.32
海 南	12.57	66.75	106.08	76.71	34.67	11.41	2.14	1551.63
重 庆	3.68	50.29	95.37	59.80	23.02	4.40	1.11	1188.28
四 川	5.98	57.90	94.60	59.25	22.50	4.51	1.35	1230.51
贵 州	24.60	115.88	142.47	88.45	38.85	11.25	2.27	2118.88
云 南	18.09	80.69	110.42	70.43	31.17	8.12	2.15	1605.30
西 藏	16.29	108.50	117.98	77.96	41.45	17.12	6.03	1926.69
陕 西	1.68	37.88	96.45	65.36	25.17	4.80	1.45	1163.89
甘 肃	11.14	82.47	131.00	78.28	27.20	5.41	1.47	1684.86
青 海	20.86	76.52	107.34	69.66	32.59	7.80	3.11	1589.38
宁 夏	15.40	86.44	120.50	77.64	28.11	4.87	1.46	1672.09
新 疆	3.21	50.42	81.03	51.37	19.10	4.71	1.18	1055.09

数据来源：《2020中国人口普查年鉴》。

1-1-15　2020年分省出生人口数及不同孩次比例

地　区	第一孩占比/%	第二孩占比/%	第三孩占比/%	第四孩占比/%	第五孩及以上占比/%
全　国	**45.8**	**43.1**	**9.0**	**1.6**	**0.5**
北　京	62.5	35.6	1.7	0.2	0.1
天　津	59.1	37.7	2.8	0.3	0.0
河　北	40.7	47.4	10.4	1.3	0.2
山　西	49.9	45.4	4.1	0.5	0.1
内蒙古	52.8	43.2	3.5	0.4	0.1
辽　宁	65.6	32.1	1.9	0.2	0.0
吉　林	65.1	32.5	2.2	0.2	0.1
黑龙江	68.2	30.0	1.6	0.1	0.0
上　海	65.7	31.6	2.4	0.2	0.0
江　苏	52.9	41.7	4.8	0.5	0.1
浙　江	50.6	43.8	4.9	0.6	0.1
安　徽	43.2	47.3	8.3	1.1	0.2
福　建	41.1	47.3	10.2	1.1	0.2
江　西	39.7	43.5	13.9	2.3	0.6
山　东	37.8	48.5	12.2	1.3	0.3
河　南	40.7	44.2	13.1	1.7	0.4
湖　北	49.1	45.2	5.1	0.5	0.1
湖　南	43.1	46.1	9.1	1.4	0.3
广　东	43.1	41.1	12.0	2.9	0.9
广　西	37.7	42.2	14.7	3.8	1.5
海　南	42.8	41.7	12.6	2.2	0.7
重　庆	52.8	41.8	4.5	0.7	0.2
四　川	51.3	40.8	5.6	1.5	0.8
贵　州	38.8	42.5	13.8	3.5	1.4
云　南	43.8	43.2	10.0	2.2	0.8
西　藏	33.9	32.3	17.5	8.4	7.9
陕　西	48.8	45.9	4.7	0.5	0.1
甘　肃	44.3	44.0	8.9	2.0	0.8
青　海	46.1	37.2	10.7	3.7	2.3
宁　夏	43.0	39.9	12.1	3.6	1.4
新　疆	54.4	38.1	6.4	0.9	0.2

数据来源：《2020中国人口普查年鉴》。

1-1-16 2020年分省、分孩次出生人口性别比
（女=100）

地　区	性别比	第一孩性别比	第二孩性别比	第三孩性别比	第四孩性别比	第五孩及以上性别比
全　国	**112.28**	**113.17**	**106.78**	**132.93**	**130.07**	**127.14**
北　京	110.06	111.63	107.20	119.85	93.33	28.57
天　津	108.36	111.21	101.30	148.94	166.67	100.00
河　北	108.60	109.42	102.34	132.77	142.99	163.46
山　西	102.94	106.80	96.82	128.28	107.79	137.50
内蒙古	105.60	105.84	104.05	127.53	61.36	300.00
辽　宁	107.15	110.39	98.63	152.30	125.00	100.00
吉　林	104.06	105.64	100.31	123.48	56.25	50.00
黑龙江	105.51	110.90	93.58	123.47	90.00	33.33
上　海	109.12	107.84	108.52	152.78	216.67	150.00
江　苏	110.73	112.10	105.59	146.55	111.56	130.77
浙　江	110.82	110.10	108.27	143.10	120.97	178.26
安　徽	114.54	111.96	108.92	165.85	161.71	120.83
福　建	120.10	111.53	118.40	164.49	203.62	134.29
江　西	122.73	119.80	113.38	158.22	177.59	148.60
山　东	112.52	110.21	107.96	138.89	132.70	136.84
河　南	111.04	116.37	101.24	123.66	163.62	159.84
湖　北	115.28	115.02	109.98	177.42	130.36	172.22
湖　南	116.91	121.07	108.41	140.74	149.05	108.97
广　东	117.52	118.39	111.74	130.87	135.35	128.46
广　西	115.97	116.77	110.46	125.25	129.35	136.50
海　南	120.55	114.29	118.49	144.09	153.93	180.00
重　庆	107.51	111.92	102.43	111.57	76.53	86.36
四　川	111.45	116.33	105.21	115.35	100.00	131.06
贵　州	113.59	113.21	109.90	123.69	123.80	118.89
云　南	107.25	109.96	103.27	111.20	107.54	134.71
西　藏	101.14	112.62	104.21	94.77	77.69	86.18
陕　西	108.51	111.78	102.04	145.09	120.29	80.00
甘　肃	108.41	110.89	103.70	115.29	121.55	139.51
青　海	110.63	116.45	106.22	103.55	111.61	102.74
宁　夏	105.67	104.59	100.29	120.42	131.62	118.52
新　疆	105.89	108.53	103.57	112.57	47.11	41.67

数据来源:《2020中国人口普查年鉴》。

1-1-17　2020年全国分民族人口数及不同民族
人口数比例

民　　族	人口数/万人	男/万人	女/万人	各民族人口占总人口的比重/%
总　　计	**140978**	**72142**	**68836**	**100.00**
汉　　族	128445	65737	62708	91.11
蒙古族	629	314	315	0.45
回　　族	1138	575	562	0.81
藏　　族	706	352	354	0.50
维吾尔族	1177	593	585	0.84
苗　　族	1107	574	532	0.79
彝　　族	983	499	484	0.70
壮　　族	1957	1013	944	1.39
布依族	358	183	174	0.25
朝鲜族	170	83	87	0.12
满　　族	1042	535	507	0.74
侗　　族	350	184	165	0.25
瑶　　族	331	172	159	0.23
白　　族	209	105	104	0.15
土家族	959	497	462	0.68
哈尼族	173	89	84	0.12
哈萨克族	156	78	78	0.11
傣　　族	133	66	67	0.09
黎　　族	160	83	77	0.11
傈僳族	76	38	38	0.05
佤　　族	43	22	21	0.03
畲　　族	75	40	34	0.05
高山族	0	0	0	0.00
拉祜族	50	25	25	0.04
水　　族	50	26	24	0.04
东乡族	77	39	38	0.05
纳西族	32	16	16	0.02
景颇族	16	8	8	0.01
柯尔克孜族	20	10	10	0.01

续　表

民　　族	人口数/万人	男/万人	女/万人	各民族人口占总人口的比重/%
土　　族	28	14	14	0.02
达斡尔族	13	6	7	0.01
仫佬族	28	14	14	0.02
羌　　族	31	16	16	0.02
布朗族	13	6	6	0.01
撒拉族	17	8	8	0.01
毛南族	12	6	6	0.01
仡佬族	68	36	32	0.05
锡伯族	19	10	9	0.01
阿昌族	4	2	2	0.00
普米族	5	2	2	0.00
塔吉克族	5	3	3	0.00
怒　　族	4	2	2	0.00
乌孜别克族	1	1	1	0.00
俄罗斯族	2	1	1	0.00
鄂温克族	3	2	2	0.00
德昂族	2	1	1	0.00
保安族	2	1	1	0.00
裕固族	1	1	1	0.00
京　　族	3	2	2	0.00
塔塔尔族	0	0	0	0.00
独龙族	1	0	0	0.00
鄂伦春族	1	0	0	0.00
赫哲族	1	0	0	0.00
门巴族	1	1	1	0.00
珞巴族	0	0	0	0.00
基诺族	3	1	1	0.00
未定族称人口	84	44	40	0.06
入　　籍	2	1	1	0.00

数据来源：《2020中国人口普查年鉴》。

1-1-18 历年地级及以上城市数及人口规模情况

单位：个

年份	全部地级及以上城市数	400万以上人口城市数	200万～400万人口城市数	100万～200万人口城市数	100万以下人口城市数
2000	262	8	12	70	172
2001	269	8	16	69	176
2002	278	10	21	71	176
2003	284	11	21	73	179
2004	286	12	23	73	178
2005	286	13	25	75	173
2006	286	13	24	80	169
2007	287	13	26	79	169
2008	287	13	28	81	165
2009	287	14	28	82	163
2010	287	14	30	81	162
2011	288	14	31	82	161
2012	289	14	31	82	162
2013	290	14	33	86	157
2014	292	17	35	91	149
2015	295	15	38	94	148
2016	297	17	43	96	141
2017	298	19	42	100	137
2018	297	20	42	99	136
2019	297	20	44	98	135
2020	297	22	46	96	133
2021	297	22	28	97	130
2022	—	—	—	—	—

数据来源：国家统计局，城市人口规模以城市市辖区年末总人口数计算。

1-1-19 2020年分省城市规模分布情况

地区	400万以上人口城市数	200万～400万人口城市数	100万～200万人口城市数	城区面积/km²	城市人口密度/（人/km²）
全　国	22	46	96	186629	2778
北　京	1				
天　津	1			2640	4449
河　北	1	4	3	6321	3085
山　西		1	2	3020	4015
内蒙古			3	4984	1850
辽　宁	2		3	12509	1805
吉　林	1		1	6486	1876
黑龙江	1		2	2574	5501
上　海	1			6341	3830
江　苏	1	9	3	15797	2240
浙　江	1	2	4	13461	2105
安　徽		4	5	6712	2655
福　建		3	2	3919	3545
江　西		3	3	2997	4426
山　东	2	6	8	23954	1665
河　南	1	2	8	5364	4994
湖　北	1	1	4	8221	2778
湖　南		1	6	4779	3677
广　东	4	3	9	16213	3909
广　西	1	1	7	5877	2162
海　南			1	1439	2444
重　庆	1			7779	2070
四　川	1	1	12	8894	3158
贵　州		2	2	3702	2262
云　南		1	1	3274	3138
西　藏				632	1584
陕　西	1		3	2597	4985
甘　肃		1	2	2005	3235
青　海			1	736	2930
宁　夏			1	951	3153
新　疆		1		2451	3627

数据来源：国家统计局，城市人口规模以城市市辖区年末总人口数计算。

第二节

行政区划与经济发展情况

1-2-1　2015—2022年分省地级区划数　单位：个

地区	2015	2017	2018	2019	2020	2021	2022
全　国	**334**	**334**	**333**	**333**	**333**	**333**	**333**
北　京							
天　津							
河　北	11	11	11	11	11	11	11
山　西	11	11	11	11	11	11	11
内蒙古	12	12	12	12	12	12	12
辽　宁	14	14	14	14	14	14	14
吉　林	9	9	9	9	9	9	9
黑龙江	13	13	13	13	13	13	13
上　海							
江　苏	13	13	13	13	13	13	13
浙　江	11	11	11	11	11	11	11
安　徽	16	16	16	16	16	16	16
福　建	9	9	9	9	9	9	9
江　西	11	11	11	11	11	11	11
山　东	17	17	16	16	16	16	16
河　南	17	17	17	17	17	17	17
湖　北	13	13	13	13	13	13	13
湖　南	14	14	14	14	14	14	14
广　东	21	21	21	21	21	21	21
广　西	14	14	14	14	14	14	14
海　南	4	4	4	4	4	4	4
重　庆							
四　川	21	21	21	21	21	21	21
贵　州	9	9	9	9	9	9	9
云　南	16	16	16	16	16	16	16
西　藏	7	7	7	7	7	7	7
陕　西	10	10	10	10	10	10	10
甘　肃	14	14	14	14	14	14	14
青　海	8	8	8	8	8	8	8
宁　夏	5	5	5	5	5	5	5
新　疆	14	14	14	14	14	14	14

数据来源：国家统计局历年《中国统计年鉴》。

1-2-2　2015—2022年分省县级区划数　单位：个

地区	2015	2017	2018	2019	2020	2021	2022
全　国	2850	2851	2851	2846	2844	2843	2843
北　京	16	16	16	16	16	16	16
天　津	16	16	16	16	16	16	16
河　北	170	168	168	168	167	167	167
山　西	119	119	117	117	117	117	117
内蒙古	102	103	103	103	103	103	103
辽　宁	100	100	100	100	100	100	100
吉　林	60	60	60	60	60	60	60
黑龙江	128	128	128	121	121	121	121
上　海	16	16	16	16	16	16	16
江　苏	97	96	96	96	95	95	95
浙　江	90	89	89	90	90	90	90
安　徽	105	105	105	105	104	104	104
福　建	85	85	85	85	85	84	84
江　西	100	100	100	100	100	100	100
山　东	137	137	137	137	136	136	136
河　南	158	158	158	158	158	157	157
湖　北	103	103	103	103	103	103	103
湖　南	122	122	122	122	122	122	122
广　东	119	121	122	122	122	122	122
广　西	110	111	111	111	111	111	111
海　南	23	23	23	23	25	25	25
重　庆	38	38	38	38	38	38	38
四　川	183	183	183	183	183	183	183
贵　州	88	88	88	88	88	88	88
云　南	129	129	129	129	129	129	129
西　藏	74	74	74	74	74	74	74
陕　西	107	107	107	107	107	107	107
甘　肃	86	86	86	86	86	86	86
青　海	43	43	44	44	44	44	44
宁　夏	22	22	22	22	22	22	22
新　疆	104	105	105	106	106	107	107

数据来源：国家统计局历年《中国统计年鉴》。

1-2-3　2015—2022年分省乡镇级区划数　单位：个

地区	2015	2017	2018	2019	2020	2021	2022
全　国	**39789**	**39888**	**39945**	**38755**	**38741**	**38558**	**38602**
北　京	331	331	333	333	343	343	343
天　津	244	248	249	248	250	252	252
河　北	2251	2255	2255	2255	2254	2254	2254
山　西	1398	1398	1398	1396	1396	1278	1278
内蒙古	1010	1020	1024	1024	1024	1025	1025
辽　宁	1532	1531	1531	1355	1355	1354	1354
吉　林	901	919	933	937	951	958	961
黑龙江	1234	1192	1196	1240	1292	1316	1315
上　海	213	214	214	215	215	215	215
江　苏	1281	1284	1258	1261	1258	1237	1237
浙　江	1350	1378	1375	1360	1365	1364	1364
安　徽	1494	1486	1488	1498	1501	1512	1522
福　建	1105	1105	1106	1107	1107	1102	1108
江　西	1552	1561	1567	1563	1566	1570	1578
山　东	1826	1824	1824	1824	1822	1825	1825
河　南	2433	2441	2451	2451	2453	2457	2458
湖　北	1233	1234	1235	1249	1251	1255	1257
湖　南	1911	1927	1933	1937	1940	1943	1944
广　东	1584	1601	1601	1606	1611	1609	1612
广　西	1251	1251	1251	1250	1251	1253	1253
海　南	218	218	218	218	218	218	218
重　庆	1025	1030	1030	1029	1031	1031	1031
四　川	4635	4610	4612	3440	3230	3101	3101
贵　州	1370	1379	1381	1440	1509	1509	1509
云　南	1389	1398	1400	1407	1410	1418	1424
西　藏	694	697	697	697	697	699	699
陕　西	1291	1295	1311	1312	1313	1316	1316
甘　肃	1351	1355	1355	1357	1356	1356	1356
青　海	399	400	403	403	403	404	404
宁　夏	236	240	240	240	241	242	243
新　疆	1047	1066	1076	1103	1128	1142	1146

数据来源：国家统计局历年《中国统计年鉴》。

1-2-4 历年国内生产总值及增长情况

年份	生产总值GDP/亿元	GDP年增长率/%	人均GDP/元	人均GDP增长率/%
1952	679.1		119	
1955	911.6	6.9	150	4.6
1960	1470.1	0.0	220	−0.2
1965	1734.0	17.0	242	14.2
1970	2279.7	19.3	279	16.1
1975	3039.5	8.7	332	6.8
1980	4587.6	7.8	468	6.5
1985	9098.9	13.4	866	11.9
1990	18872.9	3.9	1663	2.4
1995	61339.9	11.0	5091	9.8
2000	100280.1	8.5	7942	7.6
2001	110863.1	8.3	8717	7.6
2002	121717.4	9.1	9506	8.4
2003	137422.0	10.0	10666	9.4
2004	161840.2	10.1	12487	9.5
2005	187318.9	11.4	14368	10.7
2006	219438.5	12.7	16738	12.1
2007	270092.3	14.2	20494	13.6
2008	319244.6	9.7	24100	9.1
2009	348517.7	9.4	26180	8.9
2010	412119.3	10.6	30808	10.1
2011	487940.2	9.6	36277	9.0
2012	538580.0	7.9	39771	7.1
2013	592963.2	7.8	43497	7.1
2014	643563.1	7.4	46912	6.8
2015	688858.2	7.0	49922	6.4
2016	746395.1	6.8	53783	6.2
2017	832035.9	6.9	59592	6.3
2018	919281.1	6.7	65534	6.3
2019	986515.2	6.0	70078	5.6
2020	1013567.0	2.2	71828	2.0
2021	1143669.7	8.1	80976	8.0
2022	1210207.2	3.0	85698	3.0

数据来源：国家统计局历年《中国统计年鉴》。

1-2-5　2015—2022年分省国内生产总值

单位：亿元

地区	2015	2017	2018	2019	2020	2021	2022
全　国	**688858.2**	**832035.9**	**919281.1**	**986515.2**	**1013567.0**	**1143669.7**	**1210207.2**
北　京	24779.1	29883.0	33106.0	35445.1	35943.3	40269.6	41610.9
天　津	10879.5	12450.6	13362.9	14055.5	14008.0	15695.0	16311.3
河　北	26398.4	30640.8	32494.6	34978.6	36013.8	40391.3	42370.4
山　西	11836.4	14484.3	15958.1	16961.6	17835.6	22590.2	25642.6
内蒙古	12949.0	14898.1	16140.8	17212.5	17258.0	20514.2	23158.6
辽　宁	20210.3	21693.0	23510.5	24855.3	25011.4	27584.1	28975.1
吉　林	10018.0	10922.0	11253.8	11726.8	12256.0	13235.5	13070.2
黑龙江	11690.0	12313.0	12846.5	13544.4	13633.4	14879.2	15901
上　海	26887.0	32925.0	36011.8	37987.6	38963.3	43214.9	44652.8
江　苏	71255.9	85869.8	93207.6	98656.8	102807.7	116364.2	122875.6
浙　江	43507.7	52403.1	58002.8	62462.0	64689.1	73515.8	77715.4
安　徽	23831.2	29676.2	34010.9	36845.5	38061.5	42959.2	45045
福　建	26819.5	33842.4	38687.8	42326.6	43608.6	48810.4	53109.9
江　西	16780.9	20210.8	22716.5	24667.3	25782.0	29619.7	32074.7
山　东	55288.8	63012.1	66648.9	70540.0	72798.2	83095.9	87435.1
河　南	37084.1	44824.9	49935.9	53717.8	54259.4	58887.4	61345.1
湖　北	30344.0	37235.0	42022.0	45429.0	43004.5	50012.9	53734.9
湖　南	28538.6	33828.1	36329.7	39894.1	41542.6	46063.1	48670.4
广　东	74732.4	91648.7	99945.2	107986.9	111151.6	124369.7	129118.6
广　西	14797.8	17790.7	19627.8	21237.1	22120.9	24740.9	26300.9
海　南	3734.2	4497.5	4910.7	5330.8	5566.2	6475.2	6818.2
重　庆	16040.5	20066.3	21588.8	23605.2	25041.4	27894.0	29129
四　川	30342.0	37905.1	42902.1	46363.8	48501.6	53850.8	56749.8
贵　州	10541.0	13605.4	15353.2	16769.3	17860.4	19586.4	20164.6
云　南	14960.0	18486.0	20880.6	23223.8	24555.7	27146.8	28954.2
西　藏	1043.0	1349.0	1548.4	1697.8	1902.7	2080.1	2132.6
陕　西	17898.8	21473.5	23941.9	25793.2	26014.1	29801.0	32772.7
甘　肃	6556.6	7336.7	8104.1	8718.3	8979.7	10243.1	11201.6
青　海	2011.0	2465.1	2748.0	2941.1	3009.8	3346.6	3610.1
宁　夏	2579.4	3200.1	3510.2	3748.5	3956.1	4522.3	5069.6
新　疆	9306.9	11159.9	12809.4	13597.1	13800.7	15983.6	17741.3

数据来源：国家统计局历年《中国统计年鉴》。

1-2-6　2015—2022年分省人均地区生产总值

单位：元

地区	2015	2017	2018	2019	2020	2021	2022
全　国	**49922**	**59592**	**65534**	**70078**	**71828**	**80976**	**85698**
北　京	113692	136172	150962	161776	164158	183980	190313
天　津	75868	87280	95689	101557	101068	113732	119235
河　北	35994	41451	43808	47036	48302	54172	56995
山　西	33593	41242	45517	48469	51051	64821	73675
内蒙古	52972	61196	66491	71170	71640	85422	96474
辽　宁	46482	50221	54657	58019	58629	65026	68775
吉　林	38128	42890	44925	47554	50561	55450	55347
黑龙江	32759	35887	38199	41156	42432	47266	51096
上　海	109186	133489	145767	153299	156803	173630	179907
江　苏	85871	102202	110508	116650	121333	137039	144390
浙　江	73276	85612	93230	98770	100738	113032	118496
安　徽	39692	49092	56063	60561	62411	70321	73603
福　建	67649	83758	94719	102722	105106	116939	126829
江　西	37436	44878	50347	54640	57065	65560	70923
山　东	56205	62993	66284	69901	71825	81727	86003
河　南	38338	45723	50714	54356	54691	59410	62106
湖　北	52021	63169	71097	76712	73687	86416	92059
湖　南	43155	51030	54763	60104	62537	69440	73598
广　东	64516	76218	81625	86956	88521	98285	101905
广　西	30890	36441	39837	42778	44237	49206	52164
海　南	39704	46631	50263	53929	55438	63707	66602
重　庆	52480	64171	68460	74337	78294	86879	90663
四　川	37150	45835	51658	55619	58009	64326	67777
贵　州	28547	35988	40271	43727	46355	50808	52321
云　南	32117	39458	44446	49323	52047	57686	61716
西　藏	31847	39158	44051	47491	52280	56831	58438
陕　西	46654	55216	61115	65506	65867	75360	82864
甘　肃	25946	29103	32178	34707	35848	41046	44968
青　海	34883	42211	46854	49976	50845	56398	60724
宁　夏	37876	45718	49614	52537	55021	62549	69781
新　疆	39520	45476	51238	53542	53606	61725	68552

数据来源：国家统计局历年《中国统计年鉴》。

1-2-7 2015—2022年人均主要工农业产品产量

指标	2015	2017	2018	2019	2020	2021	2022
粮食人均占有量/千克	481.8	477.2	472.4	475.0	474.5	483.5	486.2
棉花人均占有量/千克	4.3	4.1	4.4	4.2	4.2	4.1	4.2
油料人均占有量/千克	24.7	25.1	24.7	25.0	25.4	25.6	25.9
糖料人均占有量/千克	81.8	82.1	85.7	87.1	—	—	—
茶叶人均产量/千克	1.6	—	—	2.0	—	—	—
水果人均占有量/千克	178.9	182.1	184.5	196.0	—	—	—
猪牛羊肉人均占有量/千克	48.9	47.3	46.8	38.7	37.4	46.1	48.0
水产品人均占有量/千克	45.1	46.5	46.4	46.4	46.4	47.4	48.6
人均原煤产量/吨	2.7	2.5	2.7	2.8	2.8	2.9	3.2
人均原油产量/千克	156.5	138.1	135.9	136.7	138.0	140.8	145.0
人均纱产量/千克	25.8	23.0	22.1	20.2	18.6	20.6	19.3
人均布产量/米	65.1	49.9	50.2	39.7	32.5	35.54	33.1
人均机制纸及纸板产量/千克	85.6	90.5	86.5	89.5	90.0	96.2	97.0
人均水泥产量/千克	1720.5	1681.2	1605.6	1677.2	1697.1	1683.2	1507.8
人均粗钢产量/千克	586.2	628.1	667.1	712.2	754.6	733.0	720.8
人均发电量/千瓦小时	4240.4	4763.8	5145.4	5368.4	5512.8	6042.5	6266.0

1-2-8 2015—2022年全国财政收入支出情况

指标	2015	2017	2018	2019	2020	2021	2022
财政收入/亿元							
全国财政收入	152269.2	172592.8	183359.8	190390.1	182913.9	202538.9	203703.5
中央财政收入	69267.2	81123.4	85456.5	89309.5	82770.1	91461.8	94885.0
地方财政收入	83002.0	91469.4	97903.4	101080.6	100143.2	111077.1	108818.5
全国财政收入增长速度/%	5.8	7.4	6.2	3.8	−3.9	10.7	0.6
财政支出/亿元							
全国财政支出	175877.8	203085.5	220904.1	238858.4	245679.0	246322.0	260609.2
中央财政支出	25542.2	29857.2	32707.8	35115.2	35095.6	35050.0	35569.9
地方财政支出	150335.6	173228.3	188196.3	203743.2	210492.5	211271.5	225039.3
全国财政支出增长速度/%	13.2	7.6	8.7	8.1	2.9	0.3	6.1
国家财政支出/亿元							
教育支出	26271.9	30153.2	32169.5	34796.9	36360.0	37468.9	39449.6
教育支出占比/%	14.9	14.8	14.6	14.6	14.8	15.3	15.1
科学技术支出	5862.6	7267.0	8326.7	9470.8	9018.3	9669.8	10032.0
科学技术支出占比/%	3.3	3.6	3.8	4.0	3.7	3.9	3.8
社会保障和就业支出	19018.7	24611.7	27012.1	29379.1	32568.5	33788.3	36609.2
社会保障和就业支出占比/%	10.8	12.1	12.2	12.3	13.3	13.7	14.0
医疗卫生支出	11953.2	14450.6	15623.6	16665.3	19216.2	19142.7	22536.7
医疗卫生支出占比/%	6.8	7.1	7.1	7.0	7.8	7.8	8.6

1-2-9　2020—2022年全国财政卫生健康支出情况

指标	2020	2021	2022
卫生健康支出/亿元	**19216.2**	**19142.7**	**22536.7**
卫生健康管理事务支出	566.3	555.9	630.2
卫生健康管理事务占比/%	2.9	2.9	3.1
公立医院支出	2848.4	2613.5	2724.9
公立医院占比/%	14.8	13.7	13.6
基层医疗卫生机构支出	1489.3	1451.5	1513.8
基层医疗卫生机构占比/%	7.8	7.6	7.5
公共卫生支出	3878.6	3593.3	6433.3
公共卫生占比/%	20.2	18.8	32.1
中医药支出	67.3	59.4	70.1
中医药占比/%	0.4	0.3	0.3
计划生育事务支出	663.4	646.2	610.6
计划生育事务占比/%	3.5	3.4	3.0
财政对基本医疗保险基金的补助支出	6066.5	6504.4	6398.0
财政对基本医疗保险基金的补助占比/%	31.6	34.0	31.9
医疗救助支出	566.2	582.2	597.7
医疗救助占比/%	2.9	3.0	3.0
医疗保障管理事务支出	224.6	253.6	273.7
医疗保障管理事务占比/%	1.2	1.3	1.4
其他卫生健康支出	689.1	628.6	810.51
其他卫生健康支出占比/%	3.6	3.3	4.0

第三节

居民收入、支出与价格

1-3-1　2015—2022年全国人均可支配收入与支出

指标	2015	2017	2018	2019	2020	2021	2022
居民人均可支配收入/元	21966	25974	28228	30733	32189	35128	36883
居民人均可支配工资性收入/元	12459	14620	15829	17186	17917	19629	20590
居民人均可支配经营净收入/元	3956	4502	4852	5247	5307	5893	6175
居民人均可支配财产净收入/元	1740	2107	2379	2619	2791	3076	3227
居民人均可支配转移净收入/元	3812	4744	5168	5680	6173	6531	6892
居民人均消费支出/元	15712	18322	19853	21559	21210	24100	24538
居民人均医疗保健消费支出/元	1165	1451	1685	1902	1843	2115	2120
居民人均医疗保健消费支出占人均消费支出比/%	7.4	7.9	8.5	8.8	8.7	8.8	8.6
居民人均食品烟酒消费支出/元	4814	5374	5631	6084	6397	7178	7481
居民人均衣着消费支出/元	1164	1238	1289	1338	1238	1419	1365
居民人均居住消费支出/元	3419	4107	4647	5055	5215	5641	5882
居民人均生活用品及服务消费支出/元	951	1121	1223	1281	1260	1423	1432
居民人均交通通信消费支出/元	2087	2499	2675	2862	2762	3156	3195
居民人均教育文化娱乐消费支出/元	1723	2086	2226	2513	2032	2599	2469
居民人均其他用品及服务消费支出/元	389	447	477	524	462	447	595

1-3-2 2015—2022年城镇人均可支配收入与支出

指标	2015	2017	2018	2019	2020	2021	2022
居民人均可支配收入/元	31195	36396	39251	42359	43834	47412	49283
居民人均可支配工资性收入/元	19337	22201	23792	25565	26381	28481	29578
居民人均可支配经营净收入/元	3476	4065	4443	4840	4711	5382	5584
居民人均可支配财产净收入/元	3042	3607	4028	4391	4627	5052	5238
居民人均可支配转移净收入/元	5340	6524	6988	7563	8116	8497	8882
居民人均消费支出/元	21392	24445	26112	28063	27007	30307	30391
居民人均医疗保健消费支出/元	1443	1777	2046	2283	2172	2521	2481
居民人均医疗保健消费支出占消费支出比/%	6.7	7.3	7.8	8.1	8.0	8.3	8.2
居民人均食品烟酒消费支出/元	6360	7001	7239	7733	7881	8678	8958
居民人均衣着消费支出/元	1701	1758	1808	1832	1645	1843	1735
居民人均居住消费支出/元	4726	5564	6255	6780	6958	7405	7644
居民人均生活用品及服务消费支出/元	1306	1525	1629	1689	1640	1820	1800
居民人均交通通信消费支出/元	2895	3322	3473	3671	3474	3932	3909
居民人均教育文化娱乐消费支出/元	2383	2847	2974	3328	2592	3322	3050
居民人均其他用品及服务消费支出/元	578	652	687	747	646	786	814

1-3-3　　2015—2022年农村人均可支配收入与支出

指标	2015	2017	2018	2019	2020	2021	2022
居民人均可支配收入/元	11422	13432	14617	16021	17131	18931	20133
居民人均可支配工资性收入/元	4600	5498	5996	6583	6974	7958	8449
居民人均可支配经营净收入/元	4504	5028	5358	5762	6077	6566	6972
居民人均可支配财产净收入/元	252	303	342	377	419	469	509
居民人均可支配转移净收入/元	2066	2603	2920	3298	3661	3937	4203
居民人均消费支出/元	9223	10955	12124	13328	13713	15916	16632
居民人均医疗保健消费支出/元	846	1059	1240	1421	1418	1580	1632
居民人均医疗保健消费支出占消费支出比/%	9.2	9.7	10.2	10.7	10.3	9.9	9.8
居民人均食品烟酒消费支出/元	3048	3415	3646	3998	4479	5200	5485
居民人均衣着消费支出/元	550	612	648	713	713	860	864
居民人均居住消费支出/元	1926	2354	2661	2871	2962	3315	3503
居民人均生活用品及服务消费支出/元	546	634	720	764	768	901	934
居民人均交通通信消费支出/元	1163	1509	1690	1837	1841	2132	2230
居民人均教育文化娱乐消费支出/元	969	1171	1302	1482	1309	1646	1683
居民人均其他用品及服务消费支出/元	174	201	218	241	224	284	300

1-3-4　2015—2022年人均可支配收入及指数

指标	2015	2017	2018	2019	2020	2021	2022
居民人均可支配收入/元	21966	25974	28228	30733	32189	35128	36883
居民人均可支配收入中位数/元	19281	22408	24336	26523	27540	29975	31370
居民人均可支配收入基尼系数	0.462	0.467	0.468	0.465	0.468	0.466	—
城镇居民人均可支配收入/元	31195	36396	39251	42359	43834	47412	49283
城镇居民人均可支配收入中位数/元	29129	33834	36413	39244	40378	43504	45123
农村居民人均可支配收入/元	11422	13432	14617	16021	17131	18931	20133
城镇居民人均可支配收入中位数/元	10291	11969	13066	14389	15204	16902	17734
居民恩格尔系数/%	30.6	39.3	28.4	28.2	30.2	29.8	30.5
城镇居民家庭恩格尔系数/%	29.7	28.6	27.7	27.6	29.2	28.6	29.5
农村居民家庭恩格尔系数/%	33.0	31.2	30.1	30.0	32.7	32.7	33.0

1-3-5 历年城乡居民消费价格指数

年份	居民消费价格指数定基比			居民消费价格指数环比		
	合计	城市	农村	合计	城市	农村
1978	100.0	100.0		100.7	100.7	
1980	109.5	109.5		107.5	107.5	
1985	131.1	134.2	100.0	109.3	111.9	107.6
1990	216.4	222.0	165.1	103.1	101.3	104.5
1995	396.9	429.6	291.4	117.1	116.8	117.5
2000	434.0	476.6	314.0	100.4	100.8	99.9
2001	437.0	479.9	316.5	100.7	100.7	100.8
2002	433.5	475.1	315.2	99.2	99.0	99.6
2003	438.7	479.4	320.2	101.2	100.9	101.6
2004	455.8	495.2	335.6	103.9	103.3	104.8
2005	464.0	503.1	343.0	101.8	101.6	102.2
2006	471.0	510.6	348.1	101.5	101.5	101.5
2007	493.6	533.6	366.9	104.8	104.5	105.4
2008	522.7	563.5	390.7	105.9	105.6	106.5
2009	519.0	558.4	389.5	99.3	99.1	99.7
2010	536.1	576.3	403.5	103.3	103.2	103.6
2011	565.0	606.8	426.9	105.4	105.3	105.8
2012	579.7	623.2	437.6	102.6	102.7	102.5
2013	594.8	639.4	449.9	102.6	102.6	102.8
2014	606.7	652.8	458.0	102.0	102.1	101.8
2015	615.2	662.6	464.0	101.4	101.5	101.3
2016	627.5	676.5	472.8	102.0	102.1	101.9
2017	637.5	688.0	478.9	101.6	101.7	101.3
2018	650.9	702.4	489.0	102.1	102.1	102.1
2019	669.8	722.1	504.6	102.9	102.8	103.2
2020	686.5	738.7	519.7	102.5	102.3	103.0
2021	692.7	746.1	523.3	100.9	101.0	100.7
2022	706.6	—	—	102.0	102.0	102.0

数据来源：国家统计局历年《中国统计年鉴》。

1-3-6 2016—2021年医疗与教育类居民消费价格指数

指标	2016	2017	2018	2019	2020	2021
医疗保健类居民消费价格指数						
合计	103.8	106.0	104.3	102.4	101.8	100.4
城市	104.4	106.8	104.6	102.5	101.7	100.3
农村	102.5	104.2	103.7	102.1	102.0	100.7
药品及医疗器具类居民消费价格指数						
合计	104.3	105.4	104.4	103.6	101.0	99.5
城市	104.4	105.0	104.1	103.5	100.8	99.5
农村	104.0	106.7	105.3	104.0	102.4	99.6
医疗服务类居民消费价格指数						
合计	103.5	106.5	104.3	101.6	102.3	100.8
城市	104.4	108.2	105.0	101.8	102.4	100.7
农村	101.7	102.9	102.8	101.1	102.2	101.0
教育类居民消费价格指数						
合计	102.4	103.0	102.9	103.1	102.2	102.1
城市	102.4	103.1	102.9	103.3	102.3	102.2
农村	102.6	102.8	102.7	102.5	101.7	101.9
教育用品类居民消费价格指数						
合计	101.1	102.0	102.5	102.8	101.5	101.2
城市	101.1	101.9	102.6	103.1	101.7	101.2
农村	101.2	102.2	102.3	102.1	100.9	101.3
教育服务类居民消费价格指数						
合计	102.5	103.1	102.9	103.1	102.2	102.2
城市	102.5	103.2	103.0	103.4	102.4	102.3
农村	102.7	102.9	102.7	102.5	101.8	101.9

数据来源：国家统计局，价格指数以上年=100计算。

第四节

教育与就业情况

1-4-1　历年教育经费投入情况

年份	教育经费投入/亿元	国家财政性教育经费投入/亿元	国家财政性教育经费投入占教育经费投入的比例/%	社会捐赠经费/亿元
1991	731.5	617.8	84.5	62.8
1995	1878.0	1411.5	75.2	162.8
2000	3849.1	2562.6	66.6	114.0
2001	4637.7	3057.0	65.9	112.9
2002	5480.0	3491.4	63.7	127.3
2003	6208.3	3850.6	62.0	104.6
2004	7242.6	4465.9	61.7	93.4
2005	8418.8	5161.1	61.3	93.2
2006	9815.3	6348.4	64.7	89.9
2007	12148.1	8280.2	68.2	93.1
2008	14500.7	10449.6	72.1	102.7
2009	16502.7	12231.1	74.1	125.5
2010	19561.8	14670.1	75.0	107.9
2011	23869.3	18586.7	77.9	111.9
2012	28655.3	23147.6	80.8	95.7
2013	30364.7	24488.2	80.6	85.5
2014	32806.5	26420.6	80.5	79.7
2015	36129.2	29221.5	80.9	87.0
2016	38888.4	31396.3	80.7	81.0
2017	42562.0	34207.8	80.4	85.0
2018	46143.0	36995.8	80.2	94.8
2019	50178.1	40046.6	79.8	101.4
2020	53033.9	42908.2	80.9	117.2
2021	57873.7	45835.3	79.2	142.7
2022	61344.0	48478.0	79.0	—

数据来源：国家统计局历年《中国统计年鉴》。

1-4-2 2020年分省3岁以上人口及不同受教育程度人口比例

地 区	3岁及以上人口/万人	未上过学人口占比/%	学前教育人口占比/%	小学人口占比/%	初高中人口占比/%	大学专科人口占比/%	大学本科及以上人口占比/%
全 国	**136814**	**3.6**	**3.9**	**25.6**	**51.1**	**8.2**	**7.7**
北 京	2134	1.4	2.8	10.8	41.9	13.7	29.3
天 津	1355	1.8	2.9	16.5	51.2	11.2	16.3
河 北	7244	2.2	4.2	25.4	55.4	7.3	5.5
山 西	3393	1.6	3.4	20.1	57.0	9.6	8.2
内 蒙 古	2346	3.8	2.9	24.2	49.9	10.2	8.9
辽 宁	4182	1.5	2.1	19.2	58.5	9.0	9.5
吉 林	2366	1.9	2.1	22.7	56.3	7.7	9.4
黑 龙 江	3141	1.9	1.8	22.2	59.1	7.4	7.6
上 海	2442	2.1	2.4	12.2	48.8	12.6	21.9
江 苏	8276	3.4	3.5	23.3	50.7	9.9	9.2
浙 江	6297	3.9	3.2	27.1	48.5	8.7	8.7
安 徽	5907	5.8	4.1	27.8	48.6	7.5	6.3
福 建	4021	3.8	4.7	29.0	48.0	7.2	7.4
江 西	4374	2.7	4.3	28.4	52.3	6.9	5.3
山 东	9826	4.4	4.4	24.5	51.8	8.0	6.9
河 南	9612	3.2	4.8	25.4	54.5	7.1	5.1
湖 北	5613	3.1	3.6	24.2	53.2	8.4	7.6
湖 南	6449	2.5	3.9	26.0	55.0	7.3	5.3
广 东	12162	2.4	4.3	21.4	55.6	8.9	7.4
广 西	4820	3.2	5.3	29.0	51.3	6.3	4.9
海 南	973	3.1	4.3	20.4	57.8	7.6	6.9
重 庆	3122	2.3	3.5	30.7	47.8	8.4	7.4
四 川	8148	4.7	3.6	32.2	45.9	7.4	6.2
贵 州	3684	8.0	4.8	33.4	42.3	5.8	5.6
云 南	4549	5.8	4.0	37.0	41.1	6.3	5.7
西 藏	348	25.9	4.9	33.7	23.9	5.4	6.1
陕 西	3829	3.5	3.9	22.4	51.2	9.9	9.1
甘 肃	2413	8.0	4.2	30.9	41.9	8.0	7.0
青 海	570	10.1	4.2	34.0	36.3	8.1	7.3
宁 夏	693	6.1	3.9	27.1	44.9	9.3	8.7
新 疆	2524	2.5	5.6	29.1	45.9	10.0	6.9

数据来源：《2020中国人口普查年鉴》。

1-4-3　2020年分省、分性别的15岁及以上
文盲人口数及文盲人口占比

地　区	15岁及以上人口/万人			文盲人口占15岁及以上人口比重/%		
	合计	男	女	合计	男	女
全　国	**115639**	**58682**	**56957**	**3.26**	**1.62**	**4.95**
北　京	1930	985	945	0.89	0.39	1.42
天　津	1200	616	584	1.42	0.67	2.20
河　北	5952	2969	2983	1.89	0.88	2.91
山　西	2921	1486	1435	1.45	0.83	2.08
内 蒙 古	2067	1052	1015	3.83	2.06	5.67
辽　宁	3785	1880	1905	1.01	0.56	1.45
吉　林	2125	1056	1070	1.51	0.91	2.10
黑 龙 江	2856	1425	1431	1.53	0.92	2.13
上　海	2243	1160	1083	1.79	0.70	2.96
江　苏	7186	3616	3570	3.08	1.27	4.90
浙　江	5589	2907	2682	3.14	1.51	4.91
安　徽	4928	2478	2451	5.54	2.69	8.43
福　建	3351	1712	1640	2.89	1.02	4.85
江　西	3527	1791	1736	2.48	1.00	4.01
山　东	8246	4114	4132	4.01	1.79	6.22
河　南	7638	3758	3879	2.91	1.44	4.34
湖　北	4833	2460	2373	2.77	1.19	4.41
湖　南	5348	2707	2640	2.12	1.06	3.21
广　东	10226	5413	4814	1.78	0.73	2.97
广　西	3828	1960	1869	3.10	1.27	5.02
海　南	807	424	382	4.05	1.83	6.52
重　庆	2696	1354	1341	1.93	1.02	2.85
四　川	7020	3530	3491	4.74	2.70	6.80
贵　州	2932	1477	1455	8.77	4.08	13.53
云　南	3797	1960	1837	5.77	3.27	8.44
西　藏	275	146	130	28.08	20.44	36.68
陕　西	3268	1663	1604	3.33	1.88	4.83
甘　肃	2017	1017	1000	8.32	4.66	12.04
青　海	469	240	229	10.01	6.14	14.06
宁　夏	573	291	283	5.07	2.65	7.56
新　疆	2005	1037	968	3.43	2.59	4.32

数据来源:《2020中国人口普查年鉴》。

1-4-4　历年在校学生教育情况

单位：万人

年份	普通高等学校在校学生数	普通高中在校学生数	初中在校学生数	普通小学在校学生数	特殊教育学校在校学生数	学前教育在校学生数
1949	11.7	20.7		2439.1		
1950	13.7	23.8		2892.4		14.0
1955	28.8	58.0		5312.6	0.5	56.2
1960	96.2	167.5		9379.1	2.7	
1965	67.4	130.8		11620.9	2.3	171.3
1970	4.8	349.7		10528.0		
1975	50.1	1163.7		15094.1	2.7	620.0
1980	114.4	969.8	4551.8	14627.0	3.3	1150.8
1985	170.3	741.1	4010.1	13370.2	4.2	1479.7
1990	206.3	717.3	3916.6	12241.4	7.2	1972.2
1995	290.6	713.2	4727.5	13195.2	29.6	2711.2
2000	556.1	1201.3	6256.3	13013.3	37.8	2244.2
2001	719.1	1405.0	6514.4	12543.5	38.6	2021.8
2002	903.4	1683.8	6687.4	12156.7	37.5	2036.0
2003	1108.6	1964.8	6690.8	11689.7	36.5	2003.9
2004	1333.5	2220.4	6527.5	11246.2	37.2	2089.4
2005	1561.8	2409.1	6214.9	10864.1	36.4	2179.0
2006	1738.8	2514.5	5957.9	10711.5	36.3	2263.9
2007	1884.9	2522.4	5736.2	10564.0	41.9	2348.8
2008	2021.0	2476.3	5585.0	10331.5	41.7	2475.0
2009	2144.7	2434.3	5440.9	10071.5	42.8	2657.8
2010	2231.8	2427.3	5279.3	9940.7	42.6	2976.7
2011	2308.5	2454.8	5066.8	9926.4	39.9	3424.5
2012	2391.3	2467.2	4763.1	9695.9	37.9	3685.8
2013	2468.1	2435.9	4440.1	9360.5	36.8	3894.7
2014	2547.7	2400.5	4384.6	9451.1	39.5	4050.7
2015	2625.3	2374.4	4312.0	9692.2	44.2	4264.8
2016	2695.8	2366.6	4329.4	9913.0	49.2	4413.9
2017	2753.6	2374.5	4442.1	10093.7	57.9	4600.1
2018	2831.0	2375.4	4652.6	10339.3	66.6	4656.4
2019	3031.5	2414.3	4827.1	10561.2	79.5	4713.9
2020	3285.3	2494.5	4914.1	10725.4	88.1	4818.3
2021	3496.1	2605.0	—	10779.9	88.1	4805.2
2022	3659.4	2713.9	—	10732.1	91.9	4627.5

数据来源：国家统计局历年《中国统计年鉴》。

1-4-5 历年医学专业招生及在校学生数 单位：万人

年份	普通高等学校				中等职业学校			
	招生总数	医学专业	在校生总数	医学专业	招生总数	医学专业	在校生总数	医学专业
1955	9.8	1.0	28.8	3.6	19.0	2.3	53.7	5.7
1965	16.4	2.0	67.4	8.3	20.8	3.7	54.7	8.9
1970	4.2	0.9	4.8	1.3	5.4	0.8	6.4	1.1
1975	19.1	3.4	50.1	8.6	34.4	6.7	70.7	13.9
1980	28.1	3.1	114.4	14.0	46.8	6.6	124.3	24.5
1985	61.9	4.3	170.3	15.7	66.8	8.8	157.1	22.1
1990	60.9	4.7	206.3	20.2	73.0	9.3	224.4	30.8
1995	92.6	6.6	290.6	25.6	138.1	13.3	372.2	40.2
2000	220.6	15.0	556.1	42.3	132.6	17.9	489.5	56.8
2001	284.8	19.1	719.1	52.9	127.7	19.8	458.0	64.8
2002	340.8	22.8	903.4	65.7	155.3	25.2	456.4	67.9
2003	409.1	28.4	1108.6	81.5	424.1	35.9	1063.6	108.2
2004	480.0	33.2	1333.5	97.6	456.5	38.8	1174.7	110.9
2005	540.9	38.7	1561.8	113.2	537.3	46.9	1324.7	122.7
2006	585.8	42.2	1849.3	138.4	613.1	49.2	1489.1	132.9
2007	607.8	41.0	2004.4	151.5	651.5	47.8	1619.9	137.2
2008	665.6	44.9	2186.7	167.3	650.3	53.9	1688.2	144.3
2009	702.2	50.0	2324.6	178.8	711.8	62.9	1779.8	159.7
2010	728.1	53.4	2427.7	186.5	711.4	58.3	1816.4	168.4
2011	750.9	59.3	2519.3	200.2	650.0	53.0	1774.9	165.1
2012	761.9	59.2	2612.3	212.1	597.1	51.3	1689.9	154.0
2013	777.7	63.0	2703.3	225.6	541.3	52.0	1536.4	147.1
2014	799.3	68.0	2792.1	241.9	495.4	48.8	1416.3	146.6
2015	811.1	70.9	2863.1	255.4	479.8	46.8	1335.2	140.1
2016	825.1	77.7	2942.2	275.6	419.9	45.1	1275.9	134.1
2017	839.0	80.9	3007.5	289.2	451.5	42.1	1254.3	128.6
2018	876.8	85.5	3104.2	305.0	428.5	39.0	1213.6	120.9
2019	1006.6	100.6	3317.9	331.5	457.4	39.4	1216.6	115.5
2020	1077.0	112.3	3595.2	367.7	484.6	44.2	1267.8	118.5
2021	1119.0	125.1	3829.3	411.7	489.0	45.1	1312.0	122.6

注：①普通高等学校招生和在校生数包括博士和硕士研究生、本科生及大专生，含研究机构研究生和在职研究生，不含成人本、专科生；2003年起，中等职业学校包括调整后中职学生、普通中专学生、成人中专学生、职业高中学生，下表同；②2020年，医学专业成人本、专科招生572904人。

1-4-6　历年医学专业毕业人数

单位：万人

年份	普通高等学校		中等职业学校	
	毕业人数	医学专业	毕业人数	医学专业
1950—1952	6.9	0.6	20.0	3.1
1953—1957	26.9	2.6	84.2	9.6
1958—1962	60.6	6.0	139.3	17.0
1963—1965	58.9	7.3	45.2	7.0
1966—1970	66.9	7.8	61.7	10.1
1971—1975	21.5	4.4	72.0	12.6
1976—1980	74.0	11.7	150.2	25.6
1981—1985	153.5	15.2	223.1	32.9
1986—1990	266.8	17.9	292.2	39.3
1991—1995	323.1	24.3	378.7	46.5
1996—2000	429.5	30.5	637.8	62.5
2000	95.0	6.0	150.7	13.0
2001	110.4	7.0	150.3	14.2
2002	141.8	8.8	144.2	16.1
2003	198.9	12.4	188.5	30.2
2004	254.2	17.0	180.1	34.1
2005	325.8	22.2	196.1	33.1
2006	403.1	28.0	392.6	35.1
2007	479.0	33.3	431.2	36.1
2008	546.4	40.9	471.1	40.9
2009	568.3	42.8	509.7	42.1
2010	613.8	48.4	543.7	43.6
2011	651.2	49.8	541.1	50.5
2012	673.4	51.3	554.4	53.4
2013	690.1	55.9	557.6	50.0
2014	713.0	58.9	516.2	45.2
2015	732.2	62.7	473.3	46.1
2016	756.9	67.4	440.6	44.4
2017	790.5	74.6	406.4	42.2
2018	813.7	79.1	397.0	40.9
2019	822.5	82.8	395.0	40.1
2020	868.8	87.8	383.5	37.5
2021	903.8	94.3	375.4	34.7

补充资料：①2020年，医学专业成人本专科毕业482796人；2003年起，中等职业学校包括调整后中职学生、普通中专学生、成人中专学生、职业高中学生；②1928—1947年，高校医药专业毕业生9499人，新中国成立前，中等医药学校毕业生41437人。

1-4-7　历年医学专业研究生数

单位：人

年份	研究生总数			医学专业		
	招生数	在校生数	毕业生数	招生数	在校生数	毕业生数
1978	10708	10934	9	1417	1474	—
1980	3616	21604	476	640	3651	32
1985	46871	87331	17004	4373	9196	777
1990	29649	93018	35440	—	—	—
1995	51053	145443	31877	—	—	—
2000	128484	301239	58767	12832	30070	6166
2001	165197	393256	67809	16274	37571	6722
2002	203000	501000	81000	16800	38837	6992
2003	268925	651260	111091	26501	63939	12207
2004	326286	819896	150777	33012	81859	16128
2005	364831	978610	189728	31602	80107	21923
2006	397925	1104653	255902	42200	115901	26415
2007	418612	1195047	311839	44161	128471	32453
2008	446422	1283046	344825	47412	140030	37402
2009	510953	1404942	371273	44713	128205	34629
2010	538177	1538416	383600	40067	128916	35582
2011	560168	1645845	429994	60831	181129	49039
2012	589673	1719818	486455	64868	188666	56001
2013	611381	1793953	513626	66525	196621	58550
2014	621323	1847689	535863	70466	204148	61192
2015	645055	1911406	551522	75325	215232	62602
2016	667064	1981051	563938	79341	227162	65798
2017	806103	2639561	578045	86539	253719	66869
2018	857966	2731257	604368	95172	271406	70708
2019	916503	2863712	639666	101347	290132	74371
2020	1106551	3139598	728627	130740	336215	80405
2021	1176526	3332373	772761	142549	387806	89257

注：研究生包括博士和硕士研究生，2017年以后含在职研究生。

1-4-8　历年城乡就业人数及城镇登记失业情况

年份	就业人员/万人	城镇就业人员/万人	乡村就业人员/万人	城镇登记失业人数/万人	城镇登记失业率/%
1952	20729	2486	18243	—	—
1955	22328	2802	19526	—	—
1960	25880	6119	19761	—	—
1965	28670	5136	23534	—	—
1970	34432	6312	28120	—	—
1975	38168	8222	29946	—	—
1980	42361	10525	31836	542	4.9
1985	49873	12808	37065	239	1.8
1990	64749	17041	47708	383	2.5
1995	68065	19040	49025	520	2.9
2000	72085	23151	48934	595	3.1
2001	72797	24123	48674	681	3.6
2002	73280	25159	48121	770	4.0
2003	73736	26230	47506	800	4.3
2004	74264	27293	46971	827	4.2
2005	74647	28389	46258	839	4.2
2006	74978	29630	45348	847	4.1
2007	75321	30953	44368	830	4.0
2008	75564	32103	43461	886	4.2
2009	75828	33322	42506	921	4.3
2010	76105	34687	41418	908	4.1
2011	76196	36003	40193	922	4.1
2012	76254	37287	38967	917	4.1
2013	76301	38527	37774	926	4.0
2014	76349	39703	36646	952	4.1
2015	76320	40916	35404	966	4.0
2016	76245	42051	34194	982	4.0
2017	76058	43208	32850	972	3.9
2018	75782	44292	31490	974	3.8
2019	75447	45249	30198	945	3.6
2020	75064	46271	28793	1160	4.2
2021	74652	46773	27879	1040	4.0
2022	73351	45931	27420	—	5.6

　　数据来源：国家统计局，2022年度数据来自人力资源和社会保障事业发展统计公报。

1-4-9　历年按产业分就业人员数

单位：万人

年份	就业人数	第一产业就业人数	第二产业就业人数	第三产业就业人数
1952	20729	17317	1531	1881
1955	22328	18592	1913	1823
1960	25880	17016	4112	4752
1965	28670	23396	2408	2866
1970	34432	27811	3518	3103
1975	38168	29456	5152	3560
1980	42361	29122	7707	5532
1985	49873	31130	10384	8359
1990	64749	38914	13856	11979
1995	68065	35530	15655	16880
2000	72085	36043	16219	19823
2001	72797	36399	16234	20165
2002	73280	36640	15682	20958
2003	73736	36204	15927	21605
2004	74264	34830	16709	22725
2005	74647	33442	17766	23439
2006	74978	31941	18894	24143
2007	75321	30731	20186	24404
2008	75564	29923	20553	25087
2009	75828	28890	21080	25857
2010	76105	27931	21842	26332
2011	76196	26472	22539	27185
2012	76254	25535	23226	27493
2013	76301	23838	23142	29321
2014	76349	22372	23057	30920
2015	76320	21418	22644	32258
2016	76245	20908	22295	33042
2017	76058	20295	21762	34001
2018	75782	19515	21356	34911
2019	75447	18652	21234	35561
2020	75064	17715	21543	35806
2021	74652	17072	21712	35868
2022	73351	17678	21125	34548

数据来源：国家统计局，2022年度数据来自人力资源和社会保障事业发展统计公报。

1-4-10　2015—2022年按经济类型分城镇、
乡村就业人员情况

单位：万人

指标	2015	2016	2017	2018	2019	2020	2021	2022
城镇就业人员	40916	42051	43208	44292	45249	46271	46773	45931
国有单位城镇就业人员	6208	6170	6064	5740	5473	5563	5633	5612
城镇集体单位城镇就业人员	481	453	406	347	296	271	262	235
股份合作单位城镇就业人员	92	86	77	66	60	69	62	58
联营单位城镇就业人员	20	18	13	12	12	25	22	19
有限责任公司城镇就业人员	6389	6381	6367	6555	6608	6542	6526	6506
股份有限公司城镇就业人员	1798	1824	1846	1875	1879	1837	1789	1684
私营企业城镇就业人员	11180	12083	13327	13952	14567	—	—	1114
港澳台商投资单位城镇就业人员	1344	1305	1290	1153	1157	1159	1175	1164
外商投资单位城镇就业人员	1446	1361	1291	1212	1203	1216	1220	45931
个体城镇就业人员	7800	8627	9348	10440	11692	—	—	
乡村就业人员	**35404**	**34194**	**32850**	**31490**	**30198**	**28793**	**27879**	**27420**
私营企业乡村就业人员	5215	5914	6554	7424	8267	—	—	
个体乡村就业人员	3882	4235	4878	5597	6000	—	—	

1-4-11 2015—2022年按行业分城镇单位就业人员平均工资

单位：元

指标	2015	2016	2017	2018	2019	2020	2021	2022
城镇单位就业人员平均工资	62029	67569	74318	82413	90501	97379	106837	114029
农、林、牧、渔业城镇单位	31947	33612	36504	36466	39340	48540	53819	58976
采矿业城镇单位	59404	60544	69500	81429	91068	96674	108467	121522
制造业城镇单位	55324	59470	64452	72088	78147	82783	92459	97528
电力、燃气及水的生产和供应业城镇单位	78886	83863	90348	100162	107733	116728	125332	132964
建筑业城镇单位	48886	52082	55568	60501	65580	69986	75762	78295
交通运输、仓储和邮政业城镇单位	68822	73650	80225	88508	97050	100642	107735	115345
信息传输、计算机服务和软件业城镇单位	112042	122478	133150	147678	161352	177544	109851	220418
批发和零售业城镇单位	60328	65061	71201	80551	89047	96521	53631	115408
住宿和餐饮业城镇单位	40806	43382	45751	48260	50346	48833	201506	53995
金融业城镇单位	114777	117418	122851	129837	131405	133390	150843	174341
房地产业城镇单位	60244	65497	69277	75281	80157	83807	91143	90346
租赁和商务服务业城镇单位	72489	76782	81393	85147	88190	92924	102537	106500
科学研究、技术服务和地质勘查业城镇单位	89410	96638	107815	123343	133459	139851	151776	163486
水利、环境和公共设施管理业城镇单位	43528	47750	52229	56670	61158	63914	65802	68256
居民服务和其他服务业城镇单位	44802	47577	50552	55343	60232	60722	65193	65478
教育城镇单位	66592	74498	83412	92383	97681	106474	111392	120422
卫生、社会保障和社会福利业城镇单位	71624	80026	89648	98118	108903	115449	126828	135222
文化、体育和娱乐业城镇单位	72764	79875	87803	98621	107708	112081	117329	121151
公共管理和社会组织城镇单位	62323	70959	80372	87932	94369	104487	111361	117440

第二章

居民健康水平及影响因素

第一节

居民健康数据

2-1-1 历年全国预期寿命

单位：岁

年份	预期寿命	男性	女性
新中国成立前	35.0		
1973—1975	…	63.6	66.3
1981	67.8	66.3	69.3
1990	68.55	66.84	70.47
1996	70.8		
2000	71.40	69.63	73.33
2005	73.0	70.8	75.3
2010	74.83	72.38	77.37
2015	76.3	73.6	79.4
2016	76.5		
2017	76.7		
2018	77.0		
2019	77.3		
2020	77.93	75.37	80.88
2021	78.2		

数据来源：国家统计局历年《中国统计年鉴》、国家卫生健康委《中国卫生健康统计年鉴》。

2-1-2 分省预期寿命

单位：岁

地区	1990	2000	2010	2020	2021
全　国	**68.55**	**71.40**	**74.83**	**77.93**	**78.2**
北　京	72.86	76.10	80.18	82.49	82.7
天　津	72.32	74.91	78.89	81.30	81.5
河　北	70.35	72.54	74.97	77.75	78.0
山　西	68.97	71.65	74.92	77.91	78.2
内蒙古	65.68	69.87	74.44	77.56	77.8
辽　宁	70.22	73.34	76.38	78.68	78.9
吉　林	67.95	73.10	76.18	78.41	78.6
黑龙江	66.97	72.37	75.98	78.25	78.5
上　海	74.90	78.14	80.26	82.55	82.8
江　苏	71.37	73.91	76.63	79.32	79.7
浙　江	71.38	74.70	77.73	80.19	80.4
安　徽	69.48	71.85	75.08	77.96	78.2
福　建	68.57	72.55	75.76	78.49	78.8
江　西	66.11	68.95	74.33	77.64	77.8
山　东	70.57	73.92	76.46	79.18	79.5
河　南	70.15	71.54	74.57	77.60	77.8
湖　北	67.25	71.08	74.87	78.00	78.2
湖　南	66.93	70.66	74.70	77.88	78.2
广　东	72.52	73.27	76.49	79.31	79.6
广　西	68.72	71.29	75.11	78.06	78.3
海　南	70.01	72.92	76.30	79.05	79.5
重　庆	}66.33	71.73	75.70	78.56	78.8
四　川		71.20	74.75	77.79	78.0
贵　州	64.29	65.96	71.10	75.20	75.5
云　南	63.49	65.49	69.54	74.02	74.4
西　藏	59.64	64.37	68.17	72.19	72.5
陕　西	67.40	70.07	74.68	77.80	78.1
甘　肃	67.24	67.47	72.23	75.64	75.8
青　海	60.57	66.03	69.96	73.96	74.3
宁　夏	66.94	70.17	73.38	76.58	76.9
新　疆	63.59	67.41	72.35	75.65	76.0

数据来源：国家统计局历年《中国统计年鉴》。

2-1-3 历年监测地区婴儿死亡率和孕产妇死亡率

年份	婴儿死亡率/‰			孕产妇死亡率/（1/10万）		
	合计	城市	农村	合计	城市	农村
2000	32.2	11.8	37.0	53.0	29.3	69.6
2001	30.0	13.6	33.8	50.2	33.1	61.9
2002	29.2	12.2	33.1	43.2	22.3	58.2
2003	25.5	11.3	28.7	51.3	27.6	65.4
2004	21.5	10.1	24.5	48.3	26.1	63.0
2005	19.0	9.1	21.6	47.7	25.0	53.8
2006	17.2	8.0	19.7	41.1	24.8	45.5
2007	15.3	7.7	18.6	36.6	25.2	41.3
2008	14.9	6.5	18.4	34.2	29.2	36.1
2009	13.8	6.2	17.0	31.9	26.6	34.0
2010	13.1	5.8	16.1	30.0	29.7	30.1
2011	12.1	5.8	14.7	26.1	25.2	26.5
2012	10.3	5.2	12.4	24.5	22.2	25.6
2013	9.5	5.2	11.3	23.2	22.4	23.6
2014	8.9	4.8	10.7	21.7	20.5	22.2
2015	8.1	4.7	9.6	20.1	19.8	20.2
2016	7.5	4.2	9.0	19.9	19.5	20.0
2017	6.8	4.1	7.9	19.6	16.6	21.1
2018	6.1	3.6	7.3	18.3	15.5	19.9
2019	5.6	3.4	6.6	17.8	16.5	18.6
2020	5.4	3.6	6.2	16.9	14.1	18.5
2021	5.0	3.2	5.8	16.1	15.4	16.5
2022	4.9	3.1	5.7	15.7	14.3	16.6

数据来源：国家卫生健康委《2023中国卫生健康统计年鉴》。

2-1-4　历年监测地区新生儿死亡率和 5岁以下儿童死亡率

单位：‰

年份	新生儿死亡率			5岁以下儿童死亡率		
	合计	城市	农村	合计	城市	农村
2000	22.8	9.5	25.8	39.7	13.8	45.7
2001	21.4	10.6	23.9	35.9	16.3	40.4
2002	20.7	9.7	23.2	34.9	14.6	39.6
2003	18.0	8.9	20.1	29.9	14.8	33.4
2004	15.4	8.4	17.3	25.0	12.0	28.5
2005	13.2	7.5	14.7	22.5	10.7	25.7
2006	12.0	6.8	13.4	20.6	9.6	23.6
2007	10.7	5.5	12.8	18.1	9.0	21.8
2008	10.2	5.0	12.3	18.5	7.9	22.7
2009	9.0	4.5	10.8	17.2	7.6	21.1
2010	8.3	4.1	10.0	16.4	7.3	20.1
2011	7.8	4.0	9.4	15.6	7.1	19.1
2012	6.9	3.9	8.1	13.2	5.9	16.2
2013	6.3	3.7	7.3	12.0	6.0	14.5
2014	5.9	3.5	6.9	11.7	5.9	14.2
2015	5.4	3.3	6.4	10.7	5.8	12.9
2016	4.9	2.9	5.7	10.2	5.2	12.4
2017	4.5	2.6	5.3	9.1	4.8	10.9
2018	3.9	2.2	4.7	8.4	4.4	10.2
2019	3.5	2.0	4.1	7.8	4.1	9.4
2020	3.4	2.1	3.9	7.5	4.4	8.9
2021	3.1	1.9	3.6	7.1	4.1	8.5
2022	3.1	1.8	3.6	6.8	4.2	8.0

数据来源：国家卫生健康委《中国卫生健康统计年鉴》。

2-1-5　2015—2022年甲、乙类法定报告传染病发病人数

指标	2015	2017	2018	2019	2020	2021	2022
总计	3046447	3064073	3063031	3072338	2673200	2727288	2431346
鼠疫	0	1	0	5	4	1	2
霍乱	13	14	28	16	11	5	31
病毒性肝炎	1218946	1283523	1280015	1286691	1138781	1226165	1105865
细菌性和阿米巴性痢疾	138917	109368	91152	81075	57820	50403	35951
伤寒和副伤寒	11637	10791	10843	9274	7011	7244	5829
艾滋病	50330	57194	64170	71204	62167	60154	52058
淋病	100245	138855	133156	117938	105160	127803	96313
梅毒	433974	475860	494867	535819	464435	480020	441159
脊髓灰质炎	0	—	0	0	—	—	0
麻疹	42361	5941	3940	2974	856	552	552
百日咳	6658	10390	22057	30027	4475	9611	38295
白喉	0	—	0	0	2	—	0
流行性脑脊髓膜炎	106	118	104	111	50	63	59
猩红热	68249	74369	78864	81737	16564	29503	20794
流行性出血热	10314	11262	11966	9596	8121	9187	5218
狂犬病	801	516	422	290	202	157	133
钩端螺旋体病	355	201	157	214	297	403	190
布鲁氏菌病	56989	38554	37947	44036	47245	69767	66138
炭疽	288	318	336	297	224	392	349
流行性乙型脑炎	624	1147	1800	416	288	207	146
疟疾	3116	2697	2518	2487	1023	783	820
登革热	3858	5893	5136	22188	778	41	547
新生儿破伤风	306	93	83	65	34	23	19
肺结核	864015	835193	823324	775764	670538	639548	560847
血吸虫病	34143	1186	144	113	43	13	30
人感染高致病性禽流感	6	—	0	0	—	—	1
传染性非典型肺炎	0		0	0	—	—	0
人感染H7N9禽流感	196	589	2	1			0
新型冠状病毒感染	—			—	87071	15243	

数据来源：国家卫生健康委历年《中国卫生健康统计年鉴》，总计中不含新型冠状病毒感染，下表同。

2-1-6 2015—2022年甲、乙类法定报告传染病发病率

单位：1/10万

指标	2015	2017	2018	2019	2020	2021	2022
总计	223.60	222.06	220.51	220.00	190.36	193.46	172.36
鼠疫	0.00	0.00	0.00	0.00	0.00	0.00	0.00
霍乱	0.00	0.00	0.00	0.00	0.00	0.00	0.00
病毒性肝炎	89.47	93.02	92.15	92.13	81.12	86.98	78.4
细菌性和阿米巴性痢疾	10.20	7.93	6.56	5.81	4.12	3.58	2.55
伤寒和副伤寒	0.85	0.78	0.78	1.00	0.50	0.51	0.41
艾滋病	3.69	4.15	4.62	5.10	4.43	4.27	3.69
淋病	7.36	10.06	9.59	8.45	7.49	9.07	6.83
梅毒	31.85	34.49	35.63	38.00	33.08	34.05	31.27
脊髓灰质炎	0.00	—	0.00	0.00	—	—	0.00
麻疹	3.11	0.43	0.00	0.21	0.06	0.04	0.04
百日咳	0.49	0.75	1.59	2.15	0.32	0.68	2.71
白喉	0.00	—	0.00	0.00	0.00	—	0.00
流行性脑脊髓膜炎	0.01	0.01	0.01	0.01	0.00	0.00	0.00
猩红热	5.01	5.39	5.68	5.85	1.18	2.09	1.47
流行性出血热	0.76	0.82	0.86	0.69	0.58	0.65	0.37
狂犬病	0.06	0.04	0.03	0.02	0.00	0.01	0.01
钩端螺旋体病	0.03	0.01	0.01	0.02	0.02	0.03	0.01
布鲁氏菌病	4.18	2.79	2.73	3.15	3.37	4.95	4.69
炭疽	0.02	0.02	0.02	0.02	0.02	0.03	0.02
流行性乙型脑炎	0.05	0.08	0.13	0.03	0.02	0.01	0.01
疟疾	0.23	0.19	0.18	0.18	0.07	0.06	0.06
登革热	0.28	0.43	0.37	2.00	0.00	0.00	0.04
新生儿破伤风	0.02	0.01	0.01	0.00	0.00	0.00	0.00
肺结核	63.42	60.53	59.27	55.55	47.76	45.37	39.72
血吸虫病	2.51	0.09	0.01	0.00	0.00	0.00	0.00
人禽流感	0.00	—	0.00	0.00	—	—	0.00
传染性非典型肺炎	0.00	0.00	0.00	0.00	—	—	0.00
人感染H7N9禽流感	0.01	0.04	0.00	0.00	0.00	—	0.00
新型冠状病毒感染	—	—	—	—	6.20	1.08	

2-1-7　2015—2022年甲、乙类法定报告
传染病死亡人数

指标	2015	2017	2018	2019	2020	2021	2022
总计	**16584**	**19642**	**23174**	**24981**	**26289**	**22179**	**21834**
鼠疫	—	1	—	1	3	0	1
霍乱	0	—	0	0	—	0	0
病毒性肝炎	474	573	531	575	588	520	543
细菌性和阿米巴性痢疾	7	2	1	1	2	3	1
伤寒和副伤寒	1	3	2	0	5	0	2
艾滋病	12755	15251	18780	20999	18819	19623	18885
淋病	1	1	1	0	—	0	1
梅毒	58	45	39	42	54	30	23
脊髓灰质炎	0	—	0	0	—	0	—
麻疹	32	5	1	0	—	—	0
百日咳	2	—	2	2	1	2	2
白喉	—	—	0	0			
流行性脑脊髓膜炎	13	19	10	6	3	5	5
猩红热	1	—	0	0	1	0	0
流行性出血热	62	64	97	44	48	64	34
狂犬病	744	502	410	276	188	150	118
钩端螺旋体病	1	—	1	2	8	2	2
布鲁氏菌病	1	1	0	1	—	3	0
炭疽	1	3	3	1	—	2	2
流行性乙型脑炎	19	79	135	13	9	6	3
疟疾	20	6	6	19	6	3	6
登革热	0	2	1	3	—	0	0
新生儿破伤风	17	3	4	5	1	1	1
肺结核	2280	2823	3149	2990	1919	1763	2205
血吸虫病	0	—	0	0	—	0	0
人禽流感	3	—	—	—	—	—	0
传染性非典型肺炎	0	—	0	0			
人感染H7N9禽流感	92	259	1	1	—	—	—
新型冠状病毒感染	—	—	—	—	4634	2	

2-1-8　2015—2022年甲、乙类法定报告传染病死亡率

单位：1/10万

指标	2015	2017	2018	2019	2020	2021	2022
合计	**1.22**	**1.42**	**1.67**	**1.79**	**1.87**	**1.57**	**1.55**
鼠疫	0.00	0.00	0.00	0.00	0.00	0.00	0.00
霍乱	—	—	—	0.00	—	0.00	0.00
病毒性肝炎	0.03	0.04	0.04	0.04	0.04	0.04	0.04
细菌性和阿米巴性痢疾	0.00	0.00	0.00	0.00	0.00	0.00	0.00
伤寒和副伤寒	0.00	0.00	0.00	0.00	0.00	0.00	0.00
艾滋病	0.94	1.11	1.35	1.50	1.34	1.39	1.34
淋病	0.00	0.00	0.00	0.00	—	0.00	0.00
梅毒	0.00	0.00	0.00	0.00	0.00	0.00	0.00
脊髓灰质炎	0.00	—	0.00	0.00	—	0.00	—
麻疹	0.00	0.00	0.00	0.00	—	0.00	0.00
百日咳	0.00	0.00	0.00	0.00	0.00	0.00	0.00
白喉	0.00	—	0.00	0.00	—	0.00	—
流行性脑脊髓膜炎	0.00	0.00	0.00	0.00	0.00	0.00	—
猩红热	0.00	0.00	0.00	0.00	0.00	0.00	0.00
流行性出血热	0.00	0.00	0.01	0.00	0.00	0.00	0.00
狂犬病	0.05	0.04	0.03	0.02	0.01	0.01	0.01
钩端螺旋体病	0.00	—	0.00	0.00	0.00	0.00	0.00
布鲁氏菌病	0.00	0.00	0.00	0.00	—	0.00	0.00
炭疽	0.00	0.00	0.00	0.00	—	0.00	0.00
流行性乙型脑炎	0.00	0.01	0.01	0.00	0.00	0.00	0.00
疟疾	0.00	0.00	0.00	0.00	0.00	0.00	0.00
登革热	0.00	0.00	0.00	0.00	—	0.00	0.00
新生儿破伤风	0.00	0.00	0.00	0.00	0.00	0.00	0.00
肺结核	0.17	0.20	0.23	0.21	0.14	0.13	0.16
血吸虫病	0.00	—	0.00	0.00	—	—	0.00
人禽流感	0.00					—	0.00
传染性非典型肺炎	0.00		0.00	0.00			
人感染H7N9禽流感	0.01	0.02	0.00	0.00	—	—	—
新型冠状病毒感染	—		—	—	0.33	0.00	

2-1-9 2015年、2021年城市居民主要疾病死亡率及构成

疾病名称	2015			2021		
	死亡率/ （1/10万）	构成/ %	位次	死亡率/ （1/10万）	构成/ %	位次
传染病（含呼吸道结核）	6.78	1.09	9	5.30	0.82	10
寄生虫病	0.04	0.01	17	0.07	0.01	16
恶性肿瘤	164.35	26.44	1	158.7	24.61	2
血液、造血器官及免疫疾病	1.22	0.20	15	1.33	0.21	13
内分泌、营养和代谢疾病	19.25	3.10	6	24.15	3.74	6
精神障碍	2.79	0.45	11	3.45	0.54	11
神经系统疾病	6.90	1.11	8	9.44	1.46	8
心脏病	136.61	21.98	2	165.37	25.64	1
脑血管病	128.23	20.63	3	140.02	21.71	3
呼吸系统疾病	73.36	11.80	4	54.49	8.45	4
消化系统疾病	14.27	2.30	7	15.41	2.39	7
肌肉骨骼和结缔组织疾病	1.79	0.29	12	1.95	0.30	12
泌尿生殖系统疾病	6.52	1.05	10	6.75	1.05	9
妊娠、分娩产褥期并发症	0.07	0.01	16	0.02	0	17
围生期疾病	1.70	0.27	14	0.69	0.11	15
先天畸形、变形和染色体异常	1.73	0.28	13	0.87	0.13	14
损伤和中毒外部原因	37.63	6.05	5	35.22	5.46	5
诊断不明	2.26	0.36	—	3.19	0.50	—
其他疾病	6.15	0.99	—	5.57	0.86	—

2-1-10　2015年、2021年农村居民主要疾病死亡率及构成

疾病名称	2015			2021		
	死亡率/ （1/10万）	构成/ %	位次	死亡率/ （1/10万）	构成/ %	位次
传染病（含呼吸道结核）	7.72	1.16	8	6.52	0.88	10
寄生虫病	0.07	0.01	17	0.04	0.01	17
恶性肿瘤	153.94	23.22	1	167.06	22.47	3
血液、造血器官及免疫疾病	1.16	0.18	15	1.36	0.18	13
内分泌营养和代谢疾病	14.28	2.15	6	21.09	2.84	6
精神障碍	2.83	0.43	11	3.54	0.48	11
神经系统疾病	6.51	0.98	10	10.15	1.37	8
心脏病	144.79	21.84	3	188.58	25.36	1
脑血管病	153.63	23.17	2	175.58	23.62	2
呼吸系统疾病	79.96	12.06	4	65.23	8.77	4
消化系统疾病	14.16	2.14	7	15.98	2.15	7
肌肉骨骼和结缔组织疾病	1.54	0.23	14	2.48	0.33	12
泌尿生殖系统疾病	7.20	1.09	9	7.86	1.06	9
妊娠分娩产褥期并发症	0.10	0.02	16	0.04	0.01	16
围生期疾病	2.19	0.33	12	0.79	0.11	15
先天畸形、变形和染色体异常	1.78	0.27	13	1.04	0.14	14
损伤和中毒外部原因	53.49	8.07	5	52.98	7.13	5
诊断不明	2.41	0.36	—	2.61	0.35	—
其他疾病	6.17	0.93	—	6.91	0.93	—

2-1-11 前十位恶性肿瘤发病率（合计）

单位：1/10万

顺位	2016年		2017年		2018年	
	疾病名称	发病率	疾病名称	发病率	疾病名称	发病率
总计	恶性肿瘤总计	291.13	恶性肿瘤总计	293.66	恶性肿瘤总计	298.94
1	肺癌	60.40	肺癌	62.95	肺癌	65.05
2	乳腺癌	42.28	乳腺癌	42.51	乳腺癌	43.02
3	胃癌	29.30	结直肠癌	28.96	结直肠癌	30.51
4	结直肠癌	28.97	胃癌	28.24	肝癌	27.42
5	肝癌	28.33	肝癌	28.17	胃癌	27.03
6	食管癌	19.28	食管癌	19.23	子宫颈癌	18.10
7	子宫颈癌	17.07	子宫颈癌	17.07	食管癌	17.96
8	甲状腺癌	13.22	甲状腺癌	13.91	甲状腺癌	16.17
9	前列腺癌	11.12	前列腺癌	11.57	前列腺癌	12.75
10	子宫体肿瘤	10.01	子宫体肿瘤	10.06	子宫体肿瘤	10.56

资料来源：《2019中国肿瘤登记年报》《2020中国肿瘤登记年报》《2021中国肿瘤登记年报》。下同。

2-1-12 前十位恶性肿瘤发病率（男）

单位：1/10万

顺位	2016年		2017年		2018年	
	疾病名称	发病率	疾病名称	发病率	疾病名称	发病率
合计	恶性肿瘤总计	318.76	恶性肿瘤总计	321.80	恶性肿瘤总计	324.09
1	肺癌	79.37	肺癌	82.28	肺癌	83.45
2	肝癌	41.20	肝癌	41.05	肝癌	40.02
3	胃癌	40.36	胃癌	38.99	胃癌	37.12
4	结直肠癌	33.32	结直肠癌	33.45	结直肠癌	35.32
5	食管癌	27.61	食管癌	27.85	食管癌	26.30
6	前列腺癌	11.12	前列腺癌	11.57	前列腺癌	12.75
7	膀胱癌	9.11	膀胱癌	9.26	膀胱癌	9.09
8	胰腺癌	8.07	胰腺癌	8.02	胰腺癌	8.12
9	淋巴瘤	7.17	淋巴瘤	7.36	甲状腺癌	7.98
10	脑瘤	7.08	脑瘤	7.14	淋巴瘤	7.44

2-1-13　前十位恶性肿瘤发病率（女）

单位：1/10万

顺位	2016年		2017年		2018年	
	疾病名称	发病率	疾病名称	发病率	疾病名称	发病率
合计	恶性肿瘤总计	262.67	恶性肿瘤总计	264.75	恶性肿瘤总计	273.02
1	乳腺癌	42.28	肺癌	43.09	肺癌	46.10
2	肺癌	40.85	乳腺癌	42.51	乳腺癌	43.02
3	结直肠癌	24.49	结直肠癌	24.34	结直肠癌	25.56
4	甲状腺癌	20.32	甲状腺癌	21.43	甲状腺癌	24.60
5	胃癌	17.90	胃癌	17.18	子宫颈癌	18.10
6	子宫颈癌	17.07	子宫颈癌	17.07	胃癌	16.64
7	肝癌	15.06	肝癌	14.93	肝癌	14.43
8	食管癌	10.70	食管癌	10.37	子宫体肿瘤	10.56
9	子宫体肿瘤	10.01	子宫体肿瘤	10.06	食管癌	9.36
10	脑瘤	8.38	脑瘤	8.45	脑瘤	8.35

2-1-14　前十位恶性肿瘤发病率（城市）

单位：1/10万

顺位	2016年		2017年		2018年	
	疾病名称	发病率	疾病名称	发病率	疾病名称	发病率
合计	恶性肿瘤总计	311.52	恶性肿瘤总计	316.08	恶性肿瘤总计	321.64
1	肺癌	64.01	肺癌	66.08	肺癌	68.80
2	乳腺癌	49.49	乳腺癌	50.57	乳腺癌	51.33
3	结直肠癌	34.62	结直肠癌	34.65	结直肠癌	36.07
4	肝癌	26.95	肝癌	26.68	肝癌	26.41
5	胃癌	26.87	胃癌	26.31	胃癌	25.54
6	甲状腺癌	17.87	甲状腺癌	19.07	甲状腺癌	21.28
7	子宫颈癌	16.64	子宫颈癌	16.53	子宫颈癌	17.11
8	前列腺癌	15.01	前列腺癌	15.46	前列腺癌	16.42
9	食管癌	14.24	食管癌	14.86	食管癌	14.46
10	子宫体肿瘤	10.52	子宫体肿瘤	10.89	子宫体肿瘤	11.35

2-1-15　前十位恶性肿瘤发病率（农村）

单位：1/10万

顺位	2016年		2017年		2018年	
	疾病名称	发病率	疾病名称	发病率	疾病名称	发病率
合计	恶性肿瘤总计	270.35	恶性肿瘤总计	272.23	恶性肿瘤总计	280.18
1	肺癌	56.71	肺癌	59.97	肺癌	61.96
2	乳腺癌	34.79	乳腺癌	34.64	乳腺癌	36.02
3	胃癌	31.78	胃癌	30.08	胃癌	28.26
4	肝癌	29.72	肝癌	29.59	肝癌	28.25
5	食管癌	24.42	结直肠癌	23.52	结直肠癌	25.92
6	结直肠癌	23.21	食管癌	23.40	食管癌	20.84
7	子宫颈癌	17.52	子宫颈癌	17.60	子宫颈癌	18.92
8	子宫体肿瘤	9.49	子宫体肿瘤	9.24	甲状腺癌	11.95
9	甲状腺癌	8.47	甲状腺癌	8.98	子宫体肿瘤	9.90
10	脑瘤	7.28	前列腺癌	7.92	前列腺癌	9.78

2-1-16　前十位恶性肿瘤死亡率（合计）

单位：1/10万

顺位	2016年		2017年		2018年	
	疾病名称	死亡率	疾病名称	死亡率	疾病名称	死亡率
合计	恶性肿瘤总计	177.05	恶性肿瘤总计	177.15	恶性肿瘤总计	174.41
1	肺癌	48.42	肺癌	49.28	肺癌	48.49
2	肝癌	24.69	肝癌	24.91	肝癌	24.11
3	胃癌	21.62	胃癌	20.89	胃癌	19.76
4	食管癌	14.84	食管癌	15.21	结直肠癌	14.52
5	结直肠癌	14.10	结直肠癌	14.08	食管癌	14.32
6	女性乳腺癌	10.14	女性乳腺癌	9.76	乳腺癌	9.66
7	胰腺癌	6.32	胰腺癌	6.40	胰腺癌	6.39
8	子宫颈癌	5.47	子宫颈癌	5.55	子宫颈癌	5.72
9	前列腺癌	4.85	前列腺癌	4.83	前列腺癌	5.07
10	脑瘤	4.29	脑瘤	3.95	脑瘤	4.23

资料来源：《2019中国肿瘤登记年报》《2020中国肿瘤登记年报》《2021中国肿瘤登记年报》，下同。

2-1-17　前十位恶性肿瘤死亡率（男）

单位：1/10万

顺位	2016年		2017年		2018年	
	疾病名称	死亡率	疾病名称	死亡率	疾病名称	死亡率
合计	恶性肿瘤总计	222.08	恶性肿瘤总计	223.54	恶性肿瘤总计	220.12
1	肺癌	66.23	肺癌	67.83	肺癌	67.06
2	肝癌	35.91	肝癌	36.12	肝癌	34.99
3	胃癌	29.63	胃癌	28.72	胃癌	27.18
4	食管癌	21.37	食管癌	22.03	食管癌	20.96
5	结直肠癌	16.30	结直肠癌	16.37	结直肠癌	16.95
6	胰腺癌	7.05	胰腺癌	7.23	胰腺癌	7.31
7	前列腺癌	4.85	前列腺癌	4.83	前列腺癌	5.07
8	脑瘤	4.71	淋巴瘤	4.38	脑瘤	4.60
9	白血病	4.62	脑瘤	4.37	淋巴瘤	4.43
10	淋巴瘤	4.40	白血病	4.19	白血病	4.42

2-1-18　前十位恶性肿瘤死亡率（女）

单位：1/10万

顺位	2016年		2017年		2018年	
	疾病名称	死亡率	疾病名称	死亡率	疾病名称	死亡率
合计	恶性肿瘤总计	130.66	恶性肿瘤总计	129.48	恶性肿瘤总计	127.30
1	肺癌	30.07	肺癌	30.22	肺癌	29.36
2	胃癌	13.37	肝癌	13.39	肝癌	12.89
3	肝癌	13.13	胃癌	12.85	胃癌	12.12
4	结直肠癌	11.84	结直肠癌	11.73	结直肠癌	12.02
5	女性乳腺癌	10.14	女性乳腺癌	9.76	乳腺癌	9.66
6	食管癌	8.12	食管癌	8.20	食管癌	7.47
7	胰腺癌	5.57	子宫颈癌	5.55	子宫颈癌	5.72
8	子宫颈癌	5.47	胰腺癌	5.54	胰腺癌	5.45
9	卵巢癌	3.85	卵巢癌	3.60	脑瘤	3.84
10	脑瘤	3.85	脑瘤	3.53	卵巢癌	3.65

2-1-19 前十位恶性肿瘤死亡率（城市）

单位：1/10万

顺位	2016年		2017年		2018年	
	疾病名称	死亡率	疾病名称	死亡率	疾病名称	死亡率
合计	恶性肿瘤总计	182.57	恶性肿瘤总计	181.14	恶性肿瘤总计	178.01
1	肺癌	51.15	肺癌	50.89	肺癌	49.91
2	肝癌	23.51	肝癌	23.70	肝癌	22.94
3	胃癌	19.44	胃癌	18.62	胃癌	18.17
4	结直肠癌	17.00	结直肠癌	16.81	结直肠癌	17.08
5	女性乳腺癌	11.86	食管癌	12.01	食管癌	11.66
6	食管癌	11.29	女性乳腺癌	11.25	乳腺癌	11.10
7	胰腺癌	7.44	胰腺癌	7.49	胰腺癌	7.30
8	前列腺癌	6.32	前列腺癌	6.21	前列腺癌	6.30
9	子宫颈癌	5.34	子宫颈癌	5.13	子宫颈癌	5.40
10	卵巢癌	4.61	卵巢癌	4.27	卵巢癌	4.34

2-1-20 前十位恶性肿瘤死亡率（农村）

单位：1/10万

顺位	2016年		2017年		2018年	
	疾病名称	死亡率	疾病名称	死亡率	疾病名称	死亡率
合计	恶性肿瘤总计	171.43	恶性肿瘤总计	173.34	恶性肿瘤总计	171.44
1	肝癌	25.89	肝癌	26.06	肝癌	25.07
2	胃癌	23.83	胃癌	23.07	胃癌	21.07
3	食管癌	18.47	食管癌	18.28	食管癌	16.51
4	结直肠癌	11.15	结直肠癌	11.48	结直肠癌	12.41
5	女性乳腺癌	8.34	女性乳腺癌	8.30	乳腺癌	8.44
6	子宫颈癌	5.59	子宫颈癌	5.95	子宫颈癌	5.99
7	胰腺癌	5.18	胰腺癌	5.35	胰腺癌	5.64
8	脑瘤	4.48	脑瘤	4.02	脑瘤	4.36
9	白血病	3.80	前列腺癌	3.55	前列腺癌	4.06
10	肺癌	45.64	肺癌	47.74	肺癌	47.32

第二节

健康影响因素

2-2-1 2020年分省家庭户数及不同人均住房建筑面积户数比例

地 区	家庭户户数/万户	19m²及以下家庭占比/%	20～29m²家庭占比/%	30～39m²家庭占比/%	40～49m²家庭占比/%	50m²及以上家庭占比/%
全 国	46524	12.7	19.1	16.8	13.7	37.8
北 京	777	23.8	21.6	15.1	12.1	27.3
天 津	459	13.7	22.7	19.7	15.6	28.4
河 北	2455	10.2	21.5	19.3	14.7	34.3
山 西	1206	15.0	21.9	19.6	13.1	30.4
内蒙古	882	12.3	24.2	21.0	16.4	25.9
辽 宁	1657	12.1	24.2	20.6	15.2	27.9
吉 林	872	11.8	25.8	21.1	15.8	25.5
黑龙江	1169	12.4	25.5	20.7	14.2	27.2
上 海	910	28.7	22.7	16.0	11.4	21.3
江 苏	2807	8.9	16.2	16.2	14.8	44.0
浙 江	2292	19.5	17.6	13.2	11.5	38.2
安 徽	2075	7.2	17.1	17.2	14.7	43.8
福 建	1335	17.6	16.4	13.6	10.7	41.6
江 西	1333	6.4	13.9	13.3	12.3	54.1
山 东	3392	9.2	20.9	19.6	14.9	35.4
河 南	3056	7.0	15.9	16.6	14.5	46.0
湖 北	1876	5.7	15.4	16.6	15.6	46.7
湖 南	2156	5.0	14.5	16.5	15.4	48.7
广 东	3895	30.2	21.4	13.7	9.2	25.5
广 西	1552	10.6	16.5	14.6	12.7	45.6
海 南	275	22.0	22.8	15.8	11.5	28.0
重 庆	1142	8.7	18.5	17.2	14.4	41.2
四 川	2910	8.0	16.8	16.9	14.2	44.1
贵 州	1200	9.1	18.0	16.2	14.0	42.7
云 南	1430	13.4	18.6	15.7	13.4	38.8
西 藏	79	16.4	16.1	13.1	11.0	43.5
陕 西	1335	10.7	17.1	16.5	14.2	41.4
甘 肃	794	16.3	22.6	18.5	13.5	29.1
青 海	179	16.0	21.7	16.5	13.6	32.3
宁 夏	236	11.3	22.5	19.5	16.0	30.6
新 疆	788	16.1	25.7	17.4	13.5	27.3

数据来源:《2020中国人口普查年鉴》。

2-2-2 2015—2021年全国废水污染物排放量情况

指标	2015	2016	2017	2018	2019	2020	2021
化学需氧量/万吨	2223.5	658.1	608.9	584.2	567.1	2564.7	2531.0
其中：工业源	293.5	122.8	91.0	81.4	77.2	49.7	42.3
农业源	1068.6	57.1	31.8	24.5	18.6	1593.2	1676.0
生活源	846.9	473.5	483.8	476.8	469.9	918.9	811.8
集中式		4.6	2.3	1.5	1.4	2.9	0.9
氨氮/万吨	229.9	56.8	50.9	49.4	46.3	98.4	86.8
其中：工业源	21.7	6.5	4.4	4.0	3.5	2.1	1.7
农业源	72.6	1.3	0.7	0.5	0.4	25.4	26.9
生活源	134.1	48.4	45.4	44.7	42.1	70.7	58.0
集中式	0.7	0.3	0.2	0.3	0.2	0.1
总氮/万吨	461.3	123.6	120.3	120.2	117.6	332.3	316.7
其中：工业源		18.4	15.6	14.4	13.4	11.4	10.0
农业源		4.1	2.3	1.8	1.3	158.9	168.5
生活源		100.2	101.9	103.6	102.4	151.6	138.0
集中式		0.8	0.5	0.4	0.4	0.4	0.2
总磷/万吨	54.68	9.0	7.0	6.4	5.9	33.7	33.8
其中：工业源		1.7	0.8	0.7	0.8	0.4	0.3
农业源		0.6	0.3	0.2	0.2	24.6	26.5
生活源		6.7	5.8	5.4	5.0	8.7	7.0
集中式		0.0	0.0	0.0	0.0	0.1	0.1
废水重金属/吨	313.7	167.8	182.6	128.8	120.7	73.1	50.5
其中：工业源	310.4	162.6	176.4	125.4	117.6	67.5	45.0
集中式		5.1	6.2	3.4	3.1	5.6	5.5
石油类（工业源）/吨	15192.0	11599.4	7639.3	7157.7	6293.0	3734.0	2217.5
挥发酚（工业源）/吨	988.2	272.1	244.1	174.4	147.1	59.8	51.7
氰化物（工业源）/吨		57.9	54.0	46.1	38.2	42.4	28.1

数据来源：生态环境部，《全国生态环境统计年报》。

2-2-3 2015—2021年全国废气污染物排放、
工业固体废物产生及利用情况

指标	2015	2016	2017	2018	2019	2020	2021
废气污染物排放量/万吨							
二氧化硫	1859.1	854.9	610.8	516.1	457.3	318.2	274.8
其中：工业源	1556.7	770.5	529.9	446.7	395.4	253.2	209.7
生活源	296.9	84.0	80.5	68.7	61.3	64.8	64.9
集中式		0.4	0.4	0.7	0.6	0.3	0.3
氮氧化物	1851.9	1503.3	1348.4	1288.4	1233.9	1019.7	988.4
其中：工业源	1180.9	809.1	646.5	588.7	548.1	417.5	368.9
生活源	65.1	61.6	59.2	53.1	49.7	33.4	35.9
移动源	585.9	631.6	641.2	644.6	633.6	566.9	582.1
集中式		1.0	1.5	2.0	2.4	1.9	1.5
颗粒物	1538.0	1608.0	1284.9	1132.3	1088.5	611.4	537.4
其中：工业源	1232.6	1376.2	1067.0	948.9	925.9	400.9	325.3
生活源	249.7	219.2	206.1	173.1	154.9	201.6	205.2
移动源	55.5	12.3	11.4	9.9	7.4	8.5	6.8
集中式		0.4	0.4	0.3	0.3	0.3	0.1
工业固体废物产生及利用							
一般工业固体废物产生量/亿吨	32.7	37.1	38.7	40.8	44.1	36.8	39.7
一般工业固体废物综合利用量/亿吨	19.9	21.1	20.6	21.7	23.2	20.4	22.7
一般工业固体废物处置量/亿吨	7.3	8.5	9.4	10.3	11.0	9.2	8.9
工业危险废物产生量/万吨	3976.1	5219.5	6581.3	7470.0	8126.0	7281.8	8653.6
工业危险废物综合利用处置量/万吨	3176.9	4317.2	5972.7	6788.5	7539.3	7630.5	8461.2

数据来源：生态环境部，《全国生态环境统计年报》。

2-2-4　2011—2021年城市绿地与园林情况

年份	城市绿地面积/万公顷	城市公园绿地面积/万公顷	公园数/个	公园面积/万公顷	建成区绿化覆盖率/%
2011	224.29	48.26	10780	28.58	39.2
2012	236.78	51.78	11604	30.62	39.6
2013	242.72	54.74	12401	32.98	39.7
2014	252.8	57.68	13037	35.24	40.2
2015	266.96	61.41	13834	38.38	40.1
2016	278.61	65.36	15370	41.69	40.3
2017	292.13	68.84	15633	44.46	40.9
2018	304.71	72.37	16735	49.42	41.1
2019	315.29	75.64	18038	50.24	41.5
2020	331.22	79.79	19823	53.85	41.3
2021	347.98	83.57	22062	64.8	42.4

数据来源：国家统计局，公园绿地面积包括综合公园、社区公园、专类公园、带状公园和街旁绿地。

2-2-5 2011—2021年城市市容环境卫生情况

年份	道路清扫保洁面积/万平方米	生活垃圾清运量/万吨	粪便清运量/万吨	市容环卫专用车辆设备/台	公共厕所数量/座
2011	630545	16395	1963	100340	120459
2012	573507	17081	1812	112157	121941
2013	646014	17239	1682	126552	122541
2014	676093	17860	1552	141431	124410
2015	730333	19142	1437	165725	126344
2016	794923	20362	1299	193942	129818
2017	842048	21521		228019	136084
2018	869329	22802		252484	147466
2019	922124	24206		281558	153426
2020	975595	23512		306422	165186
2021	1034211	24869		327512	184063

数据来源：国家统计局。

2-2-6 2011—2021年城市设施水平情况

年份	城市用水普及率/%	城市燃气普及率/%	每万人拥有公共交通车辆/标台	人均城市道路面积/平方米	人均公园绿地面积/（平方米/人）	每万人拥有公共厕所/座
2011	97.0	92.4	11.81	13.75	11.80	2.95
2012	97.2	93.2	12.15	14.39	12.26	2.89
2013	97.6	94.3	12.78	14.87	12.64	2.83
2014	97.6	94.6	12.99	15.34	13.08	2.79
2015	98.1	95.3	12.24	15.60	13.35	2.75
2016	98.4	95.8	13.84	15.80	13.70	2.72
2017	98.3	96.3	14.73	16.05	14.01	2.77
2018	98.4	96.7	13.09	16.70	14.11	2.88
2019	98.8	97.3	13.13	17.36	14.36	2.93
2020	99.0	97.9	12.88	18.04	14.78	3.07
2021	99.4	98	11.25	18.84	14.87	3.29

数据来源：国家统计局。

2-2-7 2015—2021年主要受灾情况

指标	2015	2016	2017	2018	2019	2020	2021
自然灾害							
受灾人数/万人次	18620.3	18911.7	14448.0	13553.9	13759.0	13829.7	10731.0
受灾死亡人数/人	967	1706	979	589	909	591	867
直接经济损失/亿元	2704.1	5032.9	3018.7	2644.6	3270.9	3701.5	3340.2
地质灾害							
伤亡人数/人	422	593	523	185	299	197	129
死亡人数/人	226	362	329	105	211	117	80
直接经济损失/亿元	25.1	35.4	36.0	14.7	27.7	50.2	32.0
地震灾害							
伤亡人数/人	1192	104	676	85	428	35	—
死亡人数/人	30	1	38		17	5	9
直接经济损失/亿元	179.2	66.9	147.7	30.2	91.0	20.5	106.5

数据来源：国家统计局。

2-2-8 调查地区15岁及以上人口吸烟率

单位：%

指标	2003	2008	2013	2018
合计	**26.0**	**25.1**	**25.6**	**24.7**
城乡				
城市	23.9	22.5	24.3	23.0
农村	26.8	26.0	27.0	26.7
东中西				
东部	25.4	24.6	24.2	22.7
中部	26.8	25.8	26.2	24.9
西部	26.0	24.9	26.5	26.6
城市地区				
东部	23.4	22.1	21.9	21.1
中部	24.6	23.9	24.8	23.3
西部	23.9	21.7	26.3	25.1
农村地区				
东部	26.5	25.9	26.6	25.2
中部	27.7	26.6	27.7	26.6
西部	26.5	25.8	26.6	27.9
按收入组分				
最低	27.0	25.3	26.0	25.3
较低	26.7	25.3	25.6	25.4
中等	25.8	25.0	25.9	25.1
较高	25.8	24.6	25.3	24.0
最高	25.2	25.1	25.2	23.9

数据来源：2003年、2008年、2013年、2018年《全国卫生服务统计调查》。

2-2-9 调查地区15岁及以上人口体育锻炼率

单位：%

指标	2003	2008	2013	2018
合计	**14.6**	**23.5**	**29.7**	**49.9**
城乡				
城市	36.2	53.5	44.9	60.4
农村	6.3	11.6	14.5	37.8
东中西				
东部	17.3	27.7	34.3	52.5
中部	13.2	21.7	30.1	49.2
西部	13.2	21.0	24.6	48.0
城市地区				
东部	37.9	56.0	50.9	59.9
中部	30.2	47.0	44.9	62.0
西部	40.3	57.1	38.5	59.6
农村地区				
东部	6.9	13.4	17.4	40.7
中部	5.5	10.2	14.4	36.1
西部	6.3	11.1	11.7	37.2
按收入组分				
最低	10.1	18.7	23.5	43.2
较低	12.2	20.1	26.2	45.8
中等	14.1	23.0	27.9	48.7
较高	16.2	26.1	32.5	52.8
最高	20.6	28.8	37.8	58.2

数据来源：2003年、2008年、2013年、2018年《全国卫生服务统计调查》，体育锻炼为平均每周进行至少一次主动体育锻炼。

2-2-10 城乡居民每人每日营养素摄入量

营养素名称	总计			城市			农村		
	2002	2012	2015—2017	2002	2012	2015—2017	2002	2012	2015—2017
能量/kcal	2250.5	2172.1	2007.4	2134	2052.6	1940	2295.5	2286.4	2054.3
蛋白质/g	65.9	64.5	60.4	69.0	65.4	62.7	64.6	63.6	58.7
脂肪/g	76.2	79.9	79.1	85.5	83.8	80.4	72.7	76.2	78.1
碳水化合物/g	321.2	300.8	266.7	268.3	261.1	245.5	341.6	338.8	281.5
膳食纤维/g	12.0	10.8	10.4	11.1	10.8	10.8	12.4	10.9	10.1
视黄醇当量/μg	469.2	443.5	432.9	547.2	514.5	486.7	439.1	375.4	395.4
硫胺素/mg	1.0	0.9	0.8	1.0	0.9	0.8	1.0	1.0	0.8
核黄素/mg	0.8	0.8	0.7	0.9	0.8	0.8	0.7	0.7	0.7
维生素E/mg	35.6	35.9	37.4	37.3	37.5	35.8	35.0	34.3	38.6
钾/mg	1700.1	1616.9	1547.2	1722.4	1660.7	1658.2	1691.5	1574.3	1469.9
钠/mg	6268.2	5702.7	6046	6007.7	5858.8	6028.1	6368.8	5554.6	6058.5
钙/mg	388.8	366.1	356.3	438.6	412.4	398.7	369.6	321.4	326.8
铁/mg	23.2	21.5	21.0	23.7	21.9	21.1	23.1	21.2	21.0
锌/mg	11.3	10.7	10.3	11.5	10.6	10.1	11.2	10.8	10.5
硒/μg	39.9	44.6	41.6	46.5	47.0	45.0	37.4	42.2	39.3

数据来源：《2023中国卫生健康统计年鉴》。

第三章

医疗资源与卫生服务

第一节

卫生机构与床位

3-1-1 15分钟内能够到达最近医疗机构家庭比例

单位：%

指标	2003	2008	2013	2018
合计	**80.8**	**80.4**	**84.0**	**89.9**
按城乡分				
城市	91.2	91.8	87.8	91.9
农村	76.5	75.6	80.2	87.6
按地区分				
东部	88.0	89.7	91.7	94.1
城市	90.1	95.1	93.0	94.6
农村	87.0	86.9	90.4	93.3
中部	85.1	81.5	84.9	89.9
城市	94.1	90.0	88.8	91.6
农村	80.9	77.4	81.1	88.1
西部	70.8	70.9	75.3	85.8
城市	89.5	89.2	81.6	89.0
农村	65.2	65.3	69.1	82.6
按收入情况分				
最低收入组	78.6	77.6	80.1	85.1
较低收入组	79.8	79.2	82.6	88.5
中等收入组	80.1	80.4	83.8	90.6
较高收入组	81.9	81.5	86.0	91.6
最高收入组	84.2	82.7	86.5	92.7

数据来源：2003年、2008年、2013年、2018年《国家卫生服务统计调查》。

3-1-2　历年医疗卫生机构数

单位：个

年份	合计	医院	基层医疗卫生机构	社区卫生服务中心（站）	乡镇卫生院	专业公共卫生机构数
1950	8915	2803				
1955	67725	3648				
1960	261195	6020			24849	
1965	224266	5330			36965	
1970	149823	5964			56568	
1975	151733	7654			54026	
1980	180553	9902			55413	
1985	978540	11955			47387	
1986	999102	12442			46967	
1987	1012804	12962			47177	
1988	1012485	13544			47529	
1989	1027522	14090			47523	
1990	1012690	14377			47749	
1991	1003769	14628			48140	
1992	1001310	14889			46117	
1993	1000531	15436			45024	
1994	1005271	15595			51929	
1995	994409	15663			51797	
1996	1078131	15833			51277	
1997	1048657	15944			50981	
1998	1042885	16001			50071	
1999	1017673	16678			49694	
2000	1034229	16318	1000169		49229	11386
2001	1029314	16197	995670		48090	11471
2002	1005004	17844	973098	8211	44992	10787

续 表

年份	合计	医院	基层医疗卫生机构	社区卫生服务中心（站）	乡镇卫生院	专业公共卫生机构数
2003	806243	17764	774693	10101	44279	10792
2004	849140	18393	817018	14153	41626	10878
2005	882206	18703	849488	17128	40907	11177
2006	918097	19246	884818	22656	39975	11269
2007	912263	19852	878686	27069	39876	11528
2008	891480	19712	858015	24260	39080	11485
2009	916571	20291	882153	27308	38475	11665
2010	936927	20918	901709	32739	37836	11835
2011	954389	21979	918003	32860	37295	11926
2012	950297	23170	912620	33562	37097	12083
2013	974398	24709	915368	33965	37015	31155
2014	981432	25860	917335	34238	36902	35029
2015	983528	27587	920770	34321	36817	31927
2016	983394	29140	926518	34327	36795	24866
2017	986649	31056	933024	34652	36551	19896
2018	997433	33009	943639	34997	36461	18033
2019	1007579	34354	954390	35013	36112	15958
2020	1022922	35394	970036	35365	35762	14492
2021	1030935	36570	977790	36160	34943	13276
2022	1032918	36976	979768	36448	33917	12436

注：①村卫生室数计入医疗卫生机构数中；②2008年社区卫生服务中心（站）减少的原因是江苏省约5000家农村社区卫生服务站划归村卫生室；③2002年起，医疗卫生机构数不再包括高中等医学院校本部、药检机构、国境卫生检疫所和非卫生部门举办的计划生育指导站；④2013年起，医疗卫生机构数包括原计生部门主管的计划生育技术服务机构；⑤1996年以前门诊部（所）不包括私人诊所。

3-1-3 2022年分省医疗卫生机构数

单位：个

地区	合计	医院	基层医疗卫生机构	社区卫生服务中心	乡镇卫生院	专业公共卫生机构	其他医疗卫生机构
全　国	**1030935**	**36570**	**979768**	**10353**	**33917**	**12436**	**3738**
北　京	10897	662	9915	351		98	222
天　津	6282	435	5686	131	132	73	88
河　北	90194	2423	87019	345	1970	638	114
山　西	39661	1376	37816	233	1303	422	47
内蒙古	25062	810	23751	346	1249	428	73
辽　宁	32679	1477	30549	392	1019	498	155
吉　林	25031	825	23844	244	762	281	81
黑龙江	20599	1212	18805	473	966	504	78
上　海	6404	443	5726	347		101	134
江　苏	37001	2087	33947	581	938	510	457
浙　江	35967	1519	33806	513	1033	409	233
安　徽	30176	1338	28205	369	1339	475	158
福　建	29116	719	27940	240	880	324	133
江　西	35683	964	34111	184	1592	507	101
山　东	86026	2666	82485	614	1480	640	235
河　南	81694	2470	78320	575	1995	746	158
湖　北	36782	1182	35030	366	1104	450	120
湖　南	55338	1739	52977	425	2085	538	84
广　东	59531	1813	56635	1257	1162	731	352
广　西	34500	850	33086	201	1267	493	71
海　南	6384	270	5982	67	274	109	23
重　庆	22259	857	21161	250	805	153	88
四　川	74041	2465	70671	548	2799	686	219
贵　州	29150	1456	27294	327	1320	344	56
云　南	27528	1400	25512	211	1368	548	68
西　藏	6906	182	6597	12	673	126	1
陕　西	34779	1280	32978	249	1516	407	114
甘　肃	25266	704	24072	216	1354	463	27
青　海	6376	212	5993	35	407	168	3
宁　夏	4607	211	4277	44	204	99	20
新　疆	16999	929	15578	207	921	467	25

3-1-4　2022年分省不同经济类别医院数　　单位：个

地区	公立医院				民营医院			
	三级	二级	一级	未定级	三级	二级	一级	未定级
全　国	2983	5598	2136	1029	540	5547	10679	8464
北　京	88	55	45	1	30	104	304	35
天　津	47	46	33	1	2	44	154	108
河　北	87	382	212	31	15	264	1131	301
山　西	55	258	64	69	7	150	195	578
内蒙古	85	204	25	14	8	139	250	85
辽　宁	133	172	91	40	30	211	396	404
吉　林	57	141	35	25	16	140	147	264
黑龙江	97	249	158	45	18	113	222	310
上　海	52	91	9	10	0	1	0	280
江　苏	177	129	85	46	28	376	673	573
浙　江	146	171	4	125	6	40	36	991
安　徽	115	165	59	20	20	325	435	199
福　建	79	152	43	13	20	135	190	87
江　西	85	167	38	27	17	116	241	273
山　东	162	334	181	91	41	446	818	593
河　南	171	316	231	14	17	329	1114	278
湖　北	146	173	48	28	52	213	251	271
湖　南	126	238	65	35	17	382	425	451
广　东	230	309	119	78	40	335	358	344
广　西	86	208	41	18	12	162	235	88
海　南	22	35	39	22	17	33	50	52
重　庆	56	101	43	18	24	166	300	149
四　川	271	286	49	74	46	459	875	405
贵　州	71	160	42	16	12	288	680	187
云　南	91	248	49	59	19	255	450	299
西　藏	17	59	37	15	1	2	14	37
陕　西	62	276	68	37	19	182	300	336
甘　肃	67	163	16	38	2	33	52	333
青　海	23	86	0	2	2	14	13	72
宁　夏	19	42	4	1	1	42	69	33
新　疆	60	182	203	16	1	48	301	118

3-1-5　历年不同机构类别医院数

单位：个

年份	综合医院			专科医院		
	三级	二级	一级	三级	二级	一级
2012	995	4167	4632	325	640	903
2013	1043	4171	4999	373	769	980
2014	1116	4192	5389	413	864	1064
2015	1191	4376	6641	467	1152	1397
2016	1241	4472	6920	504	1445	1496
2017	1283	4559	7472	551	1770	1567
2018	1396	4680	7985	603	2186	1641
2019	1502	4785	8210	666	2677	1680
2020	1631	4924	8878	716	3206	1760
2021	1763	4839	9142	797	3686	1794
2022	1889	4758	9250	865	4036	1773

3-1-6　2022年分省不同机构类别医院数　单位：个

地区	综合医院			专科医院		
	三级	二级	一级	三级	二级	一级
全　国	**1889**	**4758**	**9250**	**865**	**4036**	**1773**
北　京	47	31	126	36	88	66
天　津	24	27	148	18	45	19
河　北	59	327	1006	17	162	219
山　西	36	200	170	16	117	63
内蒙古	33	132	168	30	111	19
辽　宁	90	191	291	42	125	113
吉　林	36	121	126	22	85	27
黑龙江	62	210	308	38	69	30
上　海	28	43	5	16	34	0
江　苏	98	152	594	62	290	66
浙　江	84	122	24	28	36	11
安　徽	84	191	349	22	220	71
福　建	48	129	165	31	97	50
江　西	50	153	192	29	54	52
山　东	102	279	743	67	357	92
河　南	118	283	839	24	207	224
湖　北	101	149	187	55	174	62
湖　南	78	206	332	30	301	104
广　东	157	270	383	59	266	64
广　西	50	139	194	23	150	44
海　南	23	23	80	12	30	4
重　庆	33	127	204	32	84	45
四　川	163	247	783	56	359	69
贵　州	48	169	617	18	209	57
云　南	59	232	396	35	160	66
西　藏	10	57	25	2	1	2
陕　西	48	223	278	21	122	56
甘　肃	53	100	45	7	18	10
青　海	17	55	9	4	5	0
宁　夏	9	40	57	4	25	10
新　疆	41	130	406	9	35	58

3-1-7　2022年分省不同类别医院数　　单位：个

地区	合计	综合医院	中医医院	中西医结合医院	民族医医院	专科医院	护理院（中心）
全　国	**36976**	**20190**	**4779**	**762**	**321**	**10000**	**924**
北　京	14514	7551	1773	273	7	4168	742
天　津	11106	5959	1640	256	6	3130	115
河　北	11356	6680	1366	233	308	2702	67
山　西	662	211	176	54	3	211	7
内蒙古	435	274	58	3		99	1
辽　宁	2423	1591	281	51		492	8
吉　林	1376	646	210	37		475	8
黑龙江	810	378	141	14	93	175	9
上　海	1477	771	215	14	3	456	18
江　苏	825	403	150	9	2	258	3
浙　江	1212	775	185	10	3	236	3
安　徽	443	179	25	10		136	93
福　建	2087	971	162	41		551	362
江　西	1519	607	190	34		581	107
山　东	1338	741	148	48		357	44
河　南	719	388	89	10	1	222	9
湖　北	964	572	126	25		234	7
湖　南	2666	1429	367	34		748	88
广　东	2470	1399	455	69		524	23
广　西	1182	592	150	22		403	15
海　南	1739	831	216	36	1	643	12
重　庆	1813	967	189	14		595	48
四　川	850	444	119	21	5	251	10
贵　州	270	163	21	8		77	1
云　南	857	434	138	55		216	14
西　藏	2465	1441	268	38	42	660	16
陕　西	1456	981	122	20	5	325	3
甘　肃	1400	866	165	15	4	346	4
青　海	182	115	1	1	53	12	
宁　夏	1280	747	174	17		335	7
新　疆	704	354	120	35	15	179	1

3-1-8　2022年分省基层医疗卫生机构数　单位：个

地区	合计	社区卫生服务中心	社区卫生服务站	乡镇卫生院	村卫生室	门诊部	诊所（医务室、护理站）
全　国	979768	10353	26095	531	33917	587749	282386
北　京	9915	351	1644			2584	3936
天　津	5686	131	543	5	132	2199	1799
河　北	87019	345	1253		1970	59547	22776
山　西	37816	233	807	244	1303	25056	9427
内蒙古	23751	346	894	1	1249	12824	7583
辽　宁	30549	392	997	15	1019	16202	10726
吉　林	23844	244	78		762	8831	12245
黑龙江	18805	473	148	7	966	9982	5635
上　海	5726	347	844			1142	1964
江　苏	33947	581	2073	7	938	14750	12400
浙　江	33806	513	3869	13	1033	11388	14059
安　徽	28205	369	1458	8	1339	15601	7819
福　建	27940	240	491		880	16755	7803
江　西	34111	184	413	5	1592	26136	5249
山　东	82485	614	1819	45	1480	52387	24174
河　南	78320	575	1300	12	1995	59974	13203
湖　北	35030	366	687	27	1104	22906	8308
湖　南	52977	425	561		2085	36129	12729
广　东	56635	1257	1472	7	1162	25304	21287
广　西	33086	201	145		1267	18938	11803
海　南	5982	67	158		274	2702	2354
重　庆	21161	250	388	5	805	9629	9478
四　川	70671	548	586	12	2799	43823	21336
贵　州	27294	327	594	50	1320	19739	4910
云　南	25512	211	450	27	1368	13572	9254
西　藏	6597	12	4	1	673	5250	648
陕　西	32978	249	470	36	1516	21951	7957
甘　肃	24072	216	485	3	1354	16265	5635
青　海	5993	35	241		407	4475	700
宁　夏	4277	44	198		204	2150	1608
新　疆	15578	207	1025	1	921	9558	3581

3-1-9　2022年分省专业公共卫生机构数

单位：个

地区	合计	疾病预防控制中心	专科疾病防治院（所、站）	健康教育所（站）	妇幼保健院（所、站）
全　国	12436	3386	856	250	3031
北　京	4131	1048	369	79	945
天　津	3923	1053	363	53	955
河　北	4382	1285	124	118	1131
山　西	98	27	17		17
内蒙古	73	20	3	1	17
辽　宁	638	187	12	2	184
吉　林	422	132	8	5	129
黑龙江	428	122	11	35	115
上　海	498	113	46	4	84
江　苏	281	67	55	2	70
浙　江	504	147	28		116
安　徽	101	19	15	5	19
福　建	510	115	25	7	118
江　西	409	102	14	2	97
山　东	475	124	41	6	127
河　南	324	101	21		94
湖　北	507	141	83	25	111
湖　南	640	191	77	1	158
广　东	746	180	21	8	164
广　西	450	117	58	1	100
海　南	538	145	69	6	138
重　庆	731	145	124	47	132
四　川	493	122	29	2	106
贵　州	109	28	15	10	25
云　南	153	41	12	7	41
西　藏	686	211	21	10	202
陕　西	344	101	4	3	99
甘　肃	548	150	28	13	147
青　海	126	82			34
宁　夏	407	119	5	11	117
新　疆	463	104	9	14	99

3-1-10　历年医疗卫生机构床位数　　单位：万张

年份	合计	医院	基层医疗卫生机构	社区卫生服务中心（站）	乡镇卫生院	专业公共卫生机构数
1950	11.91	9.71				
1955	36.28	21.53				
1960	97.68	59.14			4.63	
1965	103.33	61.20			13.25	
1970	126.15	70.50			36.80	
1975	176.43	94.02			62.03	
1980	218.44	119.58			77.54	
1985	248.71	150.86			72.06	
1990	292.54	186.89			72.29	
1995	314.06	206.33			73.31	
2000	317.70	216.67	76.65		73.48	11.86
2001	320.12	215.56	77.14		74.00	12.02
2002	313.61	222.18	71.05	1.20	67.13	12.37
2003	316.40	226.95	71.05	1.21	67.27	12.61
2004	326.84	236.35	71.44	1.81	66.89	12.73
2005	336.75	244.50	72.58	2.50	67.82	13.58
2006	351.18	256.04	76.19	4.12	69.62	13.50
2007	370.11	267.51	85.03	7.66	74.72	13.29
2008	403.87	288.29	97.10	9.80	84.69	14.66
2009	441.66	312.08	109.98	13.13	93.34	15.40
2010	478.68	338.74	119.22	16,88	99.43	16.45
2011	515.99	370.51	123.37	18.71	102.63	17.81
2012	572.48	416.15	132.43	20.32	109.93	19.82
2013	618.19	457.86	134.99	19.42	113.65	21.49
2014	660.12	496.12	138.12	19.59	116.72	22.30
2015	701.52	533.06	141.38	20.10	119.61	23.63
2016	741.05	568.89	144.19	20.27	122.39	24.72
2017	794.03	612.05	152.85	21.84	129.21	26.26
2018	840.41	651.97	158.36	23.13	133.39	27.44
2019	880.70	686.65	163.11	23.74	136.99	28.50
2020	910.07	713.12	164.94	23.83	139.03	29.61
2021	945.01	741.42	169.98	25.17	141.74	30.16
2022	974.99	766.29	175.11	26.31	145.59	31.36

3-1-11　2021年、2022年各地区卫生机构床位数

单位：万张

地区	2021			2022		
	合计	城市	农村	合计	城市	农村
全　国	**945.01**	**497.04**	**447.97**	**974.99**	**509.04**	**465.96**
北　京	13.03	13.03	0.00	13.39	13.39	0.00
天　津	6.87	6.87	0.00	6.85	6.85	0.00
河　北	45.50	20.51	24.99	48.57	20.98	27.58
山　西	22.89	12.22	10.67	22.84	12.14	10.69
内蒙古	16.66	8.58	8.08	16.77	8.64	8.13
辽　宁	32.45	21.95	10.51	32.62	21.91	10.71
吉　林	17.65	8.65	9.01	17.72	8.78	8.94
黑龙江	26.05	16.27	9.79	26.13	16.22	9.91
上　海	16.04	16.04	0.00	16.53	16.53	0.00
江　苏	54.86	33.58	21.27	56.30	34.57	21.73
浙　江	36.99	21.43	15.56	38.17	22.09	16.08
安　徽	41.10	20.37	20.73	44.40	21.17	23.23
福　建	22.38	11.44	10.94	23.24	11.91	11.33
江　西	30.73	13.77	16.96	31.45	13.96	17.48
山　东	67.39	35.92	31.47	69.36	36.89	32.47
河　南	72.13	29.40	42.73	75.22	30.93	44.29
湖　北	43.40	20.78	22.61	45.03	20.13	24.90
湖　南	53.27	20.28	32.99	54.45	20.59	33.86
广　东	58.90	41.78	17.12	60.83	43.16	17.66
广　西	31.90	15.71	16.19	34.17	16.60	17.57
海　南	6.14	2.98	3.16	6.12	3.03	3.09
重　庆	24.07	18.06	6.01	25.08	18.75	6.33
四　川	66.20	32.78	33.42	68.39	33.72	34.67
贵　州	29.69	10.83	18.86	30.97	11.26	19.71
云　南	33.03	9.65	23.37	34.12	9.99	24.13
西　藏	1.97	0.99	0.97	2.00	1.03	0.97
陕　西	28.45	15.71	12.74	28.96	15.81	13.15
甘　肃	18.32	8.59	9.72	18.89	9.04	9.85
青　海	4.22	2.10	2.11	4.29	2.16	2.14
宁　夏	4.12	2.67	1.45	4.18	2.70	1.48
新　疆	18.61	4.09	14.53	17.96	4.10	13.86

3-1-12 历年不同类别医院床位数 单位：张

医院分类	2015	2018	2019	2020	2021	2022
总 计	**5330580**	**6519749**	**6866546**	**7131186**	**7414228**	**7662929**
按登记注册类型分						
公立医院	4296401	4802171	4975633	5090558	5207727	5363364
民营医院	1034179	1717578	1890913	2040628	2206501	2299565
按主办单位分						
政府办	3910400	4466885	4654099	4770232	4904983	5081868
社会办	704108	907378	969716	1027437	1087191	1107199
个人办	716072	1145486	1242731	1333517	1422054	1473862
按管理类别分						
非营利性	4785769	5598444	5817149	5975532	6120640	6277114
营利性	544811	921305	1049397	1155654	1293588	1385815
按医院等级分						
其中：三级医院	2047819	2567138	2777932	3002503	3230629	3445405
二级医院	2196748	2554366	2665974	2718116	2743079	2773482
一级医院	481876	630281	651045	712732	726054	732490
按机构类别分						
综合医院	3721036	4378892	4532676	4622462	4699689	4791462
中医医院	715393	872052	932578	981142	1022754	1078758
中西医结合医院	78611	110579	117672	124614	132094	137787
民族医医院	25408	38917	41380	42379	42184	41807
专科医院	762519	1054107	1158126	1258267	1398416	1485396
护理院（中心）	27613	65202	84114	102322	119091	127719

3-1-13 历年每千人口医疗卫生机构床位数

单位：张

年份	合计	城市	农村
1950	0.18	0.85	0.05
1960	0.99	3.32	0.38
1970	1.34	4.18	0.85
1980	2.02	4.70	1.48
1985	2.14	4.54	1.53
1990	2.32	4.18	1.55
1995	2.39	3.50	1.59
2000	2.38	3.49	1.50
2005	2.45	4.03	1.74
2006	2.53	4.23	1.81
2007	2.63	4.47	1.89
2008	2.84	4.70	2.08
2009	3.06	5.54	2.41
2010	3.27	5.33	2.44
2011	3.84	6.24	2.80
2012	4.24	6.88	3.11
2013	4.55	7.36	3.35
2014	4.85	7.84	3.54
2015	5.11	8.27	3.71
2016	5.37	8.41	3.91
2017	5.72	8.75	4.19
2018	6.03	8.70	4.56
2019	6.30	8.78	4.81
2020	6.46	8.81	4.95
2021	6.70	7.47	6.01
2022	6.92	7.66	6.52

注：2005年前，千人口床位数按市、县统计，2005年及以后按城市、农村统计；千人口床位数的合计项分母系常住人口数，2020年前，分城乡分母系户籍人口数推算，2021年城乡分母系常住人口数推算。

3-1-14　2021年、2022年各地区每千人口医疗卫生机构床位数

单位：张

地区	2021			2022		
	合计	城市	农村	合计	城市	农村
全 国	**6.46**	**8.81**	**4.95**	**6.70**	**7.47**	**6.01**
北　京	5.80	8.50		5.95	5.95	
天　津	4.92	5.79	7.56	5.00	5.00	
河　北	5.92	6.63	4.84	6.11	7.82	5.18
山　西	6.41	11.48	4.30	6.58	8.49	5.23
内蒙古	6.74	10.64	4.95	6.94	8.83	5.66
辽　宁	7.38	11.68	4.41	7.67	8.72	6.14
吉　林	7.19	7.32	5.41	7.43	7.94	7.00
黑龙江	7.95	12.13	4.54	8.34	10.68	6.11
上　海	6.12	10.77		6.44	6.44	
江　苏	6.31	8.09	5.44	6.45	7.13	5.61
浙　江	5.60	9.61	5.19	5.66	6.87	4.55
安　徽	6.68	8.32	4.50	6.72	8.44	5.61
福　建	5.22	7.25	4.39	5.35	6.08	4.74
江　西	6.33	8.85	4.37	6.80	8.62	5.81
山　东	6.37	8.27	4.95	6.63	7.76	5.68
河　南	6.71	11.50	4.35	7.30	9.84	6.20
湖　北	7.12	9.04	5.52	7.44	8.45	6.71
湖　南	7.82	13.29	5.51	8.04	10.55	7.02
广　东	4.48	6.79	3.96	4.64	4.58	4.79
广　西	5.90	6.82	4.25	6.33	7.39	5.56
海　南	5.80	10.75	4.51	6.02	6.05	5.99
重　庆	7.35	9.71	4.26	7.50	7.10	8.99
四　川	7.77	8.72	6.18	7.91	8.70	7.26
贵　州	7.17	10.79	4.86	7.71	9.07	7.09
云　南	6.89	10.97	5.78	7.04	8.62	6.55
西　藏	5.09	4.32	4.12	5.37	10.88	3.54
陕　西	6.89	8.35	5.46	7.20	7.52	6.83
甘　肃	6.87	8.58	5.06	7.36	9.23	6.24
青　海	6.97	10.47	5.01	7.10	9.06	5.84
宁　夏	5.73	7.72	4.30	5.68	6.79	4.37
新　疆	7.02	11.68	7.22	7.19	8.52	6.89

注：千人口床位数的合计项分母系常住人口数，2021年城乡分母系常住人口数推算。

3-1-15　2020年分省不同经济类别医院床位数

单位：张

地区	公立医院			民营医院		
	三级	二级	一级	三级	二级	一级
全　国	**3002690**	**1969224**	**139357**	**227939**	**773855**	**586697**
北　京	72719	14481	1938	10285	10128	11711
天　津	38808	7782	1270	679	4890	4552
河　北	104353	139394	8698	10701	36097	46128
山　西	58640	63620	3773	2171	16051	9801
内蒙古	65138	41682	1215	688	10825	9233
辽　宁	127579	51175	6330	19256	25141	18983
吉　林	56313	42264	1660	5785	19087	7240
黑龙江	96650	56473	7930	12017	16030	11988
上　海	60435	35662	2566	0	262	20
江　苏	198796	41419	6238	18919	56870	38349
浙　江	141068	61449	20	3564	9266	3433
安　徽	127324	81145	3093	13714	52277	25102
福　建	77836	49902	4104	6776	18880	12214
江　西	85723	69535	2683	3866	21590	15842
山　东	197797	157012	12521	19497	55957	38976
河　南	186264	168923	17504	12762	62691	57905
湖　北	151999	84166	4627	9922	26377	15019
湖　南	141409	119277	6894	6025	47938	31997
广　东	233327	103159	13294	22530	48630	25067
广　西	89579	73988	2908	3693	21109	20094
海　南	19845	11464	2301	3991	4173	2781
重　庆	54491	53392	5765	3604	23065	22897
四　川	241238	75623	1753	12937	71466	61288
贵　州	68265	63905	1819	5116	43242	36928
云　南	93852	76477	1778	4341	34119	27329
西　藏	5269	4081	1158	560	249	957
陕　西	67584	88716	4669	11606	22182	15721
甘　肃	56097	50671	793	1553	3618	2519
青　海	17736	11696	0	700	1170	462
宁　夏	14981	11435	152	319	4858	2640
新　疆	51575	59256	9903	362	5617	9521

第二节

卫生人员情况

3-2-1　历年卫生人员数

单位：万人

年份	卫生人员	卫生技术人员	乡村医生和卫生员	其他技术人员	管理人员	工勤技能人员
1950	61.1	55.5			2.2	3.4
1955	105.3	87.4			8.6	9.2
1960	176.9	150.5			13.2	13.2
1965	187.2	153.2		1.1	16.9	16.1
1970	657.2	145.3	477.9	1.1	15.7	17.2
1975	743.5	205.7	484.2	1.4	25.1	27.1
1980	735.5	279.8	382.1	2.8	31.1	39.8
1985	560.6	341.1	129.3	4.6	35.9	49.7
1990	613.8	389.8	123.2	8.6	39.7	52.6
1995	670.4	425.7	133.1	12.1	45.0	54.6
2000	691.0	449.1	131.9	15.8	42.7	51.6
2001	687.5	450.8	129.1	15.8	41.3	50.6
2002	652.9	427.0	129.1	18.0	33.3	45.6
2003	621.7	438.1	86.8	19.9	31.9	45.0
2004	633.3	448.6	88.3	20.9	31.6	43.9
2005	644.7	456.4	91.7	22.6	31.3	42.8
2006	668.1	472.8	95.7	23.5	32.4	43.6
2007	696.4	491.3	93.4	24.3	35.7	51.9
2008	725.2	517.4	93.8	25.5	35.7	52.7
2009	778.1	553.5	105.1	27.5	36.3	55.8
2010	820.8	587.6	109.2	29.0	37.1	57.9
2011	861.6	620.3	112.6	30.6	37.5	60.6
2012	911.6	667.6	109.4	31.9	37.3	65.4
2013	979.0	721.1	108.1	36.0	42.1	71.8
2014	1023.4	759.0	105.8	38.0	45.1	75.5
2015	1069.4	800.8	103.2	40.0	47.3	78.2
2016	1117.3	845.4	100.0	42.6	48.3	80.9
2017	1174.9	898.8	96.9	45.1	50.9	83.2
2018	1230.0	952.9	90.7	47.7	52.9	85.8
2019	1292.8	1015.4	84.2	50.4	54.4	88.4
2020	1347.5	1067.8	79.6	53.0	56.1	91.1
2021	1398.5	1124.4	69.3	59.9	46.0	98.5
2022	1441.0	1165.8	66.5	60.6	49.2	90.0

注：①卫生人员和卫生技术人员包括获得"卫生监督员"证书的公务员1万人；②2013年以后卫生人员数包括卫生计生部门主管的计划生育技术服务机构人员数，2013年以前不包括原人口计生部门主管的计划生育技术服务机构人员数；③2016年起，执业（助理）医师数含乡村全科执业助理医师；④1985年以前乡村医生和卫生员系赤脚医生数；⑤2020年起，诊所的乡村医生和卫生员纳入统计。

3-2-2　历年卫生技术人员数

单位：万人

年份	合计	执业（助理）医师	执业医师	注册护士	药师（士）	检验师（士）
1950	55.5	38.1	32.7	3.8	0.8	
1955	87.4	50.0	40.2	10.7	6.1	1.5
1960	150.5	59.6	42.7	17.0	11.9	
1965	153.2	76.3	51.0	23.5	11.7	
1970	145.3	70.2	44.6	29.5		
1975	205.7	87.8	52.2	38.0	22.0	7.8
1980	279.8	115.3	70.9	46.6	30.8	11.4
1985	341.1	141.3	72.4	63.7	36.5	14.5
1990	389.8	176.3	130.3	97.5	40.6	17.0
1995	425.7	191.8	145.5	112.6	41.9	18.9
2000	449.1	207.6	160.3	126.7	41.4	20.1
2001	450.8	210.0	163.7	128.7	40.4	20.3
2002	427.0	184.4	146.4	124.7	35.8	20.9
2003	438.1	194.2	153.4	126.6	35.7	21.0
2004	448.6	199.9	158.2	130.8	35.5	21.2
2005	456.4	204.2	162.3	135.0	35.0	21.1
2006	472.8	209.9	167.8	142.6	35.4	21.9
2007	491.3	212.3	171.5	155.9	32.5	20.6
2008	517.4	220.1	179.2	167.8	33.1	21.3
2009	553.5	232.9	190.5	185.6	34.2	22.1
2010	587.6	241.3	197.3	204.8	35.4	23.1
2011	620.3	246.6	202.0	224.4	36.4	23.9
2012	667.6	261.6	213.9	249.7	37.7	24.9
2013	721.1	279.5	228.6	278.3	39.6	26.7
2014	759.0	289.3	237.5	300.4	41.0	27.9
2015	800.8	303.9	250.8	324.1	42.3	29.4
2016	845.4	319.1	265.1	350.7	43.9	29.4
2017	898.8	339.0	282.9	380.4	45.3	32.6
2018	952.9	360.7	301.0	409.9	46.8	34.3
2019	1015.4	386.7	321.1	444.5	48.3	36.3
2020	1067.8	408.6	340.2	470.9	49.7	38.0
2021	1124.4	428.8	359.1	501.9	52.1	40.2
2022	1165.8	443.5	372.2	522.4	53.1	42.3

注：①卫生人员和卫生技术人员包括获得"卫生监督员"证书的公务员1万人；②2013年以后卫生人员数包括卫生计生部门主管的计划生育技术服务机构人员数，2013年以前不包括原人口计生部门主管的计划生育技术服务机构人员数；③2016年起，执业（助理）医师数含乡村全科执业助理医师；④1985年以前乡村医生和卫生员系赤脚医生数；⑤2020年起，诊所的乡村医生和卫生员纳入统计。

3-2-3　2022年分省卫生人员数

单位：万人

地区	合计	卫生技术人员	乡村医生和卫生员	其他技术人员	管理人员	工勤技能人员
全　国	**1441.1**	**1165.8**	**66.5**	**60.6**	**49.3**	**99.0**
北　京	36.9	29.6	0.2	1.9	2.0	3.1
天　津	15.5	12.4	0.3	0.8	1.0	1.0
河　北	73.3	58.3	5.6	3.2	2.1	4.1
山　西	36.4	28.4	2.9	1.6	1.2	2.3
内蒙古	26.8	21.7	1.3	1.4	1.1	1.4
辽　宁	42.6	34.0	1.6	2.0	1.6	3.4
吉　林	27.9	21.8	1.2	1.4	1.2	2.3
黑龙江	32.1	25.3	1.3	1.5	1.4	2.6
上　海	28.8	23.6	0.1	1.3	1.3	2.6
江　苏	87.5	71.4	2.0	4.2	2.9	7.0
浙　江	73.2	61.3	0.6	2.9	2.5	5.9
安　徽	55.3	47.1	2.5	2.0	1.3	2.4
福　建	38.0	30.8	1.6	1.7	1.1	2.8
江　西	39.1	31.4	2.9	1.4	1.0	2.5
山　东	107.9	87.7	6.8	5.5	2.8	5.1
河　南	101.6	80.5	7.0	4.5	3.0	6.5
湖　北	57.7	46.9	2.9	2.7	2.0	3.3
湖　南	63.2	51.9	2.8	2.6	2.0	4.0
广　东	111.0	91.6	1.9	3.7	4.0	9.8
广　西	51.7	41.5	2.7	2.0	1.4	4.0
海　南	10.2	8.3	0.3	0.4	0.5	0.9
重　庆	31.6	25.3	1.3	1.0	1.4	2.5
四　川	88.8	69.8	4.7	3.3	3.3	7.7
贵　州	39.8	32.1	2.4	1.4	1.7	2.2
云　南	48.6	39.6	3.1	2.0	1.2	2.7
西　藏	4.2	2.6	0.9	0.2	0.1	0.3
陕　西	45.6	37.8	1.8	0.5	2.5	2.9
甘　肃	25.4	20.7	1.6	1.2	0.6	1.3
青　海	6.7	5.2	0.6	0.4	0.1	0.4
宁　夏	7.4	6.2	0.3	0.3	0.3	0.5
新　疆	26.4	20.8	1.5	1.7	0.7	1.7

3-2-4 2022年分省卫生技术人员数

单位：万人

地区	小计	执业（助理）医师	执业医师	注册护士	药师（士）	技师（士）	其他
全 国	**1124.4**	**428.8**	**359.1**	**501.9**	**52.1**	**69.2**	**72.4**
北 京	1165.8	443.5	372.2	522.4	53.1	75.1	71.7
天 津	508.9	200.5	172.2	224.6	24.8	31.6	27.5
河 北	333.3	128.9	105.1	151.7	14.0	21.3	17.4
山 西	323.5	114.1	94.8	146.2	14.4	22.1	26.8
内蒙古	29.6	11.5	10.8	12.6	1.6	2.1	1.8
辽 宁	12.4	5.3	4.9	4.8	0.7	0.8	0.8
吉 林	58.3	26.2	20.4	23.8	2.2	3.1	3.0
黑龙江	28.4	11.3	9.6	12.6	1.1	1.8	1.5
上 海	21.7	8.6	7.4	9.2	1.2	1.3	1.5
江 苏	34.0	13.3	12.0	15.8	1.4	2.1	1.5
浙 江	21.8	8.7	7.5	9.9	0.9	1.3	1.1
安 徽	25.3	9.8	8.4	11.1	1.1	1.5	1.8
福 建	23.6	8.6	8.2	10.6	1.1	1.9	1.4
江 西	71.4	27.9	23.7	31.8	3.6	4.6	3.4
山 东	61.3	24.7	22.0	26.7	3.3	3.7	2.9
河 南	47.1	18.6	15.1	22.1	1.7	2.8	1.9
湖 北	30.8	11.6	10.0	13.7	1.7	2.0	1.8
湖 南	31.4	11.3	9.5	14.4	1.8	2.3	1.6
广 东	87.7	35.0	28.9	38.7	3.9	5.5	4.5
广 西	80.5	31.6	24.2	35.4	3.2	5.5	4.9
海 南	46.9	17.7	15.0	21.8	1.9	3.1	2.4
重 庆	51.9	19.9	15.8	24.4	2.3	3.1	2.3
四 川	91.6	33.3	28.5	42.0	4.9	5.4	6.0
贵 州	41.5	13.9	11.5	19.3	2.3	2.8	3.3
云 南	8.3	3.1	2.6	3.9	0.4	0.5	0.4
西 藏	25.3	9.5	7.9	11.7	1.1	1.6	1.5
陕 西	69.8	25.8	21.6	31.8	3.1	4.7	4.4
甘 肃	32.1	10.9	8.9	14.7	1.2	2.4	2.9
青 海	39.6	13.2	11.0	19.0	1.5	2.6	3.3
宁 夏	2.6	1.1	0.9	0.8	0.1	0.2	0.5
新 疆	37.8	12.6	10.2	16.3	1.6	2.8	4.5

3-2-5　历年每千人口卫生技术人员数　　单位：人

年份	卫生技术人员			注册护士		
	合计	城市	农村	合计	城市	农村
1949	0.93	1.87	0.73	0.06	0.25	0.02
1955	1.42	3.49	1.01	0.14	0.64	0.04
1960	2.37	5.67	1.85	0.23	1.04	0.07
1965	2.11	5.37	1.46	0.32	1.45	0.10
1970	1.76	4.88	1.22	0.29	1.10	0.14
1975	2.24	6.92	1.41	0.41	1.74	0.18
1980	2.85	8.03	1.81	0.47	1.83	0.20
1985	3.28	7.92	2.09	0.61	1.85	0.30
1990	3.45	6.59	2.15	0.86	1.91	0.43
1995	3.59	5.36	2.32	0.95	1.59	0.49
2000	3.63	5.17	2.41	1.02	1.64	0.54
2001	3.62	5.15	2.38	1.03	1.65	0.54
2002	3.41	…	…	1.00	…	…
2003	3.48	4.88	2.26	1.00	1.59	0.50
2004	3.53	4.99	2.24	1.03	1.63	0.50
2005	3.50	5.82	2.69	1.03	2.10	0.65
2006	3.60	6.09	2.70	1.09	2.22	0.66
2007	3.72	6.44	2.69	1.18	2.42	0.70
2008	3.90	6.68	2.80	1.27	2.54	0.76
2009	4.15	7.15	2.94	1.39	2.82	0.81
2010	4.39	7.62	3.04	1.53	3.09	0.89
2011	4.58	7.90	3.19	1.66	3.29	0.98
2012	4.94	8.54	3.41	1.85	3.65	1.09
2013	5.27	9.18	3.64	2.04	4.00	1.22
2014	5.56	9.70	3.77	2.20	4.30	1.31
2015	5.84	10.21	3.90	2.37	4.58	1.39
2016	6.12	10.42	4.08	2.54	4.75	1.50
2017	6.47	10.87	4.28	2.74	5.01	1.62
2018	6.83	10.91	4.63	2.94	5.08	1.80
2019	7.26	11.10	4.96	3.18	5.22	1.99
2020	7.57	11.46	5.18	3.34	5.40	2.10
2021	7.97	9.87	6.27	3.56	4.58	2.64
2022	8.27	10.20	6.55	3.71	4.74	2.79

　　注：①2002年以前，执业（助理）医师数系医生，执业医师数系医师，注册护士数系护师（士）；②城市包括直辖市区和地级市辖区，农村包括县及县级市；③合计项分母系常住人口数，分城乡项分母系推算户籍人口数。下表同。

3-2-6 历年每千人口执业（助理）医师数

单位：人

年份	执业（助理）医师			其中：执业医师
	合计	城市	农村	
1949	0.67	0.70	0.66	0.58
1955	0.81	1.24	0.74	0.70
1960	1.04	1.97	0.90	0.79
1965	1.05	2.22	0.82	0.70
1970	0.85	1.97	0.66	0.43
1975	0.95	2.66	0.65	0.57
1980	1.17	3.22	0.76	0.72
1985	1.36	3.35	0.85	0.70
1990	1.56	2.95	0.98	1.15
1995	1.62	2.39	1.07	1.23
2000	1.68	2.31	1.17	1.30
2001	1.69	2.32	1.17	1.32
2002	1.47	…	…	1.17
2003	1.54	2.13	1.04	1.22
2004	1.57	2.18	1.04	1.25
2005	1.56	2.46	1.26	1.24
2006	1.60	2.56	1.26	1.28
2007	1.61	2.61	1.23	1.30
2008	1.66	2.68	1.26	1.35
2009	1.75	2.83	1.31	1.43
2010	1.80	2.97	1.32	1.47
2011	1.82	3.00	1.33	1.49
2012	1.94	3.19	1.40	1.58
2013	2.04	3.39	1.48	1.67
2014	2.12	3.54	1.51	1.74
2015	2.22	3.72	1.55	1.84
2016	2.31	3.79	1.61	1.92
2017	2.44	3.97	1.68	2.04
2018	2.59	4.01	1.82	2.16
2019	2.77	4.10	1.96	2.30
2020	2.90	4.25	2.06	2.41
2021	3.04	3.73	2.42	2.55
2022	3.15	3.84	2.53	2.64

注：①2002年以前，执业（助理）医师数系医生，执业医师数系医师，注册护士数系护师（士）；②城市包括直辖市区和地级市辖区，农村包括县及县级市；③合计项分母系常住人口数，分城乡项分母系推算户籍人口数。下表同。

3-2-7　2022年分省每千人口卫生技术人员数　单位：人

地区	卫生技术人员			注册护士		
	合计	城市	农村	合计	城市	农村
全　国	**8.27**	**10.20**	**6.55**	**3.71**	**4.74**	**2.79**
北　京	13.53	13.53		5.77	5.77	
天　津	9.13	9.13		3.54	3.54	
河　北	7.86	10.90	6.21	3.21	4.80	2.35
山　西	8.15	11.60	5.72	3.63	5.55	2.27
内蒙古	9.04	11.88	7.11	3.81	5.43	2.71
辽　宁	8.11	9.93	5.43	3.76	4.79	2.25
吉　林	9.29	9.97	8.71	4.20	4.77	3.72
黑龙江	8.17	10.35	6.10	3.57	4.89	2.31
上　海	9.54	9.54		4.30	4.30	
江　苏	8.38	9.59	6.88	3.74	4.39	2.93
浙　江	9.32	11.16	7.64	4.06	4.97	3.23
安　徽	7.69	10.15	6.08	3.61	4.94	2.75
福　建	7.35	9.67	5.47	3.26	4.40	2.34
江　西	6.93	9.57	5.49	3.19	4.66	2.38
山　东	8.62	10.97	6.66	3.81	5.00	2.81
河　南	8.16	12.49	6.29	3.59	5.91	2.58
湖　北	8.02	9.77	6.74	3.72	4.73	2.99
湖　南	7.86	11.51	6.37	3.70	5.74	2.86
广　东	7.24	7.87	5.62	3.32	3.64	2.51
广　西	8.23	10.83	6.32	3.82	5.18	2.83
海　南	8.05	9.59	6.61	3.83	4.74	2.98
重　庆	7.88	7.87	7.91	3.65	3.69	3.51
四　川	8.34	10.37	6.67	3.80	4.95	2.86
贵　州	8.34	10.52	7.36	3.82	5.01	3.28
云　南	8.45	12.41	7.20	4.05	6.19	3.37
西　藏	7.26	15.23	4.60	2.23	5.68	1.09
陕　西	9.56	10.39	8.63	4.12	4.80	3.36
甘　肃	8.32	11.47	6.43	3.80	5.57	2.74
青　海	8.75	12.48	6.36	3.62	5.81	2.22
宁　夏	8.49	10.51	6.09	3.86	4.91	2.61
新　疆	8.04	11.83	7.18	3.44	5.37	3.00

3-2-8 2022年分省每千人口执业（助理）医师数

单位：人

地区	执业（助理）医师			其中：执业医师		
	合计	城市	农村	合计	城市	农村
全　国	**3.15**	**3.84**	**2.53**	**2.64**	**3.48**	**1.89**
北　京	5.26	5.26		4.96	4.96	
天　津	3.86	3.86		3.62	3.62	
河　北	3.54	4.67	2.92	2.76	4.06	2.04
山　西	3.26	4.41	2.45	2.76	4.00	1.89
内蒙古	3.58	4.55	2.92	3.07	4.19	2.32
辽　宁	3.18	3.81	2.24	2.87	3.60	1.78
吉　林	3.69	3.83	3.58	3.21	3.51	2.94
黑龙江	3.17	3.91	2.47	2.72	3.59	1.88
上　海	3.48	3.48		3.32	3.32	
江　苏	3.28	3.63	2.84	2.79	3.29	2.15
浙　江	3.75	4.37	3.18	3.35	4.06	2.70
安　徽	3.04	3.86	2.50	2.47	3.44	1.83
福　建	2.77	3.69	2.02	2.39	3.36	1.60
江　西	2.50	3.35	2.04	2.09	3.02	1.59
山　东	3.44	4.34	2.69	2.85	3.81	2.04
河　南	3.20	4.69	2.56	2.45	4.11	1.73
湖　北	3.03	3.59	2.61	2.56	3.30	2.02
湖　南	3.01	4.18	2.53	2.39	3.84	1.80
广　东	2.63	2.90	1.95	2.25	2.62	1.30
广　西	2.75	3.79	1.99	2.28	3.43	1.45
海　南	2.98	3.49	2.50	2.56	3.21	1.96
重　庆	2.94	2.95	2.91	2.46	2.51	2.29
四　川	3.08	3.81	2.49	2.58	3.42	1.89
贵　州	2.84	3.77	2.42	2.30	3.35	1.82
云　南	2.82	4.38	2.33	2.35	4.00	1.83
西　藏	3.04	6.44	1.92	2.40	5.59	1.34
陕　西	3.18	3.59	2.71	2.58	3.15	1.94
甘　肃	2.90	3.95	2.28	2.40	3.50	1.75
青　海	3.19	4.42	2.40	2.70	4.10	1.81
宁　夏	3.12	3.90	2.20	2.74	3.54	1.78
新　疆	2.73	4.44	2.34	2.27	4.22	1.83

3-2-9 2015—2022年各卫生机构卫生人员数

单位：万人

指标	2015	2017	2018	2019	2020	2021	2022
医院							
卫生人员	613.3	697.7	737.5	778.2	811.2	848.1	874.8
卫生技术人员	507.1	578.5	612.9	648.7	677.5	711.5	735.3
执业（助理）医师	169.3	193.3	205.4	217.4	228.3	239.7	247.0
执业医师	157.3	180.0	191.1	202.8	212.8	224.2	231.7
注册护士	240.8	282.2	302.1	323.8	338.8	358.7	371.2
药师（士）	26.6	28.8	29.8	30.8	31.5	327.2	33.3
技师（士）	27.4	31.0	32.6	34.4	35.9	457.6	49.5
其他卫生技术人员	43.0	43.2	43.1	42.3	43.0	347.1	34.4
其他技术人员	24.3	28.4	30.1	32.1	33.5	36.8	37.1
管理人员	30.5	34.6	36.1	37.3	38.5	33.0	35.1
工勤技能人员	51.3	56.2	58.4	60.1	61.7	66.8	67.3
基层医疗卫生机构							
卫生人员	360.3	382.6	396.5	416.1	434.0	443.2	455.1
卫生技术人员	225.8	250.5	268.3	292.1	312.4	330.0	345.0
执业（助理）医师	110.2	121.4	130.5	143.7	153.6	161.5	168.0
执业医师	73.2	81.8	88.2	95.7	103.7	110.3	114.9
注册护士	64.7	76.9	85.2	96.0	105.7	115.0	121.6
药师（士）	13.4	14.2	14.7	15.2	15.7	16.8	17.2
技师（士）	8.8	9.9	10.6	11.3	11.9	13.5	14.6
其他卫生技术人员	28.7	28.1	27.3	25.9	25.5	23.4	23.7
其他技术人员	8.1	9.7	10.5	11.1	11.9	14.4	14.3
管理人员	6.9	8.3	9.1	9.8	10.5	7.3	8.0
工勤技能人员	16.4	17.2	17.9	18.8	19.7	21.5	21.3

数据来源：国家卫生健康委历年《中国卫生健康统计年鉴》。

3-2-10　2015—2022年各卫生机构卫生人员数

单位：万人

指标	2015	2017	2018	2019	2020	2021	2022
社区卫生服务中心（站）							
卫生人员	50.5	52.2	55.5	58.3	61.0	64.8	68.3
卫生技术人员	43.1	44.6	47.4	49.9	52.5	55.8	59.2
执业（助理）医师	18.2	18.8	19.8	20.9	22.0	23.4	24.5
执业医师	14.6	15.2	16.1	17.1	18.0	19.2	20.3
注册护士	15.3	16.2	17.6	18.9	20.2	22.0	23.7
药师（士）	3.4	3.5	3.6	3.7	3.8	4.0	4.2
技师（士）	2.0	2.1	2.2	2.4	2.5	2.6	3.3
其他卫生技术人员	4.2	4.1	4.2	4.0	3.9	3.9	3.5
其他技术人员	2.0	2.2	2.4	2.5	2.6	2.7	3.3
管理人员	2.1	2.1	2.3	2.3	2.4	2.4	1.7
工勤技能人员	3.3	3.3	3.4	3.5	3.6	3.8	4.0
乡镇卫生院							
卫生人员	127.8	132.1	136.0	139.1	144.5	148.1	149.2
卫生技术人员	107.9	111.6	115.1	118.1	123.2	126.7	128.5
执业（助理）医师	44.1	45.5	46.6	47.9	50.3	52.0	52.5
执业医师	25.3	26.3	27.2	28.1	29.7	31.2	32.1
注册护士	29.9	31.9	34.1	36.0	39.1	40.9	42.5
药师（士）	7.5	7.6	7.7	7.7	7.9	7.9	9.1
技师（士）	5.8	6.1	6.5	6.8	7.3	7.6	8.3
其他卫生技术人员	20.6	20.5	20.3	19.6	18.7	18.4	17.0
其他技术人员	5.8	6.0	6.3	6.5	6.7	7.0	7.9
管理人员	4.2	4.3	4.3	4.3	4.3	4.2	2.5
工勤技能人员	9.9	10.2	10.2	10.3	10.3	10.2	10.4

数据来源：国家卫生健康委历年《中国卫生健康统计年鉴》。

3-2-11　2015—2022年专业公共卫生机构各类卫生人员数

单位：万人

指标	2015	2017	2018	2019	2020	2021	2022
卫生人员	87.7	87.2	88.3	89.7	92.5	95.8	97.9
卫生技术人员	63.9	66.2	67.8	70.0	72.7	76.4	78.0
执业（助理）医师	23.1	23.2	23.7	24.2	25.2	26.1	26.6
执业医师	19.2	20.1	20.6	21.3	22.3	23.2	23.9
注册护士	17.8	20.4	21.7	23.5	24.8	26.4	27.5
药师（士）	2.1	2.1	2.2	2.3	2.4	2.5	2.5
技师（士）	6.2	6.5	6.7	6.9	7.2	8.3	8.9
其他卫生技术人员	14.7	13.9	13.6	13.1	13.2	13.3	12.5
其他技术人员	6.0	5.6	5.7	5.6	5.8	6.6	6.8
管理人员	8.4	6.9	6.5	6.0	5.8	4.4	4.8
工勤技能人员	9.3	8.5	8.3	8.1	8.1	8.3	8.2

数据来源：国家卫生健康委历年《中国卫生健康统计年鉴》。

3-2-12　2022年分省执业（助理）医师数

单位：万人

地区	合计	临床	中医	口腔	公共卫生
全　国	**443.47**	**321.19**	**76.42**	**33.35**	**12.51**
北　京	11.48	7.46	2.31	1.38	0.34
天　津	5.26	3.41	1.17	0.52	0.15
河　北	26.23	19.16	4.70	2.04	0.32
山　西	11.34	8.13	1.98	0.94	0.28
内蒙古	8.60	5.71	1.92	0.64	0.32
辽　宁	13.33	9.87	1.92	1.22	0.32
吉　林	8.67	6.10	1.39	0.96	0.22
黑龙江	9.83	7.33	1.43	0.88	0.19
上　海	8.60	6.24	1.15	0.81	0.40
江　苏	27.92	21.06	3.71	2.06	1.10
浙　江	24.66	17.72	3.85	2.45	0.63
安　徽	18.60	13.66	2.98	1.07	0.89
福　建	11.61	7.93	2.15	1.14	0.39
江　西	11.33	8.67	1.85	0.49	0.32
山　东	35.00	25.30	5.89	2.94	0.88
河　南	31.63	23.85	5.40	1.75	0.61
湖　北	17.68	13.73	2.36	1.14	0.45
湖　南	19.87	15.28	3.25	0.82	0.53
广　东	33.32	23.22	5.62	3.25	1.23
广　西	13.86	9.97	2.55	0.94	0.40
海　南	3.06	2.32	0.40	0.24	0.09
重　庆	9.46	6.51	2.13	0.62	0.19
四　川	25.82	17.02	6.73	1.57	0.50
贵　州	10.94	8.29	1.80	0.49	0.36
云　南	13.24	9.85	2.09	0.84	0.46
西　藏	1.11	0.71	0.29	0.03	0.08
陕　西	12.56	9.52	1.85	0.98	0.21
甘　肃	7.23	4.98	1.73	0.34	0.17
青　海	1.90	1.34	0.39	0.10	0.06
宁　夏	2.27	1.60	0.35	0.24	0.09
新　疆	7.06	5.22	1.10	0.45	0.29

数据来源：国家卫生健康委《2023中国卫生健康统计年鉴》。

3-2-13 2021年分省不同等级医院卫生技术人员数量及构成

地区	人数/万人			构成/%		
	三级医院	二级医院	一级医院	三级医院	二级医院	一级医院
全 国	**367.5**	**248.3**	**49.7**	**55.2**	**37.3**	**7.5**
北 京	14.4	3.4	1.9	73.0	17.3	9.7
天 津	5.6	1.6	0.7	70.2	20.8	9.0
河 北	13.8	17.2	4.1	39.3	49.0	11.8
山 西	7.5	7.9	1.1	45.3	48.1	6.6
内 蒙 古	7.4	5.0	0.7	56.8	38.0	5.2
辽 宁	14.9	5.8	1.7	66.5	26.0	7.5
吉 林	6.8	5.4	0.6	53.1	42.5	4.4
黑 龙 江	9.3	5.7	1.2	57.7	35.2	7.1
上 海	9.5	3.5	0.1	72.3	26.9	0.8
江 苏	25.7	9.7	3.1	66.5	25.2	8.0
浙 江	19.1	9.0	0.2	67.5	31.7	0.8
安 徽	13.7	10.8	2.0	51.5	40.8	7.7
福 建	10.0	6.3	1.0	57.8	36.3	5.9
江 西	8.7	8.1	0.9	49.2	45.8	5.0
山 东	25.2	21.2	3.9	50.1	42.1	7.7
河 南	21.1	21.1	5.2	44.5	44.6	10.9
湖 北	16.8	8.9	1.1	62.8	33.1	4.1
湖 南	14.8	12.3	2.1	50.6	42.1	7.3
广 东	32.7	14.7	2.9	65.0	29.2	5.8
广 西	11.5	9.1	1.2	52.7	41.7	5.7
海 南	2.8	1.3	0.3	63.5	29.6	7.0
重 庆	6.3	6.2	1.6	44.7	44.0	11.4
四 川	25.5	10.3	3.6	64.6	26.2	9.2
贵 州	7.9	8.5	2.5	41.8	45.1	13.1
云 南	10.1	9.9	2.0	45.9	45.1	9.0
西 藏	0.7	0.5	0.2	51.9	35.2	12.9
陕 西	9.8	11.5	1.4	43.0	50.6	6.4
甘 肃	6.1	4.8	0.2	55.0	42.9	2.1
青 海	2.1	1.2	0.0	63.2	35.9	0.9
宁 夏	1.9	1.7	0.2	50.2	43.9	5.9
新 疆	6.1	5.8	1.9	44.2	42.1	13.7

3-2-14　2021年分省不同等级医院执业（助理）医师数量及构成

地区	人数/万人			构成/%		
	三级医院	二级医院	一级医院	三级医院	二级医院	一级医院
全　国	**125.0**	**81.0**	**18.1**	**55.8**	**36.1**	**8.1**
北　京	5.1	1.2	0.9	70.8	16.9	12.3
天　津	1.9	0.7	0.4	65.3	22.1	12.5
河　北	5.1	6.4	1.8	38.3	48.1	13.6
山　西	2.5	2.7	0.4	44.5	48.6	6.9
内蒙古	2.6	1.7	0.3	57.2	37.1	5.7
辽　宁	5.2	2.1	0.6	66.0	25.9	8.1
吉　林	2.4	1.9	0.2	53.3	42.0	4.7
黑龙江	3.2	2.0	0.5	56.7	34.8	8.5
上　海	3.2	1.2	0.0	72.9	26.6	0.6
江　苏	9.0	3.2	1.1	67.4	24.2	8.4
浙　江	6.7	3.1	0.1	67.5	31.6	0.9
安　徽	4.8	3.5	0.7	53.1	38.8	8.0
福　建	3.3	2.0	0.4	59.1	34.7	6.2
江　西	2.8	2.6	0.3	49.0	45.9	5.1
山　东	8.9	7.3	1.5	50.3	41.3	8.5
河　南	7.1	7.0	2.0	44.1	43.6	12.3
湖　北	5.5	3.0	0.4	62.0	33.6	4.4
湖　南	4.8	3.9	0.7	51.0	41.3	7.7
广　东	10.8	4.7	1.0	65.7	28.3	6.0
广　西	3.7	2.6	0.4	55.9	38.3	5.8
海　南	0.9	0.4	0.1	64.1	28.7	7.2
重　庆	2.0	2.0	0.5	44.1	43.8	12.1
四　川	8.5	3.1	1.2	66.2	24.4	9.3
贵　州	2.7	2.5	0.8	45.9	41.4	12.7
云　南	3.3	2.8	0.6	49.2	42.3	8.4
西　藏	0.3	0.2	0.1	51.7	32.5	15.8
陕　西	3.1	3.1	0.4	46.8	47.0	6.2
甘　肃	1.9	1.5	0.1	55.2	42.6	2.3
青　海	0.7	0.4	0.0	61.6	37.5	0.9
宁　夏	0.7	0.6	0.1	52.1	42.3	5.6
新　疆	2.2	1.7	0.6	47.8	38.1	14.1

3-2-15　2021年分省不同等级医院注册护士数量及构成

地区	人数/万人			构成/%		
	三级医院	二级医院	一级医院	三级医院	二级医院	一级医院
全　国	**190.1**	**123.5**	**22.6**	**56.5**	**36.7**	**6.7**
北　京	7.0	1.6	0.7	75.0	17.4	7.6
天　津	2.7	0.7	0.2	74.7	19.6	5.7
河　北	7.0	8.2	1.7	41.5	48.5	10.0
山　西	3.9	3.9	0.5	46.8	46.9	6.3
内蒙古	3.8	2.4	0.3	58.6	36.7	4.7
辽　宁	7.7	2.8	0.8	68.0	25.2	6.8
吉　林	3.6	2.7	0.3	54.6	41.5	4.0
黑龙江	4.9	2.6	0.5	61.2	33.0	5.8
上　海	4.7	1.7	0.0	72.8	26.5	0.8
江　苏	13.2	4.8	1.5	67.8	24.6	7.5
浙　江	9.6	4.3	0.1	68.7	30.5	0.7
安　徽	7.1	5.7	1.0	51.4	41.2	7.4
福　建	5.2	3.2	0.5	58.8	35.9	5.4
江　西	4.6	4.1	0.4	50.4	45.0	4.6
山　东	13.0	10.5	1.7	51.6	41.5	6.8
河　南	11.1	10.3	2.3	46.8	43.5	9.7
湖　北	9.0	4.4	0.5	64.7	31.8	3.5
湖　南	8.1	6.6	1.1	51.6	41.8	6.7
广　东	16.5	7.3	1.4	65.5	29.1	5.4
广　西	6.0	4.8	0.6	52.6	42.2	5.2
海　南	1.5	0.7	0.1	64.2	29.4	6.4
重　庆	3.4	3.2	0.8	45.6	44.0	10.3
四　川	13.4	5.3	1.8	65.5	25.9	8.6
贵　州	4.0	4.5	1.2	41.4	45.8	12.8
云　南	5.3	5.1	1.0	46.3	44.7	9.1
西　藏	0.3	0.1	0.1	59.7	29.4	10.9
陕　西	5.1	5.6	0.6	45.0	49.4	5.6
甘　肃	3.3	2.3	0.1	57.9	40.1	1.9
青　海	1.1	0.5	0.0	69.5	29.8	0.7
宁　夏	1.0	0.8	0.1	51.1	43.3	5.6
新　疆	3.1	2.7	0.8	46.9	41.4	11.7

3-2-16 2021年分省基层医疗卫生机构各类
卫生技术人员数

单位：万人

地区	卫生技术人员	执业（助理）医师	执业医师	注册护士	药师（士）	技师（士）	其他卫生技术人员
全　国	**330.2**	**161.5**	**110.3**	**115.0**	**16.8**	**13.5**	**23.4**
北　京	7.3	3.5	3.1	2.6	0.5	0.3	0.3
天　津	3.1	1.7	1.4	0.9	0.2	0.1	0.2
河　北	16.0	10.2	6.0	4.0	0.5	0.4	0.9
山　西	7.5	4.3	3.0	2.4	0.3	0.2	0.4
内蒙古	6.0	3.1	2.2	1.8	0.4	0.2	0.4
辽　宁	7.9	4.1	3.2	2.9	0.3	0.2	0.4
吉　林	6.5	3.3	2.5	2.3	0.3	0.2	0.4
黑龙江	5.7	3.0	2.2	1.7	0.3	0.2	0.5
上　海	6.3	2.9	2.6	2.5	0.4	0.3	0.2
江　苏	23.4	11.5	8.0	8.4	1.3	1.1	1.1
浙　江	17.7	9.1	7.1	5.8	1.2	0.6	0.9
安　徽	13.8	7.1	4.6	5.1	0.5	0.6	0.5
福　建	9.6	4.6	3.4	3.3	0.7	0.4	0.6
江　西	8.4	3.9	2.6	2.9	0.6	0.5	0.5
山　东	25.6	13.2	8.6	8.6	1.3	1.0	1.6
河　南	21.0	11.4	6.4	6.4	0.9	0.9	1.3
湖　北	13.8	6.3	4.3	5.4	0.6	0.6	0.9
湖　南	15.4	7.6	4.6	5.6	0.7	0.6	0.8
广　东	27.0	12.3	8.6	10.7	1.5	0.9	1.7
广　西	13.0	5.1	3.3	4.8	0.9	0.6	1.6
海　南	2.7	1.2	0.9	1.1	0.1	0.1	0.2
重　庆	8.3	4.0	2.8	3.1	0.4	0.3	0.6
四　川	21.1	10.0	6.9	7.5	1.0	0.9	1.7
贵　州	8.7	3.5	2.1	3.1	0.3	0.6	1.2
云　南	11.2	4.4	3.0	4.7	0.3	0.5	1.3
西　藏	0.8	0.4	0.3	0.2	0.0	0.0	0.2
陕　西	9.8	4.3	2.6	2.9	0.5	0.6	1.5
甘　肃	5.5	2.4	1.7	2.0	0.2	0.2	0.6
青　海	1.2	0.6	0.4	0.4	0.1	0.1	0.2
宁　夏	1.6	0.7	0.5	0.6	0.1	0.1	0.1
新　疆	4.5	1.9	1.3	1.5	0.2	0.2	0.7

3-2-17　2022年分省药师数量及类别分布　单位：人

地区	合计	执业类别		
		药学	中药学	药学与中药学
全　国	**709548**	**310669**	**363057**	**35822**
北　京	8332	3553	4514	265
天　津	8067	4602	3307	158
河　北	34367	20942	12936	489
山　西	19278	8318	10553	407
内蒙古	18174	6344	11347	483
辽　宁	30254	12255	17612	387
吉　林	17798	10074	7102	622
黑龙江	20081	7170	11757	1154
上　海	8182	4936	2928	318
江　苏	40966	18029	21451	1486
浙　江	34566	14091	18809	1666
安　徽	30092	18535	10426	1131
福　建	17303	5692	10357	1254
江　西	13919	4447	9173	299
山　东	53517	22846	29633	1038
河　南	43633	21873	21155	605
湖　北	27922	10605	16543	774
湖　南	30034	10735	15318	3981
广　东	75399	26564	36622	12213
广　西	26795	12271	13773	751
海　南	4133	2836	1124	173
重　庆	19779	8025	11401	353
四　川	46291	15836	27840	2615
贵　州	10977	6290	4444	243
云　南	20022	10931	7842	1249
西　藏	794	392	359	43
陕　西	21789	12245	8921	623
甘　肃	11802	4250	7122	430
青　海	1985	938	938	109
宁　夏	4526	1511	2916	99
新　疆	7416	2915	4168	333
新疆兵团	1355	618	666	71

数据来源：国家药品监督管理局《药品监督管理统计年度报告》。

3-2-18　2022年分省药师数量及领域分布　　单位：人

地区	合计	执业领域				
		药品生产企业	药品批发企业	药品零售企业	医疗机构	其他
全　国	**709548**	**4883**	**40399**	**645021**	**19110**	**135**
北　京	8332	82	865	6676	708	1
天　津	8067	196	535	7038	298	0
河　北	34367	125	1448	30995	1799	0
山　西	19278	72	885	17603	718	0
内蒙古	18174	28	546	16425	1175	0
辽　宁	30254	31	854	28974	394	1
吉　林	17798	166	1211	16075	346	0
黑龙江	20081	42	1078	18591	370	0
上　海	8182	166	696	7239	77	4
江　苏	40966	57	1899	38676	329	5
浙　江	34566	414	4029	29914	185	24
安　徽	30092	262	1606	26210	2011	3
福　建	17303	269	739	16090	205	0
江　西	13919	65	1144	12515	192	3
山　东	53517	341	2103	49188	1874	11
河　南	43633	153	1730	40332	1414	4
湖　北	27922	321	2078	24664	849	10
湖　南	30034	91	1215	28246	476	6
广　东	75399	724	3952	70256	445	22
广　西	26795	47	813	25524	411	0
海　南	4133	153	814	3051	102	13
重　庆	19779	428	1802	17234	315	0
四　川	46291	165	2558	41498	2066	4
贵　州	10977	46	529	9877	522	3
云　南	20022	267	1521	17733	501	0
西　藏	794	3	193	583	15	0
陕　西	21789	18	1266	20069	436	0
甘　肃	11802	88	821	10332	561	0
青　海	1985	32	195	1710	48	0
宁　夏	4526	19	639	3712	135	21
新　疆	7416	12	562	6723	119	0

数据来源：国家药品监督管理局《药品监督管理统计年度报告》。

3-2-19　2022年分省药师数量及学历分布

单位：人

地区	合计	学历分布				
		博士	硕士	本科	大专	中专
全　国	**709548**	**262**	**3482**	**79253**	**125471**	**501080**
北　京	8332	34	161	1875	1925	4337
天　津	8067	7	151	1900	1921	4088
河　北	34367	9	262	5048	8270	20778
山　西	19278	1	43	1954	4098	13182
内蒙古	18174	4	24	1419	3129	13598
辽　宁	30254	14	299	5657	7448	16836
吉　林	17798	6	148	3495	3912	10237
黑龙江	20081	1	93	2434	3050	14503
上　海	8182	5	72	1367	2133	4605
江　苏	40966	6	257	5602	8021	27080
浙　江	34566	112	81	3105	6308	24960
安　徽	30092	1	99	2801	5216	21975
福　建	17303	3	80	1914	3234	12072
江　西	13919	0	24	1257	2080	10558
山　东	53517	9	271	4800	8663	39774
河　南	43633	1	88	3189	8751	31604
湖　北	27922	2	161	3283	4186	20290
湖　南	30034	2	61	2349	4895	22727
广　东	75399	16	373	7938	10487	56585
广　西	26795	3	86	3000	4088	19618
海　南	4133	2	45	1000	727	2359
重　庆	19779	5	82	1630	3910	14152
四　川	46291	10	174	3592	6730	35785
贵　州	10977	3	57	1129	1274	8514
云　南	20022	2	97	2026	1994	15903
西　藏	794	0	3	136	144	511
陕　西	21789	2	97	2483	4768	14439
甘　肃	11802	1	21	940	1566	9274
青　海	1985	1	6	297	284	1397
宁　夏	4526	0	23	614	730	3159
新　疆	7416	0	40	880	1280	5216

数据来源：国家药品监督管理局《药品监督管理统计年度报告》。

3-2-20　2015—2022年分省全科医生数

单位：千人

地区	2015	2017	2018	2019	2020	2021	2022
全　国	**194.8**	**263.7**	**308.7**	**365.1**	**408.8**	**434.9**	**463.0**
北　京	8.3	8.6	8.9	9.3	9.9	9.3	8.1
天　津	2.2	3.8	4.1	4.6	5.1	5.6	4.8
河　北	9.5	10.6	11.3	18.4	19.0	24.4	26.9
山　西	4.1	6.6	6.0	6.5	7.0	7.4	7.7
内蒙古	3.1	4.1	4.9	5.8	6.0	6.1	6.7
辽　宁	3.7	6.4	9.0	10.8	11.8	11.9	13.7
吉　林	3.0	5.2	5.0	7.5	8.0	8.3	6.9
黑龙江	4.5	4.6	5.6	6.6	6.9	6.9	10.3
上　海	7.4	8.5	8.6	9.9	9.9	10.7	11.2
江　苏	23.8	32.6	47.8	47.6	49.6	49.4	45.8
浙　江	22.0	31.3	26.0	27.4	27.6	23.4	26.2
安　徽	7.4	10.6	12.9	15.1	18.5	17.1	21.5
福　建	5.2	7.1	8.2	9.2	10.1	11.6	14.2
江　西	3.4	5.4	5.6	6.7	8.0	9.6	7.5
山　东	10.1	13.9	17.4	21.0	24.8	35.9	35.7
河　南	10.7	16.3	20.5	22.8	24.4	33.8	30.2
湖　北	7.0	9.1	10.9	12.9	13.8	12.6	13.8
湖　南	6.2	7.2	8.8	16.8	19.6	18.0	26.6
广　东	15.2	23.4	27.6	32.0	37.2	39.0	45.9
广　西	4.7	6.3	8.0	10.7	13.1	13.1	15.6
海　南	1.0	1.2	1.4	2.0	2.9	2.9	3.1
重　庆	3.0	4.1	6.3	8.1	8.8	8.9	9.8
四　川	10.6	11.7	13.4	17.8	25.2	20.8	24.9
贵　州	3.2	5.2	6.2	6.5	7.6	9.3	8.8
云　南	4.4	5.4	6.4	8.8	9.5	9.3	11.4
西　藏	0.2	0.3	0.4	0.6	0.7	0.5	0.5
陕　西	2.2	3.9	5.0	5.3	8.1	13.3	14.7
甘　肃	3.3	3.9	4.8	6.0	6.5	7.4	4.6
青　海	1.0	1.2	1.3	1.5	1.6	1.7	1.2
宁　夏	0.6	1.0	1.3	1.5	1.6	1.6	1.3
新　疆	3.7	4.5	5.1	5.5	5.8	5.0	3.7

　　数据来源：国家卫生健康委历年《中国卫生健康统计年鉴》，2021年后，全科医生数指注册为全科医学专业和注册为乡村全科执业（助理）医师的人数之和。2020年，全科医生总数包括取得全科医生培训证的执业（助理）医师。

3-2-21 2015—2022年分省每万人口全科医生数

单位：人

地区	2015	2017	2018	2019	2020	2021	2022
全 国	**1.4**	**1.6**	**1.9**	**2.2**	**2.6**	**2.9**	**3.3**
北 京	3.8	3.9	4.0	4.1	4.3	4.5	3.7
天 津	1.4	1.5	2.4	2.7	2.9	3.6	3.5
河 北	1.3	1.3	1.4	1.5	2.4	2.5	3.6
山 西	1.1	1.2	1.8	1.6	1.7	2.0	2.2
内蒙古	1.2	1.3	1.6	1.9	2.3	2.5	2.8
辽 宁	0.8	1.0	1.5	2.1	2.5	2.8	3.3
吉 林	1.1	1.3	1.9	1.8	2.8	3.3	2.9
黑龙江	1.2	1.2	1.2	1.5	1.8	2.2	3.3
上 海	3.0	3.3	3.5	3.6	4.1	4.0	4.5
江 苏	3.0	3.7	4.1	5.9	5.9	5.9	5.4
浙 江	4.0	4.2	5.5	4.5	4.7	4.3	4.0
安 徽	1.2	1.4	1.7	2.0	2.4	3.0	3.5
福 建	1.4	1.5	1.8	2.1	2.3	2.4	3.4
江 西	0.7	0.8	1.2	1.2	1.4	1.8	1.7
山 东	1.0	1.2	1.4	1.7	2.1	2.4	3.5
河 南	1.1	1.3	1.7	2.1	2.4	2.5	3.1
湖 北	1.2	1.2	1.5	1.8	2.2	2.4	2.4
湖 南	0.9	1.0	1.0	1.3	2.4	3.0	4.0
广 东	1.4	1.7	2.1	2.4	2.8	3.0	3.6
广 西	1.0	1.1	1.3	1.6	2.2	2.6	3.1
海 南	1.1	1.1	1.2	1.4	2.1	2.9	3.0
重 庆	1.0	1.1	1.3	2.0	2.6	2.7	3.1
四 川	1.3	1.3	1.4	1.6	2.1	3.0	3.0
贵 州	0.9	1.1	1.4	1.7	1.8	2.0	2.3
云 南	0.9	1.0	1.1	1.3	1.8	2.0	2.4
西 藏	0.5	0.6	0.8	1.0	1.8	2.0	1.4
陕 西	0.6	0.8	1.0	1.3	1.4	2.0	3.7
甘 肃	1.3	1.5	1.5	1.8	2.3	2.6	1.8
青 海	1.7	1.7	2.1	2.2	2.5	2.7	2.0
宁 夏	0.9	1.0	1.4	1.9	2.2	2.3	1.8
新 疆	1.6	1.7	1.8	2.0	2.2	2.3	1.4

3-2-22 2015—2022年分省公共卫生机构人员数

单位：万人

地区	2015	2017	2018	2019	2020	2021	2022
全 国	**87.68**	**87.22**	**88.27**	**89.66**	**92.49**	**95.82**	**97.89**
北 京	1.49	1.54	1.54	1.57	1.60	1.62	1.67
天 津	0.60	0.58	0.57	0.63	0.65	0.68	0.68
河 北	3.98	3.92	4.01	4.15	4.34	4.61	4.74
山 西	1.91	2.13	2.44	2.19	2.21	2.28	2.25
内蒙古	1.90	1.93	1.90	1.98	2.01	2.03	2.17
辽 宁	2.26	2.16	1.86	1.47	1.50	1.84	1.93
吉 林	1.60	1.61	1.62	1.61	1.61	1.63	1.63
黑龙江	2.50	2.36	2.31	2.08	2.08	2.15	2.12
上 海	1.19	1.28	1.26	1.29	1.36	1.40	1.46
江 苏	3.73	3.58	3.57	3.58	3.78	4.33	4.22
浙 江	2.88	3.15	3.18	3.57	3.66	3.89	4.02
安 徽	2.59	2.14	2.12	2.19	2.33	2.49	3.07
福 建	2.48	2.08	2.08	2.12	2.36	2.56	2.64
江 西	2.77	2.98	3.08	3.24	3.43	3.54	3.66
山 东	6.38	6.09	6.48	6.78	6.95	7.14	7.27
河 南	8.13	7.80	7.66	7.30	7.40	7.55	7.76
湖 北	3.80	4.03	4.07	4.14	4.14	4.34	4.41
湖 南	5.31	4.77	4.85	5.06	4.92	4.68	4.78
广 东	7.35	7.93	8.17	8.45	8.54	8.69	9.17
广 西	5.03	5.01	5.08	5.02	5.08	4.92	5.00
海 南	0.65	0.72	0.76	0.68	0.75	0.80	0.85
重 庆	1.18	1.35	1.40	1.45	1.52	1.62	1.71
四 川	4.26	4.40	4.55	4.86	5.08	5.31	5.51
贵 州	1.87	1.97	2.11	2.26	2.45	2.80	3.04
云 南	2.56	2.75	2.86	3.24	3.54	3.78	3.89
西 藏	0.18	0.19	0.18	0.18	0.19	0.23	0.23
陕 西	3.38	3.07	3.00	3.10	3.56	3.08	3.12
甘 肃	2.45	2.33	2.18	2.13	2.06	2.16	2.24
青 海	0.33	0.36	0.37	0.37	0.38	0.39	0.40
宁 夏	0.43	0.51	0.51	0.52	0.56	0.60	0.62
新 疆	1.52	1.51	1.49	1.44	1.45	1.67	1.64

第三节

医疗服务提供与利用

3-3-1 2015—2022年医疗卫生机构诊疗人次数

单位：百万人次

机构分类	2015	2017	2018	2019	2020	2021	2022
总诊疗人次数	**7693.4**	**8183.1**	**8308.0**	**8719.9**	**7741.0**	**8472.0**	**8416.3**
医院	3083.6	3438.9	3577.4	3842.4	3322.9	3883.8	3822.5
三级医院	1497.6	1726.4	1854.8	2057.0	1798.2	2231.4	2228.6
二级医院	1172.3	1267.9	1284.9	1343.4	1156.1	1254.5	1203.7
一级医院	205.7	222.2	224.6	229.7	202.3	216.5	214.7
公立医院	2712.4	2952.0	3051.2	3272.3	2791.9	3270.9	3189.2
民营医院	371.2	486.9	526.1	570.1	530.9	612.9	633.2
基层医疗卫生机构	4341.9	4428.9	4406.3	4530.9	4116.1	4250.2	4266.1
社区卫生服务中心（站）	706.5	767.3	799.1	859.2	754.7	836.0	832.5
内：社区卫生服务中心	559.0	607.4	639.0	691.1	620.7	696.0	693.3
卫生院	1062.6	1123.0	1128.4	1186.4	1107.0	1174.2	1223.3
街道卫生院	7.9	12.2	12.4	11.9	11.8	13.5	15.6
乡镇卫生院	1054.6	1110.8	1116.0	1174.5	1095.3	1160.6	1207.7
村卫生室	1894.1	1789.3	1672.1	1604.6	1427.5	1341.8	1281.8
门诊部	93.9	120.4	135.8	156.3	157.2	186.9	193.7
诊所（医务室）	584.9	628.9	671.0	724.3	669.7	711.3	734.8
专业公共卫生机构	263.9	312.4	321.5	344.7	300.5	336.7	326.5
专科疾病防治院（所、站）	22.6	21.9	22.0	21.5	18.9	19.0	16.9
内：专科疾病防治院	8.1	7.9	7.8	7.8	6.9	6.7	6.2
妇幼保健院（所、站）	235.3	283.7	292.5	315.1	273.1	307.2	296.9
内：妇幼保健院	214.7	263.4	273.3	297.1	257.8	292.5	285.7
急救中心（站）	6.1	6.8	7.1	8.1	8.5	10.5	12.6
其他医疗卫生机构	3.9	2.9	2.8	1.9	1.5	1.3	1.2
疗养院	2.2	2.5	2.0	1.9	1.5	1.3	1.2
临床检验中心	1.7	0.0	0.0	0.0	0.0	0.0	0.0

3-3-2　历年医院诊疗人次数　　　　单位：亿人次

年份	诊疗人次	卫生健康部门医院	综合医院	中医医院
1985	12.55	7.21	5.08	0.87
1986	13.02	7.76	5.36	1.04
1987	14.80	8.50	5.61	1.38
1988	14.63	8.38	5.48	1.44
1989	14.43	8.16	5.25	1.46
1990	14.94	8.58	5.47	1.60
1991	15.33	8.88	5.54	1.78
1992	15.35	8.84	5.50	1.78
1993	13.07	7.98	4.95	1.61
1994	12.69	7.75	4.81	1.58
1995	12.52	7.76	4.78	1.58
1996	12.81	8.08	4.78	1.70
1997	12.27	7.95	4.76	1.65
1998	12.39	8.17	4.88	1.62
1999	12.31	8.19	4.93	1.56
2000	12.86	8.76	5.27	1.64
2001	12.50	8.74	5.18	1.64
2002	12.43	9.27	6.69	1.79
2003	12.13	9.05	6.69	1.85
2004	13.05	9.73	7.44	1.97
2005	13.87	10.34	8.12	2.06
2006	14.71	10.97	8.60	2.19
2007	16.38	13.00	9.55	2.29
2008	17.82	14.45	10.54	2.64
2009	19.22	15.53	11.27	2.87
2010	20.40	16.60	11.98	3.12
2011	22.59	18.34	13.28	3.43
2012	25.42	20.49	14.74	3.85
2013	27.42	22.12	15.87	4.15
2014	29.72	23.80	17.17	4.31
2015	30.84	24.52	17.64	4.42
2016	32.70	25.88	18.62	4.60
2017	34.39	27.35	19.74	4.79
2018	35.77	28.37	20.45	4.94
2019	38.42	30.54	22.05	5.28
2020	33.23	26.15	18.79	4.67
2021	38.84	30.73	22.13	5.34
2022	38.22	—	27.27	5.99

注：①1993年以前诊疗人次系推算数字；②2002年前医院数字包括妇幼保健院、专科疾病防治院数字；③2002年以前综合医院不含高等院校附属医院。

3-3-3　2021年分省部分类型医疗卫生机构诊疗人次数

单位：万人次

地区	医院			基层医疗卫生机构	
	三级	二级	一级	社区卫生服务中心（站）	乡镇卫生院
全　国	223144.4	125452.8	21648.8	83602.5	116064.2
北　京	10538.8	2140.5	1538.9	6486.6	0.0
天　津	4115.7	1121.6	769.1	1897.6	765.7
河　北	6476.1	8825.2	1576.0	1598.3	3760.9
山　西	3216.7	3250.1	312.2	905.6	1441.4
内蒙古	3137.4	2135.7	253.3	800.6	958.4
辽　宁	7102.4	2352.8	564.1	1330.6	1141.6
吉　林	3386.2	2119.4	139.5	741.1	689.1
黑龙江	3605.2	2033.7	315.2	855.0	756.3
上　海	12187.0	3470.0	21.0	7103.6	0.0
江　苏	17496.2	4578.5	2262.9	8186.7	8954.4
浙　江	16782.8	8575.4	128.8	10795.1	10036.6
安　徽	7968.5	4996.8	728.0	3270.6	7143.6
福　建	6584.2	3742.9	292.5	2875.0	3945.4
江　西	4163.3	3980.6	270.2	814.9	3926.1
山　东	13547.1	9565.7	1737.5	4896.5	8119.5
河　南	10652.0	9794.2	2112.9	3125.1	12640.9
湖　北	10056.9	4310.8	396.8	2398.4	5114.9
湖　南	6997.2	3973.1	558.0	2123.7	5623.6
广　东	24412.2	11277.2	2005.6	11886.0	7296.1
广　西	6216.1	4880.0	339.8	1105.0	4908.9
海　南	1453.7	588.9	109.3	380.4	857.4
重　庆	4073.6	3471.0	546.6	1373.8	2242.8
四　川	16705.6	4618.5	1395.3	3510.8	9271.6
贵　州	3722.4	3238.5	1034.6	1177.1	3817.3
云　南	5540.3	5288.3	952.8	1081.0	6222.3
西　藏	356.1	220.4	73.6	22.8	394.4
陕　西	4708.3	4656.4	450.6	867.8	1953.2
甘　肃	2902.1	2187.0	87.0	686.8	1337.6
青　海	811.9	567.3	8.6	245.9	320.1
宁　夏	1087.1	888.9	123.6	446.0	597.8
新　疆	3141.4	2603.5	544.0	614.0	1826.4

3-3-4　2015—2022年医疗卫生机构分科门急诊人次数

单位：百万人次

科室	2015	2017	2018	2019	2020	2021	2022
总　计	4986.8	5486.9	5658.3	6038.7	5280.8	5995.4	5955.6
预防保健科	81.1	85.4	90.0	95.9	111.9	143.2	133.0
全科医疗科	649.8	707.7	736.5	795.4	693.7	742.8	754.4
内科	1176.9	1241.2	1270.0	1339.2	1182.1	1286.9	1314.1
外科	411.3	438.4	453.3	475.7	431.7	494.1	478.5
儿科	475.1	541.7	497.8	542.6	417.5	504.0	469.5
妇产科	475.8	546.3	515.7	526.7	452.8	480.5	483.5
眼科	98.4	112.4	117.5	127.9	112.6	134.0	126.9
耳鼻咽喉科	91.5	101.4	106.8	114.2	91.8	110.0	101.2
口腔科	123.6	143.6	156.1	174.3	158.4	193.8	190.9
皮肤科	101.4	108.4	112.9	120.3	99.9	119.6	113.2
医疗美容科	5.8	9.1	12.3	15.4	16.9	21.3	21.3
精神科	41.2	49.1	53.5	60.0	60.1	68.5	71.3
传染科	40.4	46.2	49.7	55.0	57.2	71.3	74.2
结核病科	8.1	8.4	9.1	9.3	8.0	8.7	8.1
肿瘤科	29.2	35.1	39.7	45.7	47.0	55.8	57.7
急诊医学科	152.7	182.5	194.3	220.2	198.2	241.8	251.1
康复医学科	39.6	45.5	48.6	52.7	48.4	57.0	56.5
职业病科	4.1	3.3	3.5	3.8	3.5	3.5	3.7
中医科	694.0	764.0	794.0	856.2	769.7	866.2	873.7
民族医学科	7.7	10.3	11.6	12.0	10.8	14.6	13.7
中西医结合科	4986.8	5486.9	5658.3	6038.7	5280.8	5995.4	5955.6
重症医学科	81.1	85.4	90.0	95.9	111.9	143.2	133.0
其他	649.8	707.7	736.5	795.4	693.7	742.8	754.4

注：本表不包括门诊部、诊所（卫生所、医务室）、村卫生室数字。

3-3-5　2015—2022年医疗卫生机构分科

门急诊人次数构成　　　　　单位：%

科室	2015	2017	2018	2019	2020	2021	2022
总　计	100.0	100.0	100.0	100.0	100.0	100.0	100.0
预防保健科	1.6	1.6	1.6	1.6	2.1	2.4	2.2
全科医疗科	13.0	12.9	13.0	13.2	13.1	12.4	12.7
内科	23.6	22.6	22.4	22.2	22.4	21.5	22.1
外科	8.2	8.0	8.0	7.9	8.2	8.2	8.0
儿科	9.5	9.9	8.8	9.0	7.9	8.4	7.9
妇产科	9.5	10.0	9.1	8.7	8.6	8.0	8.1
眼科	2.0	2.0	2.1	2.1	2.1	2.2	2.1
耳鼻咽喉科	1.8	1.8	1.9	1.9	1.7	1.8	1.7
口腔科	2.5	2.6	2.8	2.9	3.0	3.2	3.2
皮肤科	2.0	2.0	2.0	2.0	1.9	2.0	1.9
医疗美容科	0.1	0.2	0.2	0.3	0.3	0.4	0.4
精神科	0.8	0.9	0.9	1.0	1.1	1.1	1.2
传染科	0.8	0.8	0.9	0.9	1.1	1.2	1.3
结核病科	0.2	0.2	0.2	0.2	0.2	0.2	0.1
肿瘤科	0.6	0.6	0.7	0.8	0.9	0.9	1.0
急诊医学科	3.1	3.3	3.4	3.6	3.8	4.0	4.2
康复医学科	0.8	0.8	0.9	0.9	0.9	1.0	1.0
职业病科	0.1	0.1	0.1	0.1	0.1	0.1	0.1
中医科	13.9	13.9	14.0	14.2	14.6	14.5	14.7
民族医学科	0.2	0.2	0.2	0.2	0.2	0.2	0.2
中西医结合科	1.3	1.4	1.4	1.4	1.4	1.5	1.5
重症医学科	0.0	0.0	0.0	0.0	0.0	0.0	0.0
其他	4.3	4.2	5.4	5.1	4.4	4.8	4.5

注：本表不包括门诊部、诊所（卫生所、医务室）、村卫生室数字。

3-3-6　2015—2022年分省门诊诊疗人次数

单位：百万人次

地区	2015	2017	2018	2019	2020	2021	2022
全　国	7693.4	8183.1	8308.0	8719.9	7741.0	8472.0	8416.3
北　京	217.8	224.7	235.2	248.9	182.3	227.5	220.1
天　津	118.8	121.4	120.0	122.9	97.8	108.5	100.5
河　北	421.3	432.1	431.4	432.3	381.8	398.7	386.7
山　西	125.2	134.9	129.6	131.5	123.0	134.4	127.3
内蒙古	100.2	104.4	105.5	107.0	96.1	102.9	98.9
辽　宁	185.5	200.4	198.7	199.9	163.0	167.3	158.4
吉　林	104.7	108.4	110.4	110.4	92.8	104.6	90.7
黑龙江	114.7	117.9	111.8	112.5	85.0	96.4	94.9
上　海	256.2	265.8	270.2	275.6	225.6	266.9	225.8
江　苏	545.8	584.3	594.4	617.2	533.6	569.8	561.4
浙　江	529.7	595.1	627.6	681.3	605.0	671.1	694.5
安　徽	261.2	280.1	297.0	333.2	346.1	364.1	370.0
福　建	211.9	226.4	233.7	249.0	240.4	267.1	262.4
江　西	208.4	216.1	212.3	236.3	219.9	228.6	232.9
山　东	615.2	644.4	655.6	674.6	613.3	671.5	666.9
河　南	555.5	585.2	585.4	610.2	573.6	618.7	614.0
湖　北	348.4	356.0	351.5	353.8	294.6	344.0	343.3
湖　南	257.0	270.6	269.3	281.0	267.2	301.3	343.9
广　东	785.3	836.2	845.3	891.8	726.4	816.7	806.1
广　西	251.9	261.0	255.7	261.3	231.8	255.7	262.6
海　南	46.4	49.6	50.8	52.5	53.2	50.6	50.4
重　庆	145.0	155.5	159.7	175.5	170.3	193.6	197.0
四　川	450.8	485.3	516.0	560.3	512.3	546.5	549.2
贵　州	132.0	152.4	163.6	175.8	162.1	180.9	192.2
云　南	228.4	254.6	258.3	282.4	269.8	293.7	309.7
西　藏	13.8	16.0	16.4	16.3	16.3	16.2	13.7
陕　西	175.0	191.6	196.3	209.0	176.6	187.0	181.1
甘　肃	125.3	134.6	132.5	126.9	110.4	115.2	100.8
青　海	22.8	25.5	25.3	26.6	24.0	26.5	23.7
宁　夏	35.8	40.1	41.5	43.6	39.6	41.2	41.3
新　疆	103.3	112.4	107.2	120.3	107.0	104.8	95.9

3-3-7　2015—2022年医疗卫生机构入院人次数

单位：万人次

机构分类	2015	2018	2019	2020	2021	2022
总入院人次数	**21053**	**25453**	**26596**	**23013**	**24732**	**24686**
医院	16087	20017	21183	18352	20155	20099
综合医院	12335	15040	15842	13588	14827	14761
中医医院	2102	2669	2878	2556	2766	2815
中西医结合医院	203	289	313	276	316	322
民族医医院	56	93	97	79	80	78
专科医院	1380	1900	2024	1821	2129	2084
护理院（中心）	10	26	30	33	37	38
基层医疗卫生机构	4036	4376	4295	3707	3592	3619
社区卫生服务中心（站）	322	354	350	299	325	338
内：社区卫生服务中心	306	340	340	293	319	334
卫生院	3694	4010	3934	3402	3241	3258
街道卫生院	18	25	25	18	18	19
乡镇卫生院	3676	3985	3909	3383	3223	3239
门诊部	20	12	11	6	26	23
专业公共卫生机构	887	1029	1091	931	963	948
专科疾病防治院	51	48	44	37	36	34
妇幼保健院	836	981	1047	894	928	914
内：妇幼保健院	802	958	1030	879	915	905
其他医疗卫生机构	43	32	27	22	22	21
康复医疗机构	43	32	27	22	22	21

3-3-8　历年医院入院人次数

年份	入院人数/ 万人次	卫生健康 部门医院/ 万人次	综合医院/ 万人次	中医医院/ 万人次	每百门急诊 入院人数/ 人
1980	2247	1667	1383	41	2.4
1985	2560	1862	1485	79	2.3
1990	3182	2341	1769	195	2.3
1991	3276	2433	1825	223	2.3
1992	3262	2428	1799	232	2.3
1993	3066	2325	1723	231	2.5
1994	3079	2344	1728	241	2.6
1995	3073	2358	1710	251	2.6
1996	3100	2379	1704	267	2.7
1997	3121	2425	1725	274	2.7
1998	3238	2538	1794	287	2.8
1999	3379	2676	1884	298	2.9
2000	3584	2862	1996	321	3.0
2001	3759	3030	2100	349	3.2
2002	3997	3209	2577	394	3.5
2003	4159	3339	2727	438	3.6
2004	4673	3752	3108	498	3.8
2005	5108	4101	3394	544	3.8
2006	5562	4465	3656	610	3.9
2007	6487	5336	4257	693	4.1
2008	7392	6193	4874	847	4.3
2009	8488	7048	5525	986	4.5
2010	9524	7890	6172	1113	4.8
2011	10755	8849	6896	1285	4.9
2012	12727	10324	7978	1564	5.1
2013	14007	11251	8639	1736	5.2
2014	15375	12275	9398	1889	5.2
2015	16087	12583	9595	1946	5.2
2016	17528	13591	10351	2101	5.4
2017	18915	14588	11072	2282	5.5
2018	20017	15345	11567	2425	5.7
2019	21183	16483	12394	2610	5.6
2020	18352	14006	10459	2296	5.7
2021	20155	15526	11555	2480	5.3
2022	20099	15474	11511	2513	5.4

注：①1993年之前，入院人数系推算数；②2002年之前，医院数字包括妇幼保健院、专科疾病防治院；③2002年之前，综合医院不含高校附属医院。

3-3-9　2015—2022年医疗卫生机构出院人次数

单位：万人次

分科	2015	2017	2018	2019	2020	2021	2022
总　计	**20955.0**	**24315.7**	**25384.7**	**26502.7**	**22980.6**	**24642.1**	**24484.8**
预防保健科	25.4	29.9	21.8	19.6	18.5	15.8	17.8
全科医疗科	1012.8	1103.1	1109.2	1133.1	923.9	906.1	936.8
内科	6196.1	7199.8	7536.4	7779.5	6760.3	7087.7	7150.7
外科	3612.3	4069.3	4272.1	4452.1	4029.6	4411.0	4341.0
儿科	2061.0	2360.6	2400.2	2443.1	1690.5	2022.7	1885.0
妇产科	2545.5	2873.5	2728.0	2678.7	2297.4	2208.1	2121.2
眼科	420.7	527.9	589.8	620.8	564.9	649.6	631.1
耳鼻咽喉科	283.5	323.8	349.2	369.7	302.9	358.9	343.3
口腔科	64.4	69.2	72.4	72.7	61.4	77.3	66.8
皮肤科	53.2	62.7	66.7	70.3	55.6	64.2	64.2
医疗美容科	14.5	20.6	23.0	28.1	27.4	31.2	29.0
精神科	202.0	256.3	298.6	333.1	331.3	401.6	425.7
传染科	307.5	327.4	339.7	359.2	257.9	268.5	281.1
结核病科	53.9	57.6	59.8	63.5	50.6	52.0	48.5
肿瘤科	641.1	783.3	890.7	1022.4	1009.2	1212.1	1231.8
急诊医学科	140.3	167.4	175.2	191.7	163.7	169.0	165.7
康复医学科	243.5	346.4	395.5	420.0	399.8	442.3	448.8
职业病科	17.1	19.1	18.1	18.2	15.9	17.5	18.1
中医科	2367.8	2879.4	3119.9	3362.5	3061.4	3216.4	3259.6
民族医学科	51.2	67.1	83.3	85.0	69.0	83.0	79.1
中西医结合科	253.5	318.7	352.3	376.8	336.9	376.8	377.1
重症医学科	72.0	92.9	99.7	111.0	108.8	112.3	116.5
其他	315.9	359.7	382.7	491.4	443.7	457.9	445.8

3-3-10 2015—2022年医疗卫生机构分科出院人次数构成

单位：%

科室	2015	2017	2018	2019	2020	2021	2022
总　计	**100.0**	**100.0**	**100.0**	**100.0**	**100.0**	**100.0**	**100.0**
预防保健科	0.1	0.1	0.1	0.1	0.1	0.1	0.1
全科医疗科	4.8	4.5	4.4	4.3	4.0	3.7	3.8
内科	29.6	29.6	29.7	29.4	29.4	28.8	29.2
外科	17.2	16.7	16.8	16.8	17.5	17.9	17.7
儿科	9.8	9.7	9.5	9.2	7.4	8.2	7.7
妇产科	12.1	11.8	10.7	10.1	10.0	9.0	8.7
眼科	2.0	2.2	2.3	2.3	2.5	2.6	2.6
耳鼻咽喉科	1.4	1.3	1.4	1.4	1.3	1.5	1.4
口腔科	0.3	0.3	0.3	0.3	0.3	0.3	0.3
皮肤科	0.3	0.3	0.3	0.3	0.2	0.3	0.3
医疗美容科	0.1	0.1	0.1	0.1	0.1	0.1	0.1
精神科	1.0	1.1	1.2	1.3	1.4	1.6	1.7
传染科	1.5	1.3	1.3	1.4	1.1	1.1	1.2
结核病科	0.3	0.2	0.2	0.2	0.2	0.2	0.2
肿瘤科	3.1	3.2	3.5	3.9	4.4	4.9	5.0
急诊医学科	0.7	0.7	0.7	0.7	0.7	0.7	0.7
康复医学科	1.2	1.4	1.6	1.6	1.7	1.8	1.8
职业病科	0.1	0.1	0.1	0.1	0.1	0.1	0.1
中医科	11.3	11.8	12.3	12.7	13.3	13.1	13.3
民族医学科	0.2	0.3	0.3	0.3	0.3	0.3	0.3
中西医结合科	1.2	1.3	1.4	1.4	1.5	1.5	1.5
重症医学科	0.3	0.4	0.4	0.4	0.5	0.5	0.5
其他	1.5	1.5	1.5	1.9	1.9	1.9	1.8

3-3-11 2015—2022年公立医院出院病人疾病构成

单位：%

疾病名称 （ICD-10）	2015	2017	2018	2019	2020	2021	2022
总 计	100.0	100.0	100.0	100.0	100.0	100.0	100.0
1.传染病和寄生虫病	3.3	3.0	2.9	2.6	2.3	2.2	2.3
2.肿瘤	6.5	6.2	6.2	6.3	6.7	6.9	6.7
3.血液、造血器官及免疫疾病	0.8	0.8	0.9	0.9	0.9	0.9	0.9
4.内分泌、营养和代谢疾病	3.2	3.1	3.2	3.2	3.3	3.4	3.5
5.精神和行为障碍	0.6	0.6	0.6	0.6	0.6	0.6	0.6
6.神经系统疾病	3.0	3.1	3.2	3.3	3.2	3.2	3.2
7.眼和附器疾病	2.3	2.3	2.3	2.4	2.4	2.6	2.5
8.耳和乳突疾病	0.8	0.9	1.0	1.0	1.0	1.0	1.0
9.循环系统疾病	15.9	15.4	16.0	15.9	16.5	17.3	16.5
10.呼吸系统疾病	14.2	14.3	14.4	15.0	11.7	11.9	12.2
11.消化系统疾病	10.6	10.3	10.3	10.3	10.9	10.8	10.8
12.皮肤和皮下组织疾病	0.8	0.8	0.9	0.8	0.8	0.8	0.8
13.肌肉骨骼系统和结缔组织疾病	3.5	3.7	3.8	3.9	4.0	4.0	4.0
14.泌尿生殖系统疾病	6.2	6.2	6.2	6.3	6.5	6.3	6.5
15.妊娠、分娩和产褥期	8.7	9.5	8.4	7.7	7.6	6.1	6.1
16.起源于围生期疾病	1.7	1.8	1.6	1.5	1.5	1.2	1.2
17.先天性畸形、变形和染色体异常	0.6	0.5	0.5	0.5	0.5	0.5	0.5
18.症状、体征和检验异常	1.8	1.8	1.9	1.9	1.8	1.8	1.7
19.损伤、中毒	8.5	7.7	7.5	7.0	7.6	7.2	7.1
20.其他接受医疗服务	7.0	8.0	8.3	9.0	10.1	11.2	11.8

3-3-12 2015—2022年医疗卫生机构分省入院人次数

单位：万人次

地区	2015	2017	2018	2019	2020	2021	2022
全 国	**21053.8**	**22727.8**	**24435.9**	**25454.3**	**26596.1**	**23012.8**	**24731.8**
北 京	276.4	311.9	328.6	353.6	384.9	253.8	367.7
天 津	150.8	162.1	158.1	162.5	169.9	128.9	162.7
河 北	991.3	1117.7	1175.2	1215.2	1192.3	1031.1	1025.0
山 西	381.4	430.1	455.5	496.0	501.5	427.5	445.8
内蒙古	295.9	329.5	363.6	384.9	362.5	294.3	311.8
辽 宁	646.4	692.6	735.1	741.7	708.3	575.8	614.2
吉 林	341.4	368.8	383.3	404.4	402.3	306.7	348.4
黑龙江	514.9	564.1	604.7	585.2	604.7	358.1	442.1
上 海	335.1	366.6	391.2	418.4	454.9	375.1	448.1
江 苏	1217.6	1309.0	1418.0	1449.4	1528.2	1356.6	1415.7
浙 江	791.2	871.3	949.3	1019.7	1104.3	964.8	1081.2
安 徽	843.0	897.3	996.1	1011.1	1035.9	950.2	949.3
福 建	523.0	535.0	551.1	574.2	609.2	531.4	561.0
江 西	712.1	745.5	827.8	865.5	884.4	806.6	861.6
山 东	1521.8	1691.8	1825.3	1841.5	1859.7	1661.9	1823.2
河 南	1501.6	1601.8	1745.3	1916.4	2021.7	1829.4	1914.9
湖 北	1107.5	1197.6	1279.9	1319.4	1368.8	1026.0	1214.7
湖 南	1304.1	1400.9	1473.5	1537.3	1616.2	1486.7	1510.0
广 东	1441.5	1546.9	1634.6	1710.1	1816.0	1564.3	1729.3
广 西	831.2	860.4	901.0	932.0	1046.4	998.3	1067.6
海 南	104.6	110.0	116.5	119.4	128.9	116.1	128.2
重 庆	591.1	631.4	687.1	705.4	752.9	676.2	730.5
四 川	1546.8	1656.0	1824.7	1835.3	1981.6	1756.3	1863.0
贵 州	633.9	661.9	732.8	815.2	860.1	781.4	844.9
云 南	748.9	819.4	892.3	961.4	1011.5	970.5	993.9
西 藏	29.0	34.4	33.2	31.1	30.6	33.1	32.2
陕 西	625.5	680.7	751.4	798.1	819.3	675.7	728.4
甘 肃	351.8	400.2	437.5	487.2	520.1	431.3	445.1
青 海	84.1	91.2	97.3	98.5	106.0	101.1	98.2
宁 夏	98.0	106.7	117.6	120.8	123.3	106.9	108.1
新 疆	512.2	535.1	548.2	543.3	589.7	436.9	465.1

第四节

公共卫生服务利用

3-4-1　历年孕产妇保健情况

单位：%

年份	建卡率	系统管理率	产前检查率	产后访视率
1992	76.6		69.7	69.7
1995	81.4		78.7	78.8
2000	88.6	77.2	89.4	86.2
2001	89.4	78.6	90.3	87.2
2002	89.2	78.2	90.1	86.7
2003	87.6	75.5	88.9	85.4
2004	88.3	76.4	89.7	85.9
2005	88.5	76.7	89.8	86.0
2006	88.2	76.5	89.7	85.7
2007	89.3	77.3	90.9	86.7
2008	89.3	78.1	91.0	87.0
2009	90.9	80.9	92.2	88.7
2010	92.9	84.1	94.1	90.8
2011	93.8	85.2	93.7	91.0
2012	94.8	87.6	95.0	92.6
2013	95.7	89.5	95.6	93.5
2014	95.8	90.0	96.2	93.9
2015	96.4	91.5	96.5	94.5
2016	96.6	91.6	96.6	94.6
2017	96.6	89.6	96.5	94.0
2018	92.5	89.9	96.6	93.8
2019	92.4	90.3	96.8	94.1
2020	94.1	92.7	97.4	95.5
2021	—	92.9	97.6	96.0
2022	—	93.6	97.9	96.5

3-4-2 历年孕产妇住院分娩率

单位：%

年份	合计	市	县
1985	43.7	73.6	36.4
1990	50.6	74.2	45.1
1995	58.0	70.7	50.2
2000	72.9	84.9	65.2
2001	76.0	87.0	69.0
2002	78.7	89.4	71.6
2003	79.4	89.9	72.6
2004	82.8	91.4	77.1
2005	85.9	93.2	81.0
2006	88.4	94.1	84.6
2007	91.7	95.8	88.8
2008	94.5	97.5	92.3
2009	96.3	98.5	94.7
2010	97.8	99.2	96.7
2011	98.7	99.6	98.1
2012	99.2	99.7	98.8
2013	99.5	99.9	99.2
2014	99.6	99.9	99.4
2015	99.7	99.9	99.5
2016	99.8	100.0	99.6
2017	99.9	100.0	99.8
2018	99.9	99.9	99.8
2019	99.9	100.0	99.8
2020	99.9	100.0	99.9
2021	99.9	100.0	99.9
2022	—	100.0	99.9

3-4-3　2022年各地区孕产妇保健情况

地区	活产数/万人	系统管理率/%	产前检查率/%	产后访视率/%
全　国	**958.8**	**93.6**	**97.9**	**96.5**
北　京	13.5	97.9	98.4	98.2
天　津	6.5	94.3	98.8	97.2
河　北	43.6	92.4	97.4	94.6
山　西	24.0	91.9	98.2	95.5
内蒙古	12.6	95.5	98.3	96.8
辽　宁	17.0	93.0	98.4	96.3
吉　林	8.8	95.7	98.3	98.6
黑龙江	9.1	94.9	98.6	97.0
上　海	11.7	95.0	98.3	97.8
江　苏	44.7	91.8	98.7	97.4
浙　江	40.4	97.0	98.3	98.2
安　徽	37.5	92.4	97.4	96.2
福　建	27.6	93.3	98.3	96.2
江　西	30.5	95.0	97.8	96.5
山　东	68.2	96.1	98.2	97.4
河　南	78.7	88.5	96.1	93.6
湖　北	32.0	94.0	97.5	96.0
湖　南	39.8	96.0	98.2	97.2
广　东	117.3	94.6	98.1	96.9
广　西	44.3	94.5	98.1	98.2
海　南	9.0	92.3	98.6	97.9
重　庆	19.5	94.0	98.6	96.1
四　川	53.9	95.1	97.8	96.7
贵　州	43.0	92.8	97.3	95.6
云　南	39.3	91.3	98.6	97.3
西　藏	5.0	77.9	88.3	88.7
陕　西	28.8	96.5	98.6	97.4
甘　肃	20.6	92.9	98.2	96.7
青　海	6.0	91.6	97.2	95.1
宁　夏	6.9	97.4	99.0	98.3
新　疆	19.0	94.4	98.9	98.0

3-4-4　2022年各地区孕产妇住院分娩率

单位：%

地区	合计	市	县
全　国		**100.0**	**99.9**
北　京	100.0	100.0	
天　津	100.0	100.0	
河　北	99.9	99.9	99.9
山　西	100.0	100.0	100.0
内蒙古	100.0	100.0	100.0
辽　宁	100.0	100.0	100.0
吉　林	100.0	100.0	100.0
黑龙江	100.0	100.0	99.9
上　海	100.0	100.0	
江　苏	100.0	100.0	100.0
浙　江	100.0	100.0	100.0
安　徽	100.0	100.0	100.0
福　建	100.0	100.0	100.0
江　西	100.0	100.0	100.0
山　东	100.0	100.0	100.0
河　南	100.0	100.0	100.0
湖　北	100.0	100.0	100.0
湖　南	100.0	100.0	100.0
广　东	99.9	100.0	99.9
广　西	99.9	99.9	99.9
海　南	99.9	99.9	99.9
重　庆	99.9	100.0	99.8
四　川	99.8	100.0	99.7
贵　州	99.8	99.9	99.8
云　南	99.9	99.9	99.8
西　藏	98.0	99.4	97.7
陕　西	100.0	100.0	100.0
甘　肃	99.9	100.0	99.9
青　海	99.7	100.0	99.5
宁　夏	100.0	100.0	100.0
新　疆	99.9	99.9	99.8

3-4-5　2010年、2015—2022年儿童保健情况　单位：%

年份	新生儿访视率	3岁以下儿童系统管理率	7岁以下儿童保健管理率
2010	89.6	81.5	83.4
2015	94.3	90.7	92.1
2016	94.6	91.1	92.4
2017	93.9	91.1	92.6
2018	93.7	91.2	92.7
2019	94.1	91.9	93.6
2020	95.5	92.9	94.3
2021	96.2	92.8	94.6
2022	3.97	96.7	94.9

3-4-6　2022年分省儿童保健情况

单位：%

地区	低出生体重率	5岁以下儿童低体重患病率	新生儿访视率	3岁以下儿童系统管理率	7岁以下儿童保健管理率
全　国	**3.97**	**1.21**	**96.7**	**93.3**	**94.9**
北　京	5.72	0.18	98.0	96.7	99.3
天　津	5.27	0.55	99.0	96.6	91.5
河　北	2.81	1.41	94.9	93.0	94.4
山　西	3.54	0.74	96.2	92.7	93.5
内蒙古	3.72	0.58	97.5	95.4	95.0
辽　宁	3.32	0.68	96.9	93.4	94.4
吉　林	4.02	0.23	98.9	95.8	97.2
黑龙江	2.94	0.77	97.6	94.8	95.3
上　海	5.58	0.25	97.8	95.8	99.3
江　苏	4.04	0.49	96.9	96.0	97.4
浙　江	4.69	0.56	99.2	97.2	98.4
安　徽	3.26	0.51	96.8	91.1	93.5
福　建	4.45	0.84	96.9	94.3	95.8
江　西	2.97	2.04	96.9	93.8	94.1
山　东	2.33	0.72	98.0	95.7	96.5
河　南	3.71	1.16	93.2	90.8	92.0
湖　北	3.65	1.12	96.4	92.9	94.5
湖　南	4.28	1.06	98.0	94.3	95.2
广　东	5.14	2.21	96.6	92.1	95.9
广　西	6.27	2.95	97.9	87.2	93.8
海　南	6.02	3.04	98.6	89.1	94.0
重　庆	3.15	0.73	96.8	93.1	94.6
四　川	3.75	1.20	97.3	95.2	95.5
贵　州	3.78	1.07	96.0	93.8	94.3
云　南	4.82	1.31	97.8	92.7	94.1
西　藏	2.99	1.74	88.7	87.9	87.3
陕　西	2.84	0.68	97.9	95.3	96.5
甘　肃	3.20	0.90	97.0	94.3	94.5
青　海	3.21	1.15	92.6	93.2	92.4
宁　夏	3.77	0.42	98.9	95.8	95.9
新　疆	4.97	1.33	98.0	96.3	95.5

3-4-7　2015—2022年分省65岁以上老年人
健康管理人数

单位：万人

地区	2015	2016	2017	2018	2019	2020	2021	2022
全　国	**6531.5**	**11846.4**	**11712.4**	**11680.3**	**11988.6**	**12718.9**	**13948.9**	**14864.9**
北　京	71.3	159.1	160.9	159.4	155.9	165.6	175.8	196.6
天　津	49.7	130.8	130.1	116.5	113.8	126.8	151.0	134.3
河　北	357.9	667.3	688.7	685.7	717.6	785.3	833.6	860.9
山　西	157.0	275.0	287.2	301.8	320.2	340.8	389.3	412.3
内蒙古	93.1	187.2	192.6	199.4	208.4	225.9	258.2	262.2
辽　宁	202.1	360.8	374.8	380.9	388.4	406.2	441.7	475.3
吉　林	122.0	217.3	184.2	187.1	195.6	220.0	240.0	232.8
黑龙江	123.7	265.0	256.3	233.7	246.7	252.7	268.6	294.5
上　海	134.4	212.5	216.8	196.4	183.7	250.5	266.9	299.4
江　苏	538.9	855.3	880.2	884.2	867.4	903.4	993.9	1056.3
浙　江	289.1	466.4	466.3	485.5	531.5	562.0	608.7	644.5
安　徽	366.8	694.0	753.2	774.2	791.9	840.6	911.5	934.8
福　建	146.3	273.6	257.9	249.9	264.0	288.4	345.2	397.9
江　西	164.3	353.7	342.7	336.1	333.9	362.1	402.1	436.0
山　东	472.2	843.9	918.7	970.1	1084.2	1108.4	1176.4	1213.4
河　南	423.5	1079.5	1067.9	1088.9	1072.7	1108.0	1159.8	1218.4
湖　北	284.8	543.8	459.9	476.8	498.2	527.8	600.2	657.4
湖　南	372.2	671.0	672.3	647.8	662.9	709.3	812.3	855.9
广　东	336.8	692.0	595.3	528.1	521.9	538.7	623.1	689.9
广　西	192.8	307.5	320.6	344.9	353.5	373.2	386.8	422.3
海　南	28.3	46.8	45.8	44.0	46.1	47.0	64.4	79.5
重　庆	195.3	273.5	263.0	269.0	276.5	314.3	366.1	359.1
四　川	527.4	867.4	810.9	731.9	712.0	735.2	790.4	912.7
贵　州	166.5	281.4	263.8	255.9	262.7	316.5	337.5	348.6
云　南	245.1	318.1	312.9	319.8	345.1	343.0	383.2	415.4
西　藏	1.3	12.0	13.3	18.2	19.4	18.2	20.4	21.9
陕　西	203.8	335.9	323.0	327.6	330.0	334.3	384.5	419.9
甘　肃	148.4	230.9	228.4	236.7	245.0	254.8	269.0	294.6
青　海	32.9	36.7	40.1	39.7	38.4	40.8	43.0	45.5
宁　夏	33.4	44.4	37.5	38.9	46.9	49.1	53.9	60.6
新　疆	50.1	143.9	147.5	151.3	154.5	169.4	191.8	211.8

3-4-8　2016—2022年中医药健康管理人数

单位：万人

地区	2016	2017	2018	2019	2020	2021	2022
全　国	**14562.8**	**20224.4**	**12190.1**	**13201.0**	**14415.2**	**17897.7**	**18972.0**
北　京	175.2	180.2	157.0	167.7	189.7	282.7	283.4
天　津	83.7	109.4	96.1	107.0	122.9	161.0	154.1
河　北	706.1	761.9	678.7	729.0	803.5	946.5	943.7
山　西	304.1	341.4	331.0	357.0	393.9	523.7	504.8
内蒙古	217.7	229.8	193.7	211.2	218.6	284.7	294.6
辽　宁	351.3	1686.0	343.5	369.1	380.3	481.2	509.2
吉　林	185.9	1427.4	185.2	251.2	242.6	286.9	288.2
黑龙江	221.8	224.7	202.9	224.0	239.2	301.4	353.7
上　海	338.9	158.3	214.3	248.1	277.4	465.4	516.2
江　苏	953.0	990.1	898.6	904.4	958.4	1126.2	1252.6
浙　江	452.1	471.6	476.9	537.4	642.8	712.4	782.3
安　徽	672.6	779.1	760.2	808.1	888.8	1094.3	1114.0
福　建	265.6	299.9	308.0	326.9	356.8	417.3	453.9
江　西	336.1	345.0	318.7	339.6	403.3	484.0	524.9
山　东	813.2	973.6	988.0	1162.7	1248.0	1373.9	1417.0
河　南	2178.5	2039.8	898.8	939.2	1027.8	1304.9	1339.1
湖　北	588.3	526.9	512.5	562.9	604.9	767.8	922.6
湖　南	700.0	668.8	564.9	636.5	712.6	921.5	965.8
广　东	1107.7	953.8	695.6	732.9	787.8	1019.1	1145.0
广　西	361.2	402.4	412.6	421.2	498.0	615.6	582.2
海　南	54.8	54.0	55.5	58.2	62.8	78.3	90.9
重　庆	304.6	318.6	282.7	290.2	360.0	458.1	492.7
四　川	1121.0	2206.6	894.1	941.4	936.5	1223.7	1332.4
贵　州	343.0	371.5	380.9	411.5	494.4	530.8	537.9
云　南	427.8	435.0	416.9	459.7	488.2	571.9	605.2
西　藏	13.1	15.4	9.3	11.9	12.1	22.7	20.7
陕　西	444.9	467.6	387.4	400.3	433.0	519.1	586.6
甘　肃	467.2	449.7	250.5	275.7	289.1	437.5	452.2
青　海	107.2	101.4	58.6	59.9	62.5	108.8	93.8
宁　夏	113.4	85.6	60.8	70.1	73.6	116.7	123.8
新　疆	152.8	2149.1	156.3	186.1	205.7	259.6	288.6

3-4-9 2015—2022年分省高血压患者规范管理人数

单位：万人

地区	2015	2016	2017	2018	2019	2020	2021	2022
全 国	8835.4	9023.0	10041.9	10199.5	10596.3	10912.1	11675.7	12026.9
北 京	116.7	125.2	126.0	116.0	115.9	118.5	167.7	175.8
天 津	88.8	98.3	123.0	135.6	126.6	127.6	143.5	133.1
河 北	628.5	668.1	746.4	782.5	800.7	836.6	859.9	863.3
山 西	232.4	243.7	286.5	314.3	324.7	349.8	424.7	403.8
内蒙古	163.7	170.9	199.8	210.5	215.3	226.1	245.0	248.4
辽 宁	284.8	284.3	325.5	331.4	342.3	358.8	379.8	396.2
吉 林	146.3	151.9	174.1	181.7	184.9	194.5	198.3	196.4
黑龙江	212.7	202.1	208.5	221.1	217.8	223.0	228.8	229.4
上 海	198.2	209.1	210.7	224.0	226.7	231.5	239.3	230.5
江 苏	737.0	702.2	788.8	803.0	779.6	802.1	851.6	846.9
浙 江	366.7	355.3	480.2	514.3	700.0	565.0	556.9	567.1
安 徽	525.2	560.9	686.5	663.4	707.7	773.0	856.3	897.4
福 建	202.5	208.9	233.4	234.3	249.8	259.9	271.4	287.7
江 西	257.4	267.7	279.3	277.0	273.3	288.8	315.4	322.4
山 东	600.4	610.8	767.5	806.5	858.6	875.2	927.7	929.0
河 南	715.4	755.1	810.5	845.9	842.5	850.7	868.6	877.7
湖 北	525.7	436.7	420.4	440.0	464.2	487.1	537.5	562.3
湖 南	310.7	339.9	373.4	377.3	391.4	436.9	474.9	534.5
广 东	502.1	460.3	428.2	385.1	418.2	443.4	479.4	522.3
广 西	219.1	225.1	242.4	240.2	239.8	265.7	291.5	295.9
海 南	43.1	42.6	44.9	48.7	41.9	41.2	55.2	59.6
重 庆	183.3	169.2	191.5	185.6	188.5	211.1	224.2	239.9
四 川	519.9	638.9	727.2	650.3	606.5	607.7	610.5	653.2
贵 州	215.3	226.5	249.7	246.2	261.8	268.8	294.2	307.1
云 南	265.8	272.8	257.6	251.1	269.0	279.8	310.5	335.0
西 藏	8.8	9.0	16.1	19.7	22.1	15.3	17.2	19.9
陕 西	252.5	257.5	274.8	296.3	298.8	312.4	340.5	355.9
甘 肃	135.3	141.2	162.1	176.7	189.9	206.9	230.0	240.5
青 海	32.6	26.6	29.4	30.7	29.4	30.8	32.0	34.2
宁 夏	35.0	38.8	39.4	43.9	46.5	46.3	46.9	49.5
新 疆	109.5	123.4	138.2	146.4	161.1	177.7	196.3	212.0

3-4-10 2015—2022年分省糖尿病患者规范管理人数

单位：万人

地区	2015	2016	2017	2018	2019	2020	2021	2022
全 国	2614.2	2781.3	3124.8	3239.1	3350.7	3573.2	3917.8	4138.4
北 京	44.0	47.9	49.8	50.9	52.9	54.8	84.0	81.8
天 津	33.0	33.6	45.2	50.6	47.0	51.0	58.0	53.3
河 北	194.4	220.4	250.1	260.9	276.5	291.4	304.2	311.8
山 西	62.5	67.4	79.4	86.6	93.6	98.4	112.5	117.6
内蒙古	37.1	39.1	48.5	52.4	56.3	60.5	67.0	69.0
辽 宁	120.9	122.0	133.4	138.9	135.5	137.1	147.9	154.6
吉 林	45.0	48.6	55.5	93.9	63.1	69.0	70.3	73.8
黑龙江	61.4	61.7	64.6	63.1	69.0	73.4	76.7	78.9
上 海	58.8	64.6	65.0	72.6	75.2	76.9	79.7	76.0
江 苏	212.6	212.1	240.4	244.2	241.8	257.5	269.8	279.8
浙 江	94.8	94.0	130.6	141.9	152.6	157.4	167.9	172.2
安 徽	132.3	144.6	179.7	194.3	221.5	253.3	288.2	312.4
福 建	67.2	72.0	82.0	81.8	87.8	91.9	101.5	108.8
江 西	66.5	72.3	80.1	79.0	79.9	84.5	97.0	102.3
山 东	200.7	216.6	280.7	299.4	319.3	333.6	364.2	375.1
河 南	229.4	246.8	272.4	287.3	293.8	302.8	318.7	338.1
湖 北	131.5	111.8	108.4	116.5	121.9	134.0	152.7	170.1
湖 南	92.5	105.6	121.7	121.1	126.4	142.6	165.7	187.0
广 东	148.4	135.7	139.0	127.5	138.4	165.3	180.4	208.7
广 西	61.5	66.4	71.9	69.9	70.8	78.2	88.1	90.1
海 南	16.0	16.9	18.0	18.5	17.3	17.1	23.6	27.5
重 庆	54.0	49.0	57.7	58.0	60.3	71.1	76.6	83.3
四 川	190.0	246.8	249.5	215.7	221.4	220.8	218.9	236.5
贵 州	54.1	63.6	68.5	69.1	65.2	71.4	78.2	84.9
云 南	65.4	68.4	61.0	60.0	64.5	68.2	78.6	85.0
西 藏	0.3	0.3	1.8	2.2	2.3	0.9	1.0	1.2
陕 西	58.0	65.7	70.4	76.5	79.4	82.1	92.6	99.7
甘 肃	28.3	28.8	33.0	37.4	39.8	45.3	53.2	60.0
青 海	7.6	6.4	7.2	7.2	7.3	7.8	8.5	9.4
宁 夏	9.3	10.2	10.3	11.9	13.1	13.3	13.2	14.3
新 疆	36.5	41.9	48.9	49.6	56.8	61.6	78.9	75.5

第五节

医疗服务效率与质量

3-5-1 2015—2022年各类医疗卫生机构医师日均担负诊疗量

单位：人次

机构分类	2015	2017	2018	2019	2020	2021	2022
机构合计	**8.4**	**8.2**	**8.0**	**8.0**	**6.8**	**7.2**	7.0
医院	7.3	7.1	7.0	7.1	5.9	6.5	6.2
其中：三级医院	8.1	7.9	7.8	7.9	6.3	7.1	6.7
二级医院	7.0	6.8	6.7	6.8	5.8	6.2	6.0
一级医院	6.1	5.7	5.5	5.5	4.5	4.8	4.9
基层医疗卫生机构	10.3	10.0	9.7	9.7	8.3	8.5	8.5
社区卫生服务中心（站）	15.8	15.7	15.5	15.9	13.2	13.8	13.4
乡镇卫生院	9.6	9.6	9.3	9.4	8.5	8.9	9.1

3-5-2 2015—2022各类医疗卫生机构医师日均担负住院床日

单位：天

机构分类	2015	2016	2017	2018	2019	2020	2021	2022
机构合计	**1.9**	**1.9**	**1.9**	**1.9**	**1.8**	**1.6**	1.6	1.5
医院	2.6	2.6	2.6	2.5	2.5	2.1	2.2	2.1
其中：三级医院	2.7	2.7	2.6	2.6	2.5	2.1	2.2	2.0
二级医院	2.6	2.7	2.7	2.7	2.6	2.3	2.3	2.2
一级医院	1.9	1.9	1.9	1.9	1.9	1.8	1.9	1.9
基层医疗卫生机构	0.8	0.8	0.8	0.8	0.7	0.6	0.5	0.5
社区卫生服务中心（站）	0.5	0.5	0.5	0.5	0.5	0.4	0.4	0.4
乡镇卫生院	1.6	1.6	1.6	1.6	1.5	1.3	1.2	1.2

3-5-3　2015—2022年各类医疗卫生机构平均住院日

单位：天

机构分类	2015	2017	2018	2019	2020	2021	2022
机构合计	**8.9**	**8.6**	**8.7**	**8.6**	**8.9**	**8.8**	**8.7**
医院	9.6	9.3	9.3	9.1	9.5	9.2	9.2
其中：三级医院	10.4	9.8	9.6	9.2	9.2	8.8	8.4
二级医院	8.9	8.7	8.8	8.8	9.3	9.4	9.7
一级医院	9.0	8.6	8.8	9.2	10.2	9.9	10.2
基层医疗卫生机构	6.6	6.5	6.7	6.7	6.8	6.8	6.8
社区卫生服务中心（站）	9.7	9.2	9.7	9.6	10.2	9.8	9.9
乡镇卫生院	6.4	6.3	6.4	6.5	6.6	6.6	6.5

3-5-4　2015—2022年各类医疗卫生机构病床使用率

单位：%

机构分类	2015	2017	2018	2019	2020	2021	2022
机构合计	**79.5**	**79.7**	**78.8**	**78.0**	**67.7**	**69.3**	**66.1**
医院	85.4	85.0	84.2	83.6	72.3	74.6	71.0
其中：三级医院	98.8	98.6	97.5	97.5	81.3	85.3	79.8
二级医院	84.1	84.0	83.0	81.6	70.7	71.1	67.7
一级医院	58.8	57.5	56.9	54.7	52.1	52.1	51.6
基层医疗卫生机构	59.1	60.3	58.4	56.3	49.2	47.4	46.0
社区卫生服务中心（站）	54.2	54.4	51.4	49.2	42.5	43.0	41.0
乡镇卫生院	59.9	61.3	59.6	57.5	50.4	48.2	47.0

3-5-5　2015—2022年分省医院医师日均
担负诊疗人次数

单位：人次

地区	2015	2017	2018	2019	2020	2021	2022
全　国	**7.3**	**7.1**	**7.0**	**7.1**	**5.9**	**6.5**	**6.2**
北　京	10.3	9.3	9.1	9.1	6.3	8.0	7.4
天　津	11.7	10.4	9.9	9.7	7.0	8.1	7.4
河　北	5.0	5.2	5.1	5.3	4.7	5.0	4.8
山　西	3.8	4.2	4.2	4.3	4.0	4.6	4.4
内蒙古	5.1	5.1	5.1	5.1	4.4	4.9	4.5
辽　宁	5.4	5.3	5.2	5.4	4.5	5.0	4.8
吉　林	5.0	5.0	5.0	51	4.1	4.9	4.3
黑龙江	4.7	4.7	4.6	4.6	3.4	4.1	4.1
上　海	15.1	14.8	14.4	14.2	11.1	13.5	11.3
江　苏	9.5	8.7	8.5	8.5	6.9	7.1	7.2
浙　江	11.5	11.4	10.9	10.7	8.8	9.4	9.2
安　徽	6.3	6.2	6.4	6.6	5.5	6.0	5.8
福　建	8.9	8.6	8.3	8.2	6.9	7.5	7.3
江　西	5.9	5.9	5.9	6.0	5.2	5.8	5.8
山　东	5.6	5.9	5.6	5.7	4.9	5.5	5.2
河　南	6.2	6.1	6.1	6.2	5.2	5.6	5.3
湖　北	6.7	6.9	6.8	7.1	5.3	6.5	6.2
湖　南	4.8	4.6	4.5	4.7	4.2	4.8	4.9
广　东	11.4	10.6	10.1	10.2	8.1	9.1	8.5
广　西	7.8	7.8	7.6	7.6	6.2	6.8	6.6
海　南	6.2	6.4	6.2	6.4	5.4	5.8	5.5
重　庆	7.6	7.2	6.8	7.1	6.3	7.1	6.7
四　川	6.9	7.0	7.0	7.4	6.3	6.9	6.9
贵　州	5.4	5.7	5.8	5.8	5.1	5.4	5.2
云　南	7.7	7.6	7.6	7.3	6.4	7.1	6.9
西　藏	6.1	5.9	5.6	5.1	5.1	5.1	4.3
陕　西	6.0	6.0	6.0	6.2	5.2	5.8	5.4
甘　肃	6.1	6.2	6.2	6.2	5.3	5.5	4.7
青　海	5.2	5.3	5.2	5.2	4.6	5.0	4.4
宁　夏	6.9	6.8	7.1	7.1	6.0	6.4	6.4
新　疆	5.7	5.8	5.7	5.8	5.0	5.5	4.9

3-5-6　2015—2022年分省医院医师日均
担负住院床日

单位：天

地区	2015	2017	2018	2019	2020	2021	2022
全　国	2.6	2.6	2.6	2.5	2.2	**2.2**	**2.1**
北　京	1.4	1.4	1.4	1.4	1.0	1.2	1.1
天　津	1.7	1.6	1.5	1.5	1.1	1.2	1.1
河　北	2.2	2.2	2.1	2.0	1.8	1.7	1.6
山　西	1.9	2.1	2.1	2.1	1.8	1.8	1.7
内蒙古	2.1	2.2	2.2	2.0	1.6	1.6	1.5
辽　宁	2.8	2.7	2.5	2.3	1.9	2.0	1.9
吉　林	2.3	2.3	2.3	2.3	1.8	2.0	1.8
黑龙江	2.6	2.7	2.6	2.7	1.7	1.9	2.0
上　海	2.5	2.6	2.6	2.6	2.3	2.4	2.2
江　苏	2.7	2.6	2.6	2.5	2.2	2.2	2.1
浙　江	2.3	2.4	2.4	2.3	2.0	1.9	1.9
安　徽	2.8	2.7	2.7	2.7	2.3	2.3	2.1
福　建	2.4	2.4	2.4	2.3	2.0	2.1	2.1
江　西	2.9	2.9	3.0	2.9	2.6	2.6	2.5
山　东	2.3	2.2	2.2	2.1	1.8	2.0	1.8
河　南	2.8	2.8	2.9	2.8	2.4	2.4	2.2
湖　北	2.9	3.0	3.0	3.0	2.3	2.5	2.4
湖　南	3.0	2.9	2.8	2.9	2.7	2.8	2.7
广　东	2.3	2.3	2.2	2.2	1.9	2.0	1.9
广　西	2.7	2.7	2.8	2.8	2.6	2.5	2.5
海　南	2.1	2.1	2.1	2.1	1.9	1.9	1.8
重　庆	3.2	3.2	3.0	3.1	2.7	2.8	2.8
四　川	3.2	3.4	3.4	3.4	3.0	2.9	2.9
贵　州	3.1	3.0	3.1	3.1	2.8	2.8	2.7
云　南	3.2	3.1	3.2	3.0	2.7	2.8	2.6
西　藏	1.8	1.7	1.5	1.5	1.3	1.3	1.0
陕　西	2.8	2.8	2.8	2.7	2.2	2.3	2.2
甘　肃	2.8	2.7	2.8	2.8	2.5	2.2	2.0
青　海	2.3	2.2	2.2	2.2	2.1	1.9	1.7
宁　夏	2.4	2.3	2.2	2.2	1.8	1.8	1.7
新　疆	2.8	2.7	2.7	2.8	2.1	2.1	1.9

3-5-7　2015—2022年分省医院平均住院日　单位：天

地区	2015	2017	2018	2019	2020	2021	2022
全　国	9.6	9.3	9.3	9.1	9.5	9.2	**9.2**
北　京	10.9	10.1	10.1	9.0	9.9	8.9	8.8
天　津	10.9	10.1	9.2	9.4	9.6	8.4	8.0
河　北	9.1	8.8	9.0	9.0	9.3	9.2	9.1
山　西	10.8	10.4	10.5	10.3	10.3	10.3	10.1
内蒙古	10.1	9.8	9.6	9.3	9.6	9.4	9.1
辽　宁	11.1	10.5	10.3	10.0	10.4	10.1	9.6
吉　林	9.8	9.4	9.3	9.3	10.0	9.9	9.8
黑龙江	10.8	10.5	10.2	10.4	10.7	10.8	9.6
上　海	10.6	10.1	10.2	10.0	10.7	10.0	17.2
江　苏	9.8	9.5	9.6	9.4	9.7	9.5	8.9
浙　江	10.1	9.8	9.6	9.3	9.5	8.9	8.5
安　徽	9.1	8.7	8.7	8.6	9.7	8.9	8.8
福　建	8.7	8.6	8.6	8.6	8.7	8.7	8.7
江　西	9.1	8.9	8.9	8.9	9.0	9.0	9.0
山　东	9.4	8.6	8.8	8.6	8.9	8.8	8.4
河　南	9.9	9.6	9.5	9.3	9.5	9.4	9.3
湖　北	9.8	9.5	9.4	9.3	10.1	9.4	9.2
湖　南	9.4	9.1	9.2	9.1	9.5	9.4	9.5
广　东	8.8	8.7	8.9	8.4	8.7	8.7	8.3
广　西	8.8	8.6	8.7	8.9	9.1	8.7	8.8
海　南	9.3	8.9	8.9	8.9	9.3	9.1	9.3
重　庆	9.3	9.3	9.4	9.4	10.0	9.7	9.6
四　川	10.1	10.5	10.5	10.3	10.6	10.4	10.2
贵　州	8.3	8.2	8.1	8.2	8.4	8.3	8.5
云　南	8.8	8.5	8.6	8.5	8.7	8.7	8.6
西　藏	8.8	8.7	8.9	9.2	7.7	8.2	7.9
陕　西	9.4	9.1	8.9	8.7	9.1	9.0	9.1
甘　肃	9.7	8.8	8.4	8.6	8.7	8.5	8.6
青　海	9.5	9.0	9.0	9.2	9.0	9.0	8.8
宁　夏	10.7	8.9	8.9	8.7	8.7	8.4	8.2
新　疆	8.8	8.5	8.5	8.4	8.8	8.3	8.3

3-5-8　2015—2022年分省医院病床使用率　单位：%

地区	2015	2017	2018	2019	2020	2021	2022
全　国	**85.4**	**85.0**	**84.2**	**83.6**	**72.3**	**74.6**	**71.0**
北　京	80.6	82.4	83.4	82.6	60.9	73.2	67.9
天　津	81.6	78.1	77.5	79.8	61.6	68.4	63.3
河　北	83.6	83.7	82.7	81.3	70.8	68.9	64.3
山　西	76.9	77.6	79.6	76.6	65.9	67.0	62.6
内蒙古	73.2	74.7	76.1	71.4	58.8	60.1	55.4
辽　宁	85.4	82.0	78.1	73.8	62.2	62.7	58.4
吉　林	78.5	77.6	76.0	76.3	61.1	66.4	58.6
黑龙江	81.4	78.9	73.8	74.5	48.3	55.5	55.7
上　海	95.7	95.4	95.9	96.2	85.3	89.3	79.7
江　苏	88.6	87.5	86.4	85.7	76.1	77.2	74.5
浙　江	88.9	89.4	89.5	88.4	77.9	79.9	79.6
安　徽	85.0	86.2	83.3	83.1	72.4	70.7	68.4
福　建	82.6	83.1	83.9	82.8	71.6	73.6	72.7
江　西	90.4	85.8	86.7	84.8	75.7	76.2	73.0
山　东	84.3	83.4	82.5	80.7	71.0	75.3	68.7
河　南	87.2	88.4	87.6	88.1	78.1	80.1	73.1
湖　北	92.4	92.7	92.7	92.3	72.1	78.9	77.2
湖　南	86.4	85.2	84.3	83.7	76.2	77.6	74.8
广　东	83.5	84.0	83.0	82.2	71.1	74.3	72.2
广　西	89.8	87.7	87.6	90.1	82.8	81.6	79.5
海　南	79.4	81.1	79.6	78.4	66.6	68.3	63.6
重　庆	86.8	84.1	82.2	82.2	74.7	78.2	75.9
四　川	89.6	91.3	88.7	89.4	79.0	82.2	79.1
贵　州	80.9	79.9	81.8	81.5	75.7	76.5	75.2
云　南	82.9	83.2	85.8	83.8	77.5	78.5	76.2
西　藏	73.2	72.1	64.6	64.8	56.2	56.6	48.6
陕　西	83.4	83.7	84.0	81.7	68.7	72.4	70.0
甘　肃	82.2	81.6	81.6	82.3	71.6	69.6	63.0
青　海	76.0	70.6	73.2	74.1	70.2	66.6	59.7
宁　夏	83.2	80.8	79.9	81.1	68.8	67.4	64.3
新　疆	86.9	85.0	85.6	87.9	69.9	73.6	67.4

3-5-9 2022年各地区医院医师担负工作量

地区	医师日均担负诊疗人次数/人次			医师日均担负住院床日/天		
	合计	公立	民营	合计	公立	民营
全　国	**6.2**	**6.6**	**4.8**	**2.1**	**2.0**	**2.3**
北　京	7.4	8.0	5.7	1.1	1.2	1.0
天　津	7.4	7.7	6.6	1.1	1.3	0.6
河　北	4.8	5.2	3.8	1.6	1.7	1.5
山　西	4.4	4.7	3.0	1.7	1.7	1.5
内蒙古	4.5	4.6	4.2	1.5	1.5	1.2
辽　宁	4.8	5.0	4.2	1.9	1.8	1.9
吉　林	4.3	4.6	3.4	1.8	1.7	2.0
黑龙江	4.1	4.2	3.5	2.0	1.8	2.5
上　海	11.3	12.0	7.1	2.2	1.8	4.6
江　苏	7.2	7.6	6.4	2.1	2.0	2.5
浙　江	9.2	10.3	5.6	1.9	1.8	2.3
安　徽	5.8	6.4	4.3	2.1	2.2	1.8
福　建	7.3	8.0	4.6	2.1	2.0	2.2
江　西	5.8	6.2	4.2	2.5	2.3	3.3
山　东	5.2	5.4	4.4	1.8	1.8	1.9
河　南	5.3	5.6	4.4	2.2	2.3	2.1
湖　北	6.2	6.5	4.7	2.4	2.5	2.3
湖　南	4.9	5.2	3.8	2.7	2.7	2.9
广　东	8.5	8.9	6.1	1.9	1.8	2.6
广　西	6.6	7.0	3.7	2.5	2.3	4.0
海　南	5.5	5.8	4.0	1.8	1.7	2.1
重　庆	6.7	7.5	4.6	2.8	2.9	2.6
四　川	6.9	7.6	4.8	2.9	2.7	3.4
贵　州	5.2	5.3	4.9	2.7	2.3	4.0
云　南	6.9	7.2	6.0	2.6	2.6	2.8
西　藏	4.3	4.2	4.6	1.0	0.9	1.3
陕　西	5.4	5.7	4.3	2.2	2.2	2.4
甘　肃	4.7	5.0	3.2	2.0	2.0	1.9
青　海	4.4	4.4	4.9	1.7	1.7	1.7
宁　夏	6.4	6.6	5.9	1.7	1.7	1.7
新　疆	4.9	5.1	3.2	1.9	2.0	1.4

3-5-10 2022年各地区医院担负工作量

地区	平均住院日/天			病床使用率/%		
	合计	公立	民营	合计	公立	民营
全　国	**259.2**	**275.8**	**217.8**	**71.0**	**75.6**	**59.7**
北　京	247.9	264.6	199.8	67.9	72.5	54.7
天　津	231.1	248.4	155.0	63.3	68.1	42.5
河　北	234.7	252.1	189.9	64.3	69.1	52.0
山　西	228.4	248.7	171.0	62.6	68.1	46.9
内蒙古	202.0	219.6	111.7	55.4	60.2	30.6
辽　宁	213.2	229.3	177.2	58.4	62.8	48.5
吉　林	213.8	222.9	191.4	58.6	61.1	52.4
黑龙江	203.3	201.6	208.6	55.7	55.2	57.1
上　海	290.8	292.6	286.9	79.7	80.2	78.6
江　苏	271.9	292.8	240.1	74.5	80.2	65.8
浙　江	290.5	311.1	248.0	79.6	85.2	68.0
安　徽	249.7	278.0	189.5	68.4	76.2	51.9
福　建	265.5	278.8	225.5	72.7	76.4	61.8
江　西	266.5	278.2	237.4	73.0	76.2	65.1
山　东	250.7	267.1	204.7	68.7	73.2	56.1
河　南	266.7	282.1	226.1	73.1	77.3	61.9
湖　北	281.7	299.9	211.5	77.2	82.2	57.9
湖　南	272.9	293.6	222.2	74.8	80.4	60.9
广　东	263.5	278.0	220.8	72.2	76.2	60.5
广　西	290.2	306.2	242.4	79.5	83.9	66.4
海　南	232.2	245.9	194.9	63.6	67.4	53.4
重　庆	277.1	309.6	214.7	75.9	84.8	58.8
四　川	288.7	314.1	240.4	79.1	86.1	65.9
贵　州	274.6	294.4	247.1	75.2	80.6	67.7
云　南	278.2	305.3	215.7	76.2	83.6	59.1
西　藏	177.4	174.0	188.4	48.6	47.7	51.6
陕　西	255.5	274.4	209.5	70.0	75.2	57.4
甘　肃	230.0	235.7	197.8	63.0	64.6	54.2
青　海	217.8	226.3	165.6	59.7	62.0	45.4
宁　夏	234.9	252.5	179.2	64.3	69.2	49.1
新　疆	245.8	258.2	152.0	67.4	70.7	41.7

3-5-11　2018—2021年三级公立医院绩效考核国家监测分析情况

项目	2018	2019	2020	2021
三级公立医院出院患者手术开展情况				
出院患者手术占比/%	27.40	28.39	30.49	30.80
出院患者微创手术占比/%	15.90	16.73	18.35	19.92
出院患者四级手术占比/%	16.39	17.24	18.76	19.73
三级公立医院预约诊疗开展情况				
门诊预约诊疗率/%	42.02	47.26	56.60	6.52
门诊患者预约后平均等候时间/分钟	22.98	20.23	22.18	20.12
三级公立医院室间质评项目参加率和合格率情况				
室间质评参加率/%	75.00	73.87	89.41	93.27
室间质评合格率/%	96.00	96.50	96.40	97.25
三级公立医院基本药物及辅助用药使用情况				
门诊患者基本药物处方占比/%	52.25	52.74	54.50	56.03
住院患者基本药物使用率/%	95.38	94.86	95.63	95.82
辅助用药收入占比/%	7.55	4.42	1.72	0.86
三级公立医院电子病历系统应用水平分级评价情况				
电子病历应用水平分级评价参评率/%	94.58	99.36	98.60	99.71
电子病历应用水平等级	2.72	3.23	3.65	3.83

3-5-12 2020年、2021年药品不良反应监测情况

单位：件

项目		2020	2021				
			合计	化学药品	中药	生物制品	其他
不良反应报告数量		1661807	1962418	1596147	262658	33707	69906
严重药品不良反应报告数量		165280	216197	185595	12226	7004	11372
新的药品不良反应报告数量		368875	416976	281774	113420	6453	15329
药品群体不良事件报告数量		0	0	0	0	0	0
报告来源	医疗单位	—	1693073	—	—	—	—
	生产单位	—	80908	—	—	—	—
	经营单位	—	184447	—	—	—	—
	个人	—	3882	—	—	—	—
	其他	—	108	—	—	—	—

数据来源：国家药品监督管理局《药品监督管理统计年度报告》。

3-5-13　2021年分省医疗器械不良事件报告和
监测情况

单位：件

地区	不良事件报告	严重伤害事件报告	死亡事件	
			报告	涉及品种
全　国	**536055**	**32874**	**218**	**88**
北　京	7037	177	3	3
天　津	8465	7	1	1
河　北	55037	813	2	2
山　西	10948	196	1	1
内蒙古	7131	40	0	0
辽　宁	10492	759	2	2
吉　林	6885	4	4	2
黑龙江	8995	9	0	0
上　海	10250	1138	164	53
江　苏	43123	1976	0	0
浙　江	15531	1784	6	2
安　徽	35250	1700	2	1
福　建	9520	1511	4	0
江　西	17748	3534	1	1
山　东	52872	3167	4	3
河　南	40109	212	5	2
湖　北	18991	1028	1	1
湖　南	19686	3726	1	1
广　东	41129	2919	9	8
广　西	17242	992	0	0
海　南	2869	46	0	0
重　庆	11203	41	0	0
四　川	28324	5038	2	1
贵　州	11863	402	4	2
云　南	12180	199	0	0
西　藏	367	0	0	0
陕　西	14492	1063	1	1
甘　肃	7784	377	0	0
青　海	864	1	1	1
宁　夏	1346	3	0	0
新　疆	8322	12	0	0

数据来源：国家药品监督管理局《药品监督管理统计年度报告》。

第六节

卫生经费与医疗费用

3-6-1　历年卫生总费用及GDP占比

年份	卫生总费用/亿	卫生总费用分项/亿			卫生总费用占GDP/%
		政府卫生支出	社会卫生支出	个人卫生支出	
1980	143	52	61	30	3.15
1985	279	108	92	79	3.09
1990	747	187	293	267	3.96
1995	2155	387	768	1000	3.51
2000	4587	710	1172	2705	4.57
2001	5026	801	1211	3014	4.53
2002	5790	909	1539	3342	4.76
2003	6584	1117	1789	3679	4.79
2004	7590	1294	2225	4071	4.69
2005	8660	1553	2586	4521	4.62
2006	9843	1779	3211	4854	4.49
2007	11574	2582	3894	5099	4.29
2008	14535	3594	5066	5876	4.55
2009	17542	4816	6154	6571	5.03
2010	19980	5732	7197	7051	4.85
2011	24346	7464	8416	8465	4.99
2012	28119	8432	10031	9656	5.22
2013	31669	9546	11394	10729	5.34
2014	35312	10579	13438	11295	5.49
2015	40975	12475	16507	11993	5.95
2016	46345	13910	19097	13338	6.21
2017	52598	15206	22259	15134	6.32
2018	59122	16399	25811	16912	6.43
2019	65841	18017	29151	18674	6.67
2020	72175	21942	30274	19959	7.12
2021	76845	20676	34963	21206	6.69
2022	85327	24041	38346	22941	7.05

注：①本表系核算数，2022年为初步核算数；②按当年价格计算；③2001年起卫生总费用不含高等医学教育经费,2006年起包括城乡医疗救助经费。

3-6-2　历年卫生总费用构成

年份	卫生总费用/亿元	卫生总费用构成/%		
		政府卫生支出	社会卫生支出	个人卫生支出
1980	143.23	36.24	42.57	21.19
1985	279.00	38.58	32.96	28.46
1990	747.39	25.06	39.22	35.73
1995	2155.13	17.97	35.63	46.40
2000	4586.63	15.47	25.55	58.98
2001	5025.93	15.93	24.10	59.97
2002	5790.03	15.69	26.59	57.72
2003	6584.10	16.96	27.16	55.87
2004	7590.29	17.04	29.32	53.64
2005	8659.91	17.93	29.87	52.21
2006	9843.34	18.07	32.62	49.31
2007	11573.97	22.31	33.64	44.05
2008	14535.40	24.73	34.85	40.42
2009	17541.92	27.46	35.08	37.46
2010	19980.39	28.69	36.02	35.29
2011	24345.91	30.66	34.57	34.80
2012	28119.00	29.99	35.67	34.34
2013	31668.95	30.10	36.00	33.90
2014	35312.40	29.96	38.05	31.99
2015	40974.64	30.45	40.29	29.27
2016	46344.88	30.01	41.21	28.78
2017	52598.28	28.91	42.32	28.77
2018	59121.91	27.74	43.66	28.61
2019	65841.39	27.36	44.27	28.36
2020	72175.00	30.40	41.94	27.65
2021	76844.99	26.91	45.50	27.60
2022	85327.49	28.17	44.94	26.89

注：①本表系核算数，2020年为初步核算数；②按当年价格计算；③2001年起，卫生总费用不含高等医学教育经费，2006年起，包括城乡医疗救助经费。

3-6-3　历年城乡卫生总费用构成

年份	城乡卫生费用/亿元			人均卫生费用/元		
	合计	城市	农村	合计	城市	农村
1980				14.5		
1985				26.4		
1990	747.39	396	351.39	65.4	158.8	38.8
1995	2155.13	1239.5	915.63	177.9	401.3	112.9
2000	4586.63	2624.24	1962.39	361.9	813.7	214.7
2001	5025.93	2792.95	2232.98	393.8	841.2	244.8
2002	5790.03	3448.24	2341.79	450.7	987.1	259.3
2003	6584.1	4150.32	2433.78	509.5	1108.9	274.7
2004	7590.29	4939.21	2651.08	583.9	1261.9	301.6
2005	8659.91	6305.57	2354.34	662.3	1126.4	315.8
2006	9843.34	7174.73	2668.61	748.8	1248.3	361.9
2007	11573.97	8968.7	2605.27	876.0	1516.3	358.1
2008	14535.4	11251.9	3283.5	1094.5	1861.8	455.2
2009	17541.92	13535.61	4006.31	1314.3	2176.6	562
2010	19980.39	15508.62	4471.77	1490.1	2315.5	666.3
2011	24345.91	18571.87	5774.04	1804.5	2697.5	879.4
2012	28119	21280.46	6838.54	2068.8	2999.3	1064.8
2013	31668.95	23644.95	8024	2316.2	3234.1	1274.4
2014	35312.4	26575.6	8736.8	2565.5	3558.3	1412.2
2015	40974.64	31297.85	9676.79	2962.2	4058.5	1603.6
2016	46344.88	35458.01	10886.87	3328.6	4471.5	1846.1
2017	52598.28			3756.7		
2018	59121.91			4206.7		
2019	65841.39			4669.3		
2020	72175.00			5111.1		
2021	76844.99			5440		
2022	85327.49			6044.1		

注：①本表系核算数，2022年为初步核算数；②按当年价格计算；③2001年起卫生总费用不含高等医学教育经费，2006年起包括城乡医疗救助经费。

3-6-4　2021年分省卫生总费用及人均费用

地区	卫生总费用/亿元	卫生总费用占GDP比重/%	人均卫生总费用/元
全　国	**76844.99**	**6.69**	**5439.97**
北　京	3351.91	8.32	15315.34
天　津	1072.40	6.83	7810.62
河　北	3308.62	8.19	4442.29
山　西	1569.42	6.95	4509.19
内蒙古	1330.51	6.49	5543.80
辽　宁	1950.21	7.07	4611.08
吉　林	1164.48	8.80	4902.29
黑龙江	1748.74	11.75	5595.98
上　海	3326.57	7.70	13362.78
江　苏	5779.38	4.97	6794.95
浙　江	4290.35	5.84	6560.17
安　徽	2516.13	5.86	4116.03
福　建	2076.82	4.25	4960.16
江　西	1860.70	6.28	4118.97
山　东	5374.74	6.47	5284.90
河　南	4083.68	6.93	4132.02
湖　北	3051.01	6.10	5233.30
湖　南	3051.45	6.62	4608.05
广　东	8063.98	6.48	6357.60
广　西	1941.60	7.85	3854.68
海　南	555.86	8.58	5447.16
重　庆	1692.41	6.07	5268.31
四　川	4254.71	7.90	5082.07
贵　州	1536.90	7.85	3989.88
云　南	2065.11	7.61	4403.22
西　藏	254.69	12.24	6958.61
陕　西	2145.49	7.20	5426.12
甘　肃	1110.71	10.84	4460.63
青　海	388.07	11.60	6533.09
宁　夏	372.92	8.25	5143.74
新　疆	1584.73	9.91	6121.00

3-6-5　2021年分省卫生总费用构成

地区	卫生总费用分项/亿元			卫生总费用构成/%		
	政府卫生支出	社会卫生支出	个人卫生支出	政府卫生支出	社会卫生支出	个人卫生支出
全　国	**20676.06**	**34963.26**	**21205.67**	**26.91**	**45.50**	**27.60**
北　京	784.02	2127.22	440.67	23.39	63.46	13.15
天　津	200.12	571.29	300.98	18.66	53.27	28.07
河　北	849.92	1466.63	992.07	25.69	44.33	29.98
山　西	437.06	643.26	489.10	27.85	40.99	31.16
内蒙古	389.79	543.74	396.98	29.30	40.87	29.84
辽　宁	415.94	949.52	584.75	21.33	48.69	29.98
吉　林	310.01	505.47	349.00	26.62	43.41	29.97
黑龙江	455.21	769.64	523.89	26.03	44.01	29.96
上　海	720.32	2001.81	604.44	21.65	60.18	18.17
江　苏	1255.86	3122.28	1401.24	21.73	54.02	24.25
浙　江	974.32	2278.04	1037.99	22.71	53.10	24.19
安　徽	759.53	1021.60	734.99	30.19	40.60	29.21
福　建	569.17	988.37	519.27	27.41	47.59	25.00
江　西	656.73	684.37	519.61	35.29	36.78	27.93
山　东	1172.53	2685.86	1516.35	21.82	49.97	28.21
河　南	1091.58	1767.31	1224.79	26.73	43.28	29.99
湖　北	759.19	1379.86	911.96	24.88	45.23	29.89
湖　南	819.09	1383.59	848.77	26.84	45.34	27.82
广　东	1966.39	4014.07	2083.52	24.38	49.78	25.84
广　西	635.12	766.47	540.02	32.71	39.48	27.81
海　南	207.58	228.06	120.22	37.34	41.03	21.63
重　庆	457.31	763.68	471.42	27.02	45.12	27.86
四　川	1110.28	1970.84	1173.58	26.10	46.32	27.58
贵　州	569.49	588.76	378.65	37.05	38.31	24.64
云　南	762.88	743.92	558.31	36.94	36.02	27.04
西　藏	172.98	59.16	22.55	67.92	23.23	8.85
陕　西	593.26	919.74	632.49	27.65	42.87	29.48
甘　肃	412.92	382.47	315.31	37.18	34.44	28.39
青　海	190.96	111.38	85.73	49.21	28.70	22.09
宁　夏	118.13	150.54	104.25	31.68	40.37	27.95
新　疆	535.67	668.07	380.98	33.80	42.16	24.04

3-6-6　历年政府卫生支出情况

单位：亿元

年份	合计	医疗卫生服务支出	医疗保障支出	行政管理事务支出	人口与计划生育事务支出
1990	187.28	122.86	44.34	4.55	15.53
1991	204.05	132.38	50.41	5.15	16.11
1992	228.61	144.77	58.10	6.37	19.37
1993	272.06	164.81	76.33	8.04	22.89
1994	342.28	212.85	92.02	10.94	26.47
1995	387.34	230.05	112.29	13.09	31.91
1996	461.61	272.18	135.99	15.61	37.83
1997	523.56	302.51	159.77	17.06	44.23
1998	590.06	343.03	176.75	19.90	50.38
1999	640.96	368.44	191.27	22.89	58.36
2000	709.52	407.21	211.00	26.81	64.50
2001	800.61	450.11	235.75	32.96	81.79
2002	908.51	497.41	251.66	44.69	114.75
2003	1116.94	603.02	320.54	51.57	141.82
2004	1293.58	679.72	371.60	60.90	181.36
2005	1552.53	805.52	453.31	72.53	221.18
2006	1778.86	834.82	602.53	84.59	256.92
2007	2581.58	1153.30	957.02	123.95	347.32
2008	3593.94	1397.23	1577.10	194.32	425.29
2009	4816.26	2081.09	2001.51	217.88	515.78
2010	5732.49	2565.60	2331.12	247.83	587.94
2011	7464.18	3125.16	3360.78	283.86	694.38
2012	8431.98	3506.70	3789.14	323.29	812.85
2013	9545.81	3838.93	4428.82	373.15	904.92
2014	10579.23	4288.70	4958.53	436.95	895.05
2015	12475.28	5191.25	5822.99	625.94	835.10
2016	13910.31	5867.38	6497.20	804.31	741.42
2017	15205.87	6550.45	7007.51	933.82	714.10
2018	16399.13	6908.05	7795.57	1005.79	689.72
2019	18016.95	7986.42	8459.16	883.77	687.61
2020	21941.90	11415.83	8844.93	1021.15	660.00
2021	20676.06	9564.18	9416.78	1048.13	646.97
2022	24040.89	12754.14	9538.57	1137.77	610.42

　　注：①本表按当年价格计算；②政府卫生支出是指各级政府用于医疗卫生服务、医疗保障补助、卫生和医疗保险行政管理事务、人口与计划生育事务支出等各项事业的经费。

3-6-7 政府卫生支出所占比重

年份	政府卫生支出/亿元	占财政支出比重/%	占卫生总费用比重/%	占国内生产总值比重/%
1990	187.28	6.07	25.06	1.00
1995	387.34	5.68	17.97	0.63
2000	709.52	4.47	15.47	0.71
2001	800.61	4.24	15.93	0.72
2002	908.51	4.12	15.69	0.75
2003	1116.94	4.53	16.96	0.81
2004	1293.58	4.54	17.04	0.80
2005	1552.53	4.58	17.93	0.83
2006	1778.86	4.40	18.07	0.81
2007	2581.58	5.19	22.31	0.96
2008	3593.94	5.74	24.73	1.13
2009	4816.26	6.31	27.46	1.38
2010	5732.49	6.38	28.69	1.39
2011	7464.18	6.83	30.66	1.53
2012	8431.98	6.69	29.99	1.57
2013	9545.81	6.81	30.14	1.61
2014	10579.23	6.97	29.96	1.64
2015	12475.28	7.09	30.45	1.81
2016	13910.31	7.41	30.01	1.86
2017	15205.87	7.49	28.91	1.83
2018	16399.13	7.42	27.74	1.78
2019	18016.95	7.54	27.36	1.83
2020	21941.90	8.41	30.40	2.16
2021	20676.06	8.35	26.91	1.81
2022	24040.89	9.22	28.17	1.99

注：①本表按当年价格计算；②为保证支出口径均为一般公共预算支出及历史时间序列数据可比，2020年政府卫生支出占财政支出比重中，政府卫生支出不含政府性基金支出下抗疫特别国债安排的支出。

3-6-8　历年城乡居民医疗保健支出

年份	城镇居民			农村居民		
	人均年消费支出/元	人均医疗保健支出/元	医疗保健支出占消费性支出比重/%	人均年消费支出/元	人均医疗保健支出/元	医疗保健支出占消费性支出比重/%
2000	4998.0	318.1	6.4	1670.1	87.6	5.2
2005	7942.9	600.9	7.6	2555.4	168.1	6.6
2010	13471.5	871.8	6.5	4381.8	326.0	7.4
2015	21392.4	1443.4	6.7	9222.6	846.0	9.2
2016	23078.9	1630.8	7.1	10129.8	929.2	9.2
2017	24445.0	1777.4	7.3	10954.5	1058.7	9.7
2018	26112.3	2045.7	7.8	12124.3	1240.1	10.2
2019	28063.4	2282.7	8.1	13327.7	1420.8	10.7
2020	27007.4	2172.2	8.0	13713.4	1417.5	10.3
2021	30307.2	2521.3	8.3	15915.6	1579.6	9.9

注：本表按当年价格计。

3-6-9　2021年全国城乡居民医疗保健支出

地区	城镇居民			农村居民		
	人均年消费支出/元	人均医疗保健支出/元	医疗保健支出占消费性支出比重/%	人均年消费支出/元	人均医疗保健支出/元	医疗保健支出占消费性支出比重/%
全　国	**30307.2**	**2521.3**	**8.3**	**15915.6**	**1579.6**	**9.9**
北　京	46775.7	4609.8	9.9	23574.0	2211.9	9.4
天　津	36066.9	4021.0	11.1	19285.5	2427.2	12.6
河　北	24192.4	2205.3	9.1	15390.7	1745.5	11.3
山　西	21965.5	2497.2	11.4	11410.1	1254.6	11.0
内蒙古	27194.2	2617.7	9.6	15691.4	1950.7	12.4
辽　宁	28438.4	2904.8	10.2	14605.9	1644.9	11.3
吉　林	24420.9	2701.1	11.1	13411.0	1922.9	14.3
黑龙江	24422.1	2850.5	11.7	15225.0	1938.8	12.7
上　海	51294.6	4063.1	7.9	27204.8	2216.4	8.1
江　苏	36558.0	2800.5	7.7	21130.1	1781.9	8.4
浙　江	42193.5	2865.6	6.8	25415.2	1751.8	6.9
安　徽	26495.1	1891.2	7.1	17163.3	1672.1	9.7
福　建	33942.0	1939.4	5.7	19290.4	1484.3	7.7
江　西	24586.5	2015.4	8.2	15663.1	1347.4	8.6
山　东	29314.3	2403.9	8.2	14298.7	1505.8	10.5
河　南	23177.5	2058.0	8.9	14073.2	1542.1	11.0
湖　北	28505.6	2541.1	8.9	17646.9	1836.5	10.4
湖　南	28293.8	2399.2	8.5	16950.7	1827.5	10.8
广　东	36621.1	2143.7	5.9	20011.8	1342.2	6.7
广　西	22555.3	2163.1	9.6	14165.3	1392.5	9.8
海　南	27564.8	2012.3	7.3	15487.3	1264.9	8.2
重　庆	29849.6	2661.9	8.9	16095.7	1781.8	11.1
四　川	26970.8	2281.1	8.5	16444.0	1877.3	11.4
贵　州	25333.0	1952.1	7.7	12557.0	940.8	7.5
云　南	27440.7	2551.8	9.3	12386.3	1059.2	8.6
西　藏	28159.2	1565.8	5.6	10576.6	489.8	4.6
陕　西	24783.7	2758.6	11.1	13158.0	1702.3	12.9
甘　肃	25756.6	2291.7	8.9	11206.1	1362.2	12.2
青　海	24512.5	2454.1	10.0	13300.2	1400.7	10.5
宁　夏	25385.6	2559.2	10.1	13535.7	1603.2	11.8
新　疆	25724.0	2850.2	11.1	12821.4	1210.6	9.4

注：本表按当年价格计算。

3-6-10　2022年各类医疗卫生机构收入情况

单位：亿元

机构分类	总收入	财政拨款收入	事业收入	医疗收入
总　计	**56402.4**	**10360.5**	**42975.3**	**41879.0**
医院	41988.5	5182.1	35536.1	35218.4
综合医院	29745.6	3477.3	25387.3	25162.8
中医医院	5216.5	790.6	4285.2	4259.5
中西医结合医院	824.5	97.8	707.5	701.9
民族医院	163.7	54.1	84.3	83.8
专科医院	5952.6	760.2	5000.8	4939.4
护理院	85.6	2.1	71.1	70.9
基层医疗卫生机构	8954.3	2808.1	5434.6	5264.6
社区卫生服务中心（站）	2745.5	1036.9	1591.7	1531.5
卫生院	3850.6	1770.5	1923.2	1878.5
乡镇卫生院	3802.8	1748.6	1900.5	1856.5
村卫生室	488.9	0.0	316.2	251.1
门诊部	1001.8	0.0	902.8	902.8
诊所、卫生所、医务室、护理站	867.5	0.8	700.6	700.6
专业公共卫生机构	4190.0	2136.4	1783.6	1381.7
疾病预防控制中心	1520.8	1079.6	295.7	0.0
专科疾病防治院（所、站）	164.5	67.1	88.4	84.0
健康教育所（站、中心）	13.3	12.6	0.1	0.0
妇幼保健院（所、站）	1958.3	593.0	1307.9	1297.8
急救中心（站）	85.5	67.7	13.2	0.0
采供血机构	218.1	101.2	75.2	0.0
卫生监督所（中心）	210.7	203.2	1.2	0.0
计划生育技术服务机构	18.7	12.0	1.8	0.0
其他医疗卫生机构	1269.6	233.8	221.1	14.3

　　统计范围：医疗卫生机构103.1万个，其中：社区卫生服务中心（站）3.6万个，诊所（医务室）26万个，村卫生室59.9万个。

3-6-11　2022年各类医疗卫生机构支出情况

单位：亿元

机构分类	总费用/总支出	业务活动费用和单位管理费用	财政拨款费用	总费用中：人员经费
总　计	54079.9	50815.4	2517.1	20323.6
医院	40853	39834.8	1652.2	14852
综合医院	29104.7	28511.8	1093.8	10436.9
中医医院	5035.3	4932.8	246.8	1877.1
中西医结合医院	816.9	791.9	36.3	298.9
民族医院	141.5	138.9	16.9	60
专科医院	5666.3	5378.1	258.2	2150.8
护理院	88.3	81.4	0.4	28.3
基层医疗卫生机构	8284.0	6391.2	0.2	3659.8
社区卫生服务中心（站）	2727.9	2631.3	0	1043
卫生院	3841.6	3742.7	0	1753
乡镇卫生院	3794.7	3696.6	0	1731.4
村卫生室	401	0	0	197.8
门诊部	726.5	0	0	350.1
诊所、卫生所、医务室、护理站	586.9	17.2	0.2	316
专业公共卫生机构	3947.8	3830.7	786.2	1555.8
疾病预防控制中心	1397	1334.8	493.2	373.2
专科疾病防治院（所、站）	153.9	150.6	20.6	68.5
健康教育所（站、中心）	13.1	12.6	4.9	5.5
妇幼保健院（所、站）	1852.3	1824.4	181.1	844.6
急救中心（站）	78.8	77	22.2	40.5
采供血机构	220.8	207	42.1	69.7
卫生监督所（中心）	217.6	210.8	19.3	145.8
计划生育技术服务机构	14.3	13.5	2.9	7.9
其他医疗卫生机构	995.2	758.6	78.4	255.9

　　统计范围：医疗卫生机构103.1万个，其中：社区卫生服务中心（站）3.6万个，诊所（医务室）26万个，村卫生室59.9万个。

3-6-12 历年各医疗卫生机构收支情况

机构类型	2015	2017	2018	2019	2020	2021	2022
收入情况/亿元							
总计	29537.9	36975.3	41111.7	46441.4	48690.0	54824.0	56402.4
医院	22878.9	28659.9	31889.9	35967.6	36870.3	40904.6	41988.5
综合医院	16990.4	21013.6	23132.0	25994.3	26406.5	29125.8	29745.6
基层医疗卫生机构	4348.9	5484	6124.6	6993.9	7519.7	8900.2	8954.3
专业公共卫生机构	2051.8	2504.2	2726.4	3017.6	3633.9	3934.1	4190.0
其他医疗卫生机构	258.3	327.2	370.8	462.3	666.1	1085.2	1269.6
收入情况占总收入比重/%							
医院	77.5	77.5	77.6	77.5	75.7	74.6	74.4
综合医院	57.5	56.8	56.3	56.0	54.2	53.1	52.7
基层医疗卫生机构	14.7	14.8	14.9	15.1	15.4	16.2	15.9
专业公共卫生机构	7.0	6.8	6.6	6.5	7.5	7.2	7.4
其他医疗卫生机构	0.9	0.9	0.9	1.0	1.4	2.0	2.3
支出情况/亿元							
总计	28413.4	35789.0	40006.7	44096.4	50018.6	51646.2	54079.9
医院	22127.1	27901.3	31043.6	34274.9	34446.8	39144.1	40853.0
综合医院	16494.1	20506.8	22576.7	24858.3	24902.5	28040.8	29104.7
基层医疗卫生机构	4100.0	5218.4	5861.0	6548.2	9340.5	7895.5	8284.0
专业公共卫生机构	1943.7	2379.2	2656.5	2835.7	3561.6	3762.9	3947.8
其他医疗卫生机构	242.6	290.1	445.5	437.6	2669.7	843.7	995.2
支出情况占总支出比重/%							
医院	77.9	78.0	77.6	77.7	68.9	75.8	75.5
综合医院	58.1	57.3	56.4	56.4	49.8	54.3	53.8
基层医疗卫生机构	14.4	14.6	14.7	14.9	18.7	15.3	15.3
专业公共卫生机构	6.8	6.7	6.6	6.4	7.1	7.3	7.3
其他医疗卫生机构	0.9	0.8	1.1	1.0	5.3	1.6	1.8

数据来源：国家卫生健康委历年《中国卫生健康统计年鉴》。

3-6-13 历年各医疗卫生机构财政拨款收入情况

机构类型	2015	2017	2018	2019	2020	2021	2022
收入情况/亿元							
总计	4321.3	5432.2	6064.9	6735.4	9714.5	9136.1	10360.5
医院	1877.6	2369.5	2696.6	3081.4	5151.5	4326.6	5182.1
综合医院	1267.8	1590.8	1781.5	2033.4	3441.6	2877.4	3477.3
中医医院	265.5	351.9	408.8	471.6	795.1	662.1	790.6
中西医结合医院	35.6	49.9	53.7	58.9	87.2	77.9	97.8
民族医院	21.0	27.2	37.9	39.0	60.2	51.2	54.1
专科医院	286.7	348.2	413.2	477.8	765.3	656.1	760.2
护理院	1.1	1.6	1.5	1.7	2.1	2.0	2.1
基层医疗卫生机构	1397.4	1784.4	1977.4	2150.4	2487.4	2641.6	2808.1
社区卫生服务中心（站）	404.7	541.8	622.1	710.2	841.3	944.5	1036.9
卫生院	992.6	1242.6	1355.2	1440.0	1643.0	1729.5	1770.5
专业公共卫生机构	920.3	1143.2	1243.3	1353.1	1914.9	1858.7	2136.4
疾病预防控制中心	356.5	461.1	511.3	577.4	939.6	929.7	1079.6
专科疾病防治院（所、站）	48.2	57.4	57.6	60.6	76.3	65.2	67.1
妇幼保健院（所、站）	220.1	333.3	373.6	410.9	570.4	514.7	593.0
急救中心（站）	22.3	31.8	37.0	43.0	53.9	59.8	67.7
其他医疗卫生机构	126.0	135.1	147.6	149.5	161.0	274.3	233.8
收入情况占总收入比重/%							
医院	43.4	43.6	44.5	45.7	53.0	47.4	50.0
综合医院	29.3	29.3	29.4	30.2	35.4	31.5	33.6
中医医院	6.1	6.5	6.7	7.0	8.2	7.2	7.6
中西医结合医院	0.8	0.9	0.9	0.9	0.9	0.9	0.9
民族医院	0.5	0.5	0.6	0.6	0.6	0.6	0.5
专科医院	6.6	6.4	6.8	7.1	7.9	7.2	7.3
护理院	0.0	0.0	0.0	0.0	0.0	0.0	0.0
基层医疗卫生机构	32.3	32.8	32.6	31.9	25.6	28.9	27.1
社区卫生服务中心（站）	9.4	10.0	10.3	10.5	8.7	10.3	10.0
卫生院	23.0	22.9	22.3	21.4	16.9	18.9	17.1
专业公共卫生机构	21.3	21.0	20.5	20.1	19.7	20.3	20.6
疾病预防控制中心	8.2	8.5	8.4	8.6	9.7	10.2	10.4
专业疾病防治院（所、站）	1.1	1.1	0.9	0.9	0.8	0.7	0.6
妇幼保健院（所、站）	5.1	6.1	6.2	6.1	5.9	5.6	5.7
急救中心（站）	0.5	0.6	0.6	0.6	0.6	0.7	0.7
其他医疗卫生机构	2.9	2.5	2.4	2.2	1.7	3.0	2.3

数据来源：历年《中国卫生健康统计年鉴》。

3-6-14 2015—2021年分省人均基本公共卫生补助经费

单位：元

地区	2015	2016	2017	2018	2019	2020	2021
全 国	**42.6**	**47.7**	**52.6**	**57.6**	**58.9**	**77.4**	**82.3**
北 京	120.0	83.2			105.0	105.0	105.0
天 津	40.0	50.0	60.0	70.0	89.0	99.0	104.0
河 北	40.0	45.0	50.0	55.0	67.4	73.4	81.3
山 西	40.0	45.0	49.4	55.1	69.0	74.0	79.0
内蒙古	40.0	45.0	50.1	55.0	61.9	67.4	76.6
辽 宁	40.0	45.0	50.0	53.4	63.9	70.5	77.4
吉 林	40.0	45.0	50.0	55.0	59.8	74.8	79.1
黑龙江	40.0	45.0	50.0	55.0	59.9	71.9	78.7
上 海	64.0	65.0	79.4	86.9	91.8	104.7	107.9
江 苏	43.5	57.2	69.5	74.1	81.7	87.0	94.0
浙 江	43.9	46.6	53.8	58.7	66.1	90.0	103.1
安 徽	40.3	45.0	50.1	54.3	61.7	69.9	77.2
福 建	41.1	45.0	52.0	57.4	68.4	76.5	82.7
江 西	39.3	45.0	50.0	55.1	61.1	67.8	80.5
山 东	41.1	45.0	50.4	55.1	65.5	73.6	78.5
河 南	40.0	45.0	50.0	54.9	69.0	74.0	79.0
湖 北	41.3	47.5	50.2	55.5	62.5	71.5	76.6
湖 南	40.2	45.1	50.2	55.2	69.0	74.0	79.0
广 东	42.9	45.0	56.1	60.5	74.2	90.7	90.4
广 西	40.0	45.0	50.0	55.0	69.0	74.0	78.9
海 南	40.9	45.4	51.8	57.4	63.5	71.7	70.9
重 庆	40.0	45.0	50.0	55.0	69.0	74.0	79.0
四 川	40.9	46.1	51.9	57.3	65.2	73.1	79.7
贵 州	40.0	45.0	50.0	54.2	62.0	74.0	79.0
云 南	40.0	45.0	50.5	55.0	69.0	74.0	79.0
西 藏	50.0	55.0	65.0	75.0	70.7	93.4	100.5
陕 西	40.0	45.0	50.0	55.0	60.0	74.0	75.1
甘 肃	40.0	45.0	49.6	54.5	61.0	69.5	75.6
青 海	45.0	50.0	55.0	60.0	65.5	79.0	84.0
宁 夏	40.0	45.0	49.8	54.4	58.6	74.3	79.1
新 疆	42.9	45.0	52.3	55.7	50.3	82.0	77.4

3-6-15 2015—2022年公立医院收入与支出

指标名称	2015	2017	2018	2019	2020	2021	2022
机构数/个	12633	11872	11600	11465	11363	11343	11746
平均每所医院总收入/万元	16499	21453	24183	27552	28290	31193	30830
财政拨款收入*	1480	1982	2306	2670	4504	3782	4391
事业收入	—	—	—	24276	22860	26583	25483
其中：医疗收入	14612	18909	21201	24160	22724	26394	25217
门急诊收入	5048	6390	7158	8206	7864	9250	9317
内：药品收入	2441	2811	3019	3450	3189	3592	3574
住院收入	9564	12519	14043	15951	14848	16847	15810
内：药品收入	3529	3869	3916	4343	3859	4178	3782
平均每所医院总费用/万元	15997	20968	23547	26272	26482	29747	29894
其中：业务活动费用和单位管理费用#	13263	17556	19695	25860	26015	26190	29483
内：药品费	5322	6360	6723	7713	6957	7555	7182
平均每所医院人员经费/万元	4901	6984	8092	9449	9663	10772	11217
职工人均年业务收入/万元	37	42	44	47	42	47	45
医师人均年业务收入/万元	133	147	155	165	147	163	156
门诊病人次均医药费/元	235	257	272	288	320	321	334
住院病人人均医药费/元	8833	9563	9976	10484	11364	11674	11469
住院病人日均医药费/元	903	1017	1068	1155	1226	1304	1313

注：①本表按当年价格计算；②2010年医疗业务成本为医疗支出和药品支出之和；③*2018年及以前系财政补助收入；④#2018年及以前系医疗业务成本。

3-6-16　2015—2022年综合医院收入与支出

指标名称	2015	2017	2018	2019	2020	2021	2022
机构数/个	4519	4521	4522	4505	4503	4507	4519
平均每所医院总收入/万元	31210	38857	42507	48203	48956	53846	54952
财政拨款收入	2555	3228	3617	4141	7110	5897	7221
事业收入	—	—	—	43052	40281	46588	46157
其中：医疗收入	27963	34677	37765	42873	40061	46279	45678
门急诊收入	9132	11062	12082	13829	13187	15866	16092
内：药品收入	4200	4586	4785	5492	5008	5604	5783
住院收入	18830	23615	25682	29031	26847	30327	29416
内：药品收入	6870	7243	7087	7804	6928	7467	6973
平均每所医院总费用/万元	30318	37962	41368	45980	46094	51591	53456
其中：业务活动费用和单位管理费用	25542	32289	35137	45423	45383	50897	52763
内：药品费	10038	11428	11648	13148	11696	12865	12621
平均每所医院人员经费/万元	9171	12428	13997	16150	16496	18275	19627
职工人均年业务收入/万元	40	45	47	51	46	51	49
医师人均年业务收入/万元	145	160	168	178	159	176	168
门诊病人次均医药费/元	238	257	271	286	320	319	333
其中：药费	109	107	108	114	121	116	123
检查费	50	56	59	62	71	72	73
住院病人人均医药费/元	8953	9735	10125	10644	11605	11919	11706
其中：药费	3267	2986	2794	2861	2995	2935	2775
检查费	776	895	979	1057	1172	1238	1260
住院病人日均医药费/元	1010	1142	1203	1301	1403	1502	1539

注：①本表系卫生健康部门综合医院数字；②本表按当年价格计算；③2010年医疗业务成本为医疗支出和药品支出之和。

3-6-17　医院门诊病人次均医药费用

指标	门诊病人次均医药费/元	药费	检查费	占门诊医药费比重/%	
				药费	检查费
医院合计					
2015	233.9	110.5	42.7	47.3	18.3
2017	257.0	109.7	47.6	42.7	18.5
2018	274.1	112.0	51.0	40.9	18.6
2019	290.8	118.1	54.1	40.6	18.6
2020	324.4	126.9	61.6	39.1	19.0
2021	329.1	123.2	62.7	37.5	19.0
2022	342.7	130.3	63.1	38	18.4
其中：公立医院					
2015	235.2	113.7	44.3	48.4	18.8
2017	257.1	113.1	49.6	44.0	19.3
2018	272.2	114.8	53.0	42.2	19.5
2019	287.6	120.9	56.1	42.0	19.5
2020	320.2	129.8	64.4	40.5	20.1
2021	320.9	124.6	65.3	38.8	20.4
2022	333.6	131.6	66.2	39.5	19.8
内：三级医院					
2015	283.7	139.8	51.1	49.3	18.0
2017	306.1	135.7	57.0	44.3	18.6
2018	322.1	135.8	61.5	42.2	19.1
2019	337.6	141.3	65.3	41.8	19.4
2020	373.6	150.8	74.9	40.4	20.1
2021	370.0	142.9	75.4	38.6	20.4
2022	381.6	150.1	76.5	39.3	20.1
二级医院					
2015	184.1	85.0	39.2	46.2	21.3
2017	190.6	85.5	40.6	44.9	21.3
2018	197.1	84.3	42.1	42.8	21.4
2019	204.3	85.2	43.0	41.7	21.0
2020	214.5	90.4	44.1	42.1	20.5
2021	238.4	96.8	49.7	40.6	20.9
2022	241.2	95.5	47.5	39.6	19.7

注：本表按当年价格计算。

3-6-18　医院住院病人人均医药费用

指标	住院病人人均医药费/元	药费	检查费	占住院医药费比重/%	
				药费	检查费
医院合计					
2015	8268.1	3042.0	697.2	36.8	8.4
2017	8890.7	2764.9	791.3	31.1	8.9
2018	9291.9	2621.6	861.3	28.2	9.3
2019	9848.4	2710.5	938.5	27.5	9.5
2020	10619.2	2786.6	1033.7	26.2	9.7
2021	11002.3	2759.4	1099.1	25.1	10.0
2022	10860.6	2640.5	1120.3	24.3	10.3
其中：公立医院					
2015	8833.0	3259.6	753.4	36.9	8.5
2017	9563.2	2955.6	864.3	30.9	9.0
2018	9976.4	2781.9	943.3	27.9	9.5
2019	10484.3	2854.4	1021.1	27.2	9.7
2020	11364.3	2953.2	1131.6	26.0	10.0
2021	11673.7	2895.3	1198.3	24.8	10.2
2022	11468.6	2743.4	1218.9	23.9	10.6
内：三级医院					
2015	12599.3	4641.6	1078.1	36.8	8.6
2017	13086.7	4024.2	1181.4	30.8	9.0
2018	13313.3	3678.1	1254.9	27.6	9.4
2019	13670.0	3699.9	1321.8	27.1	9.7
2020	14442.0	3749.7	1423.5	26.0	9.9
2021	14283.6	3523.3	1449.1	24.7	10.1
2022	13711.4	3251.7	1437.8	23.7	10.5
二级医院					
2015	5358.2	1981.2	456.2	37.0	8.5
2017	5799.1	1812.3	528.2	31.3	9.1
2018	6002.2	1713.1	576.8	28.5	9.6
2019	6232.4	1726.9	624.1	27.7	10.0
2020	6760.5	1765.3	700.1	26.1	10.4
2021	6842.4	1737.6	730.8	25.4	10.7
2022	6790.5	1687.4	770.1	24.8	11.3

3-6-19 综合医院门诊病人次均医药费用

年份	门诊病人次均医药费/元	药费	检查费	占门诊医药费比重/%	
				药费	检查费
2015	237.5	109.3	50.1	46.0	21.1
2017	257.4	106.7	55.6	41.5	21.6
2018	271.4	107.5	59.3	39.6	21.9
2019	286.8	113.8	62.4	39.7	21.8
2020	319.6	121.4	71.4	38.0	22.4
2021	318.7	116.0	72.0	36.4	22.6
2022	333.1	123.2	73.4	37	22

3-6-20 综合医院住院病人人均医药费用

年份	住院病人人均医药费/元	药费	检查费	占住院医药费比重/%	
				药费	检查费
2015	8953.3	3266.6	775.6	36.5	8.7
2017	9735.4	2986.1	894.9	30.7	9.2
2018	10124.6	2793.7	978.7	27.6	9.7
2019	10646.6	2861.5	1056.7	26.9	9.9
2020	11605.0	2994.7	1171.7	25.8	10.1
2021	11919.0	2934.6	1237.8	24.6	10.4
2022	11706.2	2774.8	1260	23.7	10.8

第四章

社会保障情况

第一节

社会服务情况

4-1-1 历年全国社会服务机构单位数情况 单位：个

年份	提供住宿的社会服务机构	老年人与残疾人服务机构	儿童福利机构
2008	41000		
2009	44000	39671	303
2010	44000	39904	335
2011	46000	42828	397
2012	48000	44304	463
2013	45977	42475	529
2014	37000	33043	545
2015	31187	27752	478
2016	31000	28000	713
2017	32000	29000	656
2018	33000	30000	664
2019	37000	34000	663
2020	40852	38000	735
2021	42534	40000	801
2022	43304	40000	899

数据来源：国家统计局。

4-1-2 历年全国提供住宿的民政机构床位数情况

单位：万张

年份	提供住宿的民政机构床位数	养老床位数	精神疾病床位数	儿童福利和救助床位数	其他床位数
1978	16.3	15.7	0.6		
1980	24.2	21.3	2.4	0.5	
1985	49.1	45.5	2.9	0.5	
1990	78.0	73.5	3.7	0.8	
1995	97.6	91.9	4.0	1.1	0.6
2000	113.0	104.5	4.1	1.8	2.6
2001	140.7	114.6	4.3	2.3	19.6
2002	141.5	114.9	4.3	2.5	19.8
2003	142.9	120.6	4.5	2.7	15.1
2004	157.2	139.5	4.5	3.0	10.2
2005	180.7	158.1	4.4	3.2	15.0
2006	204.5	179.6	4.4	3.2	17.3
2007	269.6	242.9	4.7	3.4	18.6
2008	300.3	267.4	5.4	4.3	23.2
2009	326.5	293.5	5.9	4.8	22.3
2010	349.6	316.1	6.1	5.5	21.9
2011	396.4	369.2	6.5	6.8	13.9
2012	449.3	416.5	6.7	8.7	17.4
2013	462.4	429.5	7.4	9.8	15.7
2014	426.0	390.2	8.0	10.8	17.0
2015	393.2	358.2	7.9	10.0	17.1
2016	414.0	378.8	8.4	10.0	16.7
2017	419.6	383.5	8.8	10.3	17.1
2018	408.1	379.4	6.3	9.7	12.7
2019	467.4	438.8	6.5	9.9	12.2
2020	515.4	488.2	6.7	10.1	10.4
2021	528.4	503.6	7.1	9.8	10.0
2022	539.6				

数据来源：国家统计局，2001年起，社会服务机构床位数口径有所调整，除收养性机构床位数外，还包括了救助类机构床位数、社区类机构床位数以及军休所、军供站等机构床位数。

4-1-3 2000—2022年全国居民受社会救助情况

单位：万人

年份	城市居民最低生活保障人数	农村居民最低生活保障人数	农村集中供养五保人数	农村分散供养五保人数
2000	402.6	300.2		
2001	1170.7	304.6		
2002	2064.7	407.8		
2003	2246.8	367.1		
2004	2205.0	488.0		
2005	2234.2	825.0		
2006	2240.1	1593.1		
2007	2272.1	3566.3	138.0	393.3
2008	2334.8	4305.5	155.6	393.0
2009	2345.6	4760.0	171.8	381.6
2010	2310.5	5214.0	177.4	378.9
2011	2276.8	5305.7	184.5	366.5
2012	2143.5	5344.5	185.3	360.3
2013	2064.0	5388.0	183.5	353.8
2014	1877.0	5207.0	174.3	354.8
2015	1701.1	4903.6	162.3	354.4
2016	1480.2	4586.5	139.7	357.2
2017	1261.0	4045.2	99.6	367.2
2018	1007.0	3519.1	86.2	368.8
2019	860.9	3455.4	75.0	364.1
2020	805.1	3620.8	73.9	372.4
2021	738.0	3474.0	69.2	368.1
2022	683.0	3349.0	—	—

数据来源：国家统计局。

4-1-4　2000—2021年全国残疾人事业基本情况

年份	城镇残疾人当年安排就业人数/万人	城镇残疾职工参加社会保险人数/万人	扶持贫困残疾人人数/万人次	残疾人实用技术培训/万人次	特殊教育普通高中在校生数/人	高等院校录取残疾考生数/人
2000	26.6					
2001	27.5					
2002	30.2					
2003	32.7					
2004	37.8					
2005	39.1		194.2	71.6		
2006	36.2		176.7	80.8		
2007	39.2	260.8	179.4	77.0	4978	6320
2008	36.8	297.6	179.8	87.0	5464	7305
2009	35.0	287.6	192.3	84.0	6339	7782
2010	32.4	283.2	204.0	85.5	6067	8731
2011	31.8	299.3	211.8	92.3	7207	8027
2012	32.9	280.9	229.9	86.1	7043	8363
2013	36.9	296.7	238.7	85.6	7313	8926
2014	27.8	282.8	233.2	72.6	7227	9542
2015	26.3		226.8	72.7	7488	10186
2016	896.1	2370.6	1.4	75.6	7686	9592
2017	942.1	2614.7	0.9	70.6	10059	10818
2019	948.4	2561.2	0.7	59.0	10505	11154
2020	861.7	—	0.4	45.7	10173	13551
2021	881.6	—	0.4	45.7	11847	14559

数据来源：国家统计局。

4-1-5 历年全国结婚、离婚登记情况

年份	结婚登记/万对	内地居民登记结婚/万对	涉外及港澳台居民登记结婚/万对	离婚登记/万对	粗离婚率/‰
1978	597.8	—	—	28.5	—
1980	—	—	—	—	—
1985	831.3	829.1	2.2	45.8	0.44
1990	951.1	948.7	2.4	80.0	0.69
1995	934.1	929.7	4.4	105.6	0.88
2000	848.5	842.0	6.5	121.3	0.96
2001	805.0	797.1	7.9	125.1	0.98
2002	786.0	778.8	7.3	117.7	0.90
2003	811.4	803.5	7.8	133.0	1.05
2004	867.2	860.8	6.4	166.5	1.28
2005	823.1	816.6	6.4	178.5	1.37
2006	945.0	938.2	6.8	191.3	1.46
2007	991.4	986.3	5.1	209.8	1.59
2008	1098.3	1093.2	5.1	226.9	1.71
2009	1212.4	1207.5	4.9	246.8	1.85
2010	1241.0	1236.1	4.9	267.8	2.00
2011	1302.4	1297.5	4.9	287.4	2.13
2012	1323.6	1318.3	5.3	310.4	2.29
2013	1346.9	1341.4	5.5	350.0	2.57
2014	1306.7	1302.0	4.7	363.7	2.67
2015	1224.7	1220.6	4.1	384.1	2.79
2016	1142.8	1138.6	4.2	415.8	3.02
2017	1063.1	1059.0	4.1	437.4	3.15
2018	1013.9	1009.1	4.8	446.1	3.20
2019	927.3	922.4	4.9	470.1	3.36
2020	814.3	812.6	1.7	433.9	3.09
2021	764.3	762.7	1.6	283.9	2.01
2022	683.5	681.9	1.6	287.9	2.04

数据来源：国家统计局。

4-1-6 2020年分省15岁及以上人口不同婚姻情况

地　　区	15岁及以上人口/人	未婚人口占比/%	有配偶人口占比/%	离婚人口占比/%	丧偶人口占比/%
全　　国	**114261590**	**19.2**	**72.7**	**2.4**	**5.7**
北　　京	1852002	20.8	72.2	2.8	4.1
天　　津	1060933	18.2	73.5	3.2	5.1
河　　北	5912499	15.9	76.5	1.8	5.8
山　　西	2887300	17.9	74.8	1.8	5.5
内　蒙　古	2005584	15.1	76.2	2.9	5.8
辽　　宁	3633278	15.9	72.9	4.5	6.8
吉　　林	1937575	15.1	73.4	4.5	7.0
黑　龙　江	2637902	16.3	72.1	4.8	6.7
上　　海	2183950	20.2	72.2	3.1	4.5
江　　苏	6979672	15.6	76.8	1.9	5.7
浙　　江	5632551	18.0	75.1	2.3	4.6
安　　徽	4877094	17.1	74.6	2.1	6.2
福　　建	3188888	18.6	73.7	2.2	5.5
江　　西	3786171	21.9	70.8	1.8	5.4
山　　东	8231972	16.1	76.2	1.5	6.1
河　　南	7532705	20.0	72.6	1.5	5.9
湖　　北	5118036	18.9	72.7	2.4	6.0
湖　　南	5674153	20.4	70.8	2.4	6.4
广　　东	9826600	27.0	67.5	1.8	3.7
广　　西	3517749	22.1	68.9	2.1	7.0
海　　南	739671	24.4	68.8	1.7	5.1
重　　庆	2785011	19.7	70.7	3.4	6.2
四　　川	7466650	19.1	71.4	2.9	6.5
贵　　州	2769151	20.7	69.6	3.0	6.7
云　　南	3899521	22.0	69.5	2.6	5.8
西　　藏	250082	31.9	61.1	2.1	4.9
陕　　西	3062288	18.2	74.1	1.8	5.9
甘　　肃	1910067	17.2	74.2	1.9	6.7
青　　海	453713	21.4	69.5	3.6	5.6
宁　　夏	564754	17.8	74.7	3.0	4.4
新　　疆	1884068	20.2	70.9	3.9	5.0

数据来源：《2020中国人口普查年鉴》。

4-1-7　2020年分省15岁及以上男性人口数及不同婚姻情况人口数比例

地　区	15岁及以上男性人口/人	未婚男性人口占比/%	有配偶男性人口占比/%	离婚男性人口占比/%	丧偶男性人口占比/%
全　国	**57861957**	**22.6**	**71.9**	**2.5**	**3.0**
北　京	936729	22.1	73.6	2.4	1.9
天　津	536096	20.3	74.0	2.9	2.7
河　北	2953612	18.4	76.1	2.1	3.3
山　西	1466370	20.4	74.6	2.1	2.9
内蒙古	1019523	17.7	76.4	3.2	2.8
辽　宁	1809089	18.6	73.3	4.4	3.7
吉　林	958960	17.4	74.1	4.7	3.8
黑龙江	1311679	18.5	72.7	5.1	3.8
上　海	1124762	22.4	72.9	2.8	2.0
江　苏	3512398	18.4	76.5	2.0	3.0
浙　江	2945227	21.3	74.3	2.4	2.0
安　徽	2437492	20.5	73.5	2.5	3.5
福　建	1624272	22.2	73.1	2.3	2.3
江　西	1925679	25.8	69.6	2.1	2.6
山　东	4106966	18.6	76.3	1.7	3.4
河　南	3691317	23.3	71.4	1.7	3.6
湖　北	2608102	22.9	71.2	2.5	3.4
湖　南	2867782	24.3	69.6	2.7	3.4
广　东	5207531	31.7	65.1	1.7	1.5
广　西	1788061	26.9	67.4	2.3	3.4
海　南	387457	29.7	66.4	1.9	2.1
重　庆	1396941	23.1	69.9	3.6	3.5
四　川	3741247	22.4	70.6	3.2	3.8
贵　州	1398043	24.4	68.4	3.5	3.7
云　南	2008907	26.1	67.9	3.0	3.0
西　藏	130455	34.6	61.1	1.5	2.7
陕　西	1544904	21.4	73.1	2.1	3.4
甘　肃	951148	20.3	73.6	2.2	3.8
青　海	230889	24.3	69.2	3.6	2.9
宁　夏	285609	20.2	74.8	2.9	2.1
新　疆	954710	23.7	70.5	3.7	2.0

数据来源:《2020中国人口普查年鉴》。

4-1-8 2020年分省15岁及以上女性人口数及不同婚姻情况人口数比例

地　　区	15岁及以上女性人口/人	未婚女性人口占比/%	有配偶女性人口占比/%	离婚女性人口占比/%	丧偶女性人口占比/%
全　　国	**56399633**	**15.7**	**73.5**	**2.2**	**8.5**
北　京	915273	19.4	70.9	3.3	6.4
天　津	524837	16.0	73.0	3.4	7.6
河　北	2958887	13.4	76.8	1.6	8.3
山　西	1420930	15.3	74.9	1.5	8.2
内蒙古	986061	12.4	76.0	2.7	8.8
辽　宁	1824189	13.2	72.4	4.5	9.9
吉　林	978615	12.8	72.8	4.4	10.1
黑龙江	1326223	14.2	71.6	4.6	9.6
上　海	1059188	17.8	71.5	3.4	7.2
江　苏	3467274	12.7	77.1	1.8	8.4
浙　江	2687324	14.3	76.0	2.2	7.5
安　徽	2439602	13.7	75.7	1.8	8.8
福　建	1564616	14.8	74.4	2.1	8.7
江　西	1860492	17.9	72.1	1.6	8.4
山　东	4125006	13.7	76.1	1.3	8.9
河　南	3841388	16.9	73.7	1.3	8.1
湖　北	2509934	14.7	74.3	2.2	8.8
湖　南	2806371	16.4	72.0	2.1	9.5
广　东	4619069	21.7	70.2	1.9	6.2
广　西	1729688	17.1	70.3	1.8	10.8
海　南	352214	18.6	71.4	1.6	8.4
重　庆	1388070	16.2	71.6	3.3	8.9
四　川	3725403	15.7	72.3	2.6	9.4
贵　州	1371108	16.9	70.8	2.5	9.8
云　南	1890614	17.7	71.2	2.3	8.8
西　藏	119627	29.0	61.0	2.7	7.3
陕　西	1517384	14.9	75.1	1.6	8.4
甘　肃	958919	14.1	74.7	1.6	9.6
青　海	222824	18.3	69.8	3.6	8.3
宁　夏	279145	15.4	74.6	3.1	6.8
新　疆	929358	16.6	71.2	4.1	8.1

数据来源：《2020中国人口普查年鉴》。

第二节

养老保障等情况

4-2-1　历年城镇职工基本养老保险基金收入、支出、累计结余情况

单位：亿元

年份	基金收入	基金支出	累计结余
1989	146.7	118.8	68.0
1990	178.8	149.3	97.9
1991	215.7	173.1	144.1
1992	365.8	321.9	220.6
1993	503.5	470.6	258.6
1994	707.4	661.1	304.8
1995	950.1	847.6	429.8
1996	1171.8	1031.9	578.6
1997	1337.9	1251.3	682.8
1998	1459.0	1511.6	587.8
1999	1965.1	1924.9	733.5
2000	2278.5	2115.5	947.1
2001	2489.0	2321.3	1054.1
2002	3171.5	2842.9	1608.0
2003	3680.0	3122.1	2206.5
2004	4258.4	3502.1	2975.0
2005	5093.3	4040.3	4041.0
2006	6309.8	4896.7	5488.9
2007	7834.2	5964.9	7391.4
2008	9740.2	7389.6	9931.0
2009	11490.8	8894.4	12526.1
2010	13419.5	10554.9	15365.3
2011	16894.7	12764.9	19496.6
2012	20001.0	15561.8	23941.3
2013	22680.4	18470.4	28269.2
2014	25309.7	21754.7	31800.0
2015	29340.9	25812.7	35344.8
2016	35057.5	31853.8	38580.0
2017	43309.6	38051.5	43884.6
2018	51167.6	44644.9	50901.3
2019	52918.8	49228.0	54623.3
2020	44375.7	51301.4	48316.6
2021	60454.7	56481.5	52573.6
2022	63324.0	59035.0	56890.0

数据来源：国家统计局。2022 年数据来自《2022 年度人力资源和社会保障事业发展统计公报》。

4-2-2　历年失业保险基金收入、支出、累计结余情况

单位：亿元

年份	基金收入	基金支出	累计结余
1989	6.8	2.0	13.6
1990	7.2	2.5	19.5
1991	9.3	3.0	25.7
1992	11.7	5.1	32.1
1993	17.9	9.3	40.8
1994	25.4	14.2	52.0
1995	35.3	18.9	68.4
1996	45.2	27.3	86.4
1997	46.9	36.3	97.0
1998	68.4	51.9	133.4
1999	125.2	91.6	159.9
2000	160.4	123.4	195.9
2001	187.3	156.6	226.2
2002	215.6	186.6	253.8
2003	249.5	199.8	303.5
2004	290.8	211.3	385.8
2005	340.3	206.9	519.0
2006	402.4	198.0	724.8
2007	471.7	217.7	979.1
2008	585.1	253.5	1310.1
2009	580.4	366.8	1523.6
2010	649.8	423.3	1749.8
2011	923.1	432.8	2240.2
2012	1138.9	450.6	2929.0
2013	1288.9	531.6	3685.9
2014	1379.8	614.7	4451.5
2015	1367.8	736.4	5083.0
2016	1228.9	976.1	5333.3
2017	1112.6	893.8	5552.4
2018	1171.1	915.3	5817.0
2019	1284.2	1333.2	4625.4
2020	951.5	2103.0	3354.1
2021	1459.6	1500.0	3312.5
2022	1596.0	2018.0	2891.0

数据来源：国家统计局。2022年数据来自《2022年度人力资源和社会保障事业发展统计公报》。

4-2-3 历年工伤保险基金收入、支出、累计结余情况

单位：亿元

年份	基金收入	基金支出	累计结余
1989	0.0	0.0	0.0
1990	0.0	0.0	0.0
1991	0.0	0.0	0.0
1992	0.0	0.0	0.0
1993	2.4	0.4	3.1
1994	4.6	0.9	6.8
1995	8.1	1.8	12.7
1996	10.9	3.7	19.7
1997	13.6	6.1	27.7
1998	21.2	9.0	39.5
1999	20.9	15.4	44.9
2000	24.8	13.8	57.9
2001	28.3	16.5	68.9
2002	32.0	19.9	81.1
2003	37.6	27.1	91.2
2004	58.3	33.3	118.6
2005	92.5	47.5	163.5
2006	121.8	68.5	192.9
2007	165.6	87.9	262.6
2008	216.7	126.9	384.6
2009	240.1	155.7	468.8
2010	284.9	192.4	561.4
2011	466.4	286.4	742.6
2012	526.7	406.3	861.9
2013	614.8	482.1	996.2
2014	694.8	560.5	1128.8
2015	754.2	598.7	1285.3
2016	736.9	610.3	1410.9
2017	853.8	662.3	1606.9
2018	913.0	742.0	1784.9
2019	819.4	816.9	1783.2
2020	486.3	820.3	1449.3
2021	951.9	990.2	1411.2
2022	1053.0	1025.0	1440.0

数据来源：国家统计局。2022年数据来自《2022年度人力资源和社会保障事业发展统计公报》。

4-2-4 历年城镇基本养老保险参保情况

单位：万人

年份	参加养老保险人数	在职职工参加养老保险人数	企业在职职工参加养老保险人数	离退人员参加养老保险人数	企业离退休人员参加养老保险人数
1989	5710.3	4816.9	4816.9	893.4	893.4
1990	6166.0	5200.7	5200.7	965.3	965.3
1995	10979.0	8737.8	8737.8	2241.2	2241.2
2000	13617.4	10447.5	9469.9	3169.9	3016.5
2001	14182.5	10801.9	9733.0	3380.6	3171.3
2002	14736.6	11128.8	9929.4	3607.8	3349.2
2003	15506.7	11646.5	10324.5	3860.2	3556.9
2004	16352.9	12250.3	10903.9	4102.6	3775.0
2005	17487.9	13120.4	11710.6	4367.5	4005.2
2006	18766.3	14130.1	12618.0	4635.4	4238.6
2007	20136.9	15183.2	13690.6	4953.7	4544.0
2008	21891.1	16587.5	15083.4	5303.6	4868.0
2009	23549.9	17743.0	16219.0	5806.9	5348.0
2010	25707.3	19402.3	17822.7	6305.0	5811.6
2011	28391.3	21565.0	19970.0	6826.2	6314.0
2012	30426.8	22981.1	21360.9	7445.7	6910.9
2013	32218.4	24177.3	22564.7	8041.0	7484.8
2014	34124.4	25531.0	23932.3	8593.4	8013.6
2015	35361.2	26219.2	24586.8	9141.9	8536.5
2016	37929.7	27826.3	25239.6	10103.4	9023.9
2017	40293.3	29267.6	25856.3	11025.7	9460.4
2018	41901.6	30104.0	26502.6	11797.7	9980.5
2019	43487.9	31177.5	27508.7	12310.4	10396.3
2020	45621.1	32858.7	29123.6	12762.3	10784.2
2021	48075.0	34917.1	31101.5	13157.0	11126.5
2022	50349.0	—	—	—	—

数据来源：国家统计局。

4-2-5 历年城乡居民社会养老保险情况

年份	城乡居民社会养老保险参保人数/万人	城乡居民社会养老保险实际领取待遇人数/万人	城乡居民社会养老保险基金收入/亿元	城乡居民社会养老保险基金支出/亿元	城乡居民社会养老保险累计结余/亿元
2012	48369.5	13382.2	1829.2	1149.7	2302.2
2013	49750.1	14122.3	2052.3	1348.3	3005.7
2014	50107.5	14312.7	2310.2	1571.2	3844.6
2015	50472.2	14800.3	2854.6	2116.7	4592.3
2016	50847.1	15270.3	2933.3	2150.5	5385.2
2017	51255.0	15597.9	3304.2	2372.2	6317.6
2018	52391.7	15898.1	3837.7	2905.5	7250.3
2019	53266.0	16031.9	4107.0	3114.3	8249.2
2020	54243.8	16068.2	4852.9	3355.1	9758.6
2021	54797.0	16213.3	5338.6	3715.0	11396.4
2022	54952.0				

数据来源：国家统计局。

第三节

医疗保障情况

4-3-1　2018—2022年医疗保障基本情况

指标	2018	2019	2020	2021	2022
基本医疗保险					
年末参保人数/万人	134459	135407	136131	136425	134592
基金收入/亿元	21384	24421	24846	28732	30922
基金支出/亿元	18750	20854	21032	24048	24579
基金累计结余/亿元	23440	27697	31500	36178	42640
职工基本医疗保险					
年末参保人数/万人	31681	32924	34455	35431	36242
基金收入/亿元	13538	15845	15732	19008	20637
基金支出/亿元	10707	12663	12867	14752	15158
基金累计结余/亿元	18750	21982	25424	29462	35004
在岗职工年末参保人数/万人	23308	24224	25429	26107	26607
退休人员年末参保人数/万人	8373	8700	9026	9324	9636
城乡居民医疗保险					
年末参保人数/万人	89736	102483	101676	101002	98328
基金收入/亿元	7846	8576	9115	9725	10061
基金支出/亿元	7116	8191	8165	9296	9273
基金累计结余/亿元	4372	5143	6077	6718	21470
生育保险					
年末参保人数/万人	20434	21417	23567	23851	24608
基金收入/亿元	756	861			
基金支出/亿元	738	792	903	852	892
基金累计结余/亿元	574	619			

　　数据来源：国家医疗保障局，医疗保障事业发展统计快报，2020年后基本医疗保险基金、职工基本医疗保险基金收入、支出、结余包含生育保险。

4-3-2　全国基本医疗保险参保总体情况

年份	参保总人数/万人	职工医保参保人数/万人	城乡居民医保参保人数/万人	新农合参保人数/亿人
1998	1879	1879	—	—
1999	2065	2065	—	—
2000	3787	3787	—	—
2001	7286	7286	—	—
2002	9401	9401	—	—
2003	10902	10902	—	—
2004	20404	12404	—	0.8
2005	31683	13783	—	1.8
2006	56732	15732	—	4.1
2007	94911	18020	4291	7.3
2008	113322	19996	11826	8.2
2009	123447	21937	18210	8.3
2010	126863	23735	19528	8.4
2011	130543	25227	22116	8.3
2012	134141	26486	27156	8.1
2013	137273	27443	29629	8.0
2014	133347	28296	31451	7.4
2015	133582	28893	37689	6.7
2016	74392	29532	44860	—
2017	117681	30323	87359	—
2018	134459	31681	102778	—
2019	135407	32925	102483	—
2020	136131	34455	101676	—
2021	13297	35431	100866	—
2022	134592	36243	98349	—

注：2016年、2017年不含未整合的新农合参保，2018年起城乡居民医保数据含整合后的新农合参保。

数据来源：《全国医疗保障事业发展统计公报》。

4-3-3　全国基本医疗保险基金总体情况　单位：亿元

年份	基金收入			基金支出			累计结存
	合计	职工	居民	合计	职工	居民	合计
1998	60.6	—	—	53.3	—	—	20.0
1999	89.9	—	—	69.1	—	—	57.6
2000	170.0	—	—	124.5	—	—	109.8
2001	383.6	—	—	244.1	—	—	253.0
2002	607.8	—	—	409.4	—	—	450.7
2003	890.0	—	—	653.9	—	—	670.6
2004	1140.5	—	—	862.2	—	—	957.9
2005	1405.3	—	—	1078.7	—	—	1278.1
2006	1747.1	—	—	1276.7	—	—	1752.4
2007	2257.2	2214.2	43.0	1561.8	1551.7	10.1	2476.9
2008	3040.4	2885.5	154.9	2083.6	2019.7	63.9	3431.7
2009	3671.9	3420.3	251.6	2797.4	2630.1	167.3	4275.9
2010	4308.9	3955.4	353.5	3538.1	3271.6	266.5	5047.1
2011	5539.2	4945.0	594.2	4431.4	4018.3	413.1	6180.0
2012	6938.7	6061.9	876.8	5543.6	4868.5	675.1	7644.5
2013	8248.3	7061.6	1186.6	6801.0	5829.9	971.1	9116.5
2014	9687.2	8037.9	1649.3	8133.6	6696.6	1437.0	10644.8
2015	11192.9	9083.5	2109.4	9312.1	7531.5	1780.6	12542.8
2016	13084.3	10273.7	2810.5	10767.1	8286.7	2480.4	14964.3
2017	17931.6	12278.3	5653.3	14421.7	9466.9	4954.8	19385.6
2018	21384.2	13537.9	7846.4	17822.5	10706.6	7115.9	23439.9
2019	23695.2	15119.8	8575.5	20206.7	12015.7	8191.0	27124.0
2020	24846.1	15731.6	9114.5	21032.1	12867.0	8165.1	31500.0
2021	28732.0	19007.5	9724.5	24048.2	14751.8	9296.4	36178.3
2022	30922.2	20793.3	10128.9	24597.2	15243.8	9353.4	42639.9

注：2007年以前，基金收入为城镇职工基本医疗保险数据。2007年及以后，基本医疗保险基金中包括职工基本医疗保险和城乡居民基本医疗保险。2020年，职工基本医疗保险与生育保险合并实施，统一核算，与以往年度统计口径有差异。

数据来源：《2022年中国医疗保障统计年鉴》。

4-3-4 2021年各地区基本医疗保险基金收支情况

单位：亿元

地区	基金收入			基金支出		
	合计	职工	居民	合计	职工	居民
全　国	**28732.0**	**19007.5**	**9724.5**	**24048.2**	**14751.8**	**9296.4**
北　京	1786.1	1672.5	113.6	1465.6	1358.8	106.8
天　津	440.0	386.6	53.4	385.4	324.1	61.3
河　北	1130.6	608.0	522.5	931.4	462.1	469.3
山　西	566.0	322.5	243.5	460.3	244.2	216.0
内蒙古	432.5	279.9	152.6	342.6	209.2	133.3
辽　宁	810.4	608.8	201.6	698.8	499.1	199.7
吉　林	367.4	226.2	141.2	306.8	175.9	130.9
黑龙江	551.3	379.9	171.5	477.4	308.0	169.4
上　海	1829.1	1730.5	98.6	1133.3	1038.0	95.2
江　苏	2176.3	1614.7	561.6	1854.1	1315.1	539.0
浙　江	2032.6	1549.5	483.1	1632.5	1174.6	457.8
安　徽	906.8	417.8	489.0	817.8	328.1	489.7
福　建	715.4	447.9	267.5	618.7	357.8	260.9
江　西	672.1	268.9	403.3	616.8	225.6	391.2
山　东	1921.5	1223.6	698.0	1827.6	1118.1	709.6
河　南	1399.0	614.7	784.2	1275.1	493.4	781.7
湖　北	1001.9	598.0	403.9	861.6	469.0	392.6
湖　南	956.0	453.2	502.8	806.2	347.9	458.3
广　东	2573.2	1890.5	682.6	2199.3	1572.9	626.4
广　西	731.0	321.4	409.6	677.3	257.9	419.4
海　南	197.2	123.6	73.6	141.4	86.0	55.5
重　庆	605.5	401.6	203.9	504.7	290.7	214.0
四　川	1554.6	962.0	592.6	1247.3	674.3	573.1
贵　州	588.0	261.4	326.6	489.0	187.4	301.6
云　南	760.4	388.4	372.0	640.3	298.9	341.3
西　藏	87.5	63.6	23.9	40.9	25.7	15.2
陕　西	695.6	415.0	280.6	629.8	351.0	278.7
甘　肃	402.7	201.6	201.1	318.8	145.9	172.9
青　海	139.1	94.9	44.2	110.1	66.9	43.2
宁　夏	127.5	78.2	49.7	101.5	54.8	46.7
新　疆	574.5	402.3	172.2	435.8	290.3	145.5

数据来源：《2022年中国医疗保障统计年鉴》。

4-3-5　2021年各地区基本医疗保险基金结存情况

单位：亿元

地区	当年结余			累计结存			
	合计	职工	居民	合计	职工医保统筹资金	职工医保个人账户	城乡居民
全　国	**4683.8**	**4255.7**	**428.1**	**36178.3**	**17691.4**	**11770.4**	**6716.6**
北　京	320.5	313.7	6.8	1674.2	1611.0	2.1	61.1
天　津	54.6	62.6	−8.0	467.7	245.9	128.4	93.5
河　北	199.2	146.0	53.2	1385.0	618.8	449.3	316.9
山　西	105.8	78.2	27.5	671.8	200.2	308.5	163.1
内蒙古	90.0	70.7	19.3	596.5	297.3	182.2	117.1
辽　宁	111.6	109.7	1.9	881.3	341.5	337.9	201.8
吉　林	60.6	50.3	10.3	542.5	271.3	142.4	128.8
黑龙江	73.9	71.9	2.0	782.1	312.7	277.1	192.3
上　海	695.9	692.5	3.4	3903.4	2410.9	1465.1	27.3
江　苏	322.2	299.6	22.7	2625.7	1118.2	1230.7	276.9
浙　江	400.1	374.9	25.2	2860.2	1712.8	886.5	261.0
安　徽	88.9	89.7	−0.8	867.5	371.0	261.4	235.2
福　建	96.7	90.0	6.7	963.6	356.9	497.1	109.6
江　西	55.3	43.3	12.1	730.9	257.1	175.4	298.5
山　东	93.9	105.6	−11.6	1759.2	1019.9	315.5	423.9
河　南	123.9	121.3	2.5	1200.3	389.5	490.3	320.1
湖　北	140.3	129.0	11.3	1042.8	315.8	438.5	288.5
湖　南	149.8	105.3	44.5	1060.9	373.0	394.4	293.1
广　东	373.9	317.6	56.3	4042.1	2012.5	1300.8	728.9
广　西	53.7	63.5	9.8	913.9	256.9	256.5	400.5
海　南	55.8	37.6	18.1	277.8	204.2	11.1	62.5
重　庆	100.8	110.8	−10.1	615.7	140.9	304.4	170.5
四　川	307.3	287.7	19.6	2250.4	1187.0	562.4	501.1
贵　州	98.9	74.0	24.9	647.6	214.2	165.4	267.6
云　南	120.2	89.5	30.7	853.9	321.1	292.8	240.0
西　藏	46.5	37.9	8.7	194.2	137.9	36.9	19.4
陕　西	65.9	63.9	1.9	770.7	274.9	330.7	165.1
甘　肃	83.9	55.7	28.2	376.4	152.4	106.1	117.9
青　海	28.9	28.0	1.0	215.2	63.1	105.7	46.5
宁　夏	26.3	23.4	2.9	178.3	119.1	21.6	37.5
新　疆	138.7	111.9	26.7	827.2	383.1	293.4	150.7

数据来源：《2022年中国医疗保障统计年鉴》。

4-3-6 全国职工基本医疗保险医疗费支出情况

单位：亿元

年份	普通门（急）诊费用	门诊慢特病费用	住院费用	个人账户在药店购药费用
2013	1788.7	577.7	3779.5	—
2014	2091.4	671.7	4319.8	—
2015	2306.0	769.0	4813.0	—
2016	2565.5	844.4	5354.3	—
2017	2824.4	932.9	5813.3	—
2018	3123.3	1068.2	6303.3	—
2019	3517.5	1298.3	7155.6	2029.4
2020	3254.9	1346.3	6680.0	2076.0
2021	3763.6	1533.1	7639.8	2060.9

数据来源：《2022中国医疗保障统计年鉴》。

4-3-7 2017—2021年试点地区长期护理保险情况

年份	参保人数/万人	享受待遇人数/人	基金收入/万元	基金支出/万元
2017	4468.7	75252.0	310039.3	57696.1
2018	7691.0	276075.0	1704695.7	827465.8
2019	9815.2	747340.0	1768532.9	1120442.1
2020	10835.3	835094.0	1961373.2	1313767.2
2021	14460.7	835094.0	1961373.2	1313767.2

数据来源：《2022年中国医疗保障统计年鉴》。

4-3-8　各地区城乡居民基本医疗保险医疗费支出情况

单位：亿元

地区	医疗费合计	普通门（急）诊医疗费	门诊慢特病医疗费	住院医疗费
2020全国	**14080.4**	**1473.4**	**1020.3**	**11586.7**
2021全国	**12936.5**	**3763.6**	**1533.1**	**7639.8**
北　京	1103.2	674.0	59.0	370.2
天　津	382.0	158.7	76.7	146.6
河　北	384.3	71.7	51.6	261.0
山　西	151.9	24.5	22.6	104.9
内蒙古	171.5	31.8	21.1	118.6
辽　宁	472.4	83.6	62.3	326.6
吉　林	207.6	27.0	27.0	153.7
黑龙江	272.4	40.4	32.8	199.2
上　海	1118.2	506.5	61.9	549.8
江　苏	1240.9	405.9	130.6	704.4
浙　江	1218.3	579.2	85.5	553.6
安　徽	284.4	45.2	47.1	192.0
福　建	313.2	110.2	41.5	161.5
江　西	224.1	35.7	33.5	154.9
山　东	799.6	93.6	141.6	564.4
河　南	394.1	48.7	40.7	304.7
湖　北	447.0	79.4	57.3	310.6
湖　南	302.8	26.7	31.1	245.0
广　东	1106.8	283.9	147.2	675.7
广　西	201.2	39.1	19.2	142.9
海　南	62.1	0.0	9.7	52.5
重　庆	338.0	79.1	63.0	195.9
四　川	573.8	113.5	82.2	378.1
贵　州	163.0	27.2	21.8	114.1
云　南	227.3	46.3	37.3	143.6
西　藏	15.8	5.0	2.2	8.7
陕　西	291.4	46.8	59.2	185.4
甘　肃	108.2	18.9	13.8	75.4
青　海	45.7	13.6	2.7	29.5
宁　夏	41.7	9.1	7.8	24.8
新　疆	273.3	38.2	43.4	191.7

数据来源：《2022年中国医疗保障统计年鉴》。

4-3-9　2015—2021年城乡居民医保人均筹资水平

单位：元/（人·年）

地区	2015	2016	2017	2018	2019	2020	2021
全　国	**531**	**620**	**646**	**723**	**782**	**833**	**889**
北　京	1200			1640	1606	2724	2598
天　津	760	850	970	1082	1058	833	855
河　北	524	569	614	673	755	794	788
山　西	488		600	670	716	798	851
内蒙古	533	755	636	708	751	850	899
辽　宁	550				758	908	847
吉　林	573				757	673	684
黑龙江	565		649	723	756	830	860
上　海	1130	1544	1843	2319	2517	2643	2682
江　苏	623	755	687	823	925	976	1069
浙　江	769	874	1004	1057	1296	1393	1457
安　徽	470	541	592	674	702	792	837
福　建	507	546	604	684	744	799	878
江　西	485	577	613	710	750	814	896
山　东	500	577	621	700	730	835	886
河　南	475		603	670	657	706	788
湖　北	498	578	609	690	757	791	840
湖　南	475	540	600	670	711	773	816
广　东	480	618	717	778	736	819	944
广　西	463		600	670	739	776	847
海　南	458	540	581	621	815	797	853
重　庆	460	540	590	670	728	813	886
四　川	499	561	610	681	763	793	852
贵　州	462	510	570	610	685	787	835
云　南	507	568	609	683	772	804	836
西　藏	436				141	614	629
陕　西	519	590	620	687	1178	754	819
甘　肃	494	540	602	618	786	803	870
青　海	555	610	680	776	867	896	951
宁　夏	462	583	627	685	766	820	866
新　疆	520	630	666	719	759	861	910

注：2020年新疆数据不包含新疆生产建设兵团。

4-3-10 全国职工基本医疗保险异地就医待遇享受情况

年份	异地就医人数/万人	异地就医/万人次	普通门（急）诊人次/万人次	门诊慢特病人次/万人次	出院人次/万人次
2012	370.4	1107.9	660.1	144.8	303.0
2013	430.9	1515.0	998.1	178.0	338.9
2014	511.1	1897.5	1316.9	217.2	363.3
2015	548.0	2297.0	1637.0	268.0	392.0
2016	599.5	2771.5	2002.7	327.5	441.3
2017	739.6	3799.1	2965.8	355.6	477.7
2018	806.5	3656.1	2698.7	408.0	549.5
2019	984.1	4372.3	3215.9	503.4	653.0
2020	1002.9	4831.1	3730.9	491.3	608.9
2021	1462.7	6433.8	4930.4	717.5	785.9

数据来源:《2022年中国医疗保障统计年鉴》。

4-3-11 全国城乡居民基本医疗保险异地就医待遇享受情况

年份	异地就医人数/万人	异地就医/万人次	普通门（急）诊人次/万人次	门诊慢特病人次/万人次	出院人次/万人次
2012	140.9	281.1	70.1	45.9	165.1
2013	317.8	596.9	292.6	44.5	259.8
2014	461.4	858.1	457.7	80.0	320.5
2015	609.0	1223.0	685.0	146.0	392.0
2016	783.4	1645.0	959.7	136.0	549.4
2017	1130.1	3391.1	1272.5	237.5	1881.1
2018	1238.8	2876.4	1161.2	355.1	1360.1
2019	1652.5	5417.6	2840.9	629.0	1947.7
2020	1260.4	3407.4	1460.4	411.9	1535.1
2021	1530.6	4317.7	2078.1	612.7	1626.8

数据来源:《2022年中国医疗保障统计年鉴》。

4-3-12　2021年各地区医疗救助资金使用情况

单位：万元

地区	救助总金额	住院救助资金数	门诊救助资金数	其他有关部门资助参加基本医疗保险资金数	其他有关部门实施直接救助资金数
全　国	**6198959**	**3254852**	**625705**	**425805**	**41487**
北　京	35467	21992	9404	0	0
天　津	25634	10066	10580	0	0
河　北	232327	111518	34533	3008	1
山　西	71912	45821	2654	6139	961
内蒙古	105714	75253	9032	2901	32
辽　宁	109168	58949	11927	2058	0
吉　林	56668	25667	9125	1612	0
黑龙江	152865	88376	16007	9201	0
上　海	68420	36044	24148	0	0
江　苏	434951	201584	97988	12244	638
浙　江	200642	88306	44164	1709	2062
安　徽	394465	207579	49470	19668	0
福　建	155563	58756	22036	41696	0
江　西	277279	146459	38072	63988	9960
山　东	281409	150986	23169	48264	1925
河　南	242911	152418	9909	7166	2288
湖　北	313333	187458	28715	19579	681
湖　南	282152	126080	17336	49387	13238
广　东	393610	229357	57774	9932	102
广　西	278387	165868	25003	17935	3388
海　南	47509	18824	2419	9690	0
重　庆	182578	86122	20320	34318	0
四　川	502679	230007	15662	17198	1329
贵　州	318069	159846	9108	27164	3920
云　南	285642	134064	3787	12510	0
西　藏	22117	7738	861	2779	0
陕　西	156931	126666	10848	0	0
甘　肃	248644	138289	5265	5143	654
青　海	56556	32276	4697	0	0
宁　夏	51385	18416	3001	0	0
新　疆	213972	114067	8691	516	310

数据来源：《2022年中国医疗保障统计年鉴》。

4-3-13　2010—2021年医疗救助资金使用情况

单位：万元

年份	救助总金额	医疗救助资助参加基本医疗保险资金数	住院救助资金数	门诊救助资金数	其他有关部资助参加基本医疗保险资金数	其他有关部门实施直接救助资金数
2010	1577623	—	—	—	—	—
2011	2162502	—	—	—	—	—
2012	2306113	—	1435332	227808	—	—
2013	2574119	—	1572558	232039	—	—
2014	2839872	—	1801586	239709	—	—
2015	3036690	394921	1908143	237572	71529	222106
2016	3323311	467758	2042239	285219	72446	165572
2017	3761500	597713	2363847	297043	142011	234363
2018	4246277	1026749	2644317	325920	156240	93052
2019	5022489	1348499	2930056	412276	240586	91073
2020	5468373	1601319	3003775	519827	289311	54140
2021	6198959	1851110	3254852	625705	425805	41487

数据来源：《2022年中国医疗保障统计年鉴》。

4-3-14　2015—2021年职工医疗互助收支情况

单位：万元

年份	互助金收入	互助金支出
2015	248842.4	231376.4
2016	369996.5	295175.0
2017	507548.6	434905.3
2018	582514.5	466284.4
2019	170785.0	—
2020	465225.4	403068.8
2021	702264.3	461822.3

数据来源：《2022年中国医疗保障统计年鉴》。

第四节

商业保险情况

4-4-1 全国商业健康保险情况

年份	开展保险机构数/个	保费收入/亿元	理赔支出/亿元
2007	62	384	117
2008	81	586	175
2009	89	574	217
2010	93	574	232
2011	96	692	360
2012	106	863	298
2013	115	1123	411
2014	117	1587	571
2015	124	2410	763
2016	136	4042	1001
2017	149	4389	1295
2018	156	5448	1744
2019	157	7066	2351
2020	158	8173	2921
2021	157	8755	4085

数据来源:《2022年中国医疗保障统计年鉴》。

4-4-2　2015—2022年全国各地区原保险保费总收入情况

单位：亿元

地　区	2015	2017	2018	2019	2020	2021	2022
全国合计	24283	36581	38017	42645	45257	44900	46957
集团、总公司本级	81	69	78	52	61	37	42
北　　京	1404	1973	1793	2076	2303	2527	2758
天　　津	398	565	560	618	672	660	670
河　　北	1163	1714	1791	1989	2089	1995	2043
辽　　宁	708	946	853	919	970	980	1001
大　　连	233	330	335	371	369	378	401
上　　海	1125	1587	1406	1720	1865	1971	2095
江　　苏	1990	3450	3317	3750	4015	4051	4318
浙　　江	1207	1844	1953	2251	2477	2485	2713
宁　　波	228	303	321	376	391	375	416
福　　建	631	832	871	948	1006	1052	1104
厦　　门	146	200	211	227	236	243	270
山　　东	1544	2341	2519	2751	2972	2816	2908
青　　岛	244	397	439	487	511	4622	502
广　　东	2167	3275	3472	4112	4199	4513	4367
深　　圳	648	1030	1192	1384	1454	1427	1528
海　　南	114	165	183	203	206	198	201
山　　西	587	824	825	883	933	998	1013
吉　　林	431	642	630	679	710	691	678
黑　龙　江	592	931	899	952	987	995	982
安　　徽	699	1107	1210	1349	1404	1380	1418
江　　西	508	728	754	835	928	910	972
河　　南	1248	2020	2263	2431	2506	2360	2370
湖　　北	844	1347	1471	1729	1854	1878	1952
湖　　南	712	1110	1255	1396	1513	1509	1614
重　　庆	515	745	806	916	988	966	981
四　　川	1267	1939	1958	2149	2274	2205	2298
贵　　州	258	388	446	489	512	496	504
云　　南	435	613	668	742	756	690	725
西　　藏	17	28	34	37	40	40	39
陕　　西	572	869	969	1033	1103	1052	1102
甘　　肃	257	366	399	444	485	490	491
青　　海	56	80	88	98	104	107	106
宁　　夏	103	165	183	198	211	211	216
新　　疆	367	524	577	654	682	686	681
内　蒙　古	396	570	660	730	740	646	667
广　　西	386	565	629	665	734	781	810

数据来源：中国银行保险监督管理委员会，全国各地区原保险保费收入情况表。

4-4-3　2015—2022年全国各地区原保险保费财产险收入情况

单位：亿元

地区	2015	2017	2018	2019	2020	2021	2022
全国合计	**7995**	**9835**	**10770**	**11649**	**11929**	**11671**	**12712**
集团、总公司本级	79	65	73	47	53	31	31
北　京	345	404	423	455	441	443	479
天　津	120	142	144	152	164	154	157
河　北	400	487	530	573	592	545	591
辽　宁	207	238	258	284	300	289	311
大　连	71	79	81	88	86	83	93
上　海	355	429	485	525	509	524	555
江　苏	672	814	859	941	993	1002	1124
浙　江	525	622	674	734	766	745	819
宁　波	121	139	153	166	174	176	191
福　建	199	228	235	260	261	257	280
厦　门	61	74	80	79	76	71	79
山　东	474	586	620	663	686	668	721
青　岛	93	108	129	127	141	144	154
广　东	665	823	927	1071	1010	1019	1148
深　圳	215	282	344	362	363	377	418
海　南	44	57	64	71	72	74	79
山　西	160	194	213	227	238	231	249
吉　林	121	155	173	184	188	171	187
黑龙江	134	170	188	202	210	199	218
安　徽	273	366	409	453	471	437	487
江　西	162	214	240	260	277	265	304
河　南	320	444	497	532	571	550	579
湖　北	238	309	352	398	370	380	423
湖　南	243	314	357	398	409	391	430
重　庆	156	184	203	220	230	214	227
四　川	421	496	492	513	548	557	598
贵　州	134	179	208	223	225	215	230
云　南	201	255	276	297	296	262	277
西　藏	11	17	22	25	27	27	28
陕　西	177	214	230	217	238	255	273
甘　肃	90	112	126	138	144	131	140
青　海	26	33	37	42	44	45	45
宁　夏	41	56	64	68	68	65	71
新　疆	143	170	191	225	235	229	232
内蒙古	149	180	194	213	217	205	223
广　西	147	196	219	217	233	241	261

4-4-4 2015—2022年全国各地区原保险保费寿险收入情况

单位：亿元

地区	2015	2017	2018	2019	2020	2021	2022
全国合计	13242	21456	20723	22754	23982	23572	24519
集团、总公司本级	0	0	0	0	0	0	0
北 京	778	1208	990	1163	1334	1499	1724
天 津	237	352	329	355	382	372	385
河 北	642	1023	980	1062	1102	1045	1040
辽 宁	403	578	468	473	485	495	484
大 连	139	213	209	230	221	230	244
上 海	608	882	620	839	1000	1048	1132
江 苏	1084	2211	1985	2215	2348	2345	2466
浙 江	541	952	982	1159	1281	1288	1400
宁 波	91	137	132	164	162	145	171
福 建	344	449	467	478	506	541	562
厦 门	64	97	95	107	114	122	142
山 东	882	1408	1443	1514	1614	1473	1504
青 岛	125	226	229	260	260	210	239
广 东	1206	1954	1947	2303	2368	2283	2332
深 圳	331	579	625	709	695	638	691
海 南	59	87	90	90	89	80	83
山 西	377	536	487	492	517	579	579
吉 林	271	411	348	348	354	349	330
黑龙江	403	639	546	527	528	549	522
安 徽	354	608	612	658	657	657	646
江 西	295	416	381	395	446	444	475
河 南	795	1298	1349	1379	1368	1264	1279
湖 北	495	830	841	975	1095	1087	1096
湖 南	389	634	677	710	761	749	818
重 庆	276	437	450	506	539	519	520
四 川	691	1162	1155	1231	1258	1173	1211
贵 州	97	157	162	172	183	181	176
云 南	171	261	278	293	286	252	271
西 藏	4	5	4	5	5	5	5
陕 西	330	542	604	639	666	598	620
甘 肃	133	201	204	213	238	258	260
青 海	23	34	35	38	40	42	42
宁 夏	47	81	83	88	97	101	102
新 疆	169	260	271	289	299	304	299
内蒙古	204	306	352	376	360	302	304
广 西	185	284	293	299	326	346	363

4-4-5　2015—2022年全国各地区原保险保费意外险收入情况

单位：亿元

地区	2015	2017	2018	2019	2020	2021	2022
全国合计	636	901	1076	1175	1174	1210	1073
集团、总公司本级	2	3	4	4	3	4	3
北　京	38	59	65	58	66	62	49
天　津	8	10	14	18	20	18	13
河　北	23	31	35	38	40	44	43
辽　宁	12	15	18	19	21	21	19
大　连	5	6	6	7	8	8	7
上　海	46	64	85	91	75	75	56
江　苏	54	70	78	85	87	94	87
浙　江	38	52	60	66	62	63	60
宁　波	6	7	8	9	10	11	11
福　建	18	24	28	29	29	30	26
厦　门	5	7	7	7	7	7	6
山　东	32	43	55	62	62	69	63
青　岛	6	8	9	10	11	11	11
广　东	62	96	119	129	128	139	122
深　圳	25	43	54	66	47	45	38
海　南	3	4	6	8	7	6	5
山　西	9	14	17	19	21	22	20
吉　林	6	9	12	14	15	16	12
黑龙江	10	15	17	18	18	17	15
安　徽	13	21	26	31	35	37	35
江　西	11	15	18	22	25	25	23
河　南	22	38	48	52	53	52	46
湖　北	22	35	40	44	42	43	39
湖　南	20	27	32	35	40	41	37
重　庆	18	20	23	26	27	26	22
四　川	33	47	51	56	58	61	56
贵　州	10	14	18	19	19	21	19
云　南	17	21	23	25	26	28	26
西　藏	2	3	4	3	3	3	2
陕　西	14	17	21	25	24	24	22
甘　肃	8	11	12	13	14	14	13
青　海	2	2	3	3	3	3	3
宁　夏	3	4	5	6	6	7	7
新　疆	13	16	19	18	18	18	17
内蒙古	8	11	14	15	16	16	14
广　西	15	20	23	25	28	29	26

4-4-6 2015—2022年全国各地区原保险保费
健康险收入情况

单位：亿元

地区	2015	2017	2018	2019	2020	2021	2022
全国合计	2411	4390	5448	7066	8173	8447	8653
集团、总公司本级	0	1	1	1	5	3	8
北　京	243	302	316	401	462	522	507
天　津	34	61	72	92	106	116	116
河　北	99	173	246	317	355	361	369
辽　宁	87	115	110	142	164	175	187
大　连	19	32	39	47	54	57	57
上　海	116	213	216	265	281	324	352
江　苏	180	355	395	509	586	610	641
浙　江	103	218	237	292	369	389	433
宁　波	10	20	28	37	45	43	44
福　建	70	132	141	182	210	224	236
厦　门	16	23	28	33	39	43	43
山　东	156	304	402	511	609	607	620
青　岛	20	55	73	89	100	96	98
广　东	234	402	480	609	694	712	765
深　圳	76	126	169	248	348	367	381
海　南	8	17	23	33	38	38	33
山　西	41	80	108	146	157	167	164
吉　林	34	66	97	133	153	156	149
黑龙江	45	108	149	205	231	231	226
安　徽	59	113	163	207	241	249	250
江　西	41	84	114	158	180	176	170
河　南	111	241	369	468	515	494	465
湖　北	88	173	238	312	347	369	395
湖　南	60	134	189	254	304	328	329
重　庆	65	104	131	164	191	206	213
四　川	122	235	260	348	409	414	433
贵　州	17	38	58	75	84	80	80
云　南	46	77	91	127	149	148	150
西　藏	1	3	3	4	4	4	4
陕　西	53	95	115	152	174	176	188
甘　肃	26	43	57	80	89	87	78
青　海	6	10	13	16	17	17	16
宁　夏	12	24	31	36	40	38	36
新　疆	42	78	96	122	130	135	134
内蒙古	35	73	100	126	148	123	126
广　西	38	66	94	124	147	165	159

第五章

医药产业与科技创新

第一节

医药产业情况

5-1-1 2015—2021年医药企业批发零售情况

指标	2015	2016	2017	2018	2019	2020	2021
医药及医疗器械批发							
法人企业数/个	6231	6830	8008	9053	10893	12710	14247
年末从业人数/人	552966	610408	704476	760685	849013	874475	913223
营业收入/亿元	18146.16	20595.71	23791.33	26108.70	32067.11	33831.03	38878.99
医药及医疗器械专门零售							
法人企业数/个	4593	5041	4958	4746	5227	5580	5922
年末从业人数/人	497770	220440	566911	608088	653551	719636	776316
营业收入/亿元	5304.60	6291.75	4979.79	4281.08	4271.61	4631.97	4797.75
西药零售							
法人企业数/个	3980	4365	4372	3791	4255	4589	4833
年末从业人数/人	478975	531375	549182	553993	595284	664129	716286
营业收入/亿元	5025.18	5992.99	4728.77	3825.74	3730.74	4218.51	4346.76

数据来源：国家统计局。

5-1-2 2022年分省药品生产企业许可情况

单位：家

地区	药品生产企业许可数	截至2022年年底生产企业数量					
		原料药和制剂	生产化学药企业	生产中药企业（含饮片）	生产中成药企业	医用气体	特殊药品
全 国	**7974**	**5228**	**4144**	**4569**	**2319**	**653**	**225**
北 京	281	212	156	131	73	6	10
天 津	111	96	68	47	36	8	8
河 北	404	228	182	241	93	36	7
山 西	156	109	96	92	69	28	23
内 蒙 古	108	61	44	67	25	15	3
辽 宁	243	181	144	129	86	23	3
吉 林	316	242	197	238	155	18	3
黑 龙 江	248	177	142	186	121	18	2
上 海	217	198	139	61	44	8	18
江 苏	620	518	461	165	99	44	20
浙 江	467	290	263	122	79	22	4
安 徽	470	206	159	357	85	19	11
福 建	150	99	76	80	42	20	2
江 西	235	139	122	170	87	21	3
山 东	466	332	272	211	108	52	15
河 南	345	221	170	208	100	46	33
湖 北	335	230	167	166	94	40	6
湖 南	234	134	110	148	70	31	5
广 东	609	378	299	358	160	40	8
广 西	201	132	101	163	102	16	3
海 南	134	126	117	52	46	3	5
重 庆	161	102	81	93	39	12	6
四 川	476	273	226	317	138	36	13
贵 州	167	107	59	134	81	17	1
云 南	232	114	83	184	69	26	1
西 藏	37	31	13	27	17	1	0
陕 西	235	165	123	167	116	14	8
甘 肃	163	49	33	137	32	14	1
青 海	49	26	12	42	22	3	2
宁 夏	36	16	11	27	7	3	1
新 疆	64	34	18	47	22	12	0
新 疆 兵 团	4	2	0	2	2	1	0

数据来源：国家药品监督管理局《药品监督管理统计年度报告》。

5-1-3 2020—2022年分省药品生产企业许可总数

单位：家

地区	2020	2021	2022
全 国	**7690**	**7477**	**7974**
北 京	227	257	281
天 津	111	110	111
河 北	423	408	404
山 西	161	149	156
内 蒙 古	111	105	108
辽 宁	250	233	243
吉 林	335	308	316
黑 龙 江	221	215	248
上 海	206	197	217
江 苏	578	573	620
浙 江	329	427	467
安 徽	450	437	470
福 建	135	143	150
江 西	235	231	235
山 东	460	438	466
河 南	336	314	345
湖 北	331	289	335
湖 南	220	215	234
广 东	586	580	609
广 西	244	187	201
海 南	99	119	134
重 庆	127	142	161
四 川	488	449	476
贵 州	168	167	167
云 南	248	224	232
西 藏	26	26	37
陕 西	222	219	235
甘 肃	213	164	163
青 海	51	50	49
宁 夏	35	36	36
新 疆	62	60	64
新疆兵团	2	5	4

5-1-4　2022年分省药品经营企业许可情况　　单位：家

地区	总数	批发		总部连锁		零售
		法人	非法人	企业数量	门店数量	
全 国	643857	13086	822	6650	360023	263276
北 京	5267	206	14	109	2488	2450
天 津	5125	100	29	56	1965	2975
河 北	33438	495	102	449	19170	13222
山 西	15275	210	130	103	6546	8286
内蒙古	17716	211	1	153	9050	8301
辽 宁	26850	351	31	300	14582	11586
吉 林	16417	539	0	324	6667	8887
黑龙江	23452	334	220	271	11988	10639
上 海	4559	152	0	56	4007	344
江 苏	34457	428	15	308	18387	15319
浙 江	23826	625	17	309	12580	10295
安 徽	23091	413	17	302	12869	9490
福 建	12590	249	0	128	5299	6914
江 西	14372	485	8	115	7025	6739
山 东	48611	595	31	745	34218	13022
河 南	33308	537	38	393	17030	15310
湖 北	23061	695	1	235	11974	10156
湖 南	26445	474	24	148	18424	7375
广 东	64238	1452	8	581	28282	33915
广 西	24379	342	19	226	16637	7155
海 南	5911	367	0	33	3892	1619
重 庆	19401	796	11	110	8326	10158
四 川	51314	935	9	494	42973	6903
贵 州	18248	231	8	121	7093	10795
云 南	23801	549	12	123	13417	9700
西 藏	955	110	0	13	324	508
陕 西	18245	400	50	114	7215	10466
甘 肃	9550	340	24	83	3488	5615
青 海	2190	87	0	35	1369	699
宁 夏	5686	110	3	59	3561	1953
新 疆	10120	210	0	100	7924	1886
新疆兵团	1959	58	0	54	1253	594

数据来源：国家药品监督管理局《药品监督管理统计年度报告》。

5-1-5　2020—2022年分省药品经营企业许可总数

单位：家

地区	2020	2021	2022
全　国	**573295**	**609681**	**643857**
北　京	5367	5246	5267
天　津	4842	5060	5125
河　北	29098	31833	33438
山　西	14179	15105	15275
内蒙古	15260	16798	17716
辽　宁	24730	25979	26850
吉　林	15395	15859	16417
黑龙江	22083	23162	23452
上　海	4278	4547	4559
江　苏	30987	32019	34457
浙　江	22030	22609	23826
安　徽	20819	20687	23091
福　建	11314	12158	12590
江　西	13245	14068	14372
山　东	42351	46491	48611
河　南	33153	31181	33308
湖　北	16519	22740	23061
湖　南	22527	23779	26445
广　东	55610	57784	64238
广　西	20391	23631	24379
海　南	5334	5643	5911
重　庆	17881	18581	19401
四　川	47721	49711	51314
贵　州	15709	17698	18248
云　南	21835	22830	23801
西　藏	641	846	955
陕　西	14933	16944	18245
甘　肃	7728	8172	9550
青　海	2088	2060	2190
宁　夏	4672	5233	5686
新　疆	8973	9424	10120
新疆兵团	1602	1803	1959

5-1-6 2022年分省医疗器械生产企业情况

单位：家

地区	生产企业总数	一类备案凭证数量	二类许可证数量	三类许可证数量
全　国	32632	20640	14693	2509
北　京	959	420	462	317
天　津	845	419	306	120
河　北	1938	1342	568	41
山　西	342	124	207	11
内蒙古	86	26	57	3
辽　宁	782	366	380	36
吉　林	552	428	286	22
黑龙江	381	128	244	9
上　海	1063	601	477	247
江　苏	4814	3107	2104	518
浙　江	2364	1565	1023	206
安　徽	1030	587	404	39
福　建	577	339	373	43
江　西	1218	714	464	40
山　东	4058	3445	1011	203
河　南	1393	1001	682	62
湖　北	1401	1002	615	78
湖　南	1085	569	780	37
广　东	4968	3094	2543	301
广　西	387	234	231	8
海　南	65	28	55	5
重　庆	361	166	266	44
四　川	620	311	418	62
贵　州	174	102	99	4
云　南	215	78	136	6
西　藏	10	1	8	1
陕　西	652	324	292	36
甘　肃	111	39	89	8
青　海	34	12	22	0
宁　夏	35	11	24	0
新　疆	74	27	45	2
新疆兵团	38	30	22	0

数据来源：国家药品监督管理局《药品监督管理统计年度报告》。

5-1-7　2020—2022年分省医疗器械生产企业总数

单位：家

地区	2020	2021	2022
全　国	**26465**	**28682**	**32632**
北　京	974	943	959
天　津	602	575	845
河　北	1656	1797	1938
山　西	312	314	342
内蒙古	74	81	86
辽　宁	861	729	782
吉　林	493	629	552
黑龙江	346	327	381
上　海	963	1045	1063
江　苏	3559	4133	4814
浙　江	2060	2141	2364
安　徽	982	987	1030
福　建	495	541	577
江　西	961	1039	1218
山　东	2754	3152	4058
河　南	1030	1104	1393
湖　北	793	1105	1401
湖　南	732	902	1085
广　东	4368	4494	4968
广　西	378	350	387
海　南	59	64	65
重　庆	316	334	361
四　川	461	570	620
贵　州	223	182	174
云　南	163	187	215
西　藏	7	41	10
陕　西	587	645	652
甘　肃	107	105	111
青　海	30	30	34
宁　夏	31	32	35
新　疆	64	68	74
新疆兵团	24	36	38

第二节

科技创新与信息化

5-2-1 2015—2022年医药科技创新情况

指标	2015	2017	2018	2019	2020	2021	2022
规模以上工业医药制造业经费情况/亿元							
研究与试验发展经费	441.5	534.2	580.9	609.6	784.6	942.4	1048.9
开发经费支出	427.9	588.6	652.1	732.5	883.2	1128.6	1269.8
高技术产业专利申请数/件							
医药制造业	16020	19878	21698	23400	29107	31497	—
化学药品制造业	6731	7857	7902	9028	11755	11609	—
中成药制造业	3011	3581	4078	4373	4730	4815	—
生物、生化制品制造业	2638	3000	3480	4044	5036	6085	—
医疗器械及仪器仪表制造业	24260	31287	36172	43994	57185	65699	—
医疗仪器设备及器械制造业	7270	9171	12130	14572	20499	24485	—

数据来源：国家统计局。

5-2-2　2022年药品批准临床、上市情况　单位：个

项目		中药天然药物	化学药品	生物制品	合计
国家局受理境内生产药品申请	临床试验申请	59	1124	646	1829
	上市申请	14	3099	88	3201
	补充申请	—	—	—	4590
国家局受理境外生产（含港澳台）药品申请	临床试验申请	0	361	213	574
	上市申请	0	470	43	513
	再注册申请	—	—	—	416
	补充申请	—	—	—	1302
境内新药临床申请申报的审批情况	批准临床	43	967	569	1579
	批准上市	10	1169	100	1279
境外生产药品申请的审批情况	批准临床	0	351	201	552
	批准上市	0	138	38	176
批准创新药上市、临床试验情况	批准临床	30	1014	571	1615
	批准上市	5	9	4	18

5-2-3　2020年直辖市、副省级及省会城市
卫生健康信息化指数排名前10位

位次	总指数排名	治理水平	建设水平	应用水平
1	北京	北京	厦门	深圳
2	广州	武汉	北京	广州
3	上海	上海	上海	上海
4	深圳	西宁	深圳	杭州
5	厦门	广州	广州	银川
6	南京	南京	南京	厦门
7	杭州	成都	成都	南京
8	银川	济南	海口	哈尔滨
9	武汉	杭州	银川	沈阳
10	成都	合肥	福州	太原

数据来源:《2020年全民健康信息化调查》。

5-2-4　2020年地级样本城市卫生健康信息化指数
排名前30位

位次	总指数排名	治理水平	建设水平	应用水平
1	佛山	广元	苏州	东莞
2	东莞	绵阳	珠江	无锡
3	珠海	宜宾	东莞	佛山
4	无锡	佛山	常州	绍兴
5	苏州	泸州	无锡	惠州
6	绍兴	铜陵	湖州	珠海
7	湖州	雅安	佛山	苏州
8	衢州	遵义	衢州	江门
9	惠州	通化	日照	襄阳
10	中山	保定	茂名	中山
11	镇江	十堰	嘉兴	扬州
12	常州	三明	东营	湖州
13	广元	株洲	中山	舟山
14	嘉兴	承德	济宁	镇江
15	南通	桂林	宜昌	连云港
16	江门	珠海	三亚	台州
17	绵阳	阿拉善盟	清江	鄂州
18	连云港	芜湖	武威	衢州
19	襄阳	汉中	绍兴	淮南
20	宜宾	攀枝花	南通	中卫
21	济宁	张掖	连云港	南通
22	扬州	南充	南平	长治
23	台州	阳江	泉州	石嘴山
24	舟山	衢州	丽水	济宁
25	宜宾	佳木斯	惠州	宿迁
26	中卫	金昌	襄阳	莆田
27	烟台	龙岩	烟台	宜昌
28	十堰	镇江	龙岩	威海
29	东营	湛江	淮安	嘉兴
30	威海	安康	马鞍山	鄂尔多斯

数据来源：《2020年全民健康信息化调查》。

5-2-5　历年通过互联互通测评的地市数

地区	2016年前	2017	2018	2019
总　　计	**36**	**9**	**19**	**13**
北　　京	2		1	2
天　　津			1	
河　　北				
山　　西			2	
内 蒙 古	2	1		
辽　　宁				
吉　　林				
黑 龙 江				
上　　海	7			1
江　　苏	2	1	2	1
浙　　江	3	1	4	
安　　徽	1	2	2	1
福　　建	1	1		
江　　西				1
山　　东		2	1	2
河　　南				
湖　　北	1		1	1
湖　　南	1			
广　　东	4			
广　　西		1		
海　　南				
重　　庆	9		1	1
四　　川	1		4	1
贵　　州				
云　　南	2			
西　　藏				
陕　　西				
甘　　肃				2
青　　海				
宁　　夏				
新　　疆				

5-2-6　通过不同等级互联互通测评的地市情况

地区	4级乙等及以下	4级甲等	5级乙等	5级甲等
总　计	35	47	7	0
北　京	2	4		
天　津		1		
河　北				
山　西		2		
内蒙古	2	1		
辽　宁				
吉　林				
黑龙江				
上　海	2	6		
江　苏	1	4	4	
浙　江	2	7	1	
安　徽	2	4		
福　建		1	1	
江　西	1			
山　东		6	1	
河　南				
湖　北	1	3		
湖　南	1			
广　东	2	2		
广　西	1			
海　南				
重　庆	11	2		
四　川	2	4		
贵　州				
云　南	2			
西　藏				
陕　西				
甘　肃	3			
青　海				
宁　夏				
新　疆				

注：截至2020年年底。

5-2-7　历年通过互联互通测评的县区数

地区	2016年前	2017	2018	2019
总　计	**3**	**6**	**29**	**18**
北　京				
天　津				
河　北				
山　西				
内蒙古				
辽　宁				
吉　林				
黑龙江				
上　海				
江　苏	2	1	6	5
浙　江	1	1	17	7
安　徽			1	1
福　建				
江　西				
山　东		2	2	1
河　南				
湖　北			2	4
湖　南				
广　东		2	1	
广　西				
海　南				
重　庆				
四　川				
贵　州				
云　南				
西　藏				
陕　西				
甘　肃				
青　海				
宁　夏				
新　疆				

5-2-8 通过不同等级互联互通测评的县区情况

地区	4级乙等及以下	4级甲等	5级乙等	5级甲等
总　计	**15**	**53**	**6**	**0**
北　京				
天　津				
河　北				
山　西				
内蒙古				
辽　宁				
吉　林				
黑龙江				
上　海				
江　苏	1	15	4	
浙　江	7	21	2	
安　徽	1	5		
福　建				
江　西				
山　东		5		
河　南				
湖　北	2	5		
湖　南				
广　东	4	2		
广　西				
海　南				
重　庆				
四　川				
贵　州				
云　南				
西　藏				
陕　西				
甘　肃				
青　海				
宁　夏				
新　疆				

5-2-9　历年通过国家医疗健康信息互联互通
标准化成熟度测评的医院数

地区	2016年前	2017年	2018年	2019年	2020年
总　计	40	50	101	164	240
北　京	6	3	9	8	9
天　津			1	1	2
河　北		1	2	3	5
山　西			1	2	4
内蒙古		2	3	5	6
辽　宁	4		3	6	5
吉　林	1		2	2	5
黑龙江				1	2
上　海	11	9	11	9	10
江　苏	3	4	13	13	18
浙　江	3	2	20	21	31
安　徽		4	1	2	7
福　建	1	3	5	6	8
江　西		1	2	5	6
山　东	1	3	6	14	18
河　南	1	1	1	3	8
湖　北	1	3	3	11	12
湖　南	1	1		2	6
广　东		8	12	23	35
广　西				2	3
海　南				1	2
重　庆	3	3	1	4	2
四　川	2	2	2	12	17
贵　州					1
云　南	1			1	4
西　藏					
陕　西				4	4
甘　肃			1	2	4
青　海					2
宁　夏	1			1	
新　疆			2		4

5-2-10 通过不同等级互联互通测评的医院情况

地区	4级乙等及以下	4级甲等	5级乙等	5级甲等
总　计	**69**	**473**	**53**	**0**
北　京	7	25	3	
天　津		4		
河　北	2	9		
山　西		7		
内蒙古	2	14		
辽　宁	3	13	2	
吉　林	1	6	3	
黑龙江		3		
上　海	5	37	8	
江　苏	2	46	3	
浙　江	6	62	9	
安　徽	3	10	1	
福　建		21	2	
江　西	2	11	1	
山　东	2	38	2	
河　南		12	2	
湖　北	2	26	2	
湖　南	2	7	1	
广　东	5	61	12	
广　西		5		
海　南	1	2		
重　庆	5	8		
四　川	13	21	1	
贵　州		1		
云　南	2	4		
西　藏				
陕　西	2	6		
甘　肃	2	4	1	
青　海		2		
宁　夏		2		
新　疆		6		

注：截至2020年年底。

5-2-11　2020年区域卫生健康信息平台、基础功能建设情况

指标	省级		市级		县级	
	数量/个	占比/%	数量/个	占比/%	数量/个	占比/%
信息平台建设情况						
已建设	30	100.0	213	62.8	859	46.4
未建设，但已列入规划	0	0.0	100	29.5	563	30.4
未建设，未列入规划	0	0.0	26	7.7	430	23.2
总计	30	100.0	339	100.0	1 852	100.0
信息平台基础功能建设情况						
数据规范上报和共享	27	90.0	177	52.2	605	32.7
平台主索引	28	93.3	185	54.6	553	29.9
注册服务	21	70.0	141	41.6	406	21.9
数据采集与交换	30	100.0	202	59.6	684	36.9
信息资源管理	22	73.3	170	50.1	584	31.5
信息资源存储	25	83.3	189	55.8	630	34.0
信息资源目录	18	60.0	145	42.8	458	24.7
全程健康档案服务	23	76.7	167	49.3	618	33.4
区域业务协同	21	70.0	165	48.7	540	29.2
平台管理功能	28	93.3	186	54.9	678	36.6
居民健康卡注册管理	19	63.3	104	30.7	387	20.9
大数据应用支撑	19	63.3	133	39.2	441	23.8

数据来源：《2020年全民健康信息化调查》。

5-2-12 2020年区域卫生健康信息平台便民服务、业务协同功能情况

指标	省级		市级		县级	
	数量/个	占比/%	数量/个	占比/%	数量/个	占比/%
便民服务功能开通情况						
预约挂号	26	86.7	261	77.0	846	45.7
双向转诊	17	56.7	184	54.3	890	48.1
家庭医生签约服务	25	83.3	250	73.7	1420	76.7
健康档案查询系统	28	93.3	244	72.0	1341	72.4
健康评估	12	40.0	140	41.3	850	45.9
慢病管理	20	66.7	229	67.6	1319	71.2
精神疾病管理	18	60.0	166	49.0	1121	60.5
免疫接种服务	20	66.7	200	59.0	1129	61.0
医养服务	3	10.0	28	8.3	285	15.4
健康教育	18	60.0	202	59.6	1114	60.2
生育登记网上办理	22	73.3	148	43.7	803	43.4
医疗信息分级公开	13	43.3	84	24.8	431	23.3
贫困人口健康信息服务	14	46.7	134	39.5	848	45.8
业务协同功能开通情况						
疾病监测业务协同	7	23.3	116	34.2	621	33.5
疾病管理业务协同	10	33.3	114	33.6	586	31.6
突发公共卫生事件应急指挥协同	9	30.0	118	34.8	632	34.1
妇幼健康业务协同	20	66.7	189	55.8	986	53.2
卫生计生监督应用协同	10	33.3	123	36.3	747	40.3
血液安全管理业务协同	11	36.7	79	23.3	215	11.6
院前急救业务协同	6	20.0	92	27.1	313	16.9
分级诊疗协同	17	56.7	177	52.2	817	44.1
医疗医药联动应用协同	7	23.3	52	15.3	332	17.9
出生人口监测业务协同	17	56.7	123	36.3	688	37.1
跨境重大疫情防控协同	3	10.0	30	8.8	224	12.1
药品（疫苗）监管协同	10	33.3	80	23.6	584	31.5
食品安全防控协同	3	10.0	32	9.4	290	15.7
医保业务监管协同	7	23.3	77	22.7	566	30.6

数据来源：《2020年全民健康信息化调查》。

5-2-13 2020年区域卫生健康信息平台业务监管功能开通情况

指标	省级		市级		县级	
	数量/个	占比/%	数量/个	占比/%	数量/个	占比/%
医改进展监测	16	53.3	100	29.5	317	17.1
综合业务监管	15	50.0	115	33.9	435	23.5
卫生服务资源监管	14	46.7	95	28.0	490	26.5
医务人员监管	11	36.7	93	27.4	482	26.0
医疗行为监管	14	46.7	107	31.6	468	25.3
传染性疾病管理业务监管	12	40.0	132	38.9	941	50.8
慢病管理业务监管	19	63.3	168	49.6	1 010	54.5
精神疾病业务监管	13	43.3	108	31.9	772	41.7
预防接种业务监管	16	53.3	160	47.2	1 005	54.3
妇女保健业务监管	20	66.7	147	43.4	820	44.3
儿童保健业务监管	19	63.3	149	44.0	947	51.1
食品安全监测业务监管	5	16.7	33	9.7	327	17.7
医院运营情况监管	10	33.3	91	26.8	456	24.6
检验检查互认业务监管	9	30.0	75	22.1	329	17.8
医疗质量情况监管	11	36.7	101	29.8	430	23.2
医院感染情况监管	7	23.3	48	14.2	353	19.1
基层医疗卫生机构绩效考核监管	17	56.7	126	37.2	652	35.2
中医药服务项目监管	7	23.3	69	20.4	412	22.2
基本药物运行情况监测	9	30.0	114	33.6	772	41.7
合理用药业务监管	8	26.7	111	32.7	554	29.9
远程医疗业务监管	14	46.7	107	31.6	475	25.6
居民健康卡应用监督	20	66.7	131	38.6	582	31.4
人口信息服务与监管	21	70.0	118	34.8	650	35.1
医疗机构监管	14	46.7	139	41.0	646	34.9

数据来源:《2020年全民健康信息化调查》。

5-2-14　2020年互联网+医疗健康便民惠民应用情况

指标	省级		市级		县级	
	数量/个	占比/%	数量/个	占比/%	数量/个	占比/%
智能导医分诊	14	46.7	157	46.3	405	21.9
网上预约诊疗服务平台	28	93.3	257	75.8	901	48.7
互联网医院	17	56.7	106	31.3	355	19.2
智能语音服务	7	23.3	48	14.2	157	8.5
医保异地就医直接结算	12	40.0	170	50.1	831	44.9
脱卡就医	9	30.0	96	28.3	305	16.5
在线支付方式/"一站式"结算服务	15	50.0	211	62.2	936	50.6
复诊患者在线部分常见病、慢性病处方	11	36.7	70	20.6	288	15.6
在线健康状况评估与健康管理	7	23.3	96	28.3	337	18.2
签约患者转诊绿色通道	9	30.0	119	35.1	528	28.5
处方在线审核	7	23.3	64	18.9	237	12.8
中药饮片网上配送	7	23.3	40	11.8	207	11.2
在线接种预约服务	12	40.0	80	23.6	272	14.7
网上家庭医生签约服务	16	53.3	181	53.4	751	40.6
网络科普平台	13	43.3	64	18.9	186	10.1
电子健康档案数据库与电子病历数据库互联对接	17	56.7	149	44.0	557	30.1

续 表

指标	省级		市级		县级	
	数量/个	占比/%	数量/个	占比/%	数量/个	占比/%
"互联网+"健康咨询服务	13	43.3	89	26.3	323	17.5
区域远程医疗中心	16	53.3	165	48.7	701	37.9
对基层机构的远程诊疗、在线咨询	15	50.0	154	45.4	588	31.8
基层卫生信息系统中医学影像、远程心电、实验室检验	11	36.7	140	41.3	560	30.3
三级医院院内医疗服务信息互通共享	15	50.0	151	44.5	253	13.7
院前急救车载监护系统与区域或医院信息平台连接	6	20.0	65	19.2	197	10.6
院前急救协同信息平台	5	16.7	71	20.9	195	10.5
医院应急救治中心与院前急救机构信息互通共享	4	13.3	56	16.5	196	10.6
医疗机构、医师、护士电子化注册审批	15	50.0	114	33.6	707	38.2
严重精神障碍患者发病报告在线管理	7	23.3	53	15.6	352	19.0
区域内检查检验结果互认	11	36.7	103	30.4	362	19.6
区域政务服务一网通办	16	53.3	93	27.4	335	18.1
生育服务网上登记	22	73.3	149	44.0	675	36.5
区域政务信息共享	19	63.3	112	33.0	359	19.4
公共服务卡应用集成	5	16.7	34	10.0	113	6.1

数据来源:《2020年全民健康信息化调查》。

5-2-15　2020年医院信息平台基本功能点建设情况

指标	三级医院		二级医院		其他医疗机构	
	数量/个	占比/%	数量/个	占比/%	数量/个	占比/%
已开通	1028	52.4	2853	59.9	442	60.8
数据交换	981	95.4	2443	85.6	305	69.0
数据存储	840	81.7	2599	91.1	387	87.6
数据质量管理	624	60.7	1417	49.7	195	44.1
数据查询	924	89.9	2668	93.5	391	88.5
单点登录	713	69.4	1828	64.1	259	58.6
辅助决策支持	620	60.3	1106	38.8	117	26.5
标准字典库	804	78.2	1791	62.8	212	48.0
数据安全管理	568	55.3	1405	49.2	195	44.1
数据标准管理	702	68.3	1319	46.2	173	39.1
患者主索引	842	81.9	1761	61.5	216	48.9
平台配置及服务监控	643	62.5	784	27.5	114	25.8
用户权限管理	775	75.4	2253	79.0	313	70.8
医院门户	382	37.2	617	21.6	91	20.6
数据质量监控	490	47.7	847	29.7	113	25.6
医疗机构电子证照管理	72	7.0	153	5.4	37	8.4
医师电子证照管理	89	8.7	207	7.3	52	11.8
护士电子证照管理	78	7.6	190	6.7	49	11.1
其他	50	4.9	162	5.7	27	6.1
未开通	934	47.6	1907	40.1	285	39.2

数据来源：《2020年全民健康信息化调查》。

5-2-16　2020年接入医院集成平台的信息系统情况

指标	三级医院		二级医院		其他医疗机构	
	数量/个	占比/%	数量/个	占比/%	数量/个	占比/%
门急诊挂号收费管理系统	959	48.9	2799	58.8	425	58.5
门诊医生工作站	968	49.3	2832	59.5	432	59.4
分诊管理系统	668	34.1	1087	22.8	55	7.6
住院病人入出转系统	912	46.5	2542	53.4	347	47.7
住院医生工作站	967	49.3	2836	59.6	402	55.3
住院护士工作站	963	49.1	2846	59.8	409	56.3
电子化病历书写与管理系统	929	47.4	2663	56.0	359	49.4
合理用药管理系统	660	33.6	1337	28.1	171	23.5
临床检验系统	930	47.4	2264	47.6	264	36.3
医学影像系统	906	46.2	2027	42.6	225	31.0
超声/内镜管理系统	810	41.3	1527	32.1	151	20.8
手术麻醉管理系统	710	36.2	989	20.8	67	9.2
临床路径管理系统	700	35.7	1305	27.4	96	13.2
输血管理系统	608	31.0	600	12.6	31	4.3
重症监护系统	424	21.6	303	6.4	19	2.6
心电管理系统	627	32.0	648	13.6	86	11.8
体检管理系统	661	33.7	1394	29.3	128	17.6
病理管理系统	624	31.8	677	14.2	42	5.8
移动护理系统	538	27.4	348	7.3	24	3.3
移动查房系统	373	19.0	229	4.8	16	2.2
移动输液系统	254	13.0	114	2.4	13	1.8
病历质控系统	610	31.1	1239	26.0	105	14.4
医疗保险/新农合接口	601	30.6	1857	39.0	225	31.0
人力资源管理系统	403	20.5	421	8.8	62	8.5
财务管理系统	505	25.7	1608	33.8	232	31.9
药品管理系统	770	39.3	2305	48.4	335	46.1
设备材料管理系统	595	30.3	1600	33.6	156	21.5
物资供应管理系统	628	32.0	1556	32.7	146	20.1
预算管理系统	258	13.2	218	4.6	35	4.8
绩效管理系统	336	17.1	435	9.1	48	6.6
其他	85	4.3	121	2.5	24	3.3
未接入	919	46.8	1754	36.8	238	32.7

数据来源:《2020年全民健康信息化调查》。

5-2-17 2020年各级医疗机构便民服务、医疗服务功能开通情况

指标	三级医院		二级医院		其他医疗机构	
	数量/个	占比/%	数量/个	占比/%	数量/个	占比/%
便民服务功能开通情况						
互联网服务	1427	72.7	1601	33.6	116	16.0
预约服务	1800	91.7	2444	51.3	212	29.2
自助服务	1788	91.1	2470	51.9	156	21.5
智能候诊	821	41.8	612	12.9	54	7.4
自助支付	1680	85.6	2292	48.2	162	22.3
智能导航	567	28.9	356	7.5	17	2.3
信息推送	1304	66.5	1320	27.7	137	18.8
患者定位	183	9.3	80	1.7	6	0.8
陪护服务	319	16.3	335	7.0	37	5.1
满意度评价	1426	72.7	1954	41.1	159	21.9
信息公开服务	1377	70.2	1815	38.1	180	24.8
未开通	26	1.3	947	19.9	339	46.6
医疗服务功能开通情况						
患者基本信息管理	1867	95.2	4059	85.3	505	69.5
院前急救	810	41.3	1620	34.0	164	22.6
门诊分诊	1507	76.8	2288	48.1	284	39.1
急诊分级分诊	905	46.1	1124	23.6	96	13.2
门急诊电子病历	1597	81.4	3086	64.8	375	51.6
急诊留观	1160	59.1	1966	41.3	191	26.3
申请单管理	1598	81.4	2667	56.0	239	32.9
住院病历书写	1931	98.4	4364	91.7	488	67.1
护理记录	1857	94.6	4043	84.9	457	62.9
非药品医嘱执行	1618	82.5	2718	57.1	271	37.3
临床路径	1665	84.9	2706	56.8	216	29.7
多学科协作诊疗	754	38.4	685	14.4	46	6.3
电子病历和健康档案调阅	1392	70.9	2381	50.0	239	32.9
随访服务管理	977	49.8	995	20.9	144	19.8
未开通	4	0.2	163	3.4	128	17.6

数据来源:《2020年全民健康信息化调查》。

5-2-18　2020年各级医疗机构医技服务、医疗管理功能开通情况

指标	三级医院		二级医院		其他医疗机构	
	数量/个	占比/%	数量/个	占比/%	数量/个	占比/%
医技服务功能开通情况						
医学影像信息管理	1859	94.8	3651	76.7	391	53.8
临床检验信息管理	1915	97.6	3973	83.5	413	56.8
病理管理	1475	75.2	1703	35.8	92	12.7
生物标本库管理	740	37.7	600	12.6	33	4.5
手术信息管理	1511	77.0	2113	44.4	130	17.9
麻醉信息管理	1410	71.9	1689	35.5	102	14.0
输血信息管理	1396	71.2	1397	29.3	71	9.8
电生理信息管理	759	38.7	366	7.7	25	3.4
透析治疗信息管理	634	32.3	572	12.0	15	2.1
放疗信息管理	303	15.4	118	2.5	3	0.4
化疗信息管理	210	10.7	101	2.1	2	0.3
康复信息管理	370	18.9	463	9.7	44	6.1
放射介入信息管理	642	32.7	419	8.8	16	2.2
高压氧信息管理	233	11.9	208	4.4	8	1.1
供应室管理	1174	59.8	1067	22.4	87	12.0
未开通	25	1.3	593	12.5	269	37.0
医疗管理功能开通情况						
人员权限管理	1893	96.5	4125	86.7	491	67.5
电子病历质量监控管理	1654	84.3	2919	61.3	274	37.7
手术分级管理	1311	66.8	1617	34.0	96	13.2
危急值管理	1646	83.9	2249	47.2	182	25.0
临床路径与单病种管理	1603	81.7	2476	52.0	164	22.6
院内感染管理	1619	82.5	2183	45.9	206	28.3
护理质量管理	1207	61.5	1707	35.9	195	26.8
医疗安全（不良）事件上报	1466	74.7	2125	44.6	239	32.9
传染病信息上报	1624	82.8	2838	59.6	323	44.4
食源性疾病信息上报	925	47.1	1594	33.5	137	18.8
卫生应急管理	358	18.2	554	11.6	86	11.8
未开通	11	0.6	351	7.4	177	24.3

数据来源：《2020年全民健康信息化调查》。

5-2-19 2020年作为上级指导医院连接下级服务医院开展远程医疗功能开通情况

指标	三级医院		二级医院		其他医疗机构	
	数量/个	占比/%	数量/个	占比/%	数量/个	占比/%
远程预约	518	26.4	541	11.4	38	5.2
远程会诊	1176	59.9	1458	30.6	118	16.2
远程影像诊断	884	45.1	1126	23.7	43	5.9
远程心电诊断	674	34.4	873	18.3	41	5.6
远程医学教育	523	26.7	501	10.5	34	4.7
远程病理诊断	326	16.6	222	4.7	10	1.4
远程双向转诊	536	27.3	644	13.5	58	8.0
远程重症监护	42	2.1	13	0.3	2	0.3
远程手术示教	257	13.1	46	1.0	3	0.4
远程检验共享	288	14.7	283	5.9	25	3.4
远程影像共享	415	21.2	400	8.4	30	4.1
未开通	548	27.9	2768	58.2	564	77.6

数据来源：《2020年全民健康信息化调查》。

第六章

部分国家健康指标情况

6-1-1　2017—2022年人口数　　　　单位：万人

国家	2017	2018	2019	2020	2021	2022
澳大利亚	2460.2	2498.3	2536.6	2569.3	2568.8	2597.9
奥地利	879.5	883.8	887.8	891.7	895.2	905.3
比利时	1134.9	1140.4	1146.2	1150.7	1155.3	1164.1
加拿大	3654.5	3706.5	3760.1	3803.7	3822.6	3893.0
智利	1841.9	1875.1	1910.7	1945.8	1967.8	1982.9
哥伦比亚	4929.2	4983.4	5037.4	5091.2	5111.7	5168.3
哥斯达黎加	494.7	500.3	505.8	511.1	516.3	521.3
捷克	1059.0	1062.6	1066.9	1070.0	1050.1	1076.0
丹麦	576.1	579.0	581.4	582.5	585.0	591.1
爱沙尼亚	131.7	132.2	132.7	132.9	133.1	134.9
芬兰	550.8	551.6	552.2	553.0	554.1	555.6
法国	6688.3	6712.5	6735.6	6754.0	6773.9	6794.3
德国	8265.7	8290.6	8309.3	8316.1	8319.6	8379.8
希腊	1075.5	1073.3	1072.2	1069.9	1056.9	1036.1
匈牙利	978.8	977.6	977.1	975.0	971.0	964.3
冰岛	34.3	35.3	36.1	36.6	37.3	38.2
爱尔兰	479.2	485.7	492.1	497.7	501.1	510.0
以色列	871.3	888.3	905.4	921.5	937.1	952.9
意大利	6000.2	5987.7	5972.9	5943.9	5913.3	5894.0
日本	12670.6	12644.3	12616.7	12614.6	12550.2	12494.7
韩国	5136.2	5158.5	5176.5	5183.6	5174.5	5162.8
拉脱维亚	194.2	192.7	191.4	190.0	188.4	187.9

续 表

国家	2017	2018	2019	2020	2021	2022
立陶宛	282.8	280.2	279.4	279.5	280.8	283.3
卢森堡	59.6	60.8	62.0	63.0	64.0	65.3
墨西哥	12404.2	12532.8	12657.8	12779.2	12897.2	13011.8
荷兰	1713.1	1723.2	1734.5	1744.2	1753.3	1770.3
新西兰	481.4	490.1	497.9	509.0	511.1	512.4
挪威	527.7	531.2	534.8	537.9	540.8	545.7
波兰	3842.2	3841.3	3838.6	3835.4	3816.2	3782.7
葡萄牙	1030.0	1028.4	1028.6	1029.7	1040.8	1044.4
斯洛伐克	543.9	544.7	545.4	545.9	544.2	543.2
斯洛文尼亚	206.6	207.0	208.9	210.0	210.7	210.9
西班牙	4653.3	4672.9	4710.5	4735.6	4733.1	4761.5
瑞典	1005.8	1017.5	1027.9	1035.3	1041.6	1048.7
瑞士	845.2	851.4	857.5	863.8	870.5	877.6
土耳其	8031.3	8140.7	8257.9	8338.5	8414.7	8498.0
英国	6604.0	6643.6	6679.7	6708.1	6702.6	6729.9
美国	32512.2	32683.8	32833.0	33150.1	33203.2	33328.8
巴西	20680.5	20849.5	21014.7	21175.6	21331.8	21482.9
印度	133867.7	135264.2	136641.8	138000.4	140756.4	141717.3
印度尼西亚	26135.6	26416.2	26691.2	26960.3	27224.9	27485.9
俄罗斯	14684.2	14683.1	14676.5	14646.0	14586.4	14524.6
南非	5699.1	5785.9	5872.7	5953.9	5996.5	6060.5

数据来源：https://stats.oecd.org/.

6-1-2　2017—2022年60岁以上人口数　单位：万人

国家	2017	2018	2019	2020	2021	2022
澳大利亚	512.0	526.6	542.5	562.4	577.9	592.8
奥地利	215.0	219.1	223.6	228.5	233.0	238.5
比利时	280.5	285.2	290.2	294.6	298.9	304.1
加拿大	852.3	881.3	911.4	940.5	968.8	997.1
智利	298.1	310.4	322.5	334.8	347.2	359.9
哥伦比亚	594.6	621.7	651.0	685.0	710.2	734.3
哥斯达黎加	59.0	61.8	64.8	67.9	71.2	74.4
捷克	271.9	275.2	277.4	278.4	277.0	279.9
丹麦	144.7	146.9	149.0	151.3	153.7	156.1
爱沙尼亚	34.0	34.5	34.9	35.4	35.8	36.1
芬兰	153.4	155.7	157.9	160.2	162.4	164.2
法国	1708.9	1739.1	1770.8	1799.5	1826.2	1853.0
德国	2293.8	2323.1	2355.8	2391.4	2426.0	2464.6
希腊	298.6	301.7	305.2	308.2	308.3	306.3
匈牙利	256.7	257.9	258.9	259.2	258.0	255.3
冰岛	6.7	6.9	7.2	7.4	7.6	7.8
爱尔兰	89.2	92.0	95.0	97.9	100.8	104.1
以色列	136.8	140.9	145.0	149.0	152.8	156.5
意大利	1722.9	1741.4	1763.2	1782.0	1799.6	1821.6
日本	4289.4	4307.6	4328.7	4346.9	4360.6	4368.1
韩国	1023.6	1075.5	1131.7	1196.6	1263.6	1316.3
拉脱维亚	51.3	51.7	52.1	52.5	52.7	52.8

续　表

国家	2017	2018	2019	2020	2021	2022
立陶宛	72.7	73.5	74.7	75.7	77.4	78.6
卢森堡	11.7	12.0	12.4	12.7	13.0	13.4
墨西哥	1294.4	1342.9	1393.6	1446.1	1500.3	1556.1
荷兰	427.3	436.5	446.1	455.3	464.0	473.3
新西兰	97.8	100.6	104.0	108.2	111.5	114.4
挪威	118.4	121.0	123.6	126.2	128.8	131.4
波兰	916.4	939.3	960.1	977.8	980.3	975.3
葡萄牙	289.1	294.6	301.2	308.3	314.7	320.6
斯洛伐克	119.7	122.6	125.2	127.5	128.9	130.2
斯洛文尼亚	54.3	55.3	56.4	57.4	58.5	59.3
西班牙	1155.3	1177.4	1204.0	1226.9	1249.6	1274.5
瑞典	255.5	258.6	261.7	264.6	267.3	270.5
瑞士	202.3	206.1	210.2	214.3	218.5	223.1
土耳其	1013.1	1044.9	1086.9	1131.7	1169.2	1208.3
英国	1558.8	1583.9	1613.0	1636.4	1649.3	1680.8
美国	7068.6	7265.8	7459.7	7571.3	7731.2	7891.3
巴西	2699.1	2802.5	2909.5	3019.7	3133.0	3249.4
印度	12735.2	13243.8	13753.1	14230.9	14583.8	14869.1
印度尼西亚	2515.8	2630.9	2749.8	2872.0	3000.8	3132.0
俄罗斯	3030.5	3051.3	3067.5	3313.0	3356.3	3372.4
南非	495.1	509.8	524.9	540.2	548.2	559.9

数据来源：https://stats.oecd.org/.

6-1-3　2017—2022年60岁以上人口占比　　单位：%

国家	2017	2018	2019	2020	2021	2022
澳大利亚	20.8	21.1	21.4	21.9	22.5	22.8
奥地利	24.4	24.8	25.2	25.6	26.0	26.3
比利时	24.7	25.0	25.3	25.6	25.9	26.1
加拿大	23.3	23.8	24.2	24.7	25.3	25.6
智利	16.2	16.6	16.9	17.2	17.6	18.1
哥伦比亚	12.5	12.9	13.2	13.6	13.9	14.2
哥斯达黎加	11.9	12.4	12.8	13.3	13.8	14.3
捷克	25.7	25.9	26.0	26.0	26.4	26.0
丹麦	25.1	25.4	25.6	26.0	26.3	26.4
爱沙尼亚	25.8	26.1	26.3	26.6	26.9	26.8
芬兰	27.9	28.2	28.6	29.0	29.3	29.5
法国	25.5	25.9	26.3	26.6	27.0	27.3
德国	27.8	28.0	28.4	28.8	29.2	29.4
希腊	27.8	28.1	28.5	28.8	29.2	29.6
匈牙利	26.2	26.4	26.5	26.6	26.6	26.5
冰岛	19.6	19.7	19.9	20.2	20.5	20.5
爱尔兰	18.6	18.9	19.3	19.7	20.1	20.4
以色列	15.7	15.9	16.0	16.2	16.3	16.4
意大利	28.7	29.1	29.5	30.0	30.4	30.9
日本	33.8	34.0	34.2	34.5	34.7	35.0
韩国	19.9	20.8	21.9	23.1	24.4	25.5
拉脱维亚	26.4	26.8	27.2	27.6	28.0	28.1

续　表

国家	2017	2018	2019	2020	2021	2022
立陶宛	25.7	26.2	26.7	27.1	27.6	27.7
卢森堡	19.6	19.8	19.9	20.1	20.3	20.5
墨西哥	10.4	10.7	11.0	11.3	11.6	12.0
荷兰	24.9	25.3	25.7	26.1	26.5	26.7
新西兰	20.3	20.5	20.9	21.3	21.8	22.3
挪威	22.4	22.8	23.1	23.5	23.8	24.1
波兰	23.9	24.5	25.0	25.5	25.7	25.8
葡萄牙	28.0	28.5	29.1	29.7	30.2	30.7
斯洛伐克	22.0	22.5	23.0	23.4	23.7	24.0
斯洛文尼亚	26.3	26.7	27.0	27.3	27.8	28.1
西班牙	24.8	25.2	25.6	25.9	26.4	26.8
瑞典	25.4	25.4	25.5	25.6	25.7	25.8
瑞士	23.9	24.2	24.5	24.8	25.1	25.4
土耳其	12.6	12.8	13.2	13.6	13.9	14.2
英国	23.6	23.8	24.1	24.4	24.6	25.0
美国	21.7	22.2	22.7	22.8	23.3	23.7
巴西	13.1	13.4	13.8	14.3	14.7	15.1
印度	9.4	9.7	9.9	10.2	10.4	10.5
印度尼西亚	9.6	10.0	10.3	10.7	11.0	11.4
俄罗斯	20.6	20.8	20.9	22.6	23.0	23.2
南非	8.7	8.8	9.0	9.1	9.1	9.2

数据来源：https://stats.oecd.org/.

6-1-4　2017—2022年65岁以上人口数　　单位：万人

国家	2017	2018	2019	2020	2021	2022
澳大利亚	378.8	390.7	403.1	418.5	431.4	443.6
奥地利	163.6	165.8	168.2	170.8	173.3	176.6
比利时	211.3	214.8	218.5	221.7	224.9	229.0
加拿大	613.5	635.6	660.0	684.4	708.2	733.1
智利	207.1	216.5	226.0	235.9	245.9	256.1
哥伦比亚	405.8	424.7	445.1	469.5	486.8	503.5
哥斯达黎加	39.0	40.9	43.0	45.3	47.7	50.1
捷克	201.4	206.3	210.9	214.5	216.0	219.6
丹麦	110.6	112.7	114.7	116.7	118.8	120.6
爱沙尼亚	25.6	26.0	26.4	26.8	27.1	27.4
芬兰	116.5	119.2	121.8	124.4	126.7	128.7
法国	1302.4	1331.4	1360.3	1386.0	1409.8	1434.2
德国	1761.0	1779.7	1798.7	1818.1	1835.4	1854.8
希腊	233.0	235.2	237.5	239.7	239.1	236.2
匈牙利	184.0	187.1	191.6	195.9	198.4	198.5
冰岛	4.8	5.0	5.2	5.3	5.5	5.7
爱尔兰	65.0	67.3	69.6	72.0	74.2	76.9
以色列	99.8	103.7	107.5	111.1	114.5	117.9
意大利	1351.4	1362.9	1377.6	1390.0	1399.6	1411.4
日本	3508.7	3547.9	3575.4	3602.7	3621.4	3623.6
韩国	706.6	736.6	768.9	815.2	857.1	901.8
拉脱维亚	38.8	38.9	39.0	39.3	39.3	39.3

续　表

国家	2017	2018	2019	2020	2021	2022
立陶宛	55.1	55.2	55.4	55.7	56.0	56.6
卢森堡	8.5	8.7	9.0	9.2	9.4	9.7
墨西哥	877.1	908.2	941.2	976.4	1013.5	1052.7
荷兰	319.9	327.7	335.3	342.5	349.1	356.3
新西兰	71.4	73.5	76.0	79.2	81.7	84.0
挪威	88.6	90.8	93.0	95.4	97.8	100.0
波兰	640.2	661.9	683.6	705.8	717.5	725.5
葡萄牙	222.9	227.4	232.7	238.5	243.7	248.5
斯洛伐克	83.0	86.0	89.0	91.9	93.7	95.7
斯洛文尼亚	39.6	40.7	41.8	43.0	44.1	45.0
西班牙	887.9	901.6	917.7	930.1	944.3	962.0
瑞典	199.2	202.1	205.1	207.7	210.3	213.3
瑞士	153.7	156.4	159.2	161.8	164.5	167.7
土耳其	677.3	704.1	736.8	775.2	809.9	834.8
英国	1198.9	1216.6	1237.5	1250.9	1253.7	1273.3
美国	5075.8	5235.5	5403.7	5482.7	5622.9	5779.5
巴西	1848.8	1922.8	2000.3	2081.3	2165.8	2253.7
印度	8180.4	8561.8	8951.5	9317.1	9574.9	9773.5
印度尼西亚	1586.8	1659.7	1737.5	1819.8	1906.6	1997.0
俄罗斯	2060.8	2060.8	2060.8	2292.7	2325.2	2347.1
南非	328.5	339.1	350.2	361.6	367.6	375.3

数据来源：https://stats.oecd.org/.

6-1-5　2017—2022年65岁以上人口占比　单位：%

国家	2017	2018	2019	2020	2021	2022
澳大利亚	15.4	15.6	15.9	16.3	16.8	17.1
奥地利	18.6	18.8	18.9	19.2	19.4	19.5
比利时	18.6	18.8	19.1	19.3	19.5	19.7
加拿大	16.8	17.1	17.6	18.0	18.5	18.8
智利	11.2	11.5	11.8	12.1	12.5	12.9
哥伦比亚	8.6	8.8	9.0	9.3	9.5	9.7
哥斯达黎加	7.9	8.2	8.5	8.9	9.2	9.6
捷克	19.0	19.4	19.8	20.0	20.6	20.4
丹麦	19.2	19.5	19.7	20.0	20.3	20.4
爱沙尼亚	19.5	19.7	19.9	20.2	20.4	20.3
芬兰	21.1	21.6	22.1	22.5	22.9	23.2
法国	19.5	19.8	20.2	20.5	20.8	21.1
德国	21.3	21.5	21.6	21.9	22.1	22.1
希腊	21.7	21.9	22.1	22.4	22.6	22.8
匈牙利	18.8	19.1	19.6	20.1	20.4	20.6
冰岛	14.0	14.1	14.3	14.6	14.9	15.0
爱尔兰	13.6	13.9	14.1	14.5	14.8	15.1
以色列	11.5	11.7	11.9	12.1	12.2	12.4
意大利	22.5	22.8	23.1	23.4	23.7	23.9
日本	27.6	28.0	28.3	28.6	28.9	29.0
韩国	13.8	14.3	14.9	15.7	16.6	17.5
拉脱维亚	20.0	20.2	20.4	20.7	20.8	20.9

续 表

国家	2017	2018	2019	2020	2021	2022
立陶宛	19.5	19.7	19.8	19.9	20.0	20.0
卢森堡	14.3	14.4	14.4	14.6	14.7	14.8
墨西哥	7.1	7.2	7.4	7.6	7.9	8.1
荷兰	18.7	19.0	19.3	19.6	19.9	20.1
新西兰	14.8	15.0	15.3	15.6	16.0	16.4
挪威	16.8	17.1	17.4	17.7	18.1	18.3
波兰	16.7	17.2	17.8	18.4	18.8	19.2
葡萄牙	21.6	22.0	22.5	23.0	23.4	23.8
斯洛伐克	15.3	15.8	16.3	16.8	17.2	17.6
斯洛文尼亚	19.1	19.7	20.0	20.5	20.9	21.3
西班牙	19.1	19.3	19.5	19.6	20.0	20.2
瑞典	19.8	19.9	19.9	20.1	20.2	20.3
瑞士	18.2	18.4	18.6	18.7	18.9	19.1
土耳其	8.4	8.6	8.9	9.3	9.6	9.8
英国	18.2	18.3	18.5	18.6	18.7	18.9
美国	15.6	16.0	16.5	16.5	16.9	17.3
巴西	8.9	9.2	9.5	9.8	10.2	10.5
印度	6.0	6.3	6.5	6.7	6.8	6.9
印度尼西亚	6.1	6.3	6.5	6.7	7.0	7.3
俄罗斯	14.0	14.0	14.0	15.7	15.9	16.2
南非	5.8	5.9	6.0	6.1	6.1	6.2

数据来源：https://stats.oecd.org/.

6-1-6 2017—2022年预期寿命　　　　　　　单位：岁

国家	2017	2018	2019	2020	2021	2022
澳大利亚	82.5	82.7	82.9	83.2	83.3	
奥地利	81.7	81.8	82.0	81.3	81.3	
比利时	81.6	81.7	82.1	80.8	81.9	
加拿大	81.9	81.9	82.3	81.7		
智利	80.2	80.4	80.6	80.8	81.0	81.2
哥伦比亚	75.9	76.5	76.6	76.7	76.8	76.9
哥斯达黎加	80.2	80.3	80.5	80.6	80.8	80.9
捷克	79.1	79.1	79.3	78.3	77.2	
丹麦	81.1	81.0	81.5	81.6	81.5	
爱沙尼亚	78.4	78.5	79.0	78.9	77.2	
芬兰	81.7	81.8	82.1	82.0	81.9	
法国	82.7	82.8	83.0	82.3	82.4	
德国	81.1	81.0	81.3	81.1	80.8	
希腊	81.4	81.9	81.7	81.4	80.2	
匈牙利	76.0	76.2	76.5	75.7	74.3	
冰岛	82.6	82.9	83.2	83.1	83.2	
爱尔兰	82.2	82.2	82.8	82.6	82.4	
以色列	82.7	82.9	82.9	82.7	82.6	82.9
意大利	83.1	83.4	83.6	82.3	82.7	
日本	84.2	84.3	84.4	84.6	84.5	
韩国	82.7	82.7	83.3	83.5	83.6	
拉脱维亚	74.9	75.1	75.7	75.5	73.1	

续 表

国家	2017	2018	2019	2020	2021	2022
立陶宛	75.8	76.0	76.5	75.1	74.2	
卢森堡	82.1	82.3	82.7	82.2	82.7	
墨西哥	74.9	75.0	75.1	75.2	75.4	
荷兰	81.8	81.9	82.2	81.4	81.4	
新西兰	81.9	81.7	82.1	82.3	82.3	
挪威	82.7	82.8	83.0	83.3	83.2	
波兰	77.8	77.7	78.0	76.5	75.5	
葡萄牙	81.6	81.5	81.9	81.1	81.5	
斯洛伐克	77.3	77.4	77.8	77.0	74.6	
斯洛文尼亚	81.2	81.5	81.6	80.6	80.7	
西班牙	83.4	83.5	84.0	82.4	83.3	
瑞典	82.5	82.6	83.2	82.4	83.1	
瑞士	83.7	83.8	84.0	83.1	83.9	
土耳其	78.1	78.3	78.6			
英国	81.3	81.3	81.3	81.0		
美国	78.6	78.7	78.8	77.0	76.4	
巴西	74.4	74.8	75.1	75.3	74.0	72.8
印度	70.1	70.5	70.7	70.9	70.2	67.2
印度尼西亚	69.8	69.9	70.3	70.5	68.8	67.6
俄罗斯	72.6	72.8	73.2			
南非	82.5	82.7	82.9	83.2	83.3	

数据来源：https://stats.oecd.org/.

6-1-7　2017—2022年卫生支出总金额　单位：百亿

国家	单位	2017	2018	2019	2020	2021	2022
澳大利亚	澳元	18.7	19.6	20.2	22.2	24.5	25.8
奥地利	欧元	3.8	4.0	4.2	4.3	4.9	5.1
比利时	欧元	4.8	5.0	5.2	5.1	5.5	6.0
加拿大	加拿大元	23.3	24.4	25.5	28.8	31.0	31.1
智利	智利比索	1630.1	1747.7	1832.8	1959.4	2235.7	2363.8
哥伦比亚	哥伦比亚比索	7068.0	7532.3	8246.9	8694.6	10754.4	11810.3
哥斯达黎加	哥斯达黎加科朗	242.0	262.4	273.2	285.6	303.6	317.2
捷克	捷克克朗	37.7	40.4	44.0	52.6	58.0	61.6
丹麦	丹麦克朗	22.1	22.8	23.5	24.5	27.1	26.6
爱沙尼亚	欧元	0.2	0.2	0.2	0.2	0.2	0.3
芬兰	欧元	2.1	2.1	2.2	2.3	2.6	2.7
法国	欧元	26.1	26.5	27.0	28.0	30.8	31.4
德国	欧元	37.0	38.6	40.7	43.2	46.6	48.9
希腊	欧元	1.4	1.5	1.5	1.6	1.7	1.8
匈牙利	匈牙利福林	264.9	285.5	299.5	352.9	407.5	448.9
冰岛	冰岛克朗	21.8	23.8	25.9	28.1	31.6	32.3
爱尔兰	欧元	2.1	2.2	2.4	2.7	2.9	3.1
以色列	以色列新谢克尔	9.3	9.8	10.3	11.0	12.5	13.0
意大利	欧元	15.1	15.4	15.6	16.0	16.8	17.2
日本	日元	5893.7	5978.1	6120.3	5932.6	6207.3	6402.5
韩国	韩元	12936.9	14219.7	15732.4	16204.6	19331.6	20904.6
拉脱维亚	欧元	0.2	0.2	0.2	0.2	0.3	0.3

续　表

国家	单位	2017	2018	2019	2020	2021	2022
立陶宛	欧元	0.3	0.3	0.3	0.4	0.4	0.5
卢森堡	欧元	0.3	0.3	0.3	0.4	0.4	0.4
墨西哥	墨西哥比索	119.7	126.6	133.2	145.8	156.9	156.1
荷兰	欧元	7.5	7.8	8.2	8.9	9.7	10.5
新西兰	新西兰元	2.6	2.8	2.9	3.2	3.6	4.3
挪威	挪威克朗	34.0	35.6	37.5	38.9	41.8	44.8
波兰	兹罗提	13.1	13.4	14.8	15.2	16.9	20.6
葡萄牙	欧元	1.8	1.9	2.0	2.1	2.4	2.5
斯洛伐克	欧元	0.6	0.6	0.7	0.7	0.8	0.8
斯洛文尼亚	欧元	0.4	0.4	0.4	0.4	0.5	0.5
西班牙	欧元	10.4	10.8	11.4	12.0	13.0	13.9
瑞典	瑞典克朗	49.9	52.8	54.7	57.1	61.4	63.2
瑞士	瑞士法郎	7.6	7.6	7.9	8.1	8.6	8.7
土耳其	土耳其里拉	13.1	15.5	18.8	23.3	33.1	64.2
英国	英镑	20.0	21.0	22.3	25.6	28.1	28.3
美国	美元	326.6	341.5	356.3	395.0	404.8	423.5
巴西	巴西雷亚尔	111.3	140.6	204.0	274.4		
印度	印度卢比	62.4	66.3	71.0	77.0		
印度尼西亚	印尼盾	0.8	0.8	0.9	1.0	1.2	
俄罗斯	卢布	420.0	473.3	530.1	573.7		
南非	兰特	0.3	0.4	0.4	0.4	0.5	

数据来源：https：//stats.oecd.org/.

6-1-8　　2017—2022年GDP总金额　　　单位：百亿

国家	单位	2017	2018	2019	2020	2021	2022
澳大利亚	澳元	184.3	194.7	197.9	208.0	230.9	
奥地利	欧元	36.9	38.5	39.7	38.1	40.6	44.7
比利时	欧元	44.5	46.0	47.9	46.0	50.3	54.9
加拿大	加拿大元	214.1	223.6	231.4	221.0	251.0	278.3
智利	智利比索	17931.5	18943.5	19575.2	20142.9	24037.1	26259.3
哥伦比亚	哥伦比亚比索	92047.1	98779.1	106006.8	99774.2	119258.6	
哥斯达黎加	哥斯达黎加科朗	3434.4	3601.5	3783.2	3649.5	4011.3	4425.2
捷克	捷克克朗	511.1	541.1	579.1	570.9	610.9	678.6
丹麦	丹麦克朗	219.3	225.3	231.1	232.1	255.1	283.2
爱沙尼亚	欧元	2.4	2.6	2.8	2.7	3.1	3.6
芬兰	欧元	22.6	23.3	24.0	23.8	25.1	26.9
法国	欧元	229.7	236.3	243.8	231.0	250.1	264.3
德国	欧元	326.7	336.5	347.3	340.5	360.2	387.0
希腊	欧元	17.7	18.0	18.3	16.5	18.2	20.8
匈牙利	匈牙利福林	3927.5	4338.7	4767.4	4842.5	5525.5	6661.6
冰岛	冰岛克朗	264.2	284.4	302.4	291.9	324.5	376.6
爱尔兰	欧元	29.9	32.7	35.6	37.5	43.4	50.6
以色列	以色列新谢克尔	129.0	135.3	143.5	142.3	157.8	
意大利	欧元	173.7	177.1	179.7	166.1	178.8	190.9
日本	日元	55307.3	55663.0	55791.1	53908.2	54937.9	
韩国	韩元	183569.8	189819.3	192449.8	194072.6	207165.8	
拉脱维亚	欧元	2.7	2.9	3.1	3.0	3.4	3.9

续　表

国家	单位	2017	2018	2019	2020	2021	2022
立陶宛	欧元	4.2	4.6	4.9	5.0	5.6	6.7
卢森堡	欧元	5.8	6.0	6.2	6.5	7.2	7.8
墨西哥	墨西哥比索	2193.4	2352.4	2444.6	2343.0	2580.4	
荷兰	欧元	73.8	77.4	81.3	79.7	87.1	95.9
新西兰	新西兰元	29.1	30.6	32.3	32.8	36.1	
挪威	挪威克朗	332.3	357.7	359.7	346.2	421.2	557.1
波兰	兹罗提	198.3	212.7	228.8	233.8	263.1	307.8
葡萄牙	欧元	19.6	20.5	21.4	20.1	21.5	23.9
斯洛伐克	欧元	8.5	9.0	9.4	9.3	10.0	11.0
斯洛文尼亚	欧元	4.3	4.6	4.9	4.7	5.2	5.9
西班牙	欧元	116.2	120.4	124.6	111.8	120.7	132.7
瑞典	瑞典克朗	462.5	482.8	505.0	503.9	548.7	596.3
瑞士	瑞士法郎	68.5	71.0	71.7	69.5	73.2	77.1
土耳其	土耳其里拉	313.4	375.9	431.2	504.8	724.9	1500.7
英国	英镑	208.5	215.7	223.8	211.0	227.0	249.1
美国	美元	1947.7	2053.3	2138.1	2106.0	2331.5	
巴西	巴西雷亚尔	658.5	700.4	738.9	761.0		
印度	印度卢比	17090.0	18899.7	20074.9	19800.9		
印度尼西亚	印尼盾	13589827	14838756	15832657	15443353	16976691	19588446
俄罗斯	卢布	9184.3	10386.2	10924.2	10696.7		
南非	兰特	507.8	536.3	562.5	556.8	620.9	662.9

数据来源：https://stats.oecd.org/.

6-1-9 2017—2022年卫生总费用占GDP比例 单位：%

国家	2017	2018	2019	2020	2021	2022
澳大利亚	10.1	10.1	10.2	10.7	10.6	10.0
奥地利	10.4	10.3	10.5	11.4	12.1	11.4
比利时	10.8	10.9	10.8	11.2	11.0	10.9
加拿大	10.9	10.9	11.0	13.0	12.3	11.2
智利	9.1	9.2	9.4	9.7	9.3	9.0
哥伦比亚	7.7	7.6	7.8	8.7	9.0	8.1
哥斯达黎加	7.0	7.3	7.2	7.8	7.6	7.2
捷克	7.4	7.5	7.6	9.2	9.5	9.1
丹麦	10.1	10.1	10.2	10.6	10.8	9.5
爱沙尼亚	6.6	6.7	6.8	7.6	7.5	6.9
芬兰	9.1	9.0	9.2	9.6	10.3	10.2
法国	11.4	11.2	11.1	12.1	12.3	11.9
德国	11.3	11.5	11.7	12.7	12.9	12.7
希腊	8.1	8.1	8.2	9.5	9.2	8.6
匈牙利	6.7	6.6	6.3	7.3	7.4	6.7
冰岛	8.3	8.4	8.6	9.6	9.7	8.6
爱尔兰	7.1	6.9	6.7	7.1	6.7	6.1
以色列	7.2	7.2	7.2	7.7	7.9	7.4
意大利	8.7	8.7	8.7	9.6	9.4	9.0
日本	10.7	10.7	11.0	11.0	11.3	11.5
韩国	7.0	7.5	8.2	8.4	9.3	9.7
拉脱维亚	6.0	6.2	6.6	7.2	9.0	8.8

续　表

国家	2017	2018	2019	2020	2021	2022
立陶宛	6.5	6.5	7.0	7.5	7.8	7.5
卢森堡	5.1	5.3	5.5	5.7	5.7	5.5
墨西哥	5.5	5.4	5.4	6.2	6.1	5.5
荷兰	10.1	10.0	10.1	11.2	11.4	11.2
新西兰	9.0	9.0	9.1	9.7	10.1	11.2
挪威	10.2	10.0	10.4	11.2	9.9	8.0
波兰	6.6	6.3	6.5	6.5	6.4	6.7
葡萄牙	9.3	9.4	9.5	10.5	11.1	10.6
斯洛伐克	6.8	6.7	6.9	7.1	7.8	7.6
斯洛文尼亚	8.2	8.3	8.5	9.4	9.5	8.8
西班牙	8.9	9.0	9.1	10.7	10.7	10.5
瑞典	10.8	10.9	10.8	11.3	11.2	10.7
瑞士	11.0	10.8	11.1	11.7	11.8	11.3
土耳其	4.2	4.1	4.4	4.6	4.6	4.3
英国	9.6	9.7	10.0	12.2	12.4	11.3
美国	16.8	16.6	16.7	18.8	17.4	16.6
巴西	10.4	9.5	9.4	10.0		
印度	9.5	9.5	9.6	10.1		
印度尼西亚	7.5	7.3	7.1	8.5	8.6	
俄罗斯	5.0	5.1	5.4	5.7		
南非	6.7	6.8	6.8	7.7	8.1	

数据来源：https://stats.oecd.org/.

6-1-10　2017—2022年新生儿死亡率　　单位：‰

国家	2017	2018	2019	2020	2021	2022
澳大利亚	2.4	2.3	2.4	2.4	2.4	
奥地利	2.0	2.0	2.3	2.5	2.2	
比利时	2.3	2.4	2.5	2.2		
加拿大	3.5	3.5	3.3	3.5		
智利	5.5	5.0	4.8	4.3	4.4	4.5
哥伦比亚	6.9	7.0	7.0	6.7	7.1	
哥斯达黎加	6.1	6.4	6.2	5.8	6.6	7.4
捷克	1.8	1.6	1.6	1.6	1.4	
丹麦	2.5	2.3	1.5	2.0	1.8	
爱沙尼亚	1.4	0.9	0.9	0.9	1.5	
芬兰	1.5	1.6	1.4	1.3	1.2	
法国	2.8	2.7	2.7	2.6	2.7	
德国	2.3	2.3	2.3	2.2	2.2	
希腊	2.3	2.4	2.6	2.3	2.4	
匈牙利	2.2	2.1	2.2	2.1	2.1	
冰岛	2.2	1.2	0.7	1.8		
爱尔兰	2.3	2.1	2.2	2.4	2.4	
以色列	2.0	2.0	2.0	1.6	1.8	
意大利	2.0	2.0	1.7	1.8		
日本	0.9	0.9	0.9	0.8	0.8	
韩国	1.5	1.6	1.5	1.3	1.3	
拉脱维亚	3.2	1.8	2.2	2.4	1.8	

续　表

国家	2017	2018	2019	2020	2021	2022
立陶宛	1.7	2.2	2.2	1.9	2.1	
卢森堡	2.1	3	4.2	3.9	2.7	
墨西哥	7.5	7.4	7.3	7.9	7.8	
荷兰	2.7	2.5	2.7	2.9	2.6	
新西兰	3.3	3				
挪威	1.6	1.7	1.4	1.3	1.3	1.3
波兰	2.8	2.8	2.7	2.6	2.9	
葡萄牙	1.8	2.2	1.9	1.7	1.7	1.6
斯洛伐克	2.6	3.0	3.2	3.1	2.6	
斯洛文尼亚	1.3	1.4	1.3	1.4	1.4	
西班牙	1.9	1.9	1.8	1.8	1.8	
瑞典	1.6	1.3	1.4	1.7		
瑞士	2.8	2.7	2.7	3.0	2.6	3.2
土耳其	5.8	5.9	5.7	5.4	5.9	
英国	2.8	2.8	2.9	2.8	2.9	
美国	3.9	3.8	3.7	3.6		
巴西	9.3	9.1	8.9	8.7	8.5	
印度	23.8	22.7	21.4	20.2	19.1	
印度尼西亚	13.1	12.6	12.1	11.7	11.3	
俄罗斯	3.2	2.9	2.6	2.3	2.0	
南非	11.1	11.2	11.1	11.1	11	

数据来源：https://stats.oecd.org/.

6-1-11　2017—2022年婴儿死亡率

单位：‰

国家	2017	2018	2019	2020	2021	2022
澳大利亚	3.3	3.1	3.3	3.2	3.3	
奥地利	2.9	2.7	2.9	3.1	2.7	
比利时	3.6	3.8	3.7	3.3	2.9	
加拿大	4.5	4.7	4.4	4.5		
智利	7.1	6.6	6.5	5.6	5.8	5.9
哥伦比亚	18.2	17.3	17.0	16.8	16.5	
哥斯达黎加	7.9	8.4	8.2	7.9	8.7	9.6
捷克	2.7	2.6	2.6	2.3	2.2	
丹麦	3.1	3.0	2.1	2.4	2.4	
爱沙尼亚	2.3	1.6	1.6	1.4	2.2	
芬兰	2.0	2.1	2.1	1.8	1.8	
法国	3.9	3.8	3.8	3.6	3.7	
德国	3.3	3.2	3.2	3.1	3.0	
希腊	3.5	3.5	3.7	3.2	3.5	
匈牙利	3.5	3.3	3.6	3.4	3.3	
冰岛	2.7	1.7	1.1	2.9	3.3	
爱尔兰	3.0	2.9	2.8	3.0	3.2	
以色列	3.1	3.0	3.0	2.4	2.8	
意大利	2.7	2.8	2.4	2.4	2.3	
日本	1.9	1.9	1.9	1.8	1.7	
韩国	2.8	2.8	2.7	2.5	2.4	
拉脱维亚	4.1	3.2	3.4	3.5	2.7	

续 表

国家	2017	2018	2019	2020	2021	2022
立陶宛	3.0	3.4	3.3	2.8	3.1	
卢森堡	3.2	4.3	4.7	4.5	3.1	
墨西哥	13.5	12.9	13.1	12.3	12.7	
荷兰	3.6	3.5	3.6	3.8	3.3	
新西兰	4.7	4.3				
挪威	2.2	2.3	2.0	1.6	1.7	1.9
波兰	4.0	3.8	3.8	3.6	3.9	
葡萄牙	2.7	3.3	2.8	2.4	2.4	2.6
斯洛伐克	4.5	5.0	5.1	5.1	4.9	
斯洛文尼亚	2.1	1.7	2.1	2.2	1.8	
西班牙	2.7	2.7	2.6	2.6	2.5	
瑞典	2.4	2.0	2.1	2.4	1.8	
瑞士	3.5	3.3	3.3	3.6	3.1	3.8
土耳其	9.0	9.2	9.0	8.5	9.1	
英国	3.9	3.9	4.0	3.8	4.0	
美国	5.8	5.7	5.6	5.4		
巴西	13.4	13.1	13.3	12.2		
印度	31.5	29.8	28.3	26.8	25.5	
印度尼西亚	21.6	20.8	20.1	19.5	18.9	
俄罗斯	5.6	5.1	4.9			
南非	28.3	27.8	27.3	26.9	26.4	

数据来源：https://stats.oecd.org/.

6-1-12　2017—2022年围产期死亡率　　单位：1/10万

国家	2017	2018	2019	2020	2021	2022
澳大利亚	3.9	3.5	3.9	4.1	4.0	
奥地利	4.9	4.8	5.0	5.8	5.4	
比利时	7.1	6.9	6.6	5.9		
加拿大	5.8	5.8	5.7	5.6		
智利	7.3	7.0	6.6	6.4	7.1	6.1
哥伦比亚	13.9	14.6	14.6	15	15.2	
哥斯达黎加	3.8	3.4	3.6	3.9	3.6	
捷克	4.4	3.4	3.3	3.7	3.9	
丹麦	3.8	2.7	2.9	2.3	3.3	
爱沙尼亚	3	3.4	3.3	2.9		
芬兰	10.8	10.6	10.4	10.7	10.7	
法国	5.6	5.6	5.9	5.8	6.0	
德国	5.1	5.5	5.1	6.8	6.8	
希腊	6.0	5.7	5.6	5.6	6.4	
匈牙利	3.4	2.1	2.9	3.3		
冰岛	5.2	5.4	5.6	4.8		
爱尔兰	4.9	5.0	4.6	4.8	4.8	
以色列	4.1	4.0	3.9	3.9		
意大利	2.4	2.2	2.3	2.1	2.2	

续 表

国家	2017	2018	2019	2020	2021	2022
日本	2.7	2.8	2.7	2.5	2.7	
韩国	4.9	4.3	4.1	4.6	4.4	
拉脱维亚	4.9	5.4	5.4	4.4	5.2	
立陶宛	8.1	8.9	11.6	10.1	9.2	
卢森堡	11.2	10.9	11.7	13.6	13.3	
墨西哥	4.8	4.9	5.1			
荷兰	5.6	5.3				
新西兰	3.5	3.8	3.0	2.8	2.8	3.1
挪威	4.1	4.4	4.3	4.2	4.7	
波兰	3.3	4.2	3.5	3.4	3.4	3.3
葡萄牙	4.5	4.9	5.0	5.2	4.9	
斯洛伐克	3.6	2.8	2.7	3.7	4.2	
斯洛文尼亚	4.4	4.4	4.4	4.2	4.0	
西班牙	4.6	4.7	4.2	4.3		
瑞典	6.5	6.6	6.3	6.4	6.7	7.1
瑞士	11.0	11.0	10.8	10.6	11.0	
土耳其	6.3	6.2	3.9	3.8	3.9	
英国	5.9	5.8	5.7	5.5		
美国	3.9	3.5	3.9	4.1	4.0	

数据来源：https://stats.oecd.org/.

6-1-13　2017—2022年孕产妇死亡率　　单位：1/10万

国家	2017	2018	2019	2020	2021	2022
澳大利亚	1.9	4.8	3.9	2.0	3.5	
奥地利	2.3	7.1	5.9	2.4	3.5	
比利时	5.0	7.6				
加拿大	6.6	8.6	7.5	8.4		
智利	17.3	13.5	10.9	21.0	19.2	14.3
哥伦比亚	51	45.3	50.7	65.8	83.2	
哥斯达黎加	23.3	16.1	20.2	34.4	40.5	15.0
捷克	7.0	4.4	4.5	6.4	6.3	
丹麦	1.6	1.6	0	0	0	
爱沙尼亚	0	0	0	7.7	0	
芬兰	8.0	4.2	10.9	4.3	4.0	
法国						
德国	2.8	3.2	3.2	3.6	3.5	
希腊	11.3	4.6	7.2	3.5		
匈牙利	15.3	10	11.2	15.2	25.8	
冰岛	0	0	0	3.3		
爱尔兰	1.6	0	0	0		
以色列	2.7	3.3	3.3	2.8	8.1	
意大利	3.5	2.5	2.9	2.7		

续　表

国家	2017	2018	2019	2020	2021	2022
日本	3.8	3.6	3.7	2.7	3.4	
韩国	7.8	11.3	9.9	11.8	8.8	
拉脱维亚	4.8	15.7	37.6	22.9	34.6	
立陶宛	7.0	14.2	11	0	0	
卢森堡	32.4	0	0	0	0	
墨西哥	35	34.6	34.2	53.2	58.6	
荷兰	1.8	3.0	5.3	1.2	2.8	
新西兰	6.6	13.6				
挪威	0	1.8	0	3.7	3.7	0
波兰	2.2	1.3	1.1	2.5	2.1	
葡萄牙	12.8	17.2	10.4	20.1	8.8	
斯洛伐克	5.2	3.5	0	1.8	1.8	
斯洛文尼亚	5.0	0	0	5.5		
西班牙	3.3	1.9	1.7	2.9	3.3	
瑞典	4.3	4.3	3.5	7.0	2.6	
瑞士	4.6	6.8	7.0	1.2		
土耳其	14.5	13.5	13.0	13.1	13.1	
英国	5.5					
美国		17.4	20.1	23.8		

数据来源：https://stats.oecd.org/.

6-1-14　2017—2021可预防死亡人口数　　单位：人

国家	2017	2018	2019	2020	2021
澳大利亚	24761	24789	26088	24492	25143
奥地利	11937	12115	11897	13156	14135
比利时	14789	14772			
加拿大	48702	47011	46782		
智利	20865	20286	20896	29709	
哥伦比亚	58428	60385	61318	90392	
哥斯达黎加	5010	5365	5524	6439	
捷克	20068	20095	19494	22744	29708
丹麦	8456	8035	8207	7924	
爱沙尼亚	2875	2978	2767	3056	3757
芬兰	8438	8498	8296	8513	
法国	74518				
德国	117524	118857	115278	123590	
希腊	14263	14267	14326	15732	
匈牙利	30594	30516	29655		
冰岛	336	323	302	296	336
爱尔兰		4948			
以色列	4922	5099	5179	6146	
意大利	63513	61592	60383		
日本	142376	139053	134500	134001	

续 表

国家	2017	2018	2019	2020	2021
韩国	58891	58198	57420	56904	
拉脱维亚	5747	5732	5227	5582	7840
立陶宛	7913	7516	7411	8920	10548
卢森堡	577	594	557	655	651
墨西哥	197201	200705	206138	392482	
荷兰	20372	20802	20273	23663	
新西兰					
挪威					
波兰	74666	77092	77643	99287	
葡萄牙	13639	13805	13669		
斯洛伐克	11244	11586	11248		
斯洛文尼亚	3512	3414	3429	4063	
西班牙	48465	48321	47710	62285	59256
瑞典	10894	10908			
瑞士	8096	8119	7840	8844	
土耳其	85864	82237	76507		
英国	86257	88003	87185	107616	
美国	609254	607005	608625	811300	

注：可预防死亡指通过有效的公共卫生和初级预防措施，在疾病、伤害发生之前，通过减少发病率可以避免的死亡。

数据来源：https://stats.oecd.org/.

6-1-15 2017—2021可预防死亡率 单位：1/10万

国家	2017	2018	2019	2020	2021
澳大利亚	103	101	104	96	97
奥地利	128	128	124	134	141
比利时	123	121			
加拿大	124	116	113		
智利	131	124	122	171	
哥伦比亚	150	150	148	223	
哥斯达黎加	121	125	127	148	
捷克	162	160	155	178	233
丹麦	128	121	124	120	
爱沙尼亚	206	211	195	217	253
芬兰	131	130	125	129	
法国	109				
德国	127	127	122	129	
希腊	120	118	118	128	
匈牙利	273	271	262		
冰岛	103	96	87	83	93
爱尔兰		109			
以色列	73	73	72	83	
意大利	91				
日本	91	89	86	85	

续 表

国家	2017	2018	2019	2020	2021
韩国	111	107	103	99	
拉脱维亚	273	272	248	262	364
立陶宛	260	247	241	285	326
卢森堡	103	103	93	107	104
墨西哥	225	220	220	435	
荷兰	105	103	99	113	
新西兰					
挪威					
波兰	182	181	182	227	
葡萄牙	117	116	114		
斯洛伐克	196	198	189		
斯洛文尼亚	150	145	142	164	
西班牙	97	95	92	118	112
瑞典	98	97			
瑞士	89	89	84	94	
土耳其			126		
英国	125	129	123	151	
美国	187	183	181	238	

注：可预防死亡指通过有效的公共卫生和初级预防措施，在疾病、伤害发生之前，通过减少发病率可以避免的死亡。

数据来源：https://stats.oecd.org/.

6-1-16　2017—2022年每百万人口医院数

国家	2017	2018	2019	2020	2021	2022
澳大利亚	54.61	54.23	52.76	52.19		
奥地利	31.26	30.31	29.84	29.94	29.92	
比利时	15.38	15.23	14.27	14.13	14.07	13.94
加拿大	19.76	19.29	18.86	18.46	18.46	
智利	19.44	18.83	18.63	17.83	16.36	16.24
哥伦比亚	213.14	211.14	211.12	214.08		
哥斯达黎加	8.69	8.79	8.7	8.61	8.52	8.06
捷克	24.35	24.08	24.18	24.58	25.22	25.29
爱沙尼亚						
芬兰	22.77	22.69	22.61	21.81	20.29	
法国	44.84	43.69	43.28	41.78	39.16	
德国	45.53	45.28	44.61	44.23	44.08	
希腊	37.31	36.8	36.42	36.15	35.81	
匈牙利	25.76	25.25	25.18	25.24	25.26	
冰岛	16.86	16.67	16.68	16.72	16.58	
爱尔兰	23.3	22.68	22.19	21.83		
以色列	17.89	17.67	17.43	17.25	17.09	17
意大利	9.64	9.46	9.28	9.12	9.18	9.21
日本	17.56	17.53	17.68	17.92	17.93	

续 表

国家	2017	2018	2019	2020	2021	2022
韩国	66.39	66.21	65.79	65.31	65.38	
拉脱维亚	75.68	76.07	77.66	79.21	81.01	
立陶宛	32.44	32.17	31.87	31.57	29.72	
卢森堡	32.88	33.91	33.64	27.91	27.49	
墨西哥	16.77	16.45	16.13	15.86	15.62	15.49
新西兰	36.58	36.94	37.19	38.41	38.73	38.57
挪威	31.87	31.86	32.75	35.43	39.41	
波兰	33.65	33.67	32.13	31.24	31.3	32.01
葡萄牙						
斯洛伐克	33.55	33.6	32.56	32.64	32.9	
斯洛文尼亚	21.84	22.37	23.33	23.4	23.16	
西班牙	24.08	23.87	23.65	24.18	24.78	
瑞士	14.03	13.98	13.89	13.79	13.76	13.76
土耳其	16.72	16.71	16.48	16.3	16.37	
英国						
美国	33.25	33	32.77	31.95	31.71	
土耳其	18.9	18.84	18.62	18.4	18.38	
英国	29.07	28.75	29.61	28.64	29.64	29.6
美国	19.1	18.8	18.55	18.38	18.47	

数据来源：https://stats.oecd.org/.

6-1-17　　2017—2022年千人口床位数　　　　　　单位：张

国家	2017	2018	2019	2020	2021	2022
澳大利亚						
奥地利	7.37	7.27	7.19	7.05	6.91	
比利时	5.66	5.62	5.57	5.53	5.49	5.47
加拿大	2.53	2.55	2.52	2.55	2.58	
智利	2.11	2.06	2.03	2.01	1.95	1.93
哥伦比亚	1.7	1.71	1.74	1.69		
哥斯达黎加	1.14	1.11	1.1	1.15	1.17	1.11
捷克	6.67	6.66	6.63	6.54	6.66	
爱沙尼亚	2.61	2.61	2.59	2.59	2.51	
芬兰	4.61	4.53	4.53	4.46	4.39	
法国	3.75	3.61	3.35	2.75	2.76	
德国	5.97	5.89	5.81	5.72	5.65	
希腊	8	7.98	7.91	7.82	7.76	
匈牙利	4.21	4.2	4.18	4.23	4.27	
冰岛	7.02	6.95	6.91	6.76	6.79	
爱尔兰	3.06	2.87	2.8	2.84		
以色列	2.97	2.97	2.88	2.89	2.89	
意大利	3.01	2.97	2.97	2.92	2.91	2.99
日本	3.18	3.14	3.16	3.19	3.12	

续　表

国家	2017	2018	2019	2020	2021	2022
韩国	13.05	12.98	12.84	12.63	12.62	
拉脱维亚	12.29	12.44	12.43	12.65	12.77	
立陶宛	5.57	5.49	5.42	5.29	5.16	
卢森堡	6.56	6.43	6.35	6.01	6.05	
墨西哥	4.66	4.51	4.26	4.19	4.14	
新西兰	0.98	0.97	0.95	0.99	1	
挪威	3.28	3.18	3.02	2.91	2.95	
波兰	2.7	2.59	2.54	2.49	2.67	2.57
葡萄牙	3.6	3.53	3.47	3.4	3.4	
斯洛伐克	6.62	6.54	6.17	6.19	6.27	
斯洛文尼亚	3.39	3.44	3.51	3.5	3.5	
西班牙	5.82	5.7	5.76	5.68	5.67	
瑞士	4.5	4.43	4.43	4.28	4.25	
土耳其	2.97	2.97	2.95	2.96	2.96	
英国	2.21	2.13	2.07	2.05	2	
美国	4.65	4.63	4.59	4.48	4.43	
土耳其	2.81	2.85	2.88	3.01	3.02	
英国	2.54	2.5	2.45	2.43	2.42	2.44
美国	2.86	2.83	2.8	2.78	2.77	

数据来源：https：//stats.oecd.org/.

6-1-18　2017—2022年千人口执业医师数

单位：人

国家	2017	2018	2019	2020	2021	2022
澳大利亚	3.68	3.75	3.83	3.91	4.02	
奥地利	5.16	5.22	5.29	5.32	5.41	5.48
比利时	3.08	3.13	3.16	3.21	3.25	
加拿大	2.66	2.72	2.74	2.73	2.77	2.75
智利		4.04	4.07	4.1	4.26	
哥伦比亚	4.11	4.20	4.25	4.38		
哥斯达黎加	3.47	3.48	3.47	3.48	3.43	
捷克	3.47	3.49	3.57	3.61		
丹麦	3.14	3.14	3.16	3.17	3.18	
爱沙尼亚	4.25	4.31	4.40	4.47	4.53	
芬兰	3.32	3.38	3.49	3.14	3.3	
法国	3.87	3.89	3.89	4.32	4.38	4.45
德国	3.26	3.28	3.32	3.46	4.02	
希腊	3.14	3.22	3.29	3.31	3.35	
匈牙利	3.99	3.98	4.05	4.00	4.10	4.25
冰岛		2.49		2.60		
爱尔兰	2.35	2.39	2.46	2.51	2.56	
以色列	3.21	3.30	3.27	3.34	3.36	
意大利	4.56	4.60	4.57	4.48	4.47	
日本	2.98					
韩国	2.40	2.44	2.44	2.41	2.51	
拉脱维亚	3.60	3.67	3.75	3.85	3.90	

续　表

国家	2017	2018	2019	2020	2021	2022
立陶宛	3.25	3.31	3.38	3.43	3.53	3.62
卢森堡	4.73	4.86	4.97	5.09	5.16	
墨西哥	2.38	2.36	3.30	3.33	3.44	
荷兰	3.10	3.18	3.26	3.30	3.34	
新西兰	3.88	4.02	4.40	4.58	4.49	
挪威	4.27	4.32	4.29	4.32		
波兰	4.30	4.34	4.35	4.39	4.44	
葡萄牙	2.81	2.84	2.95	3.03	3.18	3.18
斯洛伐克	2.61	2.61	2.64	2.63	2.67	
斯洛文尼亚	1.86	1.90	1.97	2.05	2.15	
西班牙	0.77	0.84	0.89			
瑞典	0.38	0.43	0.47	0.63	0.70	
瑞士	4.04	4.09	4.16			
土耳其	0.79	0.75	0.79		0.80	
英国	3.68	3.75	3.83	3.91	4.02	
美国	5.16	5.22	5.29	5.32	5.41	5.48
巴西	3.08	3.13	3.16	3.21	3.25	
印度	2.66	2.72	2.74	2.73	2.77	2.75
印度尼西亚		4.04	4.07	4.10	4.26	
俄罗斯	4.11	4.20	4.25	4.38		
南非	3.47	3.48	3.47	3.48	3.43	

数据来源：https：//stats.oecd.org/.

6-1-19 2017—2022年千人口药师数

单位：人

国家	2017	2018	2019	2020	2021	2022
澳大利亚	0.88	0.88	0.89	0.91	0.94	
奥地利	0.71	0.72	0.73	0.73	0.76	0.77
比利时	1.24	1.25	1.27	1.29	1.31	
加拿大	1.03	1.03	1.04	1.04	1.05	
智利						
哥伦比亚						
哥斯达黎加						
捷克	0.69	0.69	0.72	0.71	0.72	
丹麦	0.53	0.54	0.55	0.56		
爱沙尼亚	0.73	0.72	0.72	0.73	0.71	
芬兰	1.03	1.03	1.02	1.09		
法国	0.93	0.92	0.92	0.91	0.92	
德国	0.65	0.66	0.67	0.67	0.67	
希腊						
匈牙利	0.77	0.8	0.83	0.78	0.81	
冰岛	0.50	0.52	0.54	0.57	0.59	0.61
爱尔兰			1.07		1.10	1.13
以色列	0.76	0.87	0.94	0.90	0.77	
意大利	1.17	1.19	1.26	1.24	1.28	
日本		1.90		1.99		
韩国	0.72	0.73	0.75	0.77	0.78	
拉脱维亚	0.95	0.86	0.84	0.87	0.88	0.87

续 表

国家	2017	2018	2019	2020	2021	2022
立陶宛	0.99	1.03	1.03	1.03	1.02	
卢森堡	0.70					
墨西哥						
荷兰	0.21	0.21	0.21	0.22	0.22	
新西兰	0.66	0.70	0.70	0.72	0.72	0.71
挪威	0.81	0.83	0.86	0.88	0.91	
波兰	0.77	0.76	0.74	0.75	0.75	
葡萄牙	0.91	0.91	0.93	0.95	0.98	
斯洛伐克						
斯洛文尼亚	0.69	0.71	0.73	0.74	0.74	
西班牙	1.16	1.19	1.23	1.32	1.26	
瑞典	0.77	0.79	0.8	0.77		
瑞士	0.70	0.69	0.67		0.66	
土耳其						
英国	0.85	0.86	0.87	0.85	0.84	0.90
美国						
巴西						
印度						
印度尼西亚						
俄罗斯						
南非						

数据来源：https://stats.oecd.org/.

6-1-20　2017—2022年千人口护士数

单位：人

国家	2017	2018	2019	2020	2021	2022
澳大利亚	11.69	11.93	12.23	12.28	12.81	
奥地利	6.85	6.85	10.30	10.32	10.60	
比利时	11.22	11.07				
加拿大	10.00	9.95	9.98	10.06	10.25	
智利						
哥伦比亚						
哥斯达黎加						
捷克	8.50	8.52	8.56	8.66	8.95	
丹麦	10.03	10.10	10.13	10.24		
爱沙尼亚	6.19	6.29	6.24	6.38	6.49	
芬兰	18.57	18.71	18.48	18.92		
法国					8.58	
德国	11.08	11.52	11.79	12.04	12.03	
希腊	3.31	3.37	3.38	3.65	3.77	
匈牙利	6.51	6.62	6.62	6.58	5.27	
冰岛	14.5	14.67	15.36	15.63	14.95	15.10
爱尔兰					12.73	13.40
以色列	5.08	5.03	5.01	5.14	5.36	
意大利	5.80	5.74	6.16	6.28	6.21	
日本		11.76		12.10		
韩国	6.95	7.24	7.93	8.37	8.77	
拉脱维亚	4.57	4.35	4.39	4.18	4.19	

续　表

国家	2017	2018	2019	2020	2021	2022
立陶宛	7.71	7.78	7.74	7.81	7.88	
卢森堡	11.72					
墨西哥	2.87	2.87	2.85	2.91	2.94	
荷兰	10.94	11.16	10.77	11.09	11.38	
新西兰	10.13	10.21	10.24	10.60	10.92	11.37
挪威	17.66	17.71	17.88	18.01	18.32	
波兰	5.10	5.08	5.64	5.57	5.68	
葡萄牙						
斯洛伐克						
斯洛文尼亚	9.92	10.14	10.28	10.47	10.49	
西班牙	5.74	5.85	5.87	6.09	6.34	
瑞典	10.92	10.88	10.86	10.67		
瑞士	17.23	17.59	17.96	18.37	18.39	
土耳其						
英国	7.83	8.05	8.20	8.46	8.68	8.66
美国						
巴西	1.14	1.21	1.27	1.42	1.55	
印度	1.51	1.55				
印度尼西亚	1.32	1.70	2.17	2.28		
俄罗斯	8.47	8.46	8.48			
南非	1.31	1.22	1.10	1.03		

数据来源：https://stats.oecd.org/.

6-1-21　2017—2022年千人口口腔医师数　单位：人

国家	2017	2018	2019	2020	2021	2022
澳大利亚	0.59	0.60	0.61	0.61	0.63	
奥地利	0.60	0.59	0.61	0.61	0.62	0.62
比利时	0.75	0.75	0.76	0.77	0.77	
加拿大	0.64	0.66	0.65	0.65		
智利						
哥伦比亚						
哥斯达黎加						
捷克	0.75	0.74	0.73	0.74	0.76	
丹麦	0.72	0.72	0.72	0.71		
爱沙尼亚	0.96	0.97	0.98	1.00	1.01	
芬兰	0.73	0.73	0.75	0.74		
法国	0.64	0.64	0.65	0.65	0.66	
德国	0.86	0.86	0.85	0.85	0.86	
希腊						
匈牙利	0.67	0.70	0.73	0.67	0.71	
冰岛	0.81	0.82	0.79	0.79	0.79	0.80
爱尔兰					0.46	0.48
以色列	0.69	0.77	0.83	0.87	0.85	
意大利	0.82	0.83	0.87	0.87	0.84	
日本		0.81		0.83		
韩国	0.49	0.50	0.51	0.52	0.53	
拉脱维亚	0.71	0.71	0.71	0.72	0.72	

续　表

国家	2017	2018	2019	2020	2021	2022
立陶宛	1.00	1.03	1.05	1.11	1.05	
卢森堡	0.97					
墨西哥	0.14	0.12	0.13	0.11	0.12	
荷兰	0.55	0.56	0.57	0.57	0.57	
新西兰				0.48	0.51	0.51
挪威	0.90	0.90	0.91	0.91	0.93	
波兰	0.35	0.34	0.89	0.89	0.92	
葡萄牙						
斯洛伐克						
斯洛文尼亚	0.7	0.72	0.72	0.75	0.75	
西班牙						
瑞典	0.81	0.81	0.78	0.77		
瑞士	0.52	0.51	0.41			
土耳其						
英国	0.53	0.53	0.53	0.54	0.51	0.49
美国						
巴西						
印度						
印度尼西亚						
俄罗斯						
南非						

数据来源：https：//stats.oecd.org/.

6-1-22 2017—2022年长期护理人员数 单位：人

国家	2017	2018	2019	2020	2021	2022
澳大利亚				306022		
奥地利	66751	68211	69291	69885	69775	
比利时						
加拿大	220176	223329	226824	232142	270357	
智利						
哥伦比亚						
哥斯达黎加						
捷克	43120	39105.7	44833.4	44141.3	51266	
丹麦	86986	87280	86697	85687		
爱沙尼亚	13578	13644	14173	14331	13967	
芬兰					53456	53968
法国						
德国	918620		974138		999958	
希腊						
匈牙利	39565	35314	35045	36038	35893	
冰岛						
爱尔兰	25981	26383	26179	26271	26589	27201
以色列	105600	104500	103900	111500	128300	131500
意大利						
日本	2071008	2382115	2411446	2430685	2472757	
韩国	255497	287071	332332	366261	415676	
拉脱维亚						

续　表

国家	2017	2018	2019	2020	2021	2022
立陶宛						
卢森堡	6293.4	6341.4	6489	6616.6	6997.3	
墨西哥						
荷兰	239000	255000	264000	266000	285000	
新西兰		50252				
挪威	110972	111820	113766	114566	115593	116241
波兰						
葡萄牙	16454	17266	18405	18750	19489	20255
斯洛伐克	10220	13146	12301	11940	12373	20566
斯洛文尼亚	6381	6332	6432	6897	7567	8116
西班牙	413266	425174	441300	443836	454655	486062
瑞典	243524	242782	241418	239802	244004	
瑞士	124747	127647	131141	134580	135830	
土耳其						
英国						
美国	2817369	2861973	2807279	2602513	2516224	
巴西						
印度						
印度尼西亚						
俄罗斯						
南非						

数据来源：https://stats.oecd.org/.

6-1-23　2017—2022年每百名65岁及以上老人可获得的长期护理人员数

单位：人

国家	2017	2018	2019	2020	2021	2022
澳大利亚				7.3		
奥地利	4.1	4.1	4.2	4.1	4.1	
比利时						
加拿大	3.6	3.5	3.4	3.4	3.8	
智利						
哥伦比亚						
哥斯达黎加						
捷克	2.2	1.9	2.1	2.1	2.4	
丹麦	7.9	7.8	7.6	7.4		
爱沙尼亚	5.3	5.3	5.4	5.4	5.2	
芬兰					4.3	4.2
法国						
德国	5.2		5.4		5.5	
希腊						
匈牙利	2.2	1.9	1.9	1.9	1.8	
冰岛						
爱尔兰	4.0	3.9	3.8	3.7	3.6	3.6
以色列	10.6	10.1	9.7	10.0	11.2	
意大利						
日本	5.9	6.7	6.7	6.7	6.8	
韩国	3.6	3.9	4.3	4.5	4.8	
拉脱维亚						

续　表

国家	2017	2018	2019	2020	2021	2022
立陶宛						
卢森堡	7.5	7.4	7.3	7.3	7.5	
墨西哥						
荷兰	7.6	7.9	8.0	7.8	8.2	
新西兰		6.8				
挪威	12.7	12.5	12.4	12.2	12.0	11.7
波兰						
葡萄牙	0.8	0.8	0.8	0.8	0.8	0.8
斯洛伐克	1.3	1.6	1.4	1.3	1.3	2.2
斯洛文尼亚	1.6	1.6	1.6	1.6	1.7	1.8
西班牙	4.7	4.7	4.8	4.8	4.9	5.1
瑞典	12.3	12.1	11.9	11.6	11.7	
瑞士	8.2	8.2	8.3	8.4	8.3	
土耳其						
英国						
美国	5.6	5.5	5.2	4.8	4.5	
巴西						
印度						
印度尼西亚						
俄罗斯						
南非						

数据来源：https://stats.oecd.org/.

6-1-24　2017—2022年人均年门诊次数　　单位：人次

国家	2017	2018	2019	2020	2021	2022
澳大利亚	7.1	7.27	7.322	6.777	6.1	6.59
奥地利	6.53	6.55	6.55	5.8	6.46	
比利时	6.96	7.19	7.3	6.17	6.74	
加拿大	6.58	6.535	6.6	4.73		
智利	3.754	2.767	2.874	2.159	2.614	2.871
哥伦比亚	1.887	2.207	2.568			
哥斯达黎加	2.228	2.224	2.317	1.933	2.097	2.278
捷克	7.71	7.91	7.91	7.32	7.8	
丹麦	4.103	4.05	3.946	3.964	3.793	
爱沙尼亚	5.871	5.628	5.45	4.101	4.101	
芬兰	4.4	4.4	4.4	4	4.142	
法国	6	5.9	5.9	5	5.5	
德国	9.9	9.9	9.8	9.5	9.6	
希腊	3.46	3.34	3.46	2.74	2.69	
匈牙利	10.9	10.66	10.73	9.43	9.45	
冰岛						
爱尔兰	5.717	5.036	5.757			
以色列	8.4	8.2	8.1	6.8	7.2	6.9
意大利	10.139	10.344	10.418	5.245	5.3	
日本	12.58	12.51	12.36	11.13		
韩国	16.7	16.9	17.2	14.7	15.65	
拉脱维亚	6.1	6	6.1	5.1	6	

续　表

国家	2017	2018	2019	2020	2021	2022
立陶宛	9.5	9.85	9.54	6.12	6.48	
卢森堡	5.73	5.78	5.56	4.41	4.8	
墨西哥	2.53	2.35	2.23	1.37	1.524	
荷兰	8.3	9	8.8	8.4	8.6	
新西兰	3.79					
挪威	4.5	4.5	4.4	3.7	3.9	
波兰	7.6	7.6	7.7	6.8	7.6	
葡萄牙	3.888	3.979	4.055	3.008	3.461	
斯洛伐克	10.9	10.88	11.12	10.06	11.03	
斯洛文尼亚	6.6	6.6	6.7	5.3	5.9	
西班牙	7.257		6.991	4.937	4.779	
瑞典	2.775	2.673	2.634	2.162	2.261	
瑞士	4.32					
土耳其	8.9	9.5	9.8	7.2	8	
英国						
美国	3.6	3.9	3.8	3.4		
巴西	2.312	2.048	2.03	1.429	1.595	
印度						
印度尼西亚						
俄罗斯	9.7	9.8	9.9			
南非						

　　注：门诊访问量不包含电话和电子邮件咨询、实验室检查、口腔医师和护士访问。

　　数据来源：https：//stats.oecd.org/.

6-1-25　2017—2022年健康保险人口覆盖率　　　单位：%

国家	2017	2018	2019	2020	2021	2022
澳大利亚	100	100	100	100	100	100
奥地利	99.9	99.9	99.9	99.9	99.9	
比利时	98.7	98.7	98.6	98.6	98.6	98.6
加拿大	100	100	100	100	100	100
智利	94	93.4	95.6	95	94.3	94.6
哥伦比亚	94.9	94.7				
哥斯达黎加	95.4	91.6	91.1	91.8	90.9	
捷克	100	100	100	100	100	100
丹麦	100	100	100	100	100	100
爱沙尼亚	94.1	94.5	95	95.2	95.9	96.1
芬兰	100	100	100	100	100	100
法国	99.9	99.9	99.9	99.9	99.9	99.9
德国	99.9	99.9	99.9	99.9	99.9	
希腊	100	100	100	100	100	
匈牙利	94	94	94	94	95	
冰岛	100	100	100	100	100	
爱尔兰	100	100	100	100	100	100
以色列	100	100	100	100	100	100
意大利	100	100	100	100	100	100
日本	100	100	100	99		
韩国	100	100	100	100	100	
拉脱维亚	100	100	100	100	100	100

续 表

国家	2017	2018	2019	2020	2021	2022
立陶宛	93.9	98.1	98.7	99.1	98.8	98.9
卢森堡	100	100	100	100	100	100
墨西哥	89.3	88.3	80.6	72.4		
荷兰	99.9	99.9	99.9	99.9	99.9	
新西兰	100	100	100	100	100	100
挪威	100	100	100	100	100	100
波兰	92.6	92.9	93.4	93.3	94	96.7
葡萄牙	100	100	100	100	100	
斯洛伐克	94.6	94.5	94.6	94.6	95	
斯洛文尼亚	100	100	100	100	100	
西班牙	99.9	100	100	100.7	100	100
瑞典	100	100	100	100	100	
瑞士	100	100	100	100	100	
土耳其	99.2	98.5	98.8	98.5	98.8	
英国	100	100	100	100	100	
美国	90.8	90.6	89.7	90.3	90.8	
巴西						
印度						
印度尼西亚						
俄罗斯	99.7	99.6	99.1	99.2		
南非						

数据来源：https://stats.oecd.org/.

卫生健康数据手册

2023

国家卫生健康委统计信息中心　编

中国协和医科大学出版社

北　京

编者名单

主　编　吴士勇

编　者　张耀光　陈俐锦　王晓旭　冯星淋

　　　　徐向东　李岳峰　蔡　玥　武瑞仙

　　　　王　帅　梁艺琼　张黎黎　魏文强

　　　　郑荣寿　恩卡尔·努尔

前　　言

为贯彻落实新发展理念，全面推进健康中国建设和实施积极应对人口老龄化战略，促进卫生健康事业高质量发展，更好服务管理决策，国家卫生健康委统计信息中心组织编写了《卫生健康数据手册2023》（以下简称《数据手册》），供各级领导、政策制定者、管理和研究人员参考使用。

《数据手册》以国家卫生健康委各类统计调查制度数据为基础，结合相关部委公开数据，涵盖人口社会与经济发展、居民健康状况、医疗资源与卫生服务、卫生健康投入、医疗保障、药品监管、教育与科技创新、医药产业发展等与健康相关的指标，力图全景式反映卫生健康事业发展以及居民健康卫生服务利用、健康水平的现状及变化等情况。《数据手册》主要提供了2015—2022年最新数据，重点指标则为1949年以来的情况。

希望《数据手册》能够为政策的研究、制定和落实提供便捷的数据支持，成为决策和管理的有力助手。本书汇总了多种来源的数据，难免存在疏漏以及不足之处，敬请广大读者批评指正。

国家卫生健康委统计信息中心
2023年11月

目　录

第一章

人口社会经济发展

第一节

人 口 情 况

1-1-1　历年全国总人口及分性别、分城乡人口数

单位：万人

年份	年末人口数	男性人口数	女性人口数	城镇人口	乡村人口
1949	54167	28145	26022	5765	48402
1950	55196	28669	26527	6169	49027
1955	61465	31809	29656	8285	53180
1960	66207	34283	31924	13073	53134
1965	72538	37128	35410	13045	59493
1970	82992	42686	40306	14424	68568
1975	92420	47564	44856	16030	76390
1980	98705	50785	47920	19140	79565
1985	105851	54725	51126	25094	80757
1990	114333	58904	55429	30195	84138
1995	121121	61808	59313	35174	85947
2000	126743	65437	61306	45906	80837
2001	127627	65672	61955	48064	79563
2002	128453	66115	62338	50212	78241
2003	129227	66556	62671	52376	76851
2004	129988	66976	63012	54283	75705
2005	130756	67375	63381	56212	74544
2006	131448	67728	63720	58288	73160
2007	132129	68048	64081	60633	71496
2008	132802	68357	64445	62403	70399
2009	133450	68647	64803	64512	68938
2010	134091	68748	65343	66978	67113
2011	134916	69161	65755	69927	64989
2012	135922	69660	66262	72175	63747
2013	136726	70063	66663	74502	62224
2014	137646	70522	67124	76738	60908
2015	138326	70857	67469	79302	59024
2016	139232	71307	67925	81924	57308
2017	140011	71650	68361	84343	55668
2018	140541	71864	68677	86433	54108
2019	141008	72039	68969	88426	52582
2020	141212	72357	68855	90220	50992
2021	141260	72311	68949	91425	49835
2022	141175	72206	68969	92071	49104

数据来源：国家统计局历年《中国统计年鉴》。

1-1-2　2015—2022年全国人口基本情况

指标	2015	2017	2018	2019	2020	2021	2022
总人口/万人	**138326**	**140011**	**140541**	**141008**	**141212**	**141260**	**141175**
按性别分/万人							
男性人口	70857	71650	71864	72039	72357	72311	72206
女性人口	67469	68361	68677	68969	68855	68949	68969
按城乡分/万人							
城镇人口	79302	84343	86433	88426	90220	91425	92071
农村人口	59024	55668	54108	52582	50992	49835	49104
性别比重/%							
男性人口	51.2	51.2	51.1	51.1	51.2	51.2	51.1
女性人口	48.8	48.8	48.9	48.9	48.8	48.8	48.9
城乡比重/%							
城镇人口	57.3	60.2	61.5	62.7	63.9	64.7	65.2
农村人口	42.7	39.8	38.5	37.3	36.1	35.3	34.8
人口年龄构成/%							
0～14岁人口	16.5	16.8	16.9	16.8	17.9	17.5	16.9
15～64岁人口	73.0	71.8	71.2	70.6	68.6	68.3	68.2
65岁及以上人口	10.5	11.4	11.9	12.6	13.5	14.2	14.9
人口总抚养比/%	37.0	39.3	40.4	41.5	45.9	46.3	46.6
少年儿童抚养比	22.6	23.4	23.7	23.8	26.2	25.6	24.8
老年人口抚养比	14.3	15.9	16.8	17.8	19.7	20.8	21.8
受教育程度人口占6岁及以上人口比重/%							
小学	26.2	25.2	25.3	25.3	24.8	26.1	—
初中	38.3	38.1	37.8	37.3	34.5	34.7	—
高中及中职	16.4	17.6	17.6	17.7	15.1	16.7	—
大专及以上	13.3	13.9	14.0	14.6	15.5	18.9	—
15岁以上人口文盲率/%							
总文盲率	5.4	5.3	4.9	4.6	2.7	3.2	—
男性文盲率	2.9	2.4	2.4	2.2	—	1.5	—
女性文盲率	8.0	7.3	7.5	7.0	—	5.0	—

数据来源：国家统计局历年《中国统计年鉴》。

1-1-3 2020年全国分年龄、分性别人口数和性别比

年 龄	人口数/万人			性别比 （女=100）
	合计	男	女	
总 计	140978	72142	68836	104.80
0～4岁	7788	4097	3692	110.98
5～9岁	9024	4802	4223	113.71
10～14岁	8526	4561	3965	115.03
15～19岁	7268	3905	3363	116.12
20～24岁	7494	3968	3527	112.51
25～29岁	9185	4816	4369	110.25
30～34岁	12415	6387	6027	105.97
35～39岁	9901	5093	4808	105.93
40～44岁	9295	4763	4532	105.10
45～49岁	11422	5819	5603	103.85
50～54岁	12116	6111	6006	101.74
55～59岁	10140	5082	5058	100.46
60～64岁	7338	3687	3651	100.98
65～69岁	7401	3634	3767	96.47
70～74岁	4959	2416	2543	95.03
75～79岁	3124	1475	1649	89.48
80～84岁	2038	916	1123	81.57
85～89岁	1083	443	640	69.15
90～94岁	365	137	229	59.85
95～99岁	82	27	55	49.50
100岁及以上	12	4	8	41.95

数据来源:《2020中国人口普查年鉴》。

1-1-4 历年全国人口年龄结构及抚养比

年份	总人口数	0～14岁人口/万人	15～64岁人口/万人	65岁及以上人口/万人	总抚养比/%	少儿抚养比/%	老年抚养比/%
1990	114333	31659	76306	6368	49.8	41.5	8.3
1995	121121	32218	81393	7510	48.8	39.6	9.2
2000	128453	28774	90302	9377	42.2	31.9	10.4
2001	127627	28716	89849	9062	42	32	10.1
2002	126743	29012	88910	8821	42.6	32.6	9.9
2003	129227	28559	90976	9692	42.0	31.4	10.7
2004	129988	27947	92184	9857	41.0	30.3	10.7
2005	130756	26504	94197	10055	38.8	28.1	10.7
2006	131448	25961	95068	10419	38.3	27.3	11.0
2007	132129	25660	95833	10636	37.9	26.8	11.1
2008	132802	25166	96680	10956	37.4	26.0	11.3
2009	133450	24659	97484	11307	36.9	25.3	11.6
2010	134091	22259	99938	11894	34.2	22.3	11.9
2011	134916	22261	100378	12277	34.4	22.1	12.3
2012	135922	22427	100718	12777	34.9	22.2	12.7
2013	136726	22423	101041	13262	35.3	22.2	13.1
2014	137646	22712	101032	13902	36.2	22.5	13.7
2015	138326	22824	100978	14524	37.0	22.6	14.3
2016	139232	23252	100943	15037	37.9	22.9	15.0
2017	140011	23522	100528	15961	39.3	23.4	15.9
2018	140541	23751	100065	16724	40.4	23.7	16.8
2019	141008	23689	99552	17767	41.5	23.8	17.8
2020	141212	25277	96871	19064	45.9	26.2	19.7
2021	141260	24678	96526	20056	46.3	25.6	20.8
2022	141175	23859	96281	21035	46.6	24.8	21.8

数据来源：国家统计局历年《中国统计年鉴》。

1-1-5　2015—2022年分省人口数　　　单位：万人

地区	2015	2017	2018	2019	2020	2021	2022
全　国	**138326**	**139232**	**140011**	**140541**	**141008**	**141212**	**141175**
北　京	2188	2195	2194	2192	2190	2189	2184
天　津	1439	1443	1410	1383	1385	1387	1363
河　北	7345	7375	7409	7426	7447	7464	7420
山　西	3519	3514	3510	3502	3497	3490	3481
内蒙古	2440	2436	2433	2422	2415	2403	2401
辽　宁	4338	4327	4312	4291	4277	4255	4197
吉　林	2613	2567	2526	2484	2448	2399	2348
黑龙江	3529	3463	3399	3327	3255	3171	3099
上　海	2458	2467	2466	2475	2481	2488	2475
江　苏	8315	8381	8423	8446	8469	8477	8515
浙　江	5985	6072	6170	6273	6375	6468	6577
安　徽	6011	6033	6057	6076	6092	6105	6127
福　建	3984	4016	4065	4104	4137	4161	4188
江　西	4485	4496	4511	4513	4516	4519	4528
山　东	9866	9973	10033	10077	10106	10165	10163
河　南	9701	9778	9829	9864	9901	9941	9872
湖　北	5850	5885	5904	5917	5927	5745	5844
湖　南	6615	6625	6633	6635	6640	6645	6604
广　东	11678	11908	12141	12348	12489	12624	12657
广　西	4811	4857	4907	4947	4982	5019	5047
海　南	945	957	972	982	995	1012	1027
重　庆	3070	3110	3144	3163	3188	3209	3213
四　川	8196	8251	8289	8321	8351	8371	8374
贵　州	3708	3758	3803	3822	3848	3858	3856
云　南	4663	4677	4693	4703	4714	4722	4693
西　藏	330	340	349	354	361	366	364
陕　西	3846	3874	3904	3931	3944	3955	3956
甘　肃	2523	2520	2522	2515	2509	2501	2492
青　海	577	582	586	587	590	593	595
宁　夏	684	695	705	710	717	721	728
新　疆	2385	2428	2480	2520	2559	2590	2587

1-1-6　2020年分省家庭户数、人口数及性别比

地　区	户数/万户			人口数/万人			性别比（女=100）
	合计	家庭户	集体户	合计	男	女	
全　国	52269	49416	2853	140978	72142	68836	104.80
北　京	914	823	91	2189	1120	1070	104.65
天　津	546	487	60	1387	714	672	106.31
河　北	2636	2543	93	7461	3768	3693	102.02
山　西	1338	1275	64	3492	1781	1711	104.06
内蒙古	997	948	49	2405	1228	1177	104.26
辽　宁	1817	1747	70	4259	2126	2133	99.70
吉　林	996	943	53	2407	1202	1206	99.69
黑龙江	1371	1302	68	3185	1595	1590	100.35
上　海	1047	964	82	2487	1288	1200	107.33
江　苏	3192	2991	201	8475	4303	4172	103.15
浙　江	2688	2501	187	6457	3368	3089	109.04
安　徽	2289	2191	98	6100	3110	2992	103.94
福　建	1531	1437	94	4154	2147	2007	106.94
江　西	1479	1407	72	4519	2330	2187	106.62
山　东	3705	3518	186	10153	5143	5009	102.67
河　南	3322	3178	144	9937	4983	4953	100.60
湖　北	2102	1993	109	5775	2969	2806	105.83
湖　南	2389	2288	101	6644	3400	3245	104.77
广　东	4669	4247	422	12601	6687	5914	113.08
广　西	1687	1622	65	5013	2592	2421	107.04
海　南	320	296	24	1008	535	474	112.86
重　庆	1263	1204	59	3205	1620	1585	102.21
四　川	3221	3076	145	8367	4229	4139	102.19
贵　州	1327	1270	57	3856	1971	1886	104.50
云　南	1586	1515	71	4721	2442	2279	107.16
西　藏	109	101	8	365	191	173	110.32
陕　西	1498	1421	76	3953	2023	1930	104.79
甘　肃	877	842	35	2502	1270	1232	103.10
青　海	208	197	11	592	303	289	104.97
宁　夏	266	254	13	720	367	353	103.83
新　疆	880	835	45	2585	1335	1250	106.85

数据来源：《2020中国人口普查年鉴》。

1-1-7 2020年分省城乡人口分布情况

地区	城乡人口/万人		城镇人口 比重/%	乡村人口 比重/%
	城镇	乡村		
全 国	**90199**	**50979**	**63.9**	**36.1**
北 京	1917	273	87.6	12.4
天 津	1174	212	84.6	15.4
河 北	4482	2979	60.1	39.9
山 西	2183	1308	62.5	37.5
内 蒙 古	1623	782	67.5	32.5
辽 宁	3073	1187	72.2	27.8
吉 林	1508	899	62.7	37.3
黑 龙 江	2090	1095	65.6	34.4
上 海	2221	266	89.3	10.7
江 苏	6224	2251	73.4	26.6
浙 江	4660	1797	72.2	27.8
安 徽	3560	2543	58.3	41.7
福 建	2856	1298	68.8	31.2
江 西	2731	1788	60.4	39.6
山 东	6401	3751	63.0	37.0
河 南	5508	4429	55.4	44.6
湖 北	3632	2143	62.9	37.1
湖 南	3905	2740	58.8	41.2
广 东	9344	3258	74.2	25.8
广 西	2717	2296	54.2	45.8
海 南	608	401	60.3	39.7
重 庆	2226	979	69.5	30.5
四 川	4747	3621	56.7	43.3
贵 州	2050	1807	53.2	46.8
云 南	2363	2358	50.1	49.9
西 藏	130	234	35.6	64.4
陕 西	2477	1476	62.7	37.3
甘 肃	1307	1195	52.2	47.8
青 海	356	236	60.1	39.9
宁 夏	468	252	65.0	35.0
新 疆	1461	1124	56.5	43.5

数据来源:《2020中国人口普查年鉴》。

1-1-8 历年家庭户规模比例及家庭户比例

单位：%

年份	一人户家庭占比	二人户家庭占比	三人户家庭占比	四人户家庭占比	五人户及以上家庭占比	家庭户数占比
2002	7.7	18.4	31.7	23.1	19.1	98.9
2003	7.6	19.1	31.7	22.8	18.8	99.1
2004	7.8	19.6	31.4	21.8	19.3	99.1
2005	10.7	24.5	29.8	19.2	15.8	98.1
2006	9.1	24.2	30.7	20.0	16.0	98.4
2007	8.9	24.4	30.4	20.9	15.3	98.4
2008	8.9	24.6	30.4	21.0	15.2	98.3
2009	10.0	25.0	29.4	19.6	16.0	98.5
2011	14.0	26.0	27.7	16.9	15.4	96.9
2012	14.1	26.4	27.6	16.8	15.2	97.2
2013	14.6	27.3	26.9	17.0	14.2	97.4
2014	14.9	27.7	26.7	15.9	14.8	97.4
2015	13.1	25.3	26.4	17.9	17.1	94.6
2016	14.1	25.8	26.1	17.8	16.2	98.2
2017	15.6	27.2	24.7	17.1	15.3	97.9
2018	16.7	28.3	23.4	16.5	15.1	98.0
2019	18.5	29.6	22.3	15.9	13.9	98.0
2020	23.8	23.4	21.1	14.8	16.9	94.5
2021	17.0	24.3	21.6	18.6	18.5	96.5
2022	—	—	—	—	—	—

数据来源：国家统计局历年《中国统计年鉴》，2020年数据来自《2020中国人口普查年鉴》。

1-1-9　2020年分省家庭户数及不同家庭规模户数比例

地　区	家庭户数	一人户家庭占比/%	二人户家庭占比/%	三人户口家庭占比/%	四人户家庭占比/%	五人户及以上家庭占比/%
全　国	**494157423**	**25.39**	**29.68**	**20.99**	**13.17**	**10.76**
北　京	8230792	29.93	33.14	21.71	8.94	6.27
天　津	4867116	23.99	35.49	24.84	10.52	5.16
河　北	25429609	19.99	31.34	21.69	15.50	11.47
山　西	12746142	23.99	31.79	23.28	13.86	7.08
内蒙古	9483957	23.30	37.60	25.20	10.03	3.87
辽　宁	17467111	26.61	36.90	23.93	8.23	4.32
吉　林	9426822	24.54	37.09	24.32	9.19	4.85
黑龙江	13024687	29.23	36.25	22.80	8.09	3.64
上　海	9644628	28.37	34.55	22.39	8.45	6.24
江　苏	29910849	23.32	32.22	21.73	12.43	10.29
浙　江	25008606	30.84	32.38	19.13	9.93	7.71
安　徽	21910377	23.66	30.99	21.76	13.57	10.03
福　建	14371078	27.31	26.28	19.45	14.25	12.71
江　西	14072847	21.82	25.33	20.19	16.18	16.48
山　东	35184241	20.05	31.92	21.81	16.46	9.76
河　南	31782693	21.98	26.73	20.46	16.08	14.75
湖　北	19931045	23.61	29.30	23.03	13.17	10.87
湖　南	22878336	25.34	27.68	20.84	14.46	11.69
广　东	42469178	33.22	24.25	16.48	12.22	13.82
广　西	16215014	25.13	23.71	20.13	15.19	15.84
海　南	2961646	22.41	21.91	19.90	17.62	18.16
重　庆	12040234	29.29	30.27	20.25	11.38	8.81
四　川	30756120	28.73	29.78	19.79	11.61	10.09
贵　州	12696585	23.88	26.10	20.32	15.30	14.38
云　南	15146831	22.82	24.71	20.87	15.62	15.97
西　藏	1014090	33.22	17.76	13.79	11.91	23.32
陕　西	14211344	27.18	29.03	21.44	13.32	9.02
甘　肃	8422836	22.67	28.38	21.47	14.18	13.30
青　海	1965893	25.38	25.06	20.90	14.03	14.62
宁　夏	2535074	21.20	31.23	23.42	15.16	8.98
新　疆	8351642	20.90	26.96	22.65	16.67	12.81

数据来源:《2020中国人口普查年鉴》。

1-1-10　历年全国出生率、死亡率及自然增长率

单位：‰

年份	出生率	死亡率	自然增长率
1949	36.00	20.00	16.00
1950	37.00	18.00	19.00
1955	32.60	12.28	20.32
1960	20.86	25.43	−4.57
1965	38.00	9.50	28.50
1970	33.59	7.64	25.95
1975	23.13	7.36	15.77
1980	18.21	6.34	11.87
1985	21.04	6.78	14.26
1990	21.06	6.67	14.39
1995	17.12	6.57	10.55
2000	14.03	6.45	7.58
2001	13.38	6.43	6.95
2002	12.86	6.41	6.45
2003	12.41	6.40	6.01
2004	12.29	6.42	5.87
2005	12.40	6.51	5.89
2006	12.09	6.81	5.28
2007	12.10	6.93	5.17
2008	12.14	7.06	5.08
2009	11.95	7.08	4.87
2010	11.90	7.11	4.79
2011	13.27	7.14	6.13
2012	14.57	7.13	7.43
2013	13.03	7.13	5.90
2014	13.83	7.12	6.71
2015	11.99	7.07	4.93
2016	13.57	7.04	6.53
2017	12.64	7.06	5.58
2018	10.86	7.08	3.78
2019	10.41	7.09	3.32
2020	8.52	7.07	1.45
2021	7.52	7.18	0.34
2022	6.77	7.37	−0.60

数据来源：国家统计局历年《中国统计年鉴》。

1-1-11　　2015—2022年分省出生率　　单位：‰

地区	2015	2017	2018	2019	2020	2021	2022
全　国	**11.99**	**12.64**	**10.86**	**10.41**	**8.52**	**7.52**	**6.77**
北　京	7.96	9.06	8.24	8.12	6.99	6.35	5.67
天　津	5.84	7.65	6.67	6.73	5.99	5.30	—
河　北	11.35	13.20	11.26	10.83	8.16	7.15	6.09
山　西	9.98	11.06	9.63	9.12	8.26	7.06	6.75
内蒙古	7.72	9.47	8.35	8.23	7.20	6.26	5.58
辽　宁	6.17	6.49	6.39	6.45	5.16	4.71	4.08
吉　林	5.87	6.76	6.62	6.05	4.84	4.70	4.33
黑龙江	6.00	6.22	5.98	5.73	3.75	3.59	3.34
上　海	7.52	8.10	7.20	7.00	5.02	4.67	4.35
江　苏	9.05	9.71	9.32	9.12	6.65	5.65	5.23
浙　江	10.52	11.92	11.02	10.51	7.13	6.90	6.28
安　徽	12.92	14.07	12.41	12.03	9.45	8.05	7.16
福　建	13.90	15.00	13.20	12.90	9.21	8.26	7.07
江　西	13.20	13.79	13.43	12.59	9.48	8.34	7.19
山　东	12.55	17.54	13.26	11.77	8.56	7.38	6.71
河　南	12.70	12.95	11.72	11.02	9.24	8.00	7.42
湖　北	10.74	12.60	11.54	11.35	8.28	6.98	6.08
湖　南	13.58	13.27	12.19	10.39	8.53	7.13	6.23
广　东	11.12	13.68	12.79	12.54	10.28	9.35	8.30
广　西	14.05	15.14	14.12	13.31	11.36	9.68	8.51
海　南	14.57	14.73	14.48	12.87	10.36	9.74	8.60
重　庆	11.05	11.18	11.02	10.48	7.47	6.49	5.98
四　川	10.30	11.26	11.05	10.70	7.60	6.85	6.39
贵　州	13.00	13.98	13.90	13.65	13.70	12.17	11.3
云　南	12.88	13.53	13.19	12.63	10.96	9.35	8.14
西　藏	15.75	16.00	15.22	14.60	13.96	14.17	—
陕　西	10.10	11.11	10.67	10.55	8.95	7.89	7.36
甘　肃	12.36	12.54	11.07	10.60	10.55	9.68	8.47
青　海	14.72	14.42	14.31	13.66	11.43	11.22	10.60
宁　夏	12.62	13.44	13.32	13.72	11.59	11.62	10.60
新　疆	15.59	15.88	10.69	8.14	6.94	6.16	6.53

数据来源：国家统计局历年《中国统计年鉴》及各省国民经济和社会发展统计公报。

1-1-12 2015—2022年分省死亡率

单位：‰

地区	2015	2017	2018	2019	2020	2021	2022
全 国	**7.07**	**7.06**	**7.08**	**7.09**	**7.07**	**7.18**	**7.37**
北 京	4.95	5.30	5.58	5.49	5.19	5.39	5.72
天 津	5.61	5.05	5.42	5.30	5.92	6.23	—
河 北	5.79	6.60	6.38	6.12	7.22	7.58	7.80
山 西	5.56	5.45	5.32	5.85	7.02	7.32	7.73
内蒙古	5.32	5.74	5.95	5.66	7.30	7.54	7.83
辽 宁	6.59	6.93	7.39	7.25	8.59	8.89	9.04
吉 林	5.53	6.50	6.26	6.90	7.81	8.08	8.40
黑龙江	6.60	6.63	6.67	6.74	8.23	8.70	9.09
上 海	5.07	5.30	5.40	5.50	5.58	5.59	5.96
江 苏	7.03	7.03	7.03	7.04	6.49	6.77	7.04
浙 江	5.50	5.56	5.53	5.52	6.56	5.90	6.24
安 徽	5.94	5.90	5.96	6.04	7.96	8.00	8.09
福 建	6.10	6.20	6.20	6.10	6.24	6.28	6.52
江 西	6.24	6.08	6.06	6.03	6.61	6.71	6.94
山 东	6.67	7.40	7.18	7.50	7.25	7.36	7.64
河 南	7.05	6.97	6.80	6.84	7.15	7.36	7.50
湖 北	5.83	7.01	7.00	7.08	7.67	7.86	8.09
湖 南	6.86	7.08	7.08	7.28	7.92	8.28	8.54
广 东	4.32	4.52	4.55	4.46	4.70	4.83	4.97
广 西	6.15	6.22	5.96	6.14	6.46	6.80	7.08
海 南	6.00	6.01	6.01	6.11	5.85	6.01	6.16
重 庆	7.19	7.27	7.54	7.57	7.70	8.04	8.09
四 川	6.94	7.03	7.01	7.09	8.48	8.74	9.04
贵 州	7.20	6.88	6.85	6.95	7.17	7.19	7.32
云 南	6.48	6.68	6.32	6.20	7.92	8.12	8.21
西 藏	5.10	4.95	4.58	4.46	5.37	5.47	—
陕 西	6.28	6.24	6.24	6.28	7.11	7.38	7.64
甘 肃	6.15	6.52	6.65	6.75	7.91	8.26	8.51
青 海	6.17	6.17	6.25	6.08	6.65	6.91	7.23
宁 夏	4.58	4.75	5.54	5.69	5.88	6.09	6.19
新 疆	4.51	4.48	4.56	4.45	5.46	5.60	5.76

数据来源：国家统计局历年《中国统计年鉴》及各省国民经济和社会发展统计公报。

1-1-13　2015—2022年分省人口自然增长率

单位：‰

地区	2015	2017	2018	2019	2020	2021	2022
全　国	**4.93**	**5.58**	**3.78**	**3.32**	**1.45**	**0.34**	**-0.60**
北　京	3.01	3.76	2.66	2.63	1.80	0.96	-0.05
天　津	0.23	2.60	1.25	1.43	0.07	-0.93	-1.68
河　北	5.56	6.60	4.88	4.71	0.94	-0.43	-1.71
山　西	4.42	5.61	4.31	3.27	1.24	-0.26	-0.98
内蒙古	2.40	3.73	2.40	2.57	-0.1	-1.28	-2.25
辽　宁	-0.42	-0.44	-1.00	-0.80	-3.43	-4.18	-4.96
吉　林	0.34	0.26	0.36	-0.85	-2.97	-3.38	-4.07
黑龙江	-0.60	-0.41	-0.69	-1.01	-4.48	-5.11	-5.75
上　海	2.45	2.80	1.80	1.50	-0.56	-0.92	-1.61
江　苏	2.02	2.68	2.29	2.08	0.16	-1.12	-1.81
浙　江	5.02	6.36	5.44	4.99	0.57	1.00	0.04
安　徽	6.98	8.17	6.45	5.99	1.49	0.05	-0.93
福　建	7.80	8.80	7.00	6.80	2.97	1.98	0.55
江　西	6.96	7.71	7.37	6.56	2.87	1.63	0.25
山　东	5.88	10.14	6.08	4.27	1.31	0.02	-0.93
河　南	5.65	5.98	4.92	4.18	2.09	0.64	-0.08
湖　北	4.91	5.59	4.54	4.27	0.61	-0.88	-2.01
湖　南	6.72	6.19	5.11	3.11	0.61	-1.15	-2.31
广　东	6.80	9.16	8.24	8.08	5.58	4.52	3.33
广　西	7.90	8.92	8.16	7.17	4.9	2.88	1.43
海　南	8.57	8.72	8.47	6.76	4.51	3.73	2.44
重　庆	3.86	3.91	3.48	2.91	-0.23	-1.55	-2.11
四　川	3.36	4.23	4.04	3.61	-0.88	-1.89	-2.65
贵　州	5.80	7.10	7.05	6.70	6.53	4.98	3.71
云　南	6.40	6.85	6.87	6.43	3.04	1.23	-0.07
西　藏	10.65	11.05	10.64	10.14	8.59	8.70	—
陕　西	3.82	4.87	4.43	4.27	1.84	0.51	-0.28
甘　肃	6.21	6.02	4.42	3.85	2.64	1.42	-0.04
青　海	8.55	8.25	8.06	7.58	4.78	4.31	3.37
宁　夏	8.04	8.69	7.78	8.03	5.71	5.53	4.41
新　疆	11.08	11.40	6.13	3.69	1.48	0.56	0.77

数据来源：国家统计局历年《中国统计年鉴》及各省国民经济和社会发展统计公报。

1-1-14　2020年分省育龄妇女年龄别生育率

单位：‰

地 区	15～19岁	20～24岁	25～29岁	30～34岁	35～39岁	40～44岁	45～49岁	总和生育率
全 国	**6.07**	**55.22**	**98.98**	**65.05**	**26.91**	**6.34**	**1.61**	**1300.90**
北 京	0.96	11.88	55.70	66.66	29.96	7.45	1.07	868.39
天 津	1.40	26.58	74.41	54.86	22.26	4.15	0.60	921.28
河 北	4.30	62.27	104.87	60.29	22.16	4.99	1.30	1300.90
山 西	1.70	45.73	104.90	64.66	22.99	3.73	1.07	1223.87
内蒙古	2.13	34.25	98.26	68.84	28.27	5.17	0.82	1188.73
辽 宁	1.98	28.66	74.44	52.06	20.39	4.70	0.98	916.03
吉 林	2.19	29.69	74.38	47.03	18.61	3.14	0.80	879.21
黑龙江	1.78	25.35	64.19	41.52	14.80	3.36	0.66	758.26
上 海	2.99	20.70	52.53	47.34	18.87	4.70	0.95	740.37
江 苏	3.68	41.66	86.70	50.36	19.24	4.30	1.58	1037.60
浙 江	6.21	41.50	80.40	51.57	22.29	5.48	1.43	1044.38
安 徽	5.80	65.18	106.33	66.04	27.04	5.75	1.29	1387.16
福 建	5.98	57.01	108.14	68.72	27.87	6.30	1.66	1378.39
江 西	5.00	70.40	110.70	63.74	23.61	5.57	2.41	1407.21
山 东	3.16	50.70	107.41	76.56	37.05	9.49	1.85	1431.15
河 南	4.74	62.57	109.07	71.11	26.82	6.35	1.83	1412.46
湖 北	2.35	40.01	96.98	62.64	25.01	5.33	1.59	1169.50
湖 南	3.89	55.68	104.57	68.25	27.37	6.75	2.10	1343.00
广 东	5.83	52.53	101.29	71.06	31.54	8.13	1.97	1361.78
广 西	10.85	82.85	134.06	96.37	47.35	12.95	2.83	1936.32
海 南	12.57	66.75	106.08	76.71	34.67	11.41	2.14	1551.63
重 庆	3.68	50.29	95.37	59.80	23.02	4.40	1.11	1188.28
四 川	5.98	57.90	94.60	59.25	22.50	4.51	1.35	1230.51
贵 州	24.60	115.88	142.47	88.45	38.85	11.25	2.27	2118.88
云 南	18.09	80.69	110.42	70.30	31.17	8.12	2.15	1605.30
西 藏	16.29	108.50	117.98	77.96	41.45	17.12	6.03	1926.69
陕 西	1.68	37.88	96.45	65.36	25.17	4.80	1.45	1163.89
甘 肃	11.14	82.47	131.00	78.28	27.20	5.41	1.47	1684.86
青 海	20.86	76.52	107.34	69.66	32.59	7.80	3.11	1593.49
宁 夏	15.40	86.44	120.50	77.64	28.11	4.87	1.46	1672.09
新 疆	3.21	50.42	81.03	51.37	19.10	4.71	1.18	1055.09

数据来源：《2020中国人口普查年鉴》。

1-1-15 2020年分省出生人口数及不同孩次比例

地 区	第一孩占比/%	第二孩占比/%	第三孩占比/%	第四孩占比/%	第五孩及以上占比/%
全 国	**45.8**	**43.1**	**9.0**	**1.6**	**0.5**
北 京	62.5	35.6	1.7	0.2	0.1
天 津	59.1	37.7	2.8	0.3	0.0
河 北	40.7	47.4	10.4	1.3	0.2
山 西	49.9	45.4	4.1	0.5	0.1
内蒙古	52.8	43.2	3.5	0.4	0.1
辽 宁	65.6	32.1	1.9	0.2	0.0
吉 林	65.1	32.5	2.2	0.2	0.1
黑龙江	68.2	30.0	1.6	0.1	0.1
上 海	65.7	31.6	2.4	0.2	0.1
江 苏	52.9	41.7	4.8	0.5	0.1
浙 江	50.6	43.8	4.9	0.6	0.1
安 徽	43.2	47.3	8.3	1.1	0.1
福 建	41.1	47.3	10.2	1.1	0.2
江 西	39.7	43.5	13.9	2.3	0.6
山 东	37.8	48.5	12.2	1.3	0.3
河 南	40.7	44.2	13.1	1.7	0.4
湖 北	49.1	45.2	5.1	0.5	0.1
湖 南	43.1	46.1	9.1	1.4	0.3
广 东	43.1	41.1	12.0	2.9	0.9
广 西	37.7	42.2	14.7	3.8	1 5
海 南	42.8	41.7	12.6	2.2	0.7
重 庆	52.8	41.8	4.5	0.7	0.2
四 川	51.3	40.8	5.6	1.5	0.8
贵 州	38.8	42.5	13.8	3.5	1.4
云 南	43.8	43.2	10.0	2.2	0.8
西 藏	33.9	32.3	17.5	8.4	7.9
陕 西	48.8	45.9	4.7	0.5	0.1
甘 肃	44.3	44.0	8.9	2.0	0.8
青 海	46.1	37.2	10.7	3.7	2.3
宁 夏	43.0	39.9	12.1	3.6	1.4
新 疆	54.4	38.1	6.4	0.9	0.2

数据来源:《2020中国人口普查年鉴》。

1-1-16　2020年分省、分孩次出生人口性别比
（女=100）

地　区	性别比	第一孩性别比	第二孩性别比	第三孩性别比	第四孩性别比	第五孩及以上性别比
全　国	**112.28**	**113.17**	**106.78**	**132.93**	**130.07**	**127.14**
北　京	110.06	111.63	107.20	119.85	93.33	28.57
天　津	108.36	111.21	101.30	148.94	166.67	100.00
河　北	108.60	109.42	102.34	132.77	142.99	163.46
山　西	102.94	106.80	96.82	128.28	107.79	137.50
内蒙古	105.60	105.84	104.05	127.53	61.36	300.00
辽　宁	107.15	110.39	98.63	152.30	125.00	100.00
吉　林	104.06	105.64	100.31	123.48	56.25	50.00
黑龙江	105.51	110.90	93.58	123.47	90.00	33.33
上　海	109.12	107.84	108.52	152.78	216.67	150.00
江　苏	110.73	112.10	105.59	146.55	111.56	130.77
浙　江	110.82	110.10	108.27	143.10	120.97	178.26
安　徽	114.54	111.96	108.92	165.85	161.71	120.83
福　建	120.10	111.53	118.40	164.49	203.62	134.29
江　西	122.73	119.80	113.38	158.22	177.59	148.60
山　东	112.52	110.21	107.96	138.89	132.70	136.84
河　南	111.04	116.37	101.24	123.66	163.62	159.84
湖　北	115.28	115.02	109.98	177.42	130.36	172.22
湖　南	116.91	121.07	108.41	140.74	149.05	108.97
广　东	117.52	118.39	111.74	130.87	135.35	128.46
广　西	115.97	116.77	110.46	125.25	129.35	136.50
海　南	120.55	114.29	118.49	144.09	153.93	180.00
重　庆	107.51	111.92	102.43	111.57	76.53	86.36
四　川	111.45	116.33	105.21	115.35	100.00	131.06
贵　州	113.59	113.21	109.90	123.69	123.80	118.89
云　南	107.25	109.96	103.27	111.20	107.54	134.71
西　藏	101.14	112.62	104.21	94.77	77.69	86.18
陕　西	108.51	111.78	102.04	145.09	120.29	80.00
甘　肃	108.41	110.89	103.70	115.29	121.55	139.51
青　海	110.63	116.45	106.22	103.55	111.61	102.74
宁　夏	105.67	104.59	100.29	120.42	131.62	118.52
新　疆	105.89	108.53	103.57	112.57	47.11	41.67

数据来源：《2020中国人口普查年鉴》。

1-1-17   2020年全国分民族人口数及不同民族
人口数比例

民　族	人口数/万人	男/万人	女/万人	各民族人口占总人口的比重/%
总　计	**140978**	**72142**	**68836**	**100.00**
汉　族	128445	65737	62708	91.11
蒙古族	629	314	315	0.45
回　族	1138	575	562	0.81
藏　族	706	352	354	0.50
维吾尔族	1177	593	585	0.84
苗　族	1107	574	532	0.79
彝　族	983	499	484	0.70
壮　族	1957	1013	944	1.39
布依族	358	183	174	0.25
朝鲜族	170	83	87	0.12
满　族	1042	535	507	0.74
侗　族	350	184	165	0.25
瑶　族	331	172	159	0.23
白　族	209	105	104	0.15
土家族	959	497	462	0.68
哈尼族	173	89	84	0.12
哈萨克族	156	78	78	0.11
傣　族	133	66	67	0.09
黎　族	160	83	77	0.11
傈僳族	76	38	38	0.05
佤　族	43	22	21	0.03
畲　族	75	40	34	0.05
高山族	0	0	0	0.00
拉祜族	50	25	25	0.04
水　族	50	26	24	0.04
东乡族	77	39	38	0.05
纳西族	32	16	16	0.02
景颇族	16	8	8	0.01
柯尔克孜族	20	10	10	0.01

续　表

民　族	人口数/万人	男/万人	女/万人	各民族人口占总人口的比重/%
土　族	28	14	14	0.02
达斡尔族	13	6	7	0.01
仫佬族	28	14	14	0.02
羌　族	31	16	16	0.02
布朗族	13	6	6	0.01
撒拉族	17	8	8	0.01
毛南族	12	6	6	0.01
仡佬族	68	36	32	0.05
锡伯族	19	10	9	0.01
阿昌族	4	2	2	0.00
普米族	5	2	2	0.00
塔吉克族	5	3	3	0.00
怒　族	4	2	2	0.00
乌孜别克族	1	1	1	0.00
俄罗斯族	2	1	1	0.00
鄂温克族	3	2	2	0.00
德昂族	2	1	1	0.00
保安族	2	1	1	0.00
裕固族	1	1	1	0.00
京　族	3	2	2	0.00
塔塔尔族	0	0	0	0.00
独龙族	1	0	0	0.00
鄂伦春族	1	0	0	0.00
赫哲族	1	0	0	0.00
门巴族	1	1	1	0.00
珞巴族	0	0	0	0.00
基诺族	3	1	1	0.00
未定族称人口	84	44	40	0.06
入　籍	2	1	1	0.00

数据来源：《2020中国人口普查年鉴》。

1-1-18 历年地级及以上城市数及人口规模情况

单位：个

年份	全部地级及以上城市数	400万以上人口城市数	200万～400万人口城市数	100万～200万人口城市数	100万以下人口城市数
2000	262	8	12	70	172
2001	269	8	16	69	176
2002	278	10	21	71	176
2003	284	11	21	73	179
2004	286	12	23	73	178
2005	286	13	25	75	173
2006	286	13	24	80	169
2007	287	13	26	79	169
2008	287	13	28	81	165
2009	287	14	28	82	163
2010	287	14	30	81	162
2011	288	14	31	82	161
2012	289	14	31	82	162
2013	290	14	33	86	157
2014	292	17	35	91	149
2015	295	15	38	94	148
2016	297	17	43	96	141
2017	298	19	42	100	137
2018	297	20	42	99	136
2019	297	20	44	98	135
2020	297	22	46	96	133
2021	297	22	28	97	130
2022	—	—	—	—	—

数据来源：国家统计局，城市人口规模以城市市辖区年末总人口数计算。

1-1-19 2020年分省城市规模分布情况

地区	400万以上人口城市数	200万～400万人口城市数	100万～200万人口城市数	城区面积/km²	城市人口密度/（人/km²）
全　国	**22**	**46**	**96**	**186629**	**2778**
北　京	1				
天　津	1			2640	4449
河　北	1	4	3	6321	3085
山　西		1	2	3020	4015
内蒙古			3	4984	1850
辽　宁	2		3	12509	1805
吉　林	1		1	6486	1876
黑龙江	1		2	2574	5501
上　海	1			6341	3830
江　苏	1	9	3	15797	2240
浙　江	1	2	4	13461	2105
安　徽		4	5	6712	2655
福　建		3	2	3919	3545
江　西		3	3	2997	4426
山　东	2	6	8	23954	1665
河　南	1	2	8	5364	4994
湖　北	1	1	4	8221	2778
湖　南		1	6	4779	3677
广　东	4	3	9	16213	3909
广　西	1	1	7	5877	2162
海　南			1	1439	2444
重　庆	1			7779	2070
四　川	1	1	12	8894	3158
贵　州		2	2	3702	2262
云　南		1	1	3274	3138
西　藏				632	1584
陕　西	1		3	2597	4985
甘　肃		1	2	2005	3235
青　海			1	736	2930
宁　夏			1	951	3153
新　疆		1		2451	3627

数据来源：国家统计局，城市人口规模以城市市辖区年末总人口数计算。

第二节

行政区划与经济发展情况

1-2-1　2015—2022年分省地级区划数

单位：个

地区	2015	2017	2018	2019	2020	2021	2022
全　国	**334**	**334**	**333**	**333**	**333**	**333**	**333**
北　京							
天　津							
河　北	11	11	11	11	11	11	11
山　西	11	11	11	11	11	11	11
内蒙古	12	12	12	12	12	12	12
辽　宁	14	14	14	14	14	14	14
吉　林	9	9	9	9	9	9	9
黑龙江	13	13	13	13	13	13	13
上　海							
江　苏	13	13	13	13	13	13	13
浙　江	11	11	11	11	11	11	11
安　徽	16	16	16	16	16	16	16
福　建	9	9	9	9	9	9	9
江　西	11	11	11	11	11	11	11
山　东	17	17	16	16	16	16	16
河　南	17	17	17	17	17	17	17
湖　北	13	13	13	13	13	13	13
湖　南	14	14	14	14	14	14	14
广　东	21	21	21	21	21	21	21
广　西	14	14	14	14	14	14	14
海　南	4	4	4	4	4	4	4
重　庆							
四　川	21	21	21	21	21	21	21
贵　州	9	9	9	9	9	9	9
云　南	16	16	16	16	16	16	16
西　藏	7	7	7	7	7	7	7
陕　西	10	10	10	10	10	10	10
甘　肃	14	14	14	14	14	14	14
青　海	8	8	8	8	8	8	8
宁　夏	5	5	5	5	5	5	5
新　疆	14	14	14	14	14	14	14

数据来源：国家统计局历年《中国统计年鉴》。

1-2-2　2015—2022年分省县级区划数　　单位：个

地区	2015	2017	2018	2019	2020	2021	2022
全　国	**2850**	**2851**	**2851**	**2846**	**2844**	**2843**	**2843**
北　京	16	16	16	16	16	16	16
天　津	16	16	16	16	16	16	16
河　北	170	168	168	168	167	167	167
山　西	119	119	117	117	117	117	117
内蒙古	102	103	103	103	103	103	103
辽　宁	100	100	100	100	100	100	100
吉　林	60	60	60	60	60	60	60
黑龙江	128	128	128	121	121	121	121
上　海	16	16	16	16	16	16	16
江　苏	97	96	96	96	95	95	95
浙　江	90	89	89	90	90	90	90
安　徽	105	105	105	105	104	104	104
福　建	85	85	85	85	85	84	84
江　西	100	100	100	100	100	100	100
山　东	137	137	137	137	136	136	136
河　南	158	158	158	158	158	157	157
湖　北	103	103	103	103	103	103	103
湖　南	122	122	122	122	122	122	122
广　东	119	121	122	122	122	122	122
广　西	110	111	111	111	111	111	111
海　南	23	23	23	23	25	25	25
重　庆	38	38	38	38	38	38	38
四　川	183	183	183	183	183	183	183
贵　州	88	88	88	88	88	88	88
云　南	129	129	129	129	129	129	129
西　藏	74	74	74	74	74	74	74
陕　西	107	107	107	107	107	107	107
甘　肃	86	86	86	86	86	86	86
青　海	43	43	44	44	44	44	44
宁　夏	22	22	22	22	22	22	22
新　疆	104	105	105	106	106	107	107

数据来源：国家统计局历年《中国统计年鉴》。

1-2-3　2015—2022年分省乡镇级区划数　单位：个

地区	2015	2017	2018	2019	2020	2021	2022
全　国	39789	39888	39945	38755	38741	38558	38602
北　京	331	331	333	333	343	343	343
天　津	244	248	249	248	250	252	252
河　北	2251	2255	2255	2255	2254	2254	2254
山　西	1398	1398	1398	1396	1396	1278	1278
内蒙古	1010	1020	1024	1024	1024	1025	1025
辽　宁	1532	1531	1531	1355	1354	1354	1354
吉　林	901	919	933	937	951	958	961
黑龙江	1234	1192	1196	1240	1292	1316	1315
上　海	213	214	214	215	215	215	215
江　苏	1281	1284	1258	1261	1258	1237	1237
浙　江	1350	1378	1375	1360	1365	1364	1364
安　徽	1494	1486	1488	1498	1501	1512	1522
福　建	1105	1105	1106	1107	1107	1102	1108
江　西	1552	1561	1567	1563	1566	1570	1578
山　东	1826	1824	1824	1824	1822	1825	1825
河　南	2433	2441	2451	2451	2453	2457	2458
湖　北	1233	1234	1235	1249	1251	1255	1257
湖　南	1911	1927	1933	1937	1940	1943	1944
广　东	1584	1601	1601	1606	1611	1609	1612
广　西	1251	1251	1251	1250	1251	1253	1253
海　南	218	218	218	218	218	218	218
重　庆	1025	1030	1030	1029	1031	1031	1031
四　川	4635	4610	4612	3440	3230	3101	3101
贵　州	1370	1379	1381	1440	1509	1509	1509
云　南	1389	1398	1400	1407	1410	1418	1424
西　藏	694	697	697	697	697	699	699
陕　西	1291	1295	1311	1312	1313	1316	1316
甘　肃	1351	1355	1355	1357	1356	1356	1356
青　海	399	400	403	403	403	404	404
宁　夏	236	240	240	240	241	242	243
新　疆	1047	1066	1076	1103	1128	1142	1146

数据来源：国家统计局历年《中国统计年鉴》。

1-2-4 历年国内生产总值及增长情况

年份	生产总值GDP/ 亿元	GDP年增长率/ %	人均GDP/ 元	人均GDP增长率/ %
1952	679.1		119	
1955	911.6	6.9	150	4.6
1960	1470.1	0.0	220	−0.2
1965	1734.0	17.0	242	14.2
1970	2279.7	19.3	279	16.1
1975	3039.5	8.7	332	6.8
1980	4587.6	7.8	468	6.5
1985	9098.9	13.4	866	11.9
1990	18872.9	3.9	1663	2.4
1995	61339.9	11.0	5091	9.8
2000	100280.1	8.5	7942	7.6
2001	110863.1	8.3	8717	7.6
2002	121717.4	9.1	9506	8.4
2003	137422.0	10.0	10666	9.4
2004	161840.2	10.1	12487	9.5
2005	187318.9	11.4	14368	10.7
2006	219438.5	12.7	16738	12.1
2007	270092.3	14.2	20494	13.6
2008	319244.6	9.7	24100	9.1
2009	348517.7	9.4	26180	8.9
2010	412119.3	10.6	30808	10.1
2011	487940.2	9.6	36277	9.0
2012	538580.0	7.9	39771	7.1
2013	592963.2	7.8	43497	7.1
2014	643563.1	7.4	46912	6.8
2015	688858.2	7.0	49922	6.4
2016	746395.1	6.8	53783	6.2
2017	832035.9	6.9	59592	6.3
2018	919281.1	6.7	65534	6.3
2019	986515.2	6.0	70078	5.6
2020	1013567.0	2.2	71828	2.0
2021	1143669.7	8.1	80976	8.0
2022	1210207.2	3.0	85698	3.0

数据来源：国家统计局历年《中国统计年鉴》。

1-2-5 2015—2022年分省国内生产总值

单位：亿元

地区	2015	2017	2018	2019	2020	2021	2022
全 国	**688858.2**	**832035.9**	**919281.1**	**986515.2**	**1013567.0**	**1143669.7**	**1210207.2**
北 京	24779.1	29883.0	33106.0	35445.1	35943.3	40269.6	41610.9
天 津	10879.5	12450.6	13362.9	14055.5	14008.0	15695.0	16311.3
河 北	26398.4	30640.8	32494.6	34978.6	36013.8	40391.3	42370.4
山 西	11836.4	14484.3	15958.1	16961.6	17835.6	22590.2	25642.6
内蒙古	12949.0	14898.1	16140.8	17212.5	17258.0	20514.2	23158.6
辽 宁	20210.3	21693.0	23510.5	24855.3	25011.4	27584.1	28975.1
吉 林	10018.0	10922.0	11253.8	11726.8	12256.0	13235.5	13070.2
黑龙江	11690.0	12313.0	12846.5	13544.4	13633.4	14879.2	15901
上 海	26887.0	32925.0	36011.8	37987.6	38963.3	43214.9	44652.8
江 苏	71255.9	85869.8	93207.6	98656.8	102807.7	116364.2	122875.6
浙 江	43507.7	52403.1	58002.8	62462.0	64689.1	73515.8	77715.4
安 徽	23831.2	29676.2	34010.9	36845.5	38061.5	42959.2	45045
福 建	26819.5	33842.4	38687.8	42326.6	43608.6	48810.0	53109.9
江 西	16780.9	20210.8	22716.5	24667.3	25782.0	29619.7	32074.7
山 东	55288.8	63012.1	66648.9	70540.5	72798.2	83095.9	87435.1
河 南	37084.1	44824.9	49935.9	53717.8	54259.4	58887.4	61345.1
湖 北	30344.0	37235.0	42022.0	45429.0	43004.5	50012.9	53734.9
湖 南	28538.6	33828.1	36329.7	39894.1	41542.6	46063.1	48670.4
广 东	74732.4	91648.7	99945.2	107986.9	111151.6	124369.7	129118.6
广 西	14797.8	17790.7	19627.8	21237.1	22120.9	24740.9	26300.9
海 南	3734.2	4497.5	4910.7	5330.8	5566.2	6475.2	6818.2
重 庆	16040.5	20066.3	21588.8	23605.8	25041.4	27894.0	29129
四 川	30342.0	37905.1	42902.1	46363.8	48501.6	53850.8	56749.8
贵 州	10541.0	13605.4	15353.2	16769.3	17860.4	19586.4	20164.6
云 南	14960.0	18486.0	20880.6	23223.8	24555.7	27146.8	28954.2
西 藏	1043.0	1349.0	1548.4	1697.8	1902.7	2080.2	2132.6
陕 西	17898.8	21473.5	23941.9	25793.2	26014.1	29801.0	32772.7
甘 肃	6556.6	7336.7	8104.1	8718.3	8979.7	10243.3	11201.6
青 海	2011.0	2465.1	2748.0	2941.1	3009.8	3346.6	3610.1
宁 夏	2579.4	3200.3	3510.2	3748.5	3956.3	4522.3	5069.6
新 疆	9306.9	11159.9	12809.4	13597.1	13800.7	15983.6	17741.3

数据来源：国家统计局历年《中国统计年鉴》。

1-2-6 2015—2022年分省人均地区生产总值

单位：元

地区	2015	2017	2018	2019	2020	2021	2022
全　国	**49922**	**59592**	**65534**	**70078**	**71828**	**80976**	**85698**
北　京	113692	136172	150962	161776	164158	183980	190313
天　津	75868	87280	95689	101557	101068	113732	119235
河　北	35994	41451	43808	47036	48302	54172	56995
山　西	33593	41242	45517	48469	51051	64821	73675
内蒙古	52972	61196	66491	71170	71640	85422	96474
辽　宁	46482	50221	54657	58019	58629	65026	68775
吉　林	38128	42890	44925	47554	50561	55450	55347
黑龙江	32759	35887	38199	41156	42432	47266	51096
上　海	109186	133489	145767	153299	156803	173630	179907
江　苏	85871	102202	110508	116650	121333	137039	144390
浙　江	73276	85612	93230	98770	100738	113032	118496
安　徽	39692	49092	56063	60561	62411	70321	73603
福　建	67649	83758	94719	102722	105106	116939	126829
江　西	37436	44878	50347	54640	57065	65560	70923
山　东	56205	62993	66284	69901	71825	81727	86003
河　南	38338	45723	50714	54356	54691	59410	62106
湖　北	52021	63169	71097	76712	73687	86416	92059
湖　南	43155	51030	54763	60104	62537	69440	73598
广　东	64516	76218	81625	86956	88521	98285	101905
广　西	30890	36441	39837	42778	44237	49206	52164
海　南	39704	46631	50263	53929	55438	63707	66602
重　庆	52480	64171	68460	74337	78294	86879	90663
四　川	37150	45835	51658	55619	58009	64326	67777
贵　州	28547	35988	40271	43727	46355	50808	52321
云　南	32117	39458	44446	49323	52047	57686	61716
西　藏	31847	39158	44051	47491	52280	56831	58438
陕　西	46654	55216	61115	65506	65667	75360	82864
甘　肃	25946	29103	32178	34707	35848	41046	44968
青　海	34883	42211	46854	49976	50845	56398	60724
宁　夏	37876	45718	49614	52537	55021	62549	69781
新　疆	39520	45476	51238	53542	53606	61725	68552

数据来源：国家统计局历年《中国统计年鉴》。

1-2-7　2015—2022年人均主要工农业产品产量

指标	2015	2017	2018	2019	2020	2021	2022
粮食人均占有量/千克	481.8	477.2	472.4	475.0	474.5	483.5	486.2
棉花人均占有量/千克	4.3	4.1	4.4	4.2	4.2	4.1	4.2
油料人均占有量/千克	24.7	25.1	24.7	25.0	25.4	25.6	25.9
糖料人均占有量/千克	81.8	82.1	85.7	87.1	—	—	—
茶叶人均产量/千克	1.6	—	—	2.0	—	—	—
水果人均占有量/千克	178.9	182.1	184.5	196.0	—	—	—
猪牛羊肉人均占有量/千克	48.9	47.3	46.8	38.7	37.4	46.1	48.0
水产品人均占有量/千克	45.1	46.5	46.4	46.4	46.4	47.4	48.6
人均原煤产量/吨	2.7	2.5	2.7	2.8	2.8	2.9	3.2
人均原油产量/千克	156.5	138.1	135.9	136.7	138.0	140.8	145.0
人均纱产量/千克	25.8	23.0	22.1	20.2	18.6	20.6	19.3
人均布产量/米	65.1	49.9	50.2	39.7	32.5	35.54	33.1
人均机制纸及纸板产量/千克	85.6	90.5	86.5	89.5	90.0	96.2	97.0
人均水泥产量/千克	1720.5	1681.2	1605.6	1677.2	1697.1	1683.2	1507.8
人均粗钢产量/千克	586.2	628.1	667.1	712.2	754.6	733.0	720.8
人均发电量/千瓦小时	4240.4	4763.8	5145.4	5368.4	5512.8	6042.5	6266.0

1-2-8　2015—2022年全国财政收入支出情况

指标	2015	2017	2018	2019	2020	2021	2022
财政收入/亿元							
全国财政收入	152269.2	172592.8	183359.8	190390.1	182913.9	202538.9	203703.5
中央财政收入	69267.2	81123.4	85456.5	89309.5	82770.1	91461.8	94885.0
地方财政收入	83002.0	91469.4	97903.4	101080.6	100143.2	111077.1	108818.5
全国财政收入增长速度/%	5.8	7.4	6.2	3.8	−3.9	10.7	0.6
财政支出/亿元							
全国财政支出	175877.8	203085.5	220904.1	238858.4	245679.0	246322.0	260609.2
中央财政支出	25542.2	29857.2	32707.8	35115.2	35095.6	35050.0	35569.9
地方财政支出	150335.6	173228.3	188196.3	203743.2	210492.5	211271.5	225039.3
全国财政支出增长速度/%	13.2	7.6	8.7	8.1	2.9	0.3	6.1
国家财政支出/亿元							
教育支出	26271.9	30153.2	32169.5	34796.9	36360.0	37468.9	39449.6
教育支出占比/%	14.9	14.8	14.6	14.6	14.8	15.3	15.1
科学技术支出	5862.6	7267.0	8326.7	9470.8	9018.3	9669.8	10032.0
科学技术支出占比/%	3.3	3.6	3.8	4.0	3.7	3.9	3.8
社会保障和就业支出	19018.7	24611.7	27012.1	29379.1	32568.5	33788.3	36609.2
社会保障和就业支出占比/%	10.8	12.1	12.2	12.3	13.3	13.7	14.0
医疗卫生支出	11953.2	14450.6	15623.6	16665.3	19216.2	19142.7	22536.7
医疗卫生支出占比/%	6.8	7.1	7.1	7.0	7.8	7.8	8.6

1-2-9　2020—2022年全国财政卫生健康支出情况

指标	2020	2021	2022
卫生健康支出/亿元	**19216.2**	**19142.7**	**22536.7**
卫生健康管理事务支出	566.3	555.9	630.2
卫生健康管理事务占比/%	2.9	2.9	3.1
公立医院支出	2848.4	2613.5	2724.9
公立医院占比/%	14.8	13.7	13.6
基层医疗卫生机构支出	1489.3	1451.5	1513.8
基层医疗卫生机构占比/%	7.8	7.6	7.5
公共卫生支出	3878.6	3593.3	6433.3
公共卫生占比/%	20.2	18.8	32.1
中医药支出	67.3	59.4	70.1
中医药占比/%	0.4	0.3	0.3
计划生育事务支出	663.4	646.2	610.6
计划生育事务占比/%	3.5	3.4	3.0
财政对基本医疗保险基金的补助支出	6066.5	6504.4	6398.0
财政对基本医疗保险基金的补助占比/%	31.6	34.0	31.9
医疗救助支出	566.2	582.2	597.7
医疗救助占比/%	2.9	3.0	3.0
医疗保障管理事务支出	224.6	253.6	273.7
医疗保障管理事务占比/%	1.2	1.3	1.4
其他卫生健康支出	689.1	628.6	810.51
其他卫生健康支出占比/%	3.6	3.3	4.0

第三节

居民收入、支出与价格

1-3-1　2015—2022年全国人均可支配收入与支出

指标	2015	2017	2018	2019	2020	2021	2022
居民人均可支配收入/元	21966	25974	28228	30733	32189	35128	36883
居民人均可支配工资性收入/元	12459	14620	15829	17186	17917	19629	20590
居民人均可支配经营净收入/元	3956	4502	4852	5247	5307	5893	6175
居民人均可支配财产净收入/元	1740	2107	2379	2619	2791	3076	3227
居民人均可支配转移净收入/元	3812	4744	5168	5680	6173	6531	6892
居民人均消费支出/元	15712	18322	19853	21559	21210	24100	24538
居民人均医疗保健消费支出/元	1165	1451	1685	1902	1843	2115	2120
居民人均医疗保健消费支出占人均消费支出比/%	7.4	7.9	8.5	8.8	8.7	8.8	8.6
居民人均食品烟酒消费支出/元	4814	5374	5631	6084	6397	7178	7481
居民人均衣着消费支出/元	1164	1238	1289	1338	1238	1419	1365
居民人均居住消费支出/元	3419	4107	4647	5055	5215	5641	5882
居民人均生活用品及服务消费支出/元	951	1121	1223	1281	1260	1423	1432
居民人均交通通信消费支出/元	2087	2499	2675	2862	2762	3156	3195
居民人均教育文化娱乐消费支出/元	1723	2086	2226	2513	2032	2599	2469
居民人均其他用品及服务消费支出/元	389	447	477	524	462	447	595

1-3-2 2015—2022年城镇人均可支配收入与支出

指标	2015	2017	2018	2019	2020	2021	2022
居民人均可支配收入/元	31195	36396	39251	42359	43834	47412	49283
居民人均可支配工资性收入/元	19337	22201	23792	25565	26381	28481	29578
居民人均可支配经营净收入/元	3476	4065	4443	4840	4711	5382	5584
居民人均可支配财产净收入/元	3042	3607	4028	4391	4627	5052	5238
居民人均可支配转移净收入/元	5340	6524	6988	7563	8116	8497	8882
居民人均消费支出/元	21392	24445	26112	28063	27007	30307	30391
居民人均医疗保健消费支出/元	1443	1777	2046	2283	2172	2521	2481
居民人均医疗保健消费支出占消费支出比/%	6.7	7.3	7.8	8.1	8.0	8.3	8.2
居民人均食品烟酒消费支出/元	6360	7001	7239	7733	7881	8678	8958
居民人均衣着消费支出/元	1701	1758	1808	1832	1645	1843	1735
居民人均居住消费支出/元	4726	5564	6255	6780	6958	7405	7644
居民人均生活用品及服务消费支出/元	1306	1525	1629	1689	1640	1820	1800
居民人均交通通信消费支出/元	2895	3322	3473	3671	3474	3932	3909
居民人均教育文化娱乐消费支出/元	2383	2847	2974	3328	2592	3322	3050
居民人均其他用品及服务消费支出/元	578	652	687	747	646	786	814

1-3-3　2015—2022年农村人均可支配收入与支出

指标	2015	2017	2018	2019	2020	2021	2022
居民人均可支配收入/元	11422	13432	14617	16021	17131	18931	20133
居民人均可支配工资性收入/元	4600	5498	5996	6583	6974	7958	8449
居民人均可支配经营净收入/元	4504	5028	5358	5762	6077	6566	6972
居民人均可支配财产净收入/元	252	303	342	377	419	469	509
居民人均可支配转移净收入/元	2066	2603	2920	3298	3661	3937	4203
居民人均消费支出/元	9223	10955	12124	13328	13713	15916	16632
居民人均医疗保健消费支出/元	846	1059	1240	1421	1418	1580	1632
居民人均医疗保健消费支出占消费支出比/%	9.2	9.7	10.2	10.7	10.3	9.9	9.8
居民人均食品烟酒消费支出/元	3048	3415	3646	3998	4479	5200	5485
居民人均衣着消费支出/元	550	612	648	713	713	860	864
居民人均居住消费支出/元	1926	2354	2661	2871	2962	3315	3503
居民人均生活用品及服务消费支出/元	546	634	720	764	768	901	934
居民人均交通通信消费支出/元	1163	1509	1690	1837	1841	2132	2230
居民人均教育文化娱乐消费支出/元	969	1171	1302	1482	1309	1646	1683
居民人均其他用品及服务消费支出/元	174	201	218	241	224	284	300

1-3-4 2015—2022年人均可支配收入及指数

指标	2015	2017	2018	2019	2020	2021	2022
居民人均可支配收入/元	21966	25974	28228	30733	32189	35128	36883
居民人均可支配收入中位数/元	19281	22408	24336	26523	27540	29975	31370
居民人均可支配收入基尼系数	0.462	0.467	0.468	0.465	0.468	0.466	—
城镇居民人均可支配收入/元	31195	36396	39251	42359	43834	47412	49283
城镇居民人均可支配收入中位数/元	29129	33834	36413	39244	40378	43504	45123
农村居民人均可支配收入/元	11422	13432	14617	16021	17131	18931	20133
城镇居民人均可支配收入中位数/元	10291	11969	13066	14389	15204	16902	17734
居民恩格尔系数/%	30.6	39.3	28.4	28.2	30.2	29.8	30.5
城镇居民家庭恩格尔系数/%	29.7	28.6	27.7	27.6	29.2	28.6	29.5
农村居民家庭恩格尔系数/%	33.0	31.2	30.1	30.0	32.7	32.7	33.0

1-3-5　历年城乡居民消费价格指数

年份	居民消费价格指数定基比			居民消费价格指数环比		
	合计	城市	农村	合计	城市	农村
1978	100.0	100.0		100.7	100.7	
1980	109.5	109.5		107.5	107.5	
1985	131.1	134.2	100.0	109.3	111.9	107.6
1990	216.4	222.0	165.1	103.1	101.3	104.5
1995	396.9	429.6	291.4	117.1	116.8	117.5
2000	434.0	476.6	314.0	100.4	100.8	99.9
2001	437.0	479.9	316.5	100.7	100.7	100.8
2002	433.5	475.1	315.2	99.2	99.0	99.6
2003	438.7	479.4	320.2	101.2	100.9	101.6
2004	455.8	495.2	335.6	103.9	103.3	104.8
2005	464.0	503.1	343.0	101.8	101.6	102.2
2006	471.0	510.6	348.1	101.5	101.5	101.5
2007	493.6	533.6	366.9	104.8	104.5	105.4
2008	522.7	563.5	390.7	105.9	105.6	106.5
2009	519.0	558.4	389.5	99.3	99.1	99.7
2010	536.1	576.3	403.5	103.3	103.2	103.6
2011	565.0	606.8	426.9	105.4	105.3	105.8
2012	579.7	623.2	437.6	102.6	102.7	102.5
2013	594.8	639.4	449.9	102.6	102.6	102.8
2014	606.7	652.8	458.0	102.0	102.1	101.8
2015	615.2	662.6	464.0	101.4	101.5	101.3
2016	627.5	676.5	472.8	102.0	102.1	101.9
2017	637.5	688.0	478.9	101.6	101.7	101.3
2018	650.9	702.4	489.0	102.1	102.1	102.1
2019	669.8	722.1	504.6	102.9	102.8	103.2
2020	686.5	738.7	519.7	102.5	102.3	103.0
2021	692.7	746.1	523.3	100.9	101.0	100.7
2022	706.6	—	—	102.0	102.0	102.0

数据来源：国家统计局历年《中国统计年鉴》。

1-3-6　2016—2021年医疗与教育类居民消费价格指数

指标	2016	2017	2018	2019	2020	2021
医疗保健类居民消费价格指数						
合计	103.8	106.0	104.3	102.4	101.8	100.4
城市	104.4	106.8	104.6	102.5	101.7	100.3
农村	102.5	104.2	103.7	102.1	102.0	100.7
药品及医疗器具类居民消费价格指数						
合计	104.3	105.4	104.4	103.6	101.0	99.5
城市	104.4	105.0	104.1	103.5	100.8	99.5
农村	104.0	106.7	105.3	104.0	102.4	99.6
医疗服务类居民消费价格指数						
合计	103.5	106.5	104.3	101.6	102.3	100.8
城市	104.4	108.2	105.0	101.8	102.4	100.7
农村	101.7	102.9	102.8	101.1	102.2	101.0
教育类居民消费价格指数						
合计	102.4	103.0	102.9	103.1	102.2	102.1
城市	102.4	103.1	102.9	103.3	102.3	102.2
农村	102.6	102.8	102.7	102.5	101.7	101.9
教育用品类居民消费价格指数						
合计	101.1	102.0	102.5	102.8	101.5	101.2
城市	101.1	101.9	102.6	103.1	101.7	101.2
农村	101.2	102.2	102.3	102.1	100.9	101.3
教育服务类居民消费价格指数						
合计	102.5	103.1	102.9	103.1	102.2	102.2
城市	102.5	103.2	103.0	103.4	102.4	102.3
农村	102.7	102.9	102.7	102.5	101.8	101.9

数据来源：国家统计局，价格指数以上年=100计算。

第四节

教育与就业情况

1-4-1　历年教育经费投入情况

年份	教育经费投入/亿元	国家财政性教育经费投入/亿元	国家财政性教育经费投入占教育经费投入的比例/%	社会捐赠经费/亿元
1991	731.5	617.8	84.5	62.8
1995	1878.0	1411.5	75.2	162.8
2000	3849.1	2562.6	66.6	114.0
2001	4637.7	3057.0	65.9	112.9
2002	5480.0	3491.4	63.7	127.3
2003	6208.3	3850.6	62.0	104.6
2004	7242.6	4465.9	61.7	93.4
2005	8418.8	5161.1	61.3	93.2
2006	9815.3	6348.4	64.7	89.9
2007	12148.1	8280.2	68.2	93.1
2008	14500.7	10449.6	72.1	102.7
2009	16502.7	12231.1	74.1	125.5
2010	19561.8	14670.1	75.0	107.9
2011	23869.3	18586.7	77.9	111.9
2012	28655.3	23147.6	80.8	95.7
2013	30364.7	24488.2	80.6	85.5
2014	32806.5	26420.6	80.5	79.7
2015	36129.2	29221.5	80.9	87.0
2016	38888.4	31396.3	80.7	81.0
2017	42562.0	34207.8	80.4	85.0
2018	46143.0	36995.8	80.2	94.8
2019	50178.1	40046.6	79.8	101.4
2020	53033.9	42908.2	80.9	117.2
2021	57873.7	45835.3	79.2	142.7
2022	61344.0	48478.0	79.0	—

数据来源：国家统计局历年《中国统计年鉴》。

1-4-2　2020年分省3岁以上人口及不同受教育程度人口比例

地　区	3岁及以上人口/万人	未上过学人口占比/%	学前教育人口占比/%	小学人口占比/%	初高中人口占比/%	大学专科人口占比/%	大学本科及以上人口占比/%
全　国	**136814**	**3.6**	**3.9**	**25.6**	**51.1**	**8.2**	**7.7**
北　京	2134	1.4	2.8	10.8	41.9	13.7	29.3
天　津	1355	1.8	2.9	16.5	51.2	11.2	16.3
河　北	7244	2.2	4.2	25.4	55.4	7.3	5.5
山　西	3393	1.6	3.4	20.1	57.0	9.6	8.2
内蒙古	2346	3.8	2.9	24.2	49.9	10.2	8.9
辽　宁	4182	1.5	2.1	19.2	58.5	9.0	9.5
吉　林	2366	1.9	2.1	22.7	56.3	7.7	9.4
黑龙江	3141	1.9	1.8	22.2	59.1	7.4	7.6
上　海	2442	2.1	2.4	12.2	48.8	12.6	21.9
江　苏	8276	3.4	3.5	23.3	50.7	9.9	9.2
浙　江	6297	3.9	3.2	27.1	48.5	8.7	8.7
安　徽	5907	5.8	4.1	27.8	48.6	7.5	6.3
福　建	4021	3.8	4.7	29.0	48.0	7.2	7.4
江　西	4374	2.7	4.3	28.4	52.3	6.9	5.3
山　东	9826	4.4	4.4	24.5	51.8	8.0	6.9
河　南	9612	3.2	4.8	25.4	54.5	7.1	5.1
湖　北	5613	3.1	3.6	24.2	53.2	8.4	7.6
湖　南	6449	2.5	3.9	26.0	55.0	7.3	5.3
广　东	12162	2.4	4.3	21.4	55.6	8.9	7.4
广　西	4820	3.2	5.3	29.0	51.3	6.3	4.9
海　南	973	3.1	4.3	20.4	57.8	7.6	6.9
重　庆	3122	2.3	3.5	30.7	47.8	8.4	7.4
四　川	8148	3.6	3.6	32.2	45.9	7.4	6.2
贵　州	3684	8.0	4.8	31.0	42.3	5.8	5.6
云　南	4549	5.8	4.0	37.0	41.1	6.3	5.7
西　藏	348	25.9	4.9	33.7	23.9	5.4	6.1
陕　西	3829	3.5	3.9	22.4	51.2	9.0	9.1
甘　肃	2413	8.0	4.2	30.9	41.9	8.0	7.0
青　海	570	10.1	4.2	34.0	36.3	8.1	7.3
宁　夏	693	6.1	3.9	27.1	44.9	9.3	8.7
新　疆	2524	2.5	5.6	29.1	45.9	10.0	6.9

数据来源：《2020中国人口普查年鉴》。

1-4-3　2020年分省、分性别的15岁及以上
文盲人口数及文盲人口占比

地　区	15岁及以上人口/万人			文盲人口占15岁及以上人口比重/%		
	合计	男	女	合计	男	女
全　国	115639	58682	56957	3.26	1.62	4.95
北　京	1930	985	945	0.89	0.39	1.42
天　津	1200	616	584	1.42	0.67	2.20
河　北	5952	2969	2983	1.89	0.88	2.91
山　西	2921	1486	1435	1.45	0.83	2.08
内　蒙　古	2067	1052	1015	3.83	2.06	5.67
辽　宁	3785	1880	1905	1.01	0.56	1.45
吉　林	2125	1056	1070	1.51	0.91	2.10
黑　龙　江	2856	1425	1431	1.53	0.92	2.13
上　海	2243	1160	1083	1.79	0.70	2.96
江　苏	7186	3616	3570	3.08	1.27	4.90
浙　江	5589	2907	2682	3.14	1.51	4.91
安　徽	4928	2478	2451	5.54	2.69	8.43
福　建	3351	1712	1640	2.89	1.02	4.85
江　西	3527	1791	1736	2.48	1.00	4.01
山　东	8246	4114	4132	4.01	1.79	6.22
河　南	7638	3758	3879	2.91	1.44	4.34
湖　北	4833	2460	2373	2.77	1.19	4.41
湖　南	5348	2707	2640	2.12	1.06	3.21
广　东	10226	5413	4814	1.78	0.73	2.97
广　西	3828	1960	1869	3.10	1.27	5.02
海　南	807	424	382	4.05	1.83	6.52
重　庆	2696	1354	1341	1.93	1.02	2.85
四　川	7020	3530	3491	4.74	2.70	6.80
贵　州	2932	1477	1455	8.77	4.08	13.53
云　南	3797	1960	1837	5.77	3.27	8.44
西　藏	275	146	130	28.08	20.44	36.68
陕　西	3268	1663	1604	3.33	1.88	4.83
甘　肃	2017	1017	1000	8.32	4.66	12.04
青　海	469	240	229	10.01	6.14	14.06
宁　夏	573	291	283	5.07	2.65	7.56
新　疆	2005	1037	968	3.43	2.59	4.32

数据来源：《2020中国人口普查年鉴》。

1-4-4　历年在校学生教育情况

单位：万人

年份	普通高等学校在校学生数	普通高中在校学生数	初中在校学生数	普通小学在校学生数	特殊教育学校在校学生数	学前教育在校学生数
1949	11.7	20.7		2439.1		
1950	13.7	23.8		2892.4		14.0
1955	28.8	58.0		5312.6	0.5	56.2
1960	96.2	167.5		9379.1	2.7	
1965	67.4	130.8		11620.9	2.3	171.3
1970	4.8	349.7		10528.0		
1975	50.1	1163.7		15094.1	2.7	620.0
1980	114.4	969.8	4551.8	14627.0	3.3	1150.8
1985	170.3	741.1	4010.1	13370.2	4.2	1479.7
1990	206.3	717.3	3916.6	12241.4	7.2	1972.2
1995	290.6	713.2	4727.5	13195.2	29.6	2711.2
2000	556.1	1201.3	6256.3	13013.3	37.8	2244.2
2001	719.1	1405.0	6514.4	12543.5	38.6	2021.8
2002	903.4	1683.8	6687.4	12156.7	37.5	2036.0
2003	1108.6	1964.8	6690.8	11689.7	36.5	2003.9
2004	1333.5	2220.4	6527.5	11246.2	37.2	2089.4
2005	1561.8	2409.1	6214.9	10864.1	36.4	2179.0
2006	1738.8	2514.5	5957.9	10711.5	36.3	2263.9
2007	1884.9	2522.4	5736.2	10564.0	41.9	2348.8
2008	2021.0	2476.3	5585.0	10331.5	41.7	2475.0
2009	2144.7	2434.3	5440.9	10071.5	42.8	2657.8
2010	2231.8	2427.3	5279.3	9940.7	42.6	2976.7
2011	2308.5	2454.8	5066.8	9926.4	39.9	3424.5
2012	2391.3	2467.2	4763.1	9695.9	37.9	3685.8
2013	2468.1	2435.9	4440.1	9360.5	36.8	3894.7
2014	2547.7	2400.5	4384.6	9451.1	39.5	4050.7
2015	2625.3	2374.4	4312.0	9692.2	44.2	4264.8
2016	2695.8	2366.6	4329.4	9913.0	49.2	4413.9
2017	2753.6	2374.5	4442.1	10093.7	57.9	4600.1
2018	2831.0	2375.4	4652.6	10339.3	66.6	4656.4
2019	3031.5	2414.3	4827.1	10561.2	79.5	4713.9
2020	3285.3	2494.5	4914.1	10725.4	88.1	4818.3
2021	3496.1	2605.0	—	10779.9	88.1	4805.2
2022	3659.4	2713.9	—	10732.1	91.9	4627.5

数据来源：国家统计局历年《中国统计年鉴》。

1-4-5 历年医学专业招生及在校学生数 单位：万人

年份	普通高等学校				中等职业学校			
	招生总数	医学专业	在校生总数	医学专业	招生总数	医学专业	在校生总数	医学专业
1955	9.8	1.0	28.8	3.6	19.0	2.3	53.7	5.7
1965	16.4	2.0	67.4	8.3	20.8	3.7	54.7	8.9
1970	4.2	0.9	4.8	1.3	5.4	0.8	6.4	1.1
1975	19.1	3.4	50.1	8.6	34.4	6.7	70.7	13.9
1980	28.1	3.1	114.4	14.0	46.8	6.6	124.3	24.5
1985	61.9	4.3	170.3	15.7	66.8	8.8	157.1	22.1
1990	60.9	4.7	206.3	20.2	73.0	9.3	224.4	30.8
1995	92.6	6.6	290.6	25.6	138.1	13.3	372.2	40.2
2000	220.6	15.0	556.1	42.3	132.6	17.9	489.5	56.8
2001	284.8	19.1	719.1	52.9	127.7	19.8	458.0	64.8
2002	340.1	22.8	903.4	65.7	155.3	25.2	456.4	67.9
2003	409.1	28.4	1108.6	81.5	424.1	35.9	1063.6	108.2
2004	480.0	33.2	1333.5	97.6	456.5	38.8	1174.7	110.9
2005	540.9	38.7	1561.8	113.2	537.3	46.9	1324.7	122.7
2006	585.8	42.2	1849.5	138.4	613.1	49.2	1489.1	132.9
2007	607.8	41.0	2004.4	151.5	651.5	47.8	1619.9	137.2
2008	665.6	44.9	2186.7	167.3	650.3	53.9	1688.2	144.3
2009	702.2	50.0	2324.6	178.8	711.8	62.9	1779.8	159.7
2010	728.1	53.4	2427.7	186.5	711.4	58.3	1816.4	168.4
2011	750.9	59.3	2519.3	200.2	650.0	53.0	1774.9	165.1
2012	761.9	59.2	2612.3	212.1	597.1	51.3	1689.2	154.0
2013	777.7	63.0	2703.3	225.6	541.3	52.0	1536.4	147.1
2014	799.3	68.0	2792.1	241.9	495.4	48.8	1416.3	146.6
2015	811.1	70.9	2863.1	255.4	479.8	46.8	1335.2	140.1
2016	825.1	77.7	2942.2	275.6	419.9	45.1	1275.9	134.1
2017	839.0	80.9	3007.5	289.2	451.5	42.1	1254.3	128.6
2018	876.8	85.5	3104.2	305.0	428.5	39.0	1213.6	120.9
2019	1006.6	100.6	3317.9	331.5	457.4	39.4	1216.2	115.5
2020	1077.0	112.3	3595.2	367.7	484.6	44.2	1267.8	118.5
2021	1119.0	125.1	3829.3	411.7	489.0	45.1	1312.0	122.6

注：①普通高等学校招生和在校生数包括博士和硕士研究生、本科生及大专生，含研究机构研究生和在职研究生，不含成人本、专科生；2003年起，中职业学校包括调整后中职学生、普通中专学生、成人中专学生、职业高中学生，下表同；②2020年，医学专业成人本、专科招生572904人。

1-4-6 历年医学专业毕业人数

单位：万人

| 年份 | 普通高等学校 | | 中等职业学校 | |
	毕业人数	医学专业	毕业人数	医学专业
1950—1952	6.9	0.6	20.0	3.1
1953—1957	26.9	2.6	84.2	9.6
1958—1962	60.6	6.0	139.3	17.0
1963—1965	58.9	7.3	45.2	7.0
1966—1970	66.9	7.8	61.7	10.1
1971—1975	21.5	4.4	72.0	12.6
1976—1980	74.0	11.7	150.2	25.6
1981—1985	153.5	15.2	223.1	32.9
1986—1990	266.8	17.9	292.2	39.3
1991—1995	323.1	24.3	378.7	46.5
1996—2000	429.5	30.5	637.8	62.5
2000	95.0	6.0	150.7	13.0
2001	110.4	7.0	150.3	14.2
2002	141.8	8.8	144.2	16.1
2003	198.9	12.4	188.5	30.2
2004	254.2	17.0	180.1	34.1
2005	325.8	22.2	196.1	33.1
2006	403.1	28.0	392.6	35.1
2007	479.0	33.3	431.2	36.1
2008	546.4	40.9	471.1	40.9
2009	568.3	42.8	509.7	42.1
2010	613.8	48.4	543.7	43.6
2011	651.2	49.8	541.1	50.5
2012	673.4	51.3	554.4	53.4
2013	690.1	55.9	557.6	50.0
2014	713.0	58.9	516.2	45.2
2015	732.2	62.7	473.3	46.1
2016	756.9	67.4	440.6	44.4
2017	790.5	74.6	406.4	42.2
2018	813.7	79.1	397.0	40.9
2019	822.5	82.8	395.0	40.1
2020	868.8	87.8	383.5	37.5
2021	903.8	94.3	375.4	34.7

补充资料：①2020年，医学专业成人本专科毕业482796人；2003年起，中等职业学校包括调整后中职生、普通中专生、成人中专学生、职业高中学生；②1928—1947年，高校医药专业毕业生9499人，新中国成立前，中等医药学校毕业生41437人。

1-4-7　历年医学专业研究生数　　　单位：人

年份	研究生总数			医学专业		
	招生数	在校生数	毕业生数	招生数	在校生数	毕业生数
1978	10708	10934	9	1417	1474	—
1980	3616	21604	476	640	3651	32
1985	46871	87331	17004	4373	9196	777
1990	29649	93018	35440	—	—	—
1995	51053	145443	31877	—	—	—
2000	128484	301239	58767	12832	30070	6166
2001	165197	393256	67809	16274	37571	6722
2002	203000	501000	81000	16800	38837	6992
2003	268925	651260	111091	26501	63939	12207
2004	326286	819896	150777	33012	81859	16128
2005	364831	978610	189728	31602	80107	21923
2006	397925	1104653	255902	42200	115901	26415
2007	418612	1195047	311839	44161	128471	32453
2008	446422	1283046	344825	47412	140030	37402
2009	510953	1404942	371273	44713	128205	34629
2010	538177	1538416	383600	40067	128916	35582
2011	560168	1645845	429994	60831	181129	49039
2012	589673	1719818	486455	64868	188666	56001
2013	611381	1793953	513626	66525	196621	58550
2014	621323	1847689	535863	70466	204148	61192
2015	645055	1911406	551522	75325	215232	62602
2016	667064	1981051	563938	79341	227162	65798
2017	806103	2639561	578045	86539	253719	66869
2018	857966	2731257	604368	95172	271406	70708
2019	916503	2863712	639666	101347	290132	74371
2020	1106551	3139598	728627	130740	336215	80405
2021	1176526	3332373	772761	142549	387806	89257

注：研究生包括博士和硕士研究生，2017年以后含在职研究生。

1-4-8　历年城乡就业人数及城镇登记失业情况

年份	就业人员/万人	城镇就业人员/万人	乡村就业人员/万人	城镇登记失业人数/万人	城镇登记失业率/%
1952	20729	2486	18243	—	—
1955	22328	2802	19526	—	—
1960	25880	6119	19761	—	—
1965	28670	5136	23534	—	—
1970	34432	6312	28120	—	—
1975	38168	8222	29946	—	—
1980	42361	10525	31836	542	4.9
1985	49873	12808	37065	239	1.8
1990	64749	17041	47708	383	2.5
1995	68065	19040	49025	520	2.9
2000	72085	23151	48934	595	3.1
2001	72797	24123	48674	681	3.6
2002	73280	25159	48121	770	4.0
2003	73736	26230	47506	800	4.3
2004	74264	27293	46971	827	4.2
2005	74647	28389	46258	839	4.2
2006	74978	29630	45348	847	4.1
2007	75321	30953	44368	830	4.0
2008	75564	32103	43461	886	4.2
2009	75828	33322	42506	921	4.3
2010	76105	34687	41418	908	4.1
2011	76196	36003	40193	922	4.1
2012	76254	37287	38967	917	4.1
2013	76301	38527	37774	926	4.0
2014	76349	39703	36646	952	4.1
2015	76320	40916	35404	966	4.0
2016	76245	42051	34194	982	4.0
2017	76058	43208	32850	972	3.9
2018	75782	44292	31490	974	3.8
2019	75447	45249	30198	945	3.6
2020	75064	46271	28793	1160	4.2
2021	74652	46773	27879	1040	4.0
2022	73351	45931	27420	—	5.6

数据来源：国家统计局，2022年度数据来自人力资源和社会保障事业发展统计公报。

1-4-9　历年按产业分就业人员数　　单位：万人

年份	就业人数	第一产业就业人数	第二产业就业人数	第三产业就业人数
1952	20729	17317	1531	1881
1955	22328	18592	1913	1823
1960	25880	17016	4112	4752
1965	28670	23396	2408	2866
1970	34432	27811	3518	3103
1975	38168	29456	5152	3560
1980	42361	29122	7707	5532
1985	49873	31130	10384	8359
1990	64749	38914	13856	11979
1995	68065	35530	15655	16880
2000	72085	36043	16219	19823
2001	72797	36399	16234	20165
2002	73280	36640	15682	20958
2003	73736	36204	15927	21605
2004	74264	34830	16709	22725
2005	74647	33442	17766	23439
2006	74978	31941	18894	24143
2007	75321	30731	20186	24404
2008	75564	29923	20553	25087
2009	75828	28890	21080	25857
2010	76105	27931	21842	26332
2011	76196	26472	22539	27185
2012	76254	25535	23226	27493
2013	76301	23838	23142	29321
2014	76349	22372	23057	30920
2015	76320	21418	22644	32258
2016	76245	20908	22295	33042
2017	76058	20295	21762	34001
2018	75782	19515	21356	34911
2019	75447	18652	21234	35561
2020	75064	17715	21543	35806
2021	74652	17072	21712	35868
2022	73351	17678	21125	34548

数据来源：国家统计局，2022年度数据来自人力资源和社会保障事业发展统计公报。

1-4-10　2015—2022年按经济类型分城镇、乡村就业人员情况

单位：万人

指标	2015	2016	2017	2018	2019	2020	2021	2022
城镇就业人员	40916	42051	43208	44292	45249	46271	46773	45931
国有单位城镇就业人员	6208	6170	6064	5740	5473	5563	5633	5612
城镇集体单位城镇就业人员	481	453	406	347	296	271	262	235
股份合作单位城镇就业人员	92	86	77	66	60	69	62	58
联营单位城镇就业人员	20	18	13	12	12	25	22	19
有限责任公司城镇就业人员	6389	6381	6367	6555	6608	6542	6526	6506
股份有限公司城镇就业人员	1798	1824	1846	1875	1879	1837	1789	1684
私营企业城镇就业人员	11180	12083	13327	13952	14567	—	—	1114
港澳台商投资单位城镇就业人员	1344	1305	1290	1153	1157	1159	1175	1164
外商投资单位城镇就业人员	1446	1361	1291	1212	1203	1216	1220	45931
个体城镇就业人员	7800	8627	9348	10440	11692			
乡村就业人员	**35404**	**34194**	**32850**	**31490**	**30198**	**28793**	**27879**	**27420**
私营企业乡村就业人员	5215	5914	6554	7424	8267	—	—	
个体乡村就业人员	3882	4235	4878	5597	6000	—	—	

1-4-11 2015—2022年按行业分城镇单位就业人员平均工资

单位：元

指标	2015	2016	2017	2018	2019	2020	2021	2022
城镇单位就业人员平均工资	62029	67569	74318	82413	90501	97379	106837	114029
农、林、牧、渔业城镇单位	31947	33612	36504	36466	39340	48540	53819	58976
采矿业城镇单位	59404	60544	69500	81429	91068	96674	108467	121522
制造业城镇单位	55324	59470	64452	72088	78147	82783	92459	97528
电力、燃气及水的生产和供应业城镇单位	78886	83863	90348	100162	107733	116728	125332	132964
建筑业城镇单位	48886	52082	55568	60501	65580	69986	75762	78295
交通运输、仓储和邮政业城镇单位	68822	73650	80225	88508	97050	100642	107735	115345
信息传输、计算机服务和软件业城镇单位	112042	122478	133150	147678	161352	177544	109851	220418
批发和零售业城镇单位	60328	65061	71201	80551	89047	96521	53631	115408
住宿和餐饮业城镇单位	40806	43382	45751	48260	50346	48833	201506	53995
金融业城镇单位	114777	117418	122851	129837	131405	133390	150843	174341
房地产业城镇单位	60244	65497	69277	75281	80157	83807	91143	90346
租赁和商务服务业城镇单位	72489	76782	81393	85147	88190	92924	102537	106500
科学研究、技术服务和地质勘查业城镇单位	89410	96638	107815	123343	133459	139851	151776	163486
水利、环境和公共设施管理业城镇单位	43528	47750	52229	56670	61158	63914	65802	68256
居民服务和其他服务业城镇单位	44802	47577	50552	55343	60232	60722	65193	65478
教育城镇单位	66592	74498	83412	92383	97681	106474	111392	120422
卫生、社会保障和社会福利业城镇单位	71624	80026	89648	98118	108903	115449	126828	135222
文化、体育和娱乐业城镇单位	72764	79875	87803	98621	107708	112081	117329	121151
公共管理和社会组织城镇单位	62323	70959	80372	87932	94369	104487	111361	117440

第二章

居民健康水平及影响因素

第一节

居民健康数据

2-1-1 历年全国预期寿命

单位：岁

年份	预期寿命	男性	女性
新中国成立前	35.0		
1973—1975	…	63.6	66.3
1981	67.8	66.3	69.3
1990	68.55	66.84	70.47
1996	70.8		
2000	71.40	69.63	73.33
2005	73.0	70.8	75.3
2010	74.83	72.38	77.37
2015	76.3	73.6	79.4
2016	76.5		
2017	76.7		
2018	77.0		
2019	77.3		
2020	77.93	75.37	80.88
2021	78.2		

数据来源：国家统计局历年《中国统计年鉴》、国家卫生健康委《中国卫生健康统计年鉴》。

2-1-2　分省预期寿命

单位：岁

地区	1990	2000	2010	2020	2021
全　国	**68.55**	**71.40**	**74.83**	**77.93**	**78.2**
北　京	72.86	76.10	80.18	82.49	82.7
天　津	72.32	74.91	78.89	81.30	81.5
河　北	70.35	72.54	74.97	77.75	78.0
山　西	68.97	71.65	74.92	77.91	78.2
内蒙古	65.68	69.87	74.44	77.56	77.8
辽　宁	70.22	73.34	76.38	78.68	78.9
吉　林	67.95	73.10	76.18	78.41	78.6
黑龙江	66.97	72.37	75.98	78.25	78.5
上　海	74.90	78.14	80.26	82.55	82.8
江　苏	71.37	73.91	76.63	79.32	79.7
浙　江	71.38	74.70	77.73	80.19	80.4
安　徽	69.48	71.85	75.08	77.96	78.2
福　建	68.57	72.55	75.76	78.49	78.8
江　西	66.11	68.95	74.33	77.64	77.8
山　东	70.57	73.92	76.46	79.18	79.5
河　南	70.15	71.54	74.57	77.60	77.8
湖　北	67.25	71.08	74.87	78.00	78.2
湖　南	66.93	70.66	74.70	77.88	78.2
广　东	72.52	73.27	76.49	79.31	79.6
广　西	68.72	71.29	75.11	78.06	78.3
海　南	70.01	72.92	76.30	79.05	79.5
重　庆	}66.33	71.73	75.70	78.56	78.8
四　川		71.20	74.75	77.79	78.0
贵　州	64.29	65.96	71.10	75.20	75.5
云　南	63.49	65.49	69.54	74.02	74.4
西　藏	59.64	64.37	68.17	72.19	72.5
陕　西	67.40	70.07	74.68	77.80	78.1
甘　肃	67.24	67.47	72.23	75.64	75.8
青　海	60.57	66.03	69.96	73.96	74.3
宁　夏	66.94	70.17	73.38	76.58	76.9
新　疆	63.59	67.41	72.35	75.65	76.0

数据来源：国家统计局历年《中国统计年鉴》。

2-1-3 历年监测地区婴儿死亡率和孕产妇死亡率

年份	婴儿死亡率/‰			孕产妇死亡率/(1/10万)		
	合计	城市	农村	合计	城市	农村
2000	32.2	11.8	37.0	53.0	29.3	69.6
2001	30.0	13.6	33.8	50.2	33.1	61.9
2002	29.2	12.2	33.1	43.2	22.3	58.2
2003	25.5	11.3	28.7	51.3	27.6	65.4
2004	21.5	10.1	24.5	48.3	26.1	63.0
2005	19.0	9.1	21.6	47.7	25.0	53.8
2006	17.2	8.0	19.7	41.1	24.8	45.5
2007	15.3	7.7	18.6	36.6	25.2	41.3
2008	14.9	6.5	18.4	34.2	29.2	36.1
2009	13.8	6.2	17.0	31.9	26.6	34.0
2010	13.1	5.8	16.1	30.0	29.7	30.1
2011	12.1	5.8	14.7	26.1	25.2	26.5
2012	10.3	5.2	12.4	24.5	22.2	25.6
2013	9.5	5.2	11.3	23.2	22.4	23.6
2014	8.9	4.8	10.7	21.7	20.5	22.2
2015	8.1	4.7	9.6	20.1	19.8	20.2
2016	7.5	4.2	9.0	19.9	19.5	20.0
2017	6.8	4.1	7.9	19.6	16.6	21.1
2018	6.1	3.6	7.3	18.3	15.5	19.9
2019	5.6	3.4	6.6	17.8	16.5	18.6
2020	5.4	3.6	6.2	16.9	14.1	18.5
2021	5.0	3.2	5.8	16.1	15.4	16.5
2022	4.9	3.1	5.7	15.7	14.3	16.6

数据来源：国家卫生健康委《2023中国卫生健康统计年鉴》。

2-1-4　历年监测地区新生儿死亡率和
5岁以下儿童死亡率

单位：‰

年份	新生儿死亡率			5岁以下儿童死亡率		
	合计	城市	农村	合计	城市	农村
2000	22.8	9.5	25.8	39.7	13.8	45.7
2001	21.4	10.6	23.9	35.9	16.3	40.4
2002	20.7	9.7	23.2	34.9	14.6	39.6
2003	18.0	8.9	20.1	29.9	14.8	33.4
2004	15.4	8.4	17.3	25.0	12.0	28.5
2005	13.2	7.5	14.7	22.5	10.7	25.7
2006	12.0	6.8	13.4	20.6	9.6	23.6
2007	10.7	5.5	12.8	18.1	9.0	21.8
2008	10.2	5.0	12.3	18.5	7.9	22.7
2009	9.0	4.5	10.8	17.2	7.6	21.1
2010	8.3	4.1	10.0	16.4	7.3	20.1
2011	7.8	4.0	9.4	15.6	7.1	19.1
2012	6.9	3.9	8.1	13.2	5.9	16.2
2013	6.3	3.7	7.3	12.0	6.0	14.5
2014	5.9	3.5	6.9	11.7	5.9	14.2
2015	5.4	3.3	6.4	10.7	5.8	12.9
2016	4.9	2.9	5.7	10.2	5.2	12.4
2017	4.5	2.6	5.3	9.1	4.8	10.9
2018	3.9	2.2	4.7	8.4	4.4	10.2
2019	3.5	2.0	4.1	7.8	4.1	9.4
2020	3.4	2.1	3.9	7.5	4.4	8.9
2021	3.1	1.9	3.6	7.1	4.1	8.5
2022	3.1	1.8	3.6	6.8	4.2	8.0

数据来源：国家卫生健康委《中国卫生健康统计年鉴》。

2-1-5　2015—2022年甲、乙类法定报告传染病发病人数

指标	2015	2017	2018	2019	2020	2021	2022
总计	**3046447**	**3064073**	**3063031**	**3072338**	**2673200**	**2727288**	**2431346**
鼠疫	0	1	0	5	4	1	2
霍乱	13	14	28	16	11	5	31
病毒性肝炎	1218946	1283523	1280015	1286691	1138781	1226165	1105865
细菌性和阿米巴性痢疾	138917	109368	91152	81075	57820	50403	35951
伤寒和副伤寒	11637	10791	10843	9274	7011	7244	5829
艾滋病	50330	57194	64170	71204	62167	60154	52058
淋病	100245	138855	133156	117938	105160	127803	96313
梅毒	433974	475860	494867	535819	464435	480020	441159
脊髓灰质炎	0	—	0	0	—	—	0
麻疹	42361	5941	3940	2974	856	552	552
百日咳	6658	10390	22057	30027	4475	9611	38295
白喉	0	—	—	0	2	—	0
流行性脑脊髓膜炎	106	118	104	111	50	63	59
猩红热	68249	74369	78864	81737	16564	29503	20794
流行性出血热	10314	11262	11966	9596	8121	9187	5218
狂犬病	801	516	422	290	202	157	133
钩端螺旋体病	355	201	157	214	297	403	190
布鲁氏菌病	56989	38554	37947	44036	47245	69767	66138
炭疽	288	318	336	297	224	392	349
流行性乙型脑炎	624	1147	1800	416	288	207	146
疟疾	3116	2697	2518	2487	1023	783	820
登革热	3858	5893	5136	22188	778	41	547
新生儿破伤风	306	93	83	65	34	23	19
肺结核	864015	835193	823324	775764	670538	639548	560847
血吸虫病	34143	1186	144	113	43	13	30
人感染高致病性禽流感	6	—	0	—	—	—	1
传染性非典型肺炎	0	—	0	0	—	—	0
人感染H7N9禽流感	196	589	2	1	—	—	0
新型冠状病毒感染	—	—	—	—	87071	15243	—

数据来源：国家卫生健康委历年《中国卫生健康统计年鉴》，总计中不含新型冠状病毒感染，下表同。

2-1-6 2015—2022年甲、乙类法定报告
传染病发病率

单位：1/10万

指标	2015	2017	2018	2019	2020	2021	2022
总计	**223.60**	**222.06**	**220.51**	**220.00**	**190.36**	**193.46**	**172.36**
鼠疫	0.00	0.00	0.00	0.00	0.00	0.00	0.00
霍乱	0.00	0.00	0.00	0.00	0.00	0.00	0.00
病毒性肝炎	89.47	93.02	92.15	92.13	81.12	86.98	78.4
细菌性和阿米巴性痢疾	10.20	7.93	6.56	5.81	4.12	3.58	2.55
伤寒和副伤寒	0.85	0.78	0.78	1.00	0.50	0.51	0.41
艾滋病	3.69	4.15	4.62	5.10	4.43	4.27	3.69
淋病	7.36	10.06	9.59	8.45	7.49	9.07	6.83
梅毒	31.85	34.49	35.63	38.00	33.08	34.05	31.27
脊髓灰质炎	0.00	—	0.00	0.00	0.00		
麻疹	3.11	0.43	0.00	0.21	0.06	0.04	0.04
百日咳	0.49	0.75	1.59	2.15	0.32	0.68	2.71
白喉	0.00	—	0.00	0.00	0.00		0.00
流行性脑脊髓膜炎	0.01	0.01	0.01	0.01	0.00	0.00	0.00
猩红热	5.01	5.39	5.68	5.85	1.18	2.09	1.47
流行性出血热	0.76	0.82	0.86	0.69	0.58	0.65	0.37
狂犬病	0.06	0.04	0.03	0.04	0.02	0.01	0.01
钩端螺旋体病	0.03	0.02	0.00	0.02	0.02	0.03	0.01
布鲁氏菌病	4.18	2.79	2.73	3.15	3.37	4.95	4.69
炭疽	0.02	0.02	0.02	0.02	0.02	0.03	0.02
流行性乙型脑炎	0.05	0.08	0.13	0.03	0.02	0.01	0.01
疟疾	0.23	0.19	0.18	0.18	0.07	0.06	0.06
登革热	0.28	0.43	0.37	2.00	0.00	0.00	0.04
新生儿破伤风	0.02	0.01	0.01	0.01	0.00		
肺结核	63.42	60.53	59.27	55.55	47.76	45.37	39.72
血吸虫病	2.51	0.09	0.01	0.00	0.00		
人禽流感	0.00	—	0.00	0.00	0.00		
传染性非典型肺炎							
人感染H7N9禽流感	0.01	0.04	0.00	0.00	0.00		0.00
新型冠状病毒感染	—	—	—	—	6.20	1.08	

2-1-7　2015—2022年甲、乙类法定报告
传染病死亡人数

指标	2015	2017	2018	2019	2020	2021	2022
总计	**16584**	**19642**	**23174**	**24981**	**26289**	**22179**	**21834**
鼠疫	—	1	—	1	3	0	1
霍乱	0	—	0	0	—	0	0
病毒性肝炎	474	573	531	575	588	520	543
细菌性和阿米巴性痢疾	7	2	1	1	2	3	1
伤寒和副伤寒	1	3	2	0	5	0	2
艾滋病	12755	15251	18780	20999	18819	19623	18885
淋病	1	1	1	0	—	0	1
梅毒	58	45	39	42	54	30	23
脊髓灰质炎	0	—	0	0	—	0	—
麻疹	32	5	1	0	—	—	0
百日咳	2	—	2	2	1	2	2
白喉	—	—	—	—	—	—	—
流行性脑脊髓膜炎	13	19	10	6	3	5	5
猩红热	1	—	0	0	1	0	0
流行性出血热	62	64	97	44	48	64	34
狂犬病	744	502	410	276	188	150	118
钩端螺旋体病	1	—	1	2	8	2	2
布鲁氏菌病	1	1	0	1	—	3	0
炭疽	1	3	3	1	—	2	2
流行性乙型脑炎	19	79	135	13	9	6	3
疟疾	20	6	6	19	6	3	6
登革热	0	2	1	3	—	0	0
新生儿破伤风	17	3	4	5	1	1	1
肺结核	2280	2823	3149	2990	1919	1763	2205
血吸虫病	0	—	—	—	—	0	0
人禽流感	3						0
传染性非典型肺炎	0		0	0			
人感染H7N9禽流感	92	259	1	1			
新型冠状病毒感染	—	—	—	—	4634	2	

2-1-8　2015—2022年甲、乙类法定报告
传染病死亡率

单位：1/10万

指标	2015	2017	2018	2019	2020	2021	2022
合计	**1.22**	**1.42**	**1.67**	**1.79**	**1.87**	**1.57**	**1.55**
鼠疫	0.00	0.00	0.00	0.00	0.00	0.00	0.00
霍乱	—	—		0.00		0.00	0.00
病毒性肝炎	0.03	0.04	0.04	0.04	0.04	0.04	0.04
细菌性和阿米巴性痢疾	0.00	0.00	0.00	0.00	0.00	0.00	0.00
伤寒和副伤寒	0.00	0.00	0.00	0.00	0.00	0.00	0.00
艾滋病	0.94	1.11	1.35	1.50	1.34	1.39	1.34
淋病	0.00					0.00	
梅毒	0.00	0.00				0.00	
脊髓灰质炎	0.00	—					
麻疹	0.00	0.00	0.00				
百日咳	0.00	0.00	0.00		0.00		
白喉	0.00	—					
流行性脑脊髓膜炎	0.00	0.00	0.00	0.00	0.00		
猩红热	0.00	0.00					
流行性出血热	0.00	0.00	0.01	0.00	0.00	0.00	
狂犬病	0.05	0.04	0.03	0.02	0.01	0.01	0.01
钩端螺旋体病	0.00	0.00	0.00				
布鲁氏菌病	0.00	0.00	0.00				
炭疽	0.00	0.00	0.00				
流行性乙型脑炎	0.00	0.01	0.01	0.00	0.00		
疟疾	0.00	0.00	0.00				
登革热	0.00	0.00					
新生儿破伤风	0.00						
肺结核	0.17	0.20	0.23	0.21	0.14	0.13	0.16
血吸虫病	0.00	—	0.00		—		
人禽流感	0.00						0.00
传染性非典型肺炎	0.00	0.00	0.00	0.00			
人感染H7N9禽流感	0.01	0.02	0.00				
新型冠状病毒感染	—	—	—	—	0.33	0.00	

2-1-9　2015年、2021年城市居民主要疾病死亡率及构成

疾病名称	2015			2021		
	死亡率/ （1/10万）	构成/ %	位次	死亡率/ （1/10万）	构成/ %	位次
传染病（含呼吸道结核）	6.78	1.09	9	5.30	0.82	10
寄生虫病	0.04	0.01	17	0.07	0.01	16
恶性肿瘤	164.35	26.44	1	158.7	24.61	2
血液、造血器官及免疫疾病	1.22	0.20	15	1.33	0.21	13
内分泌、营养和代谢疾病	19.25	3.10	6	24.15	3.74	6
精神障碍	2.79	0.45	11	3.45	0.54	11
神经系统疾病	6.90	1.11	8	9.44	1.46	8
心脏病	136.61	21.98	2	165.37	25.64	1
脑血管病	128.23	20.63	3	140.02	21.71	3
呼吸系统疾病	73.36	11.80	4	54.49	8.45	4
消化系统疾病	14.27	2.30	7	15.41	2.39	7
肌肉骨骼和结缔组织疾病	1.79	0.29	12	1.95	0.30	12
泌尿生殖系统疾病	6.52	1.05	10	6.75	1.05	9
妊娠、分娩产褥期并发症	0.07	0.01	16	0.02	0	17
围生期疾病	1.70	0.27	14	0.69	0.11	15
先天畸形、变形和染色体异常	1.73	0.28	13	0.87	0.13	14
损伤和中毒外部原因	37.63	6.05	5	35.22	5.46	5
诊断不明	2.26	0.36	—	3.19	0.50	—
其他疾病	6.15	0.99	—	5.57	0.86	—

2-1-10　2015年、2021年农村居民主要疾病死亡率及构成

疾病名称	2015			2021		
	死亡率/ (1/10万)	构成/ %	位次	死亡率/ (1/10万)	构成/ %	位次
传染病（含呼吸道结核）	7.72	1.16	8	6.52	0.88	10
寄生虫病	0.07	0.01	17	0.04	0.01	17
恶性肿瘤	153.94	23.22	1	167.06	22.47	3
血液、造血器官及免疫疾病	1.16	0.18	15	1.36	0.18	13
内分泌营养和代谢疾病	14.28	2.15	6	21.09	2.84	6
精神障碍	2.83	0.43	11	3.54	0.48	11
神经系统疾病	6.51	0.98	10	10.15	1.37	8
心脏病	144.79	21.84	3	188.58	25.36	1
脑血管病	153.63	23.17	2	175.58	23.62	2
呼吸系统疾病	79.96	12.06	4	65.23	8.77	4
消化系统疾病	14.16	2.14	7	15.98	2.15	7
肌肉骨骼和结缔组织疾病	1.54	0.23	14	2.48	0.33	12
泌尿生殖系统疾病	7.20	1.09	9	7.86	1.06	9
妊娠分娩产褥期并发症	0.10	0.02	16	0.04	0.01	16
围生期疾病	2.83	0.33	12	0.79	0.11	15
先天畸形、变形和染色体异常	1.78	0.27	13	1.04	0.14	14
损伤和中毒外部原因	53.49	8.07	5	52.98	7.13	5
诊断不明	2.41	0.36	—	2.61	0.35	—
其他疾病	6.17	0.93		6.91	0.93	

2-1-11 前十位恶性肿瘤发病率（合计）

单位：1/10万

顺位	2016年		2017年		2018年	
	疾病名称	发病率	疾病名称	发病率	疾病名称	发病率
总计	恶性肿瘤总计	291.13	恶性肿瘤总计	293.66	恶性肿瘤总计	298.94
1	肺癌	60.40	肺癌	62.95	肺癌	65.05
2	乳腺癌	42.28	乳腺癌	42.51	乳腺癌	43.02
3	胃癌	29.30	结直肠癌	28.96	结直肠癌	30.51
4	结直肠癌	28.97	胃癌	28.24	肝癌	27.42
5	肝癌	28.33	肝癌	28.17	胃癌	27.03
6	食管癌	19.28	食管癌	19.23	子宫颈癌	18.10
7	子宫颈癌	17.07	子宫颈癌	17.07	食管癌	17.96
8	甲状腺癌	13.22	甲状腺癌	13.91	甲状腺癌	16.17
9	前列腺癌	11.12	前列腺癌	11.57	前列腺癌	12.75
10	子宫体肿瘤	10.01	子宫体肿瘤	10.06	子宫体肿瘤	10.56

资料来源：《2019中国肿瘤登记年报》《2020中国肿瘤登记年报》《2021中国肿瘤登记年报》。下同。

2-1-12 前十位恶性肿瘤发病率（男）

单位：1/10万

顺位	2016年		2017年		2018年	
	疾病名称	发病率	疾病名称	发病率	疾病名称	发病率
合计	恶性肿瘤总计	318.76	恶性肿瘤总计	321.80	恶性肿瘤总计	324.09
1	肺癌	79.37	肺癌	82.28	肺癌	83.45
2	肝癌	41.20	肝癌	41.05	肝癌	40.02
3	胃癌	40.36	胃癌	38.99	胃癌	37.12
4	结直肠癌	33.32	结直肠癌	33.45	结直肠癌	35.32
5	食管癌	27.61	食管癌	27.85	食管癌	26.30
6	前列腺癌	11.12	前列腺癌	11.57	前列腺癌	12.75
7	膀胱癌	9.11	膀胱癌	9.26	膀胱癌	9.09
8	胰腺癌	8.07	胰腺癌	8.02	胰腺癌	8.12
9	淋巴瘤	7.17	淋巴瘤	7.36	甲状腺癌	7.98
10	脑瘤	7.08	脑瘤	7.14	淋巴瘤	7.44

2-1-13 前十位恶性肿瘤发病率（女）

单位：1/10万

顺位	2016年		2017年		2018年	
	疾病名称	发病率	疾病名称	发病率	疾病名称	发病率
合计	恶性肿瘤总计	262.67	恶性肿瘤总计	264.75	恶性肿瘤总计	273.02
1	乳腺癌	42.28	肺癌	43.09	肺癌	46.10
2	肺癌	40.85	乳腺癌	42.51	乳腺癌	43.02
3	结直肠癌	24.49	结直肠癌	24.34	结直肠癌	25.56
4	甲状腺癌	20.32	甲状腺癌	21.43	甲状腺癌	24.60
5	胃癌	17.90	胃癌	17.18	子宫颈癌	18.10
6	子宫颈癌	17.07	子宫颈癌	17.07	胃癌	16.64
7	肝癌	15.06	肝癌	14.93	肝癌	14.43
8	食管癌	10.70	食管癌	10.37	子宫体肿瘤	10.56
9	子宫体肿瘤	10.01	子宫体肿瘤	10.06	食管癌	9.36
10	脑瘤	8.38	脑瘤	8.45	脑瘤	8.35

2-1-14 前十位恶性肿瘤发病率（城市）

单位：1/10万

顺位	2016年		2017年		2018年	
	疾病名称	发病率	疾病名称	发病率	疾病名称	发病率
合计	恶性肿瘤总计	311.52	恶性肿瘤总计	316.08	恶性肿瘤总计	321.64
1	肺癌	64.01	肺癌	66.08	肺癌	68.80
2	乳腺癌	49.49	乳腺癌	50.57	乳腺癌	51.33
3	结直肠癌	34.62	结直肠癌	34.65	结直肠癌	36.07
4	肝癌	26.95	肝癌	26.68	肝癌	26.41
5	胃癌	26.87	胃癌	26.31	胃癌	25.54
6	甲状腺癌	17.87	甲状腺癌	19.07	甲状腺癌	21.28
7	子宫颈癌	16.64	子宫颈癌	16.53	子宫颈癌	17.11
8	前列腺癌	15.01	前列腺癌	15.46	前列腺癌	16.42
9	食管癌	14.24	食管癌	14.86	食管癌	14.46
10	子宫体肿瘤	10.52	子宫体肿瘤	10.89	子宫体肿瘤	11.35

2-1-15　前十位恶性肿瘤发病率（农村）

单位：1/10万

顺位	2016年		2017年		2018年	
	疾病名称	发病率	疾病名称	发病率	疾病名称	发病率
合计	恶性肿瘤总计	270.35	恶性肿瘤总计	272.23	恶性肿瘤总计	280.18
1	肺癌	56.71	肺癌	59.97	肺癌	61.96
2	乳腺癌	34.79	乳腺癌	34.64	乳腺癌	36.02
3	胃癌	31.78	胃癌	30.08	胃癌	28.26
4	肝癌	29.72	肝癌	29.59	肝癌	28.25
5	食管癌	24.42	结直肠癌	23.52	结直肠癌	25.92
6	结直肠癌	23.21	食管癌	23.40	食管癌	20.84
7	子宫颈癌	17.52	子宫颈癌	17.60	子宫颈癌	18.92
8	子宫体肿瘤	9.49	子宫体肿瘤	9.24	甲状腺癌	11.95
9	甲状腺癌	8.47	甲状腺癌	8.98	子宫体肿瘤	9.90
10	脑瘤	7.28	前列腺癌	7.92	前列腺癌	9.78

2-1-16　前十位恶性肿瘤死亡率（合计）

单位：1/10万

顺位	2016年		2017年		2018年	
	疾病名称	死亡率	疾病名称	死亡率	疾病名称	死亡率
合计	恶性肿瘤总计	177.05	恶性肿瘤总计	177.15	恶性肿瘤总计	174.41
1	肺癌	48.42	肺癌	49.28	肺癌	48.49
2	肝癌	24.69	肝癌	24.91	肝癌	24.11
3	胃癌	21.62	胃癌	20.89	胃癌	19.76
4	食管癌	14.84	食管癌	15.21	结直肠癌	14.52
5	结直肠癌	14.10	结直肠癌	14.08	食管癌	14.32
6	女性乳腺癌	10.14	女性乳腺癌	9.76	乳腺癌	9.66
7	胰腺癌	6.32	胰腺癌	6.40	胰腺癌	6.39
8	子宫颈癌	5.47	子宫颈癌	5.55	子宫颈癌	5.72
9	前列腺癌	4.85	前列腺癌	4.83	前列腺癌	5.07
10	脑瘤	4.29	脑瘤	3.95	脑瘤	4.23

资料来源：《2019中国肿瘤登记年报》《2020中国肿瘤登记年报》《2021中国肿瘤登记年报》，下同。

2-1-17　前十位恶性肿瘤死亡率（男）

单位：1/10万

顺位	2016年		2017年		2018年	
	疾病名称	死亡率	疾病名称	死亡率	疾病名称	死亡率
合计	恶性肿瘤总计	222.08	恶性肿瘤总计	223.54	恶性肿瘤总计	220.12
1	肺癌	66.23	肺癌	67.83	肺癌	67.06
2	肝癌	35.91	肝癌	36.12	肝癌	34.99
3	胃癌	29.63	胃癌	28.72	胃癌	27.18
4	食管癌	21.37	食管癌	22.03	食管癌	20.96
5	结直肠癌	16.30	结直肠癌	16.37	结直肠癌	16.95
6	胰腺癌	7.05	胰腺癌	7.23	胰腺癌	7.31
7	前列腺癌	4.85	前列腺癌	4.83	前列腺癌	5.07
8	脑瘤	4.71	淋巴瘤	4.38	脑瘤	4.60
9	白血病	4.62	脑瘤	4.37	淋巴瘤	4.43
10	淋巴瘤	4.40	白血病	4.19	白血病	4.42

2-1-18　前十位恶性肿瘤死亡率（女）

单位：1/10万

顺位	2016年		2017年		2018年	
	疾病名称	死亡率	疾病名称	死亡率	疾病名称	死亡率
合计	恶性肿瘤总计	130.66	恶性肿瘤总计	129.48	恶性肿瘤总计	127.30
1	肺癌	30.07	肺癌	30.22	肺癌	29.36
2	胃癌	13.37	肝癌	13.39	肝癌	12.89
3	肝癌	13.13	胃癌	12.85	胃癌	12.12
4	结直肠癌	11.84	结直肠癌	11.73	结直肠癌	12.02
5	女性乳腺癌	10.14	女性乳腺癌	9.76	乳腺癌	9.66
6	食管癌	8.12	食管癌	8.20	食管癌	7.47
7	胰腺癌	5.57	子宫颈癌	5.55	子宫颈癌	5.72
8	子宫颈癌	5.47	胰腺癌	5.54	胰腺癌	5.45
9	卵巢癌	3.85	卵巢癌	3.60	脑瘤	3.84
10	脑瘤	3.85	脑瘤	3.53	卵巢癌	3.65

2-1-19 前十位恶性肿瘤死亡率（城市）

单位：1/10万

顺位	2016年		2017年		2018年	
	疾病名称	死亡率	疾病名称	死亡率	疾病名称	死亡率
合计	恶性肿瘤总计	182.57	恶性肿瘤总计	181.14	恶性肿瘤总计	178.01
1	肺癌	51.15	肺癌	50.89	肺癌	49.91
2	肝癌	23.51	肝癌	23.70	肝癌	22.94
3	胃癌	19.44	胃癌	18.62	胃癌	18.17
4	结直肠癌	17.00	结直肠癌	16.81	结直肠癌	17.08
5	女性乳腺癌	11.86	食管癌	12.01	食管癌	11.66
6	食管癌	11.29	女性乳腺癌	11.25	乳腺癌	11.10
7	胰腺癌	7.44	胰腺癌	7.49	胰腺癌	7.30
8	前列腺癌	6.32	前列腺癌	6.21	前列腺癌	6.30
9	子宫颈癌	5.34	子宫颈癌	5.13	子宫颈癌	5.40
10	卵巢癌	4.61	卵巢癌	4.27	卵巢癌	4.34

2-1-20 前十位恶性肿瘤死亡率（农村）

单位：1/10万

顺位	2016年		2017年		2018年	
	疾病名称	死亡率	疾病名称	死亡率	疾病名称	死亡率
合计	恶性肿瘤总计	171.43	恶性肿瘤总计	173.34	恶性肿瘤总计	171.44
1	肝癌	25.89	肝癌	26.06	肝癌	25.07
2	胃癌	23.83	胃癌	23.07	胃癌	21.07
3	食管癌	18.47	食管癌	18.28	食管癌	16.51
4	结直肠癌	11.15	结直肠癌	11.48	结直肠癌	12.41
5	女性乳腺癌	8.34	女性乳腺癌	8.30	乳腺癌	8.44
6	子宫颈癌	5.59	子宫颈癌	5.95	子宫颈癌	5.99
7	胰腺癌	5.18	胰腺癌	5.35	胰腺癌	5.64
8	脑瘤	4.48	脑瘤	4.02	脑瘤	4.36
9	白血病	3.80	前列腺癌	3.55	前列腺癌	4.06
10	肺癌	45.64	肺癌	47.74	肺癌	47.32

第二节

健康影响因素

2-2-1　2020年分省家庭户数及不同人均住房建筑面积户数比例

地　区	家庭户户数/万户	19m²及以下家庭占比/%	20~29m²家庭占比/%	30~39m²家庭占比/%	40~49m²家庭占比/%	50m²及以上家庭占比/%
全　国	**46524**	**12.7**	**19.1**	**16.8**	**13.7**	**37.8**
北　京	777	23.8	21.6	15.1	12.1	27.3
天　津	459	13.7	22.7	19.7	15.6	28.4
河　北	2455	10.2	21.5	19.3	14.7	34.3
山　西	1206	15.0	21.9	19.6	13.1	30.4
内蒙古	882	12.3	24.2	20.6	15.2	27.9
辽　宁	1657	12.1	24.2	20.6	15.2	27.9
吉　林	872	11.8	25.8	21.1	15.8	25.5
黑龙江	1169	12.4	25.5	20.7	14.2	27.2
上　海	910	28.7	22.7	16.0	11.4	21.3
江　苏	2807	8.9	16.2	16.2	14.8	44.0
浙　江	2292	19.5	17.6	13.3	11.5	38.2
安　徽	2075	7.2	17.1	17.2	14.7	43.8
福　建	1335	17.6	16.4	13.6	10.7	41.6
江　西	1333	6.4	13.9	13.3	12.3	54.1
山　东	3392	9.2	20.9	19.6	14.9	35.4
河　南	3056	7.0	15.9	16.6	14.5	46.0
湖　北	1876	5.7	15.4	16.6	15.6	46.7
湖　南	2156	5.0	14.5	16.5	15.4	48.7
广　东	3895	30.2	21.4	13.7	9.2	25.5
广　西	1552	10.6	16.5	14.6	12.7	45.6
海　南	275	22.0	22.8	15.8	11.5	28.0
重　庆	1142	8.7	18.5	17.2	14.4	41.2
四　川	2910	6.6	16.9	16.9	14.2	44.1
贵　州	1200	9.1	18.6	15.7	14.0	42.7
云　南	1430	13.4	18.6	15.7	13.4	38.8
西　藏	79	16.4	16.1	13.1	11.0	43.5
陕　西	1335	10.7	17.1	16.5	14.2	41.4
甘　肃	794	16.3	22.6	18.5	13.5	29.1
青　海	179	16.0	21.7	16.5	13.6	32.3
宁　夏	236	11.3	21.7	19.5	13.0	30.6
新　疆	788	16.1	25.7	17.4	13.5	27.3

数据来源:《2020中国人口普查年鉴》。

2-2-2　2015—2021年全国废水污染物排放情况

指标	2015	2016	2017	2018	2019	2020	2021
化学需氧量/万吨	2223.5	658.1	608.9	584.2	567.1	2564.7	2531.0
其中：工业源	293.5	122.8	91.0	81.4	77.2	49.7	42.3
农业源	1068.6	57.1	31.8	24.5	18.6	1593.6	1676.0
生活源	846.9	473.5	483.8	476.8	469.9	918.9	811.8
集中式		4.6	2.3	1.5	1.4	2.9	0.9
氨氮/万吨	229.9	56.8	50.9	49.4	46.3	98.4	86.8
其中：工业源	21.7	6.5	4.4	4.0	3.5	2.1	1.7
农业源	72.6	1.3	0.8	0.4	0.3	25.4	26.9
生活源	134.1	48.4	45.4	44.7	42.1	70.7	58.0
集中式		0.7	0.3	0.2	0.3	0.2	0.1
总氮/万吨	461.3	123.6	120.3	120.2	117.6	332.3	316.7
其中：工业源		18.4	15.6	14.4	13.4	11.4	10.0
农业源		4.1	2.3	1.8	1.3	158.9	168.5
生活源		100.2	101.9	103.6	102.4	151.6	138.0
集中式		0.8	0.5	0.4	0.4	0.4	0.2
总磷/万吨	54.68	9.0	7.0	6.4	5.9	33.7	33.8
其中：工业源		1.7	0.8	0.7	0.7	0.4	0.3
农业源		0.6	0.3	0.2	0.2	24.6	26.5
生活源		6.7	5.8	5.4	5.0	8.7	7.0
集中式		0.0	0.0	0.0	0.0	0.1	0.1
废水重金属/吨	313.7	167.8	182.6	128.8	120.7	73.1	50.5
其中：工业源	310.4	162.6	176.4	125.4	117.6	67.5	45.0
集中式		5.1	6.2	3.4	3.1	5.6	5.5
石油类（工业源）/吨	15192.0	11599.4	7639.3	7157.7	6293.0	3734.0	2217.5
挥发酚（工业源）/吨	988.2	272.1	244.1	174.4	147.1	59.8	51.7
氰化物（工业源）/吨		57.9	54.0	46.1	38.2	42.4	28.1

数据来源：生态环境部，《全国生态环境统计年报》。

2-2-3 2015—2021年全国废气污染物排放、
工业固体废物产生及利用情况

指标	2015	2016	2017	2018	2019	2020	2021
废气污染物排放量/万吨							
二氧化硫	1859.1	854.9	610.8	516.1	457.3	318.2	274.8
其中：工业源	1556.7	770.5	529.9	446.7	395.4	253.2	209.7
生活源	296.9	84.0	80.5	68.7	61.3	64.8	64.9
集中式		0.4	0.4	0.7	0.6	0.3	0.3
氮氧化物	1851.9	1503.3	1348.4	1288.4	1233.9	1019.7	988.4
其中：工业源	1180.9	809.1	646.5	588.7	548.1	417.5	368.9
生活源	65.1	61.6	59.2	53.1	49.7	33.4	35.9
移动源	585.9	631.6	641.2	644.6	633.6	566.9	582.1
集中式		1.0	1.5	2.0	2.4	1.9	1.5
颗粒物	1538.0	1608.0	1284.9	1132.3	1088.5	611.4	537.4
其中：工业源	1232.6	1376.2	1067.0	948.9	925.9	400.9	325.3
生活源	249.7	219.2	206.1	173.1	154.9	201.6	205.2
移动源	55.5	12.3	11.4	9.9	7.4	8.5	6.8
集中式		0.4	0.4	0.3	0.3	0.3	0.1
工业固体废物产生及利用							
一般工业固体废物产生量/亿吨	32.7	37.1	38.7	40.8	44.1	36.8	39.7
一般工业固体废物综合利用量/亿吨	19.9	21.1	20.6	21.7	23.2	20.4	22.7
一般工业固体废物处置量/亿吨	7.3	8.5	9.4	10.3	11.0	9.2	8.9
工业危险废物产生量/万吨	3976.1	5219.5	6581.3	7470.0	8126.0	7281.8	8653.6
工业危险废物综合利用处置量/万吨	3176.9	4317.2	5972.7	6788.5	7539.3	7630.5	8461.2

数据来源：生态环境部，《全国生态环境统计年报》。

2-2-4　2011—2021年城市绿地与园林情况

年份	城市绿地面积/万公顷	城市公园绿地面积/万公顷	公园数/个	公园面积/万公顷	建成区绿化覆盖率/%
2011	224.29	48.26	10780	28.58	39.2
2012	236.78	51.78	11604	30.62	39.6
2013	242.72	54.74	12401	32.98	39.7
2014	252.8	57.68	13037	35.24	40.2
2015	266.96	61.41	13834	38.38	40.1
2016	278.61	65.36	15370	41.69	40.3
2017	292.13	68.84	15633	44.46	40.9
2018	304.71	72.37	16735	49.42	41.1
2019	315.29	75.64	18038	50.24	41.5
2020	331.22	79.79	19823	53.85	41.3
2021	347.98	83.57	22062	64.8	42.4

数据来源：国家统计局，公园绿地面积包括综合公园、社区公园、专类公园、带状公园和街旁绿地。

2-2-5 2011—2021年城市市容环境卫生情况

年份	道路清扫保洁面积/万平方米	生活垃圾清运量/万吨	粪便清运量/万吨	市容环卫专用车辆设备/台	公共厕所数量/座
2011	630545	16395	1963	100340	120459
2012	573507	17081	1812	112157	121941
2013	646014	17239	1682	126552	122541
2014	676093	17860	1552	141431	124410
2015	730333	19142	1437	165725	126344
2016	794923	20362	1299	193942	129818
2017	842048	21521		228019	136084
2018	869329	22802		252484	147466
2019	922124	24206		281558	153426
2020	975595	23512		306422	165186
2021	1034211	24869		327512	184063

数据来源：国家统计局。

2-2-6　2011—2021年城市设施水平情况

年份	城市用水普及率/%	城市燃气普及率/%	每万人拥有公共交通车辆/标台	人均城市道路面积/平方米	人均公园绿地面积/（平方米/人）	每万人拥有公共厕所/座
2011	97.0	92.4	11.81	13.75	11.80	2.95
2012	97.2	93.2	12.15	14.39	12.26	2.89
2013	97.6	94.3	12.78	14.87	12.64	2.83
2014	97.6	94.6	12.99	15.34	13.08	2.79
2015	98.1	95.3	12.24	15.60	13.35	2.75
2016	98.4	95.8	13.84	15.80	13.70	2.72
2017	98.3	96.3	14.73	16.05	14.01	2.77
2018	98.4	96.7	13.09	16.70	14.11	2.88
2019	98.8	97.3	13.13	17.36	14.36	2.93
2020	99.0	97.9	12.88	18.04	14.78	3.07
2021	99.4	98	11.25	18.84	14.87	3.29

数据来源：国家统计局。

2-2-7 2015—2021年主要受灾情况

指标	2015	2016	2017	2018	2019	2020	2021
自然灾害							
受灾人数/万人次	18620.3	18911.7	14448.0	13553.9	13759.0	13829.7	10731.0
受灾死亡人数/人	967	1706	979	589	909	591	867
直接经济损失/亿元	2704.1	5032.9	3018.7	2644.6	3270.9	3701.5	3340.2
地质灾害							
伤亡人数/人	422	593	523	185	299	197	129
死亡人数/人	226	362	329	105	211	117	80
直接经济损失/亿元	25.1	35.4	36.0	14.7	27.7	50.2	32.0
地震灾害							
伤亡人数/人	1192	104	676	85	428	35	—
死亡人数/人	30	1	38		17	5	9
直接经济损失/亿元	179.2	66.9	147.7	30.2	91.0	20.5	106.5

数据来源：国家统计局。

2-2-8 调查地区15岁及以上人口吸烟率

单位：%

指标	2003	2008	2013	2018
合计	**26.0**	**25.1**	**25.6**	**24.7**
城乡				
城市	23.9	22.5	24.3	23.0
农村	26.8	26.0	27.0	26.7
东中西				
东部	25.4	24.6	24.2	22.7
中部	26.8	25.8	26.2	24.9
西部	26.0	24.9	26.5	26.6
城市地区				
东部	23.4	22.1	21.9	21.1
中部	24.6	23.9	24.8	23.3
西部	23.9	21.7	26.3	25.1
农村地区				
东部	26.5	25.9	26.6	25.2
中部	27.7	26.6	27.7	26.6
西部	26.5	25.8	26.6	27.9
按收入组分				
最低	27.0	25.3	26.0	25.3
较低	26.7	25.3	25.6	25.4
中等	25.8	25.0	25.9	25.1
较高	25.8	24.6	25.3	24.0
最高	25.2	25.1	25.2	23.9

数据来源：2003年、2008年、2013年、2018年《全国卫生服务统计调查》。

2-2-9 调查地区15岁及以上人口体育锻炼率

单位：%

指标	2003	2008	2013	2018
合计	**14.6**	**23.5**	**29.7**	**49.9**
城乡				
城市	36.2	53.5	44.9	60.4
农村	6.3	11.6	14.5	37.8
东中西				
东部	17.3	27.7	34.3	52.5
中部	13.2	21.7	30.1	49.2
西部	13.2	21.0	24.6	48.0
城市地区				
东部	37.9	56.0	50.9	59.9
中部	30.2	47.0	44.9	62.0
西部	40.3	57.1	38.5	59.6
农村地区				
东部	6.9	13.4	17.4	40.7
中部	5.5	10.2	14.4	36.1
西部	6.3	11.1	11.7	37.2
按收入组分				
最低	10.1	18.7	23.5	43.2
较低	12.2	20.1	26.2	45.8
中等	14.1	23.0	27.9	48.7
较高	16.2	26.1	32.5	52.8
最高	20.6	28.8	37.8	58.2

数据来源：2003年、2008年、2013年、2018年《全国卫生服务统计调查》，体育锻炼为平均每周进行至少一次主动体育锻炼。

2-2-10　城乡居民每人每日营养素摄入量

营养素名称	总计			城市			农村		
	2002	2012	2015—2017	2002	2012	2015—2017	2002	2012	2015—2017
能量/kcal	2250.5	2172.1	2007.4	2134	2052.6	1940	2295.5	2286.4	2054.3
蛋白质/g	65.9	64.5	60.4	69.0	65.4	62.7	64.6	63.6	58.7
脂肪/g	76.2	79.9	79.1	85.5	83.8	80.4	72.7	76.2	78.1
碳水化合物/g	321.2	300.8	266.7	268.3	261.1	245.5	341.6	338.8	281.5
膳食纤维/g	12.0	10.8	10.4	11.1	10.8	10.8	12.4	10.9	10.1
视黄醇当量/μg	469.2	443.5	432.9	547.2	514.5	486.7	439.1	375.4	395.4
硫胺素/mg	1.0	0.9	0.8	1.0	0.9	0.8	1.0	1.0	0.8
核黄素/mg	0.8	0.8	0.7	0.9	0.8	0.8	0.7	0.7	0.7
维生素E/mg	35.6	35.9	37.4	37.3	37.5	35.8	35.0	34.3	38.6
钾/mg	1700.1	1616.9	1547.2	1722.4	1660.7	1658.2	1691.5	1574.3	1469.9
钠/mg	6268.2	5702.7	6046	6007.7	5858.8	6028.1	6368.8	5554.6	6058.5
钙/mg	388.8	366.1	356.3	438.6	412.4	398.7	369.6	321.4	326.8
铁/mg	23.2	21.5	21.0	23.7	21.9	21.1	23.1	21.2	21.0
锌/mg	11.3	10.7	10.3	11.5	10.6	10.1	11.2	10.8	10.5
硒/μg	39.9	44.6	41.6	46.5	47.0	45.0	37.4	42.2	39.3

数据来源：《2023中国卫生健康统计年鉴》。

第三章

医疗资源与卫生服务

第一节

卫生机构与床位

3-1-1 15分钟内能够到达最近医疗机构家庭比例

单位：%

指标	2003	2008	2013	2018
合计	**80.8**	**80.4**	**84.0**	**89.9**
按城乡分				
城市	91.2	91.8	87.8	91.9
农村	76.5	75.6	80.2	87.6
按地区分				
东部	88.0	89.7	91.7	94.1
城市	90.1	95.1	93.0	94.6
农村	87.0	86.9	90.4	93.3
中部	85.1	81.5	84.9	89.9
城市	94.1	90.0	88.8	91.6
农村	80.9	77.4	81.1	88.1
西部	70.8	70.9	75.3	85.8
城市	89.5	89.2	81.6	89.0
农村	65.2	65.3	69.1	82.6
按收入情况分				
最低收入组	78.6	77.6	80.1	85.1
较低收入组	79.8	79.2	82.6	88.5
中等收入组	80.1	80.4	83.8	90.6
较高收入组	81.9	81.5	86.0	91.6
最高收入组	84.2	82.7	86.5	92.7

数据来源：2003年、2008年、2013年、2018年《国家卫生服务统计调查》。

3-1-2　历年医疗卫生机构数

单位：个

年份	合计	医院	基层医疗卫生机构	社区卫生服务中心（站）	乡镇卫生院	专业公共卫生机构数
1950	8915	2803				
1955	67725	3648				
1960	261195	6020			24849	
1965	224266	5330			36965	
1970	149823	5964			56568	
1975	151733	7654			54026	
1980	180553	9902			55413	
1985	978540	11955			47387	
1986	999102	12442			46967	
1987	1012804	12962			47177	
1988	1012485	13544			47529	
1989	1027522	14090			47523	
1990	1012690	14377			47749	
1991	1003769	14628			48140	
1992	1001310	14889			46117	
1993	1000531	15436			45024	
1994	1005271	15595			51929	
1995	994409	15663			51797	
1996	1078131	15833			51277	
1997	1048657	15944			50981	
1998	1042885	16001			50071	
1999	1017673	16678			49694	
2000	1034229	16318	1000169		49229	11386
2001	1029314	16197	995670		48090	11471
2002	1005004	17844	973098	8211	44992	10787

续　表

年份	合计	医院	基层医疗卫生机构	社区卫生服务中心（站）	乡镇卫生院	专业公共卫生机构数
2003	806243	17764	774693	10101	44279	10792
2004	849140	18393	817018	14153	41626	10878
2005	882206	18703	849488	17128	40907	11177
2006	918097	19246	884818	22656	39975	11269
2007	912263	19852	878686	27069	39876	11528
2008	891480	19712	858015	24260	39080	11485
2009	916571	20291	882153	27308	38475	11665
2010	936927	20918	901709	32739	37836	11835
2011	954389	21979	918003	32860	37295	11926
2012	950297	23170	912620	33562	37097	12083
2013	974398	24709	915368	33965	37015	31155
2014	981432	25860	917335	34238	36902	35029
2015	983528	27587	920770	34321	36817	31927
2016	983394	29140	926518	34327	36795	24866
2017	986649	31056	933024	34652	36551	19896
2018	997433	33009	943639	34997	36461	18033
2019	1007579	34354	954390	35013	36112	15958
2020	1022922	35394	970036	35365	35762	14492
2021	1030935	36570	977790	36160	34943	13276
2022	1032918	36976	979768	36448	33917	12436

注：①村卫生室数计入医疗卫生机构数中；②2008年社区卫生服务中心（站）减少的原因是江苏省约5000家农村社区卫生服务站划归村卫生室；③2002年起，医疗卫生机构数不再包括高等中等医学院校本部、药检机构、国境卫生检疫所和非卫生部门举办的计划生育指导站；④2013年起，医疗卫生机构数包括原卫生部门主管的计划生育技术服务机构；⑤1996年以前门诊部（所）不包括私人诊所。

3-1-3　2022年分省医疗卫生机构数

单位：个

地区	合计	医院	基层医疗卫生机构	社区卫生服务中心	乡镇卫生院	专业公共卫生机构	其他医疗卫生机构
全　国	1030935	36570	979768	10353	33917	12436	3738
北　京	10897	662	9915	351		98	222
天　津	6282	435	5686	131	132	73	88
河　北	90194	2423	87019	345	1970	638	114
山　西	39661	1376	37816	233	1303	422	47
内蒙古	25062	810	23751	346	1249	428	73
辽　宁	32679	1477	30549	392	1019	498	155
吉　林	25031	825	23844	244	762	281	81
黑龙江	20599	1212	18805	473	966	504	78
上　海	6404	443	5726	347		101	134
江　苏	37001	2087	33947	581	938	510	457
浙　江	35967	1519	33806	513	1033	409	233
安　徽	30176	1338	28205	369	1339	475	158
福　建	29116	719	27940	240	880	324	133
江　西	35683	964	34111	184	1592	507	101
山　东	86026	2666	82485	614	1480	640	235
河　南	81694	2470	78320	575	1995	746	158
湖　北	36782	1182	35030	366	1104	450	120
湖　南	55338	1739	52977	425	2085	538	84
广　东	59531	1813	56635	1257	1162	731	352
广　西	34500	850	33086	201	1267	493	71
海　南	6384	270	5982	67	274	109	23
重　庆	22259	857	21161	250	805	153	88
四　川	74041	2465	70671	548	2799	686	219
贵　州	29150	1456	27294	327	1320	344	56
云　南	27528	1400	25512	211	1368	548	68
西　藏	6906	182	6597	12	673	126	1
陕　西	34779	1280	32978	249	1516	407	114
甘　肃	25266	704	24072	216	1354	463	27
青　海	6376	212	5993	35	407	168	3
宁　夏	4607	211	4277	44	204	99	20
新　疆	16999	929	15578	207	921	467	25

3-1-4 2022年分省不同经济类别医院数

单位：个

地区	公立医院				民营医院			
	三级	二级	一级	未定级	三级	二级	一级	未定级
全 国	2983	5598	2136	1029	540	5547	10679	8464
北 京	88	55	45	1	30	104	304	35
天 津	47	46	33	1	2	44	154	108
河 北	87	382	212	31	15	264	1131	301
山 西	55	258	64	69	7	150	195	578
内蒙古	85	204	25	14	8	139	250	85
辽 宁	133	172	91	40	30	211	396	404
吉 林	57	141	35	25	16	140	147	264
黑龙江	97	249	158	45	18	113	222	310
上 海	52	91	9	10	0	1	0	280
江 苏	177	129	85	46	28	376	673	573
浙 江	146	171	4	125	6	40	36	991
安 徽	115	165	59	20	20	325	435	199
福 建	79	152	43	13	20	135	190	87
江 西	85	167	38	27	17	116	241	273
山 东	162	334	181	91	41	446	818	593
河 南	171	316	231	14	17	329	1114	278
湖 北	146	173	48	28	52	213	251	271
湖 南	126	238	65	35	17	382	425	451
广 东	230	309	119	78	40	335	358	344
广 西	86	208	41	18	12	162	235	88
海 南	22	35	39	22	17	33	50	52
重 庆	56	101	43	18	24	166	300	149
四 川	271	286	49	74	46	459	875	405
贵 州	71	160	42	16	12	288	680	187
云 南	91	248	49	59	19	255	450	299
西 藏	17	59	37	15	1	2	14	37
陕 西	62	276	68	37	19	182	300	336
甘 肃	67	163	16	38	2	33	52	333
青 海	23	86	0	2	2	14	13	72
宁 夏	19	42	4	1	1	42	69	33
新 疆	60	182	203	16	1	48	301	118

3-1-5　历年不同机构类别医院数　　单位：个

年份	综合医院			专科医院		
	三级	二级	一级	三级	二级	一级
2012	995	4167	4632	325	640	903
2013	1043	4171	4999	373	769	980
2014	1116	4192	5389	413	864	1064
2015	1191	4376	6641	467	1152	1397
2016	1241	4472	6920	504	1445	1496
2017	1283	4559	7472	551	1770	1567
2018	1396	4680	7985	603	2186	1641
2019	1502	4785	8210	666	2677	1680
2020	1631	4924	8878	716	3206	1760
2021	1763	4839	9142	797	3686	1794
2022	1889	4758	9250	865	4036	1773

3-1-6 2022年分省不同机构类别医院数 单位：个

地区	综合医院			专科医院		
	三级	二级	一级	三级	二级	一级
全　国	**1889**	**4758**	**9250**	**865**	**4036**	**1773**
北　京	47	31	126	36	88	66
天　津	24	27	148	18	45	19
河　北	59	327	1006	17	162	219
山　西	36	200	170	16	117	63
内蒙古	33	132	168	30	111	19
辽　宁	90	191	291	42	125	113
吉　林	36	121	126	22	85	27
黑龙江	62	210	308	38	69	30
上　海	28	43	5	16	34	0
江　苏	98	152	594	62	290	66
浙　江	84	122	24	28	36	11
安　徽	84	191	349	22	220	71
福　建	48	129	165	31	97	50
江　西	50	153	192	29	54	52
山　东	102	279	743	67	357	92
河　南	118	283	839	24	207	224
湖　北	101	149	187	55	174	62
湖　南	78	206	332	30	301	104
广　东	157	270	383	59	266	64
广　西	50	139	194	23	150	44
海　南	23	23	80	12	30	4
重　庆	33	127	204	32	84	45
四　川	163	247	783	56	359	69
贵　州	48	169	617	18	209	57
云　南	59	232	396	35	160	66
西　藏	10	57	25	2	1	2
陕　西	48	223	278	21	122	56
甘　肃	53	100	45	7	18	10
青　海	17	55	9	4	5	0
宁　夏	9	40	57	4	25	10
新　疆	41	130	406	9	35	58

3-1-7　2022年分省不同类别医院数

单位：个

地区	合计	综合医院	中医医院	中西医结合医院	民族医医院	专科医院	护理院（中心）
全　国	36976	20190	4779	762	321	10000	924
北　京	14514	7551	1773	273	7	4168	742
天　津	11106	5959	1640	256	6	3130	115
河　北	11356	6680	1366	233	308	2702	67
山　西	662	211	176	54	3	211	7
内蒙古	435	274	58	3		99	1
辽　宁	2423	1591	281	51		492	8
吉　林	1376	646	210	37		475	8
黑龙江	810	378	141	14	93	175	9
上　海	1477	771	215	14	3	456	18
江　苏	825	403	150	9	2	258	3
浙　江	1212	775	185	10	3	236	3
安　徽	443	179	25	10		136	93
福　建	2087	971	162	41		551	362
江　西	1519	607	190	34		581	107
山　东	1338	741	148	48		357	44
河　南	719	388	89	10	1	222	9
湖　北	964	572	126	25		234	7
湖　南	2666	1429	367	34		748	88
广　东	2470	1399	455	69		524	23
广　西	1182	592	150	22		403	15
海　南	1739	831	216	36	1	643	12
重　庆	1813	967	189	14		595	48
四　川	850	444	119	21	5	251	10
贵　州	270	163	21	8		77	1
云　南	857	434	138	55		216	14
西　藏	2465	1441	268	38	42	660	16
陕　西	1456	981	122	20	5	325	3
甘　肃	1400	866	165	15	4	346	4
青　海	182	115	1	1	53	12	
宁　夏	1280	747	174	17		335	7
新　疆	704	354	120	35	15	179	1

3-1-8 2022年分省基层医疗卫生机构数

单位：个

地区	合计	社区卫生服务中心	社区卫生服务站	乡镇卫生院	村卫生室	门诊部	诊所（医务室、护理站）
全　国	979768	10353	26095	531	33917	587749	282386
北　京	9915	351	1644			2584	3936
天　津	5686	131	543	5	132	2199	1799
河　北	87019	345	1253		1970	59547	22776
山　西	37816	233	807	244	1303	25056	9427
内蒙古	23751	346	894	1	1249	12824	7583
辽　宁	30549	392	997	15	1019	16202	10726
吉　林	23844	244	78		762	8831	12245
黑龙江	18805	473	148	7	966	9982	5635
上　海	5726	347	844			1142	1964
江　苏	33947	581	2073	9	938	14750	12400
浙　江	33806	513	3869	13	1033	11388	14059
安　徽	28205	369	1458	8	1339	15601	7819
福　建	27940	240	491		880	16755	7803
江　西	34111	184	413	5	1592	26136	5249
山　东	82485	614	1819	45	1480	52387	24174
河　南	78320	575	1300	12	1995	59974	13203
湖　北	35030	366	687	27	1104	22906	8308
湖　南	52977	425	561		2085	36129	12729
广　东	56635	1257	1472		1162	25304	21287
广　西	33086	201	145		1267	18938	11803
海　南	5982	67	158		274	2702	2354
重　庆	21161	250	388	5	805	9629	9478
四　川	70671	548	586	12	2799	43823	21336
贵　州	27294	327	594	50	1320	19739	4910
云　南	25512	211	450	27	1368	13572	9254
西　藏	6597	12	4	1	673	5250	648
陕　西	32978	249	470	36	1516	21951	7957
甘　肃	24072	216	485	3	1354	16265	5635
青　海	5993	35	241		407	4475	700
宁　夏	4277	44	198		204	2150	1608
新　疆	15578	207	1025	1	921	9558	3581

3-1-9　2022年分省专业公共卫生机构数　单位：个

地区	合计	疾病预防控制中心	专科疾病防治院（所、站）	健康教育所（站）	妇幼保健院（所、站）
全　国	**12436**	**3386**	**856**	**250**	**3031**
北　京	4131	1048	369	79	945
天　津	3923	1053	363	53	955
河　北	4382	1285	124	118	1131
山　西	98	27	17		17
内蒙古	73	20	3	1	17
辽　宁	638	187	12	2	184
吉　林	422	132	8	5	129
黑龙江	428	122	11	35	115
上　海	498	113	46	4	84
江　苏	281	67	55	2	70
浙　江	504	147	28		116
安　徽	101	19	15	5	19
福　建	510	115	25	7	118
江　西	409	102	14	2	97
山　东	475	124	41	6	127
河　南	324	101	21		94
湖　北	507	141	83	25	111
湖　南	640	191	77	1	158
广　东	746	180	21	8	164
广　西	450	117	58	1	100
海　南	538	145	69	6	138
重　庆	731	145	124	47	132
四　川	493	122	29	2	106
贵　州	109	28	15	10	25
云　南	153	41	12	7	41
西　藏	686	211	21	10	202
陕　西	344	101	4	3	99
甘　肃	548	150	28	13	147
青　海	126	82			34
宁　夏	407	119	5	11	117
新　疆	463	104	9	14	99

3-1-10 历年医疗卫生机构床位数

单位：万张

年份	合计	医院	基层医疗卫生机构	社区卫生服务中心（站）	乡镇卫生院	专业公共卫生机构数
1950	11.91	9.71				
1955	36.28	21.53				
1960	97.68	59.14			4.63	
1965	103.33	61.20			13.25	
1970	126.15	70.50			36.80	
1975	176.43	94.02			62.03	
1980	218.44	119.58			77.54	
1985	248.71	150.86			72.06	
1990	292.54	186.89			72.29	
1995	314.06	206.33			73.31	
2000	317.70	216.67	76.65		73.48	11.86
2001	320.12	215.56	77.14		74.00	12.02
2002	313.61	222.18	71.05	1.20	67.13	12.37
2003	316.40	226.95	71.05	1.21	67.27	12.61
2004	326.84	236.35	71.44	1.81	66.89	12.73
2005	336.75	244.50	72.58	2.50	67.82	13.58
2006	351.18	256.04	76.19	4.12	69.62	13.50
2007	370.11	267.51	85.03	7.66	74.72	13.29
2008	403.87	288.29	97.10	9.80	84.69	14.66
2009	441.66	312.08	109.98	13.13	93.34	15.40
2010	478.68	338.74	119.22	16.88	99.43	16.45
2011	515.99	370.51	123.37	18.71	102.63	17.81
2012	572.48	416.15	132.43	20.32	109.93	19.82
2013	618.19	457.86	134.99	19.42	113.65	21.49
2014	660.12	496.12	138.12	19.59	116.72	22.30
2015	701.52	533.06	141.38	20.10	119.61	23.63
2016	741.05	568.89	144.19	20.27	122.39	24.72
2017	794.03	612.05	152.85	21.84	129.21	26.26
2018	840.41	651.97	158.36	23.13	133.39	27.44
2019	880.70	686.65	163.11	23.74	136.99	28.50
2020	910.07	713.12	164.94	23.83	139.03	29.61
2021	945.01	741.42	169.98	25.17	141.74	30.16
2022	974.99	766.29	175.11	26.31	145.59	31.36

3-1-11　2021年、2022年各地区卫生机构床位数

单位：万张

地区	2021			2022		
	合计	城市	农村	合计	城市	农村
全　国	**945.01**	**497.04**	**447.97**	**974.99**	**509.04**	**465.96**
北　京	13.03	13.03	0.00	13.39	13.39	0.00
天　津	6.87	6.87	0.00	6.85	6.85	0.00
河　北	45.50	20.51	24.99	48.57	20.98	27.58
山　西	22.89	12.22	10.67	22.84	12.14	10.69
内蒙古	16.66	8.58	8.08	16.77	8.64	8.13
辽　宁	32.45	21.95	10.51	32.62	21.91	10.71
吉　林	17.65	8.65	9.01	17.72	8.78	8.94
黑龙江	26.05	16.27	9.79	26.13	16.22	9.91
上　海	16.04	16.04	0.00	16.53	16.53	0.00
江　苏	54.86	33.58	21.27	56.30	34.57	21.73
浙　江	36.99	21.43	15.56	38.17	22.09	16.08
安　徽	41.10	20.37	20.73	44.40	21.17	23.23
福　建	22.38	11.44	10.94	23.24	11.91	11.33
江　西	30.73	13.77	16.96	31.45	13.96	17.48
山　东	67.39	35.92	31.47	69.36	36.89	32.47
河　南	72.13	29.40	42.73	75.22	30.93	44.29
湖　北	43.40	20.78	22.61	45.03	20.13	24.90
湖　南	53.27	20.28	32.99	54.45	20.59	33.86
广　东	58.90	41.78	17.12	60.83	43.16	17.66
广　西	31.90	15.71	16.19	34.17	16.60	17.57
海　南	6.14	2.98	3.16	6.12	3.03	3.09
重　庆	24.07	18.06	6.01	25.08	18.75	6.33
四　川	66.20	32.78	33.42	68.39	33.72	34.67
贵　州	29.69	10.83	18.86	30.97	11.26	19.71
云　南	33.03	9.65	23.37	34.12	9.99	24.13
西　藏	1.97	0.99	0.97	2.00	1.03	0.97
陕　西	28.45	15.71	12.74	28.96	15.81	13.15
甘　肃	18.32	8.59	9.72	18.89	9.04	9.85
青　海	4.22	2.10	2.11	4.29	2.16	2.14
宁　夏	4.12	2.67	1.45	4.18	2.70	1.48
新　疆	18.61	4.09	14.53	17.96	4.10	13.86

3-1-12　历年不同类别医院床位数

单位：张

医院分类	2015	2018	2019	2020	2021	2022
总　计	5330580	6519749	6866546	7131186	7414228	7662929
按登记注册类型分						
公立医院	4296401	4802171	4975633	5090558	5207727	5363364
民营医院	1034179	1717578	1890913	2040628	2206501	2299565
按主办单位分						
政府办	3910400	4466885	4654099	4770232	4904983	5081868
社会办	704108	907378	969716	1027437	1087191	1107199
个人办	716072	1145486	1242731	1333517	1422054	1473862
按管理类别分						
非营利性	4785769	5598444	5817149	5975532	6120640	6277114
营利性	544811	921305	1049397	1155654	1293588	1385815
按医院等级分						
其中：三级医院	2047819	2567138	2777932	3002503	3230629	3445405
二级医院	2196748	2554366	2665974	2718116	2743079	2773482
一级医院	481876	630281	651045	712732	726054	732490
按机构类别分						
综合医院	3721036	4378892	4532676	4622462	4699689	4791462
中医医院	715393	872052	932578	981142	1022754	1078758
中西医结合医院	78611	110579	117672	124614	132094	137787
民族医医院	25408	38917	41380	42379	42184	41807
专科医院	762519	1054107	1158126	1258267	1398416	1485396
护理院（中心）	27613	65202	84114	102322	119091	127719

3-1-13 历年每千人口医疗卫生机构床位数

单位：张

年份	合计	城市	农村
1950	0.18	0.85	0.05
1960	0.99	3.32	0.38
1970	1.34	4.18	0.85
1980	2.02	4.70	1.48
1985	2.14	4.54	1.53
1990	2.32	4.18	1.55
1995	2.39	3.50	1.59
2000	2.38	3.49	1.50
2005	2.45	4.03	1.74
2006	2.53	4.23	1.81
2007	2.63	4.47	1.89
2008	2.84	4.70	2.08
2009	3.06	5.54	2.41
2010	3.27	5.33	2.44
2011	3.84	6.24	2.80
2012	4.24	6.88	3.11
2013	4.55	7.36	3.35
2014	4.85	7.84	3.54
2015	5.11	8.27	3.71
2016	5.37	8.41	3.91
2017	5.72	8.75	4.19
2018	6.03	8.70	4.56
2019	6.30	8.78	4.81
2020	6.46	8.81	4.95
2021	6.70	7.47	6.01
2022	6.92	7.66	6.52

注：2005年前，千人口床位数按市、县统计，2005年及以后按城市、农村统计；千人口床位数的合计项分母系常住人口数，2020年前，分城乡分母系户籍人口数推算，2021年城乡分母系常住人口数推算。

3-1-14 2021年、2022年各地区每千人口医疗卫生机构床位数

单位：张

地区	2021			2022		
	合计	城市	农村	合计	城市	农村
全 国	**6.46**	**8.81**	**4.95**	**6.70**	**7.47**	**6.01**
北 京	5.80	8.50		5.95	5.95	
天 津	4.92	5.79	7.56	5.00	5.00	
河 北	5.92	6.63	4.84	6.11	7.82	5.18
山 西	6.41	11.48	4.30	6.58	8.49	5.23
内蒙古	6.74	10.64	4.95	6.94	8.83	5.66
辽 宁	7.38	11.68	4.41	7.67	8.72	6.14
吉 林	7.19	7.32	5.41	7.43	7.94	7.00
黑龙江	7.95	12.13	4.54	8.34	10.68	6.11
上 海	6.12	10.77		6.44	6.44	
江 苏	6.31	8.09	5.44	6.45	7.13	5.61
浙 江	5.60	9.61	5.19	5.66	6.87	4.55
安 徽	6.68	8.32	4.50	6.72	8.44	5.61
福 建	5.22	7.25	4.39	5.35	6.08	4.74
江 西	6.33	8.85	4.37	6.80	8.62	5.81
山 东	6.37	8.27	4.95	6.63	7.76	5.68
河 南	6.71	11.50	4.35	7.30	9.84	6.20
湖 北	7.12	9.04	5.52	7.44	8.45	6.71
湖 南	7.82	13.29	5.51	8.04	10.55	7.02
广 东	4.48	6.79	3.96	4.64	4.58	4.79
广 西	5.90	6.82	4.25	6.33	7.39	5.56
海 南	5.80	10.75	4.51	6.02	6.05	5.99
重 庆	7.35	9.71	4.26	7.50	7.10	8.99
四 川	7.77	8.72	6.18	7.91	8.70	7.26
贵 州	7.17	10.79	4.86	7.71	9.07	7.09
云 南	6.89	10.97	5.78	7.04	8.62	6.55
西 藏	5.09	4.32	4.12	5.37	10.88	3.54
陕 西	6.89	8.35	5.46	7.20	7.52	6.83
甘 肃	6.87	8.58	5.06	7.36	9.23	6.24
青 海	6.97	10.47	5.01	7.10	9.06	5.84
宁 夏	5.73	7.72	4.30	5.68	6.79	4.37
新 疆	7.02	11.68	7.22	7.19	8.52	6.89

注：千人口床位数的合计项分母系常住人口数，2021年城乡分母系常住人口数推算。

3-1-15　2020年分省不同经济类别医院床位数

单位：张

地区	公立医院			民营医院		
	三级	二级	一级	三级	二级	一级
全　国	**3002690**	**1969224**	**139357**	**227939**	**773855**	**586697**
北　京	72719	14481	1938	10285	10128	11711
天　津	38808	7782	1270	679	4890	4552
河　北	104353	139394	8698	10701	36097	46128
山　西	58640	63620	3773	2171	16051	9801
内蒙古	65138	41682	1215	688	10825	9233
辽　宁	127579	51175	6330	19256	25141	18983
吉　林	56313	42264	1660	5785	19087	7240
黑龙江	96650	56473	7930	12017	16030	11988
上　海	60435	35662	2566	0	262	20
江　苏	198796	41419	6238	18919	56870	38349
浙　江	141068	61449	20	3564	9266	3433
安　徽	127324	81145	3093	13714	52277	25102
福　建	77836	49902	4104	6776	18880	12214
江　西	85723	69535	2683	3866	21590	15842
山　东	197797	157012	12521	19497	55957	38976
河　南	186264	168923	17504	12762	62691	57905
湖　北	151999	84166	4627	9922	26377	15019
湖　南	141409	119277	6894	6025	47938	31997
广　东	233327	103159	13294	22530	48630	25067
广　西	89579	73988	2908	3693	21109	20094
海　南	19845	11464	2301	3991	4173	2781
重　庆	54491	53392	5765	3604	23065	22897
四　川	241238	75623	1753	12937	71466	61288
贵　州	68265	63905	1819	5116	43242	36928
云　南	93852	76477	1778	4341	34119	27329
西　藏	5269	4081	1158	560	249	957
陕　西	67584	88716	4669	11606	22182	15721
甘　肃	56097	50671	793	1553	3618	2519
青　海	17736	11696	0	700	1170	462
宁　夏	14981	11435	152	319	4858	2640
新　疆	51575	59256	9903	362	5617	9521

第二节

卫生人员情况

3-2-1 历年卫生人员数

单位：万人

年份	卫生人员	卫生技术人员	乡村医生和卫生员	其他技术人员	管理人员	工勤技能人员
1950	61.1	55.5			2.2	3.4
1955	105.3	87.4			8.6	9.2
1960	176.9	150.5			13.2	13.2
1965	187.2	153.2		1.1	16.9	16.1
1970	657.2	145.3	477.9	1.1	15.7	17.2
1975	743.5	205.7	484.2	1.4	25.1	27.1
1980	735.5	279.8	382.1	2.8	31.1	39.8
1985	560.6	341.1	129.3	4.6	35.9	49.7
1990	613.8	389.8	123.2	8.6	39.7	52.6
1995	670.4	425.7	133.1	12.1	45.0	54.6
2000	691.0	449.1	131.9	15.8	42.7	51.6
2001	687.5	450.8	129.1	15.8	41.3	50.6
2002	652.9	427.0	129.1	18.0	33.3	45.6
2003	621.7	438.1	86.8	19.9	31.9	45.0
2004	633.3	448.6	88.3	20.9	31.6	43.9
2005	644.7	456.4	91.7	22.6	31.3	42.8
2006	668.1	472.8	95.7	23.5	32.4	43.6
2007	696.4	491.3	93.2	24.3	35.7	51.9
2008	725.2	517.4	93.8	25.5	35.7	52.7
2009	778.1	553.5	105.1	27.5	36.3	55.8
2010	820.8	587.6	109.2	29.0	37.1	57.9
2011	861.6	620.3	112.6	30.6	37.5	60.6
2012	911.6	667.6	109.4	31.9	37.3	65.4
2013	979.0	721.1	108.1	36.0	42.1	71.8
2014	1023.4	759.0	105.8	38.0	45.1	75.5
2015	1069.4	800.8	103.2	40.0	47.3	78.2
2016	1117.3	845.4	100.0	42.6	48.3	80.9
2017	1174.9	898.8	96.9	45.1	50.9	83.2
2018	1230.0	952.9	90.7	47.7	52.9	85.8
2019	1292.8	1015.4	84.2	50.4	54.4	88.4
2020	1347.5	1067.8	79.6	53.0	56.1	91.1
2021	1398.5	1124.4	69.7	59.9	46.0	98.5
2022	1441.0	1165.8	66.5	60.6	49.2	90.0

注：①卫生人员和卫生技术人员包括获得"卫生监督员"证书的公务员1万人；②2013年以后卫生人员数包括卫生计划生育部门主管的计划生育技术服务机构人员数，2013年以前不包括原人口计生部门主管的计划生育技术服务机构人员数；③2016年起，执业（助理）医师数含乡村全科执业助理医师；④1985年以前乡村医生和卫生员系赤脚医生数；⑤2020年起，诊所的乡村医生和卫生员纳入统计。

3-2-2　历年卫生技术人员数

单位：万人

年份	合计	执业（助理）医师	执业医师	注册护士	药师（士）	检验师（士）
1950	55.5	38.1	32.7	3.8	0.8	
1955	87.4	50.0	40.2	10.7	6.1	1.5
1960	150.5	59.6	42.7	17.0	11.9	
1965	153.2	76.3	51.0	23.5	11.7	
1970	145.3	70.2	44.6	29.5		
1975	205.7	87.8	52.2	38.0	22.0	7.8
1980	279.8	115.3	70.9	46.6	30.8	11.4
1985	341.1	141.3	72.4	63.7	36.5	14.5
1990	389.8	176.3	130.3	97.5	40.6	17.0
1995	425.7	191.8	145.5	112.6	41.9	18.9
2000	449.1	207.6	160.3	126.7	41.4	20.1
2001	450.8	210.0	163.7	128.7	40.4	20.3
2002	427.0	184.4	146.4	124.7	35.8	20.9
2003	438.1	194.2	153.4	126.6	35.7	21.0
2004	448.6	199.9	158.2	130.8	35.5	21.2
2005	456.4	204.2	162.3	135.0	35.0	21.1
2006	472.8	209.9	167.8	142.6	35.4	21.9
2007	491.3	212.3	171.5	155.9	32.5	20.6
2008	517.4	220.2	179.2	167.8	33.1	21.3
2009	553.5	232.9	190.5	185.5	34.2	22.1
2010	587.6	241.3	197.3	204.8	35.4	23.1
2011	620.3	246.6	202.0	224.4	36.4	23.9
2012	667.6	261.6	213.9	249.7	37.7	24.9
2013	721.1	279.5	228.6	278.3	39.6	26.7
2014	759.0	289.3	237.5	300.4	41.0	27.9
2015	800.8	303.9	250.8	324.1	42.3	29.4
2016	845.4	319.1	265.1	350.7	43.9	29.4
2017	898.8	339.0	282.9	380.4	45.3	32.6
2018	952.9	360.7	301.0	409.9	46.8	34.3
2019	1015.4	386.7	321.1	444.5	48.3	36.3
2020	1067.8	408.6	340.2	470.9	49.7	38.0
2021	1124.4	428.8	359.1	501.9	52.1	40.2
2022	1165.8	443.5	372.2	522.4	53.1	42.3

注：①卫生人员和卫生技术人员包括获得"卫生监督员"证书的公务员1万人；②2013年以后卫生人员数包括卫生计生部门主管的计划生育技术服务机构人员数，2013年以前不包括原人口计生部门主管的计划生育技术服务机构人员数；③2016年起，执业（助理）医师数含乡村全科执业助理医师；④1985年以前乡村医生和卫生员系赤脚医生数；⑤2020年起，诊所的乡村医生和卫生员纳入统计。

3-2-3　2022年分省卫生人员数　单位：万人

地区	合计	卫生技术人员	乡村医生和卫生员	其他技术人员	管理人员	工勤技能人员
全　国	**1441.1**	**1165.8**	**66.5**	**60.6**	**49.3**	**99.0**
北　京	36.9	29.6	0.2	1.9	2.0	3.1
天　津	15.5	12.4	0.3	0.8	1.0	1.0
河　北	73.3	58.3	5.6	3.2	2.1	4.1
山　西	36.4	28.4	2.9	1.6	1.2	2.3
内蒙古	26.8	21.7	1.3	1.4	1.1	1.4
辽　宁	42.6	34.0	1.6	2.0	1.6	3.4
吉　林	27.9	21.8	1.2	1.4	1.2	2.3
黑龙江	32.1	25.3	1.3	1.5	1.4	2.6
上　海	28.8	23.6	0.1	1.3	1.3	2.6
江　苏	87.5	71.4	2.0	4.2	2.9	7.0
浙　江	73.2	61.3	0.6	2.9	2.5	5.9
安　徽	55.3	47.1	2.5	2.0	1.3	2.4
福　建	38.0	30.8	1.6	1.7	1.1	2.8
江　西	39.1	31.4	2.9	1.4	1.0	2.5
山　东	107.9	87.7	6.8	5.5	2.8	5.1
河　南	101.6	80.5	7.0	4.5	3.0	6.5
湖　北	57.7	46.9	2.9	2.7	2.0	3.3
湖　南	63.2	51.9	2.8	2.6	2.0	4.0
广　东	111.0	91.6	1.9	3.7	4.0	9.8
广　西	51.7	41.5	2.7	2.0	1.4	4.0
海　南	10.2	8.3	0.3	0.4	0.5	0.9
重　庆	31.6	25.3	1.3	1.0	1.4	2.5
四　川	88.8	69.8	4.7	3.3	3.3	7.7
贵　州	39.8	32.1	2.4	1.4	1.7	2.2
云　南	48.6	39.6	3.1	2.0	1.2	2.7
西　藏	4.2	2.6	0.9	0.2	0.1	0.3
陕　西	45.6	37.8	1.8	0.5	2.5	2.9
甘　肃	25.4	20.7	1.6	1.2	0.6	1.3
青　海	6.7	5.2	0.6	0.4	0.1	0.4
宁　夏	7.4	6.2	0.3	0.3	0.3	0.5
新　疆	26.4	20.8	1.5	1.7	0.7	1.7

3-2-4　2022年分省卫生技术人员数

单位：万人

地区	小计	执业（助理）医师	执业医师	注册护士	药师（士）	技师（士）	其他
全　国	**1124.4**	**428.8**	**359.1**	**501.9**	**52.1**	**69.2**	**72.4**
北　京	1165.8	443.5	372.2	522.4	53.1	75.1	71.7
天　津	508.9	200.5	172.2	224.6	24.8	31.6	27.5
河　北	333.3	128.9	105.1	151.7	14.0	21.3	17.4
山　西	323.5	114.1	94.8	146.2	14.4	22.1	26.8
内蒙古	29.6	11.5	10.8	12.6	1.6	2.1	1.8
辽　宁	12.4	5.3	4.9	4.8	0.7	0.8	0.8
吉　林	58.3	26.2	20.4	23.8	2.2	3.1	3.0
黑龙江	28.4	11.3	9.6	12.6	1.1	1.8	1.5
上　海	21.7	8.6	7.4	9.2	1.2	1.3	1.5
江　苏	34.0	13.3	12.0	15.8	1.4	2.1	1.5
浙　江	21.8	8.7	7.5	9.9	0.9	1.3	1.1
安　徽	25.3	9.8	8.4	11.1	1.1	1.5	1.8
福　建	23.6	8.6	8.2	10.6	1.1	1.9	1.4
江　西	71.4	27.9	23.7	31.8	3.6	4.6	3.4
山　东	61.3	24.7	22.0	26.7	3.3	3.7	2.9
河　南	47.1	18.6	15.1	22.1	1.7	2.8	1.9
湖　北	30.8	11.6	10.0	13.7	1.7	2.0	1.8
湖　南	31.4	11.3	9.5	14.4	1.8	2.3	1.6
广　东	87.7	35.0	28.9	38.7	3.9	5.5	4.5
广　西	80.5	31.6	24.2	35.4	3.2	5.5	4.9
海　南	46.9	17.7	15.0	21.8	1.9	3.1	2.4
重　庆	51.9	19.9	15.8	24.4	2.3	3.1	2.3
四　川	91.6	33.3	28.5	42.0	4.9	5.4	6.0
贵　州	41.5	13.9	11.5	19.3	2.3	2.8	3.3
云　南	8.3	3.1	2.6	3.9	0.4	0.5	0.4
西　藏	25.3	9.5	7.9	11.7	1.1	1.6	1.5
陕　西	69.8	25.8	21.6	31.8	3.1	4.7	4.4
甘　肃	32.1	10.9	8.9	14.7	1.2	2.4	2.9
青　海	39.6	13.2	11.0	19.0	1.5	2.6	3.3
宁　夏	2.6	1.1	0.9	0.8	0.1	0.2	0.5
新　疆	37.8	12.6	10.2	16.3	1.6	2.8	4.5

3-2-5 历年每千人口卫生技术人员数

单位：人

年份	卫生技术人员			注册护士		
	合计	城市	农村	合计	城市	农村
1949	0.93	1.87	0.73	0.06	0.25	0.02
1955	1.42	3.49	1.01	0.14	0.64	0.04
1960	2.37	5.67	1.85	0.23	1.04	0.07
1965	2.11	5.37	1.46	0.32	1.45	0.10
1970	1.76	4.88	1.22	0.29	1.10	0.14
1975	2.24	6.92	1.41	0.41	1.74	0.18
1980	2.85	8.03	1.81	0.47	1.83	0.20
1985	3.28	7.92	2.09	0.61	1.85	0.30
1990	3.45	6.59	2.15	0.86	1.91	0.43
1995	3.59	5.36	2.32	0.95	1.59	0.49
2000	3.63	5.17	2.41	1.02	1.64	0.54
2001	3.62	5.15	2.38	1.03	1.65	0.54
2002	3.41	…	…	1.00	…	…
2003	3.48	4.88	2.26	1.00	1.59	0.50
2004	3.53	4.99	2.24	1.03	1.63	0.50
2005	3.50	5.82	2.69	1.03	2.10	0.65
2006	3.60	6.09	2.70	1.09	2.22	0.66
2007	3.72	6.44	2.69	1.18	2.42	0.70
2008	3.90	6.68	2.80	1.27	2.54	0.76
2009	4.15	7.15	2.94	1.39	2.82	0.81
2010	4.39	7.62	3.04	1.53	3.09	0.89
2011	4.58	7.90	3.19	1.66	3.29	0.98
2012	4.94	8.54	3.41	1.85	3.65	1.09
2013	5.27	9.18	3.64	2.04	4.00	1.22
2014	5.56	9.70	3.77	2.20	4.30	1.31
2015	5.84	10.21	3.90	2.37	4.58	1.39
2016	6.12	10.42	4.08	2.54	4.75	1.50
2017	6.47	10.87	4.28	2.74	5.01	1.62
2018	6.83	10.91	4.63	2.94	5.08	1.80
2019	7.26	11.10	4.96	3.18	5.22	1.99
2020	7.57	11.46	5.18	3.34	5.40	2.10
2021	7.97	9.87	6.27	3.56	4.58	2.64
2022	8.27	10.20	6.55	3.71	4.74	2.79

注：①2002年以前，执业（助理）医师数系医生，执业医师数系医师，注册护士数系护师（士）；②城市包括直辖市区和地级市辖区，农村包括县及县级市；③合计项分母系常住人口数，分城乡项分母系推算户籍人口数。下表同。

3-2-6 历年每千人口执业（助理）医师数

单位：人

年份	执业（助理）医师			其中：执业医师
	合计	城市	农村	
1949	0.67	0.70	0.66	0.58
1955	0.81	1.24	0.74	0.70
1960	1.04	1.97	0.90	0.79
1965	1.05	2.22	0.82	0.70
1970	0.85	1.97	0.66	0.43
1975	0.95	2.66	0.65	0.57
1980	1.17	3.22	0.76	0.72
1985	1.36	3.35	0.85	0.70
1990	1.56	2.95	0.98	1.15
1995	1.62	2.39	1.07	1.23
2000	1.68	2.31	1.17	1.30
2001	1.69	2.32	1.17	1.32
2002	1.47	…	…	1.17
2003	1.54	2.13	1.04	1.22
2004	1.57	2.18	1.04	1.25
2005	1.56	2.46	1.26	1.24
2006	1.60	2.56	1.26	1.28
2007	1.61	2.61	1.23	1.30
2008	1.66	2.68	1.26	1.35
2009	1.75	2.83	1.31	1.43
2010	1.80	2.97	1.32	1.47
2011	1.82	3.00	1.33	1.49
2012	1.94	3.19	1.40	1.58
2013	2.04	3.39	1.48	1.67
2014	2.12	3.54	1.51	1.74
2015	2.22	3.72	1.55	1.84
2016	2.31	3.79	1.61	1.92
2017	2.44	3.97	1.68	2.04
2018	2.59	4.01	1.82	2.16
2019	2.77	4.10	1.96	2.30
2020	2.90	4.25	2.06	2.41
2021	3.04	3.73	2.42	2.55
2022	3.15	3.84	2.53	2.64

注：①2002年以前，执业（助理）医师数系医生，执业医师数系医师，注册护士数系护士（士）；②城市包括直辖市区和地级市辖区，农村包括县及县级市；③合计项分母系常住人口数，分城乡分母系推算户籍人口数。下表同。

3-2-7　2022年分省每千人口卫生技术人员数　单位：人

地区	卫生技术人员			注册护士		
	合计	城市	农村	合计	城市	农村
全　国	**8.27**	**10.20**	**6.55**	**3.71**	**4.74**	**2.79**
北　京	13.53	13.53		5.77	5.77	
天　津	9.13	9.13		3.54	3.54	
河　北	7.86	10.90	6.21	3.21	4.80	2.35
山　西	8.15	11.60	5.72	3.63	5.55	2.27
内蒙古	9.04	11.88	7.11	3.81	5.43	2.71
辽　宁	8.11	9.93	5.43	3.76	4.79	2.25
吉　林	9.29	9.97	8.71	4.20	4.77	3.72
黑龙江	8.17	10.35	6.10	3.57	4.89	2.31
上　海	9.54	9.54		4.30	4.30	
江　苏	8.38	9.59	6.88	3.74	4.39	2.93
浙　江	9.32	11.16	7.64	4.06	4.97	3.23
安　徽	7.69	10.15	6.08	3.61	4.94	2.75
福　建	7.35	9.67	5.47	3.26	4.40	2.34
江　西	6.93	9.57	5.49	3.19	4.66	2.38
山　东	8.62	10.97	6.66	3.81	5.00	2.81
河　南	8.16	12.49	6.29	3.59	5.91	2.58
湖　北	8.02	9.77	6.74	3.72	4.73	2.99
湖　南	7.86	11.51	6.37	3.70	5.74	2.86
广　东	7.24	7.87	5.62	3.32	3.64	2.51
广　西	8.23	10.83	6.32	3.82	5.18	2.83
海　南	8.05	9.59	6.61	3.83	4.74	2.98
重　庆	7.88	7.87	7.91	3.65	3.69	3.51
四　川	8.34	10.37	6.67	3.80	4.95	2.86
贵　州	8.34	10.52	7.36	3.82	5.01	3.28
云　南	8.45	12.41	7.20	4.05	6.19	3.37
西　藏	7.26	15.23	4.60	2.23	5.68	1.09
陕　西	9.56	10.39	8.63	4.12	4.80	3.36
甘　肃	8.32	11.47	6.43	3.80	5.57	2.74
青　海	8.75	12.48	6.36	3.62	5.81	2.22
宁　夏	8.49	10.51	6.09	3.86	4.91	2.61
新　疆	8.04	11.83	7.18	3.44	5.37	3.00

3-2-8　2022年分省每千人口执业（助理）医师数

单位：人

地区	执业（助理）医师			其中：执业医师		
	合计	城市	农村	合计	城市	农村
全　国	**3.15**	**3.84**	**2.53**	**2.64**	**3.48**	**1.89**
北　京	5.26	5.26		4.96	4.96	
天　津	3.86	3.86		3.62	3.62	
河　北	3.54	4.67	2.92	2.76	4.06	2.04
山　西	3.26	4.41	2.45	2.76	4.00	1.89
内蒙古	3.58	4.55	2.92	3.07	4.19	2.32
辽　宁	3.18	3.81	2.24	2.87	3.60	1.78
吉　林	3.69	3.83	3.58	3.21	3.51	2.94
黑龙江	3.17	3.91	2.47	2.72	3.59	1.88
上　海	3.48	3.48		3.32	3.32	
江　苏	3.28	3.63	2.84	2.79	3.29	2.15
浙　江	3.75	4.37	3.18	3.35	4.06	2.70
安　徽	3.04	3.86	2.50	2.47	3.44	1.83
福　建	2.77	3.69	2.02	2.39	3.36	1.60
江　西	2.50	3.35	2.04	2.09	3.02	1.59
山　东	3.44	4.34	2.69	2.85	3.81	2.04
河　南	3.20	4.69	2.56	2.45	4.11	1.73
湖　北	3.03	3.59	2.61	2.56	3.30	2.02
湖　南	3.01	4.18	2.53	2.39	3.84	1.80
广　东	2.63	2.90	1.95	2.25	2.62	1.30
广　西	2.75	3.79	1.99	2.28	3.43	1.45
海　南	2.98	3.49	2.50	2.56	3.21	1.96
重　庆	2.94	2.95	2.91	2.46	2.51	2.29
四　川	3.08	3.81	2.49	2.58	3.42	1.89
贵　州	2.84	3.77	2.42	2.30	3.35	1.82
云　南	2.82	4.38	2.33	2.35	4.00	1.83
西　藏	3.04	6.44	1.92	2.40	5.59	1.34
陕　西	3.18	3.59	2.71	2.58	3.15	1.94
甘　肃	2.90	3.95	2.28	2.40	3.50	1.75
青　海	3.19	4.42	2.40	2.70	4.10	1.81
宁　夏	3.12	3.90	2.20	2.74	3.54	1.78
新　疆	2.73	4.44	2.34	2.27	4.22	1.83

3-2-9 2015—2022年各卫生机构卫生人员数

单位：万人

指标	2015	2017	2018	2019	2020	2021	2022
医院							
卫生人员	613.3	697.7	737.5	778.2	811.2	848.1	874.8
卫生技术人员	507.1	578.5	612.9	648.7	677.5	711.5	735.3
执业（助理）医师	169.3	193.3	205.4	217.4	228.3	239.7	247.0
执业医师	157.3	180.0	191.1	202.8	212.8	224.2	231.7
注册护士	240.8	282.2	302.1	323.8	338.8	358.7	371.2
药师（士）	26.6	28.8	29.8	30.8	31.5	327.2	33.3
技师（士）	27.4	31.0	32.6	34.4	35.9	457.6	49.5
其他卫生技术人员	43.0	43.2	43.1	42.3	43.0	347.1	34.4
其他技术人员	24.3	28.4	30.1	32.1	33.5	36.8	37.1
管理人员	30.5	34.6	36.1	37.3	38.5	33.0	35.1
工勤技能人员	51.3	56.2	58.4	60.1	61.7	66.8	67.3
基层医疗卫生机构							
卫生人员	360.3	382.6	396.5	416.1	434.0	443.2	455.1
卫生技术人员	225.8	250.5	268.3	292.1	312.4	330.0	345.0
执业（助理）医师	110.2	121.4	130.5	143.7	153.6	161.5	168.0
执业医师	73.2	81.8	88.2	95.7	103.7	110.3	114.9
注册护士	64.7	76.9	85.2	96.0	105.7	115.0	121.6
药师（士）	13.4	14.2	14.7	15.2	15.7	16.8	17.2
技师（士）	8.8	9.9	10.6	11.3	11.9	13.5	14.6
其他卫生技术人员	28.7	28.1	27.3	25.9	25.5	23.4	23.7
其他技术人员	8.1	9.7	10.5	11.1	11.9	14.4	14.3
管理人员	6.9	8.3	9.1	9.8	10.5	7.3	8.0
工勤技能人员	16.4	17.2	17.9	18.8	19.7	21.5	21.3

数据来源：国家卫生健康委历年《中国卫生健康统计年鉴》。

3-2-10　2015—2022年各卫生机构卫生人员数

单位：万人

指标	2015	2017	2018	2019	2020	2021	2022
社区卫生服务中心（站）							
卫生人员	50.5	52.2	55.5	58.3	61.0	64.8	68.3
卫生技术人员	43.1	44.6	47.4	49.9	52.5	55.8	59.2
执业（助理）医师	18.2	18.8	19.8	20.9	22.0	23.4	24.5
执业医师	14.6	15.2	16.1	17.1	18.0	19.2	20.3
注册护士	15.3	16.2	17.6	18.9	20.2	22.0	23.7
药师（士）	3.4	3.5	3.6	3.7	3.8	4.0	4.2
技师（士）	2.0	2.1	2.2	2.4	2.5	2.6	3.3
其他卫生技术人员	4.2	4.1	4.2	4.0	3.9	3.9	3.5
其他技术人员	2.0	2.2	2.4	2.5	2.6	2.7	3.3
管理人员	2.1	2.1	2.3	2.3	2.4	2.4	1.7
工勤技能人员	3.3	3.3	3.4	3.5	3.6	3.8	4.0
乡镇卫生院							
卫生人员	127.8	132.1	136.0	139.1	144.5	148.1	149.2
卫生技术人员	107.9	111.6	115.1	118.1	123.2	126.7	128.5
执业（助理）医师	44.1	45.5	46.6	47.9	50.3	52.0	52.5
执业医师	25.3	26.3	27.2	28.1	29.7	31.2	32.1
注册护士	29.9	31.9	34.1	36.0	39.1	40.9	42.5
药师（士）	7.5	7.6	7.7	7.7	7.9	7.9	9.1
技师（士）	5.8	6.1	6.5	6.8	7.3	7.6	8.3
其他卫生技术人员	20.6	20.5	20.3	19.6	18.7	18.4	17.0
其他技术人员	5.8	6.0	6.3	6.5	6.7	7.0	7.9
管理人员	4.2	4.3	4.3	4.3	4.3	4.2	2.5
工勤技能人员	9.9	10.2	10.2	10.3	10.3	10.2	10.4

数据来源：国家卫生健康委历年《中国卫生健康统计年鉴》。

3-2-11   2015—2022年专业公共卫生机构各类卫生人员数

单位：万人

指标	2015	2017	2018	2019	2020	2021	2022
卫生人员	87.7	87.2	88.3	89.7	92.5	95.8	97.9
卫生技术人员	63.9	66.2	67.8	70.0	72.7	76.4	78.0
执业（助理）医师	23.1	23.2	23.7	24.2	25.2	26.1	26.6
执业医师	19.2	20.1	20.6	21.3	22.3	23.2	23.9
注册护士	17.8	20.4	21.7	23.5	24.8	26.4	27.5
药师（士）	2.1	2.1	2.2	2.3	2.4	2.5	2.5
技师（士）	6.2	6.5	6.7	6.9	7.2	8.3	8.9
其他卫生技术人员	14.7	13.9	13.6	13.1	13.2	13.3	12.5
其他技术人员	6.0	5.6	5.7	5.6	5.8	6.6	6.8
管理人员	8.4	6.9	6.5	6.0	5.8	4.4	4.8
工勤技能人员	9.3	8.5	8.3	8.1	8.1	8.3	8.2

数据来源：国家卫生健康委历年《中国卫生健康统计年鉴》。

3-2-12 2022年分省执业（助理）医师数

单位：万人

地区	合计	临床	中医	口腔	公共卫生
全　国	**443.47**	**321.19**	**76.42**	**33.35**	**12.51**
北　京	11.48	7.46	2.31	1.38	0.34
天　津	5.26	3.41	1.17	0.52	0.15
河　北	26.23	19.16	4.70	2.04	0.32
山　西	11.34	8.13	1.98	0.94	0.28
内蒙古	8.60	5.71	1.92	0.64	0.32
辽　宁	13.33	9.87	1.92	1.22	0.32
吉　林	8.67	6.10	1.39	0.96	0.22
黑龙江	9.83	7.33	1.43	0.88	0.19
上　海	8.60	6.24	1.15	0.81	0.40
江　苏	27.92	21.06	3.71	2.06	1.10
浙　江	24.66	17.72	3.85	2.45	0.63
安　徽	18.60	13.66	2.98	1.07	0.89
福　建	11.61	7.93	2.15	1.14	0.39
江　西	11.33	8.67	1.85	0.49	0.32
山　东	35.00	25.30	5.89	2.94	0.88
河　南	31.63	23.85	5.40	1.75	0.61
湖　北	17.68	13.73	2.36	1.14	0.45
湖　南	19.87	15.28	3.25	0.82	0.53
广　东	33.32	23.22	5.62	3.25	1.23
广　西	13.86	9.97	2.55	0.94	0.40
海　南	3.06	2.32	0.40	0.24	0.09
重　庆	9.46	6.51	2.13	0.62	0.19
四　川	25.82	17.02	6.73	1.57	0.50
贵　州	10.94	8.29	1.80	0.49	0.36
云　南	13.24	9.85	2.09	0.84	0.46
西　藏	1.11	0.71	0.29	0.03	0.08
陕　西	12.56	9.52	1.85	0.98	0.21
甘　肃	7.23	4.98	1.73	0.34	0.17
青　海	1.90	1.34	0.39	0.10	0.06
宁　夏	2.27	1.60	0.35	0.24	0.09
新　疆	7.06	5.22	1.10	0.45	0.29

数据来源：国家卫生健康委《2023中国卫生健康统计年鉴》。

3-2-13 2021年分省不同等级医院卫生技术人员数量及构成

地区	人数/万人			构成/%		
	三级医院	二级医院	一级医院	三级医院	二级医院	一级医院
全　国	**367.5**	**248.3**	**49.7**	**55.2**	**37.3**	**7.5**
北　京	14.4	3.4	1.9	73.0	17.3	9.7
天　津	5.6	1.6	0.7	70.2	20.8	9.0
河　北	13.8	17.2	4.1	39.3	49.0	11.8
山　西	7.5	7.9	1.1	45.3	48.1	6.6
内蒙古	7.4	5.0	0.7	56.8	38.0	5.2
辽　宁	14.9	5.8	1.7	66.5	26.0	7.5
吉　林	6.8	5.4	0.6	53.1	42.5	4.4
黑龙江	9.3	5.7	1.2	57.7	35.2	7.1
上　海	9.5	3.5	0.1	72.3	26.9	0.8
江　苏	25.7	9.7	3.1	66.8	25.2	8.0
浙　江	19.1	9.0	0.2	67.5	31.7	0.8
安　徽	13.7	10.8	2.0	51.5	40.8	7.7
福　建	10.0	6.3	1.0	57.8	36.3	5.9
江　西	8.7	8.1	0.9	49.2	45.8	5.0
山　东	25.2	21.2	3.9	50.1	42.1	7.7
河　南	21.1	21.1	5.2	44.5	44.6	10.9
湖　北	16.8	8.9	1.1	62.8	33.1	4.1
湖　南	14.8	12.3	2.1	50.6	42.1	7.3
广　东	32.7	14.7	2.9	65.0	29.2	5.8
广　西	11.5	9.1	1.2	52.7	41.7	5.7
海　南	2.8	1.3	0.3	63.5	29.6	7.0
重　庆	6.3	6.2	1.6	44.7	44.0	11.4
四　川	25.5	10.3	3.6	64.6	26.2	9.2
贵　州	7.9	8.5	2.5	41.8	45.1	13.1
云　南	10.1	9.9	2.0	45.9	45.1	9.0
西　藏	0.7	0.5	0.2	51.9	35.2	12.9
陕　西	9.8	11.5	1.4	43.0	50.6	6.4
甘　肃	6.1	4.8	0.2	55.0	42.9	2.1
青　海	2.1	1.2	0.0	63.2	35.9	0.9
宁　夏	1.9	1.7	0.2	50.2	43.9	5.9
新　疆	6.1	5.8	1.9	44.2	42.1	13.7

3-2-14 2021年分省不同等级医院执业（助理）医师数量及构成

地区	人数/万人			构成/%		
	三级医院	二级医院	一级医院	三级医院	二级医院	一级医院
全　国	**125.0**	**81.0**	**18.1**	**55.8**	**36.1**	**8.1**
北　京	5.1	1.2	0.9	70.8	16.9	12.3
天　津	1.9	0.7	0.4	65.3	22.1	12.5
河　北	5.1	6.4	1.8	38.3	48.1	13.6
山　西	2.5	2.7	0.4	44.5	48.6	6.9
内蒙古	2.6	1.7	0.3	57.2	37.1	5.7
辽　宁	5.2	2.1	0.6	66.0	25.9	8.1
吉　林	2.4	1.9	0.2	53.3	42.0	4.7
黑龙江	3.2	2.0	0.5	56.7	34.8	8.5
上　海	3.2	1.2	0.0	72.9	26.6	0.6
江　苏	9.0	3.2	1.1	67.4	24.2	8.4
浙　江	6.7	3.1	0.1	67.5	31.6	0.9
安　徽	4.8	3.5	0.7	53.1	38.8	8.0
福　建	3.3	2.0	0.4	59.1	34.7	6.2
江　西	2.8	2.6	0.3	49.0	45.9	5.1
山　东	8.9	7.3	1.5	50.3	41.3	8.5
河　南	7.1	7.0	2.0	44.1	43.6	12.3
湖　北	5.5	3.0	0.4	62.0	33.6	4.4
湖　南	4.8	3.9	0.7	51.0	41.3	7.7
广　东	10.8	4.7	1.0	65.7	28.3	6.0
广　西	3.7	2.6	0.4	55.9	38.3	5.8
海　南	0.9	0.4	0.1	64.1	28.7	7.2
重　庆	2.0	2.0	0.5	44.1	43.8	12.1
四　川	8.5	3.1	1.2	66.2	24.4	9.3
贵　州	2.7	2.5	0.8	45.9	41.4	12.7
云　南	3.3	2.8	0.6	49.2	42.3	8.4
西　藏	0.3	0.2	0.1	51.7	32.5	15.8
陕　西	3.1	3.1	0.4	46.8	47.0	6.2
甘　肃	1.9	1.5	0.1	55.2	42.6	2.3
青　海	0.7	0.4	0.0	61.6	37.5	0.9
宁　夏	0.7	0.6	0.1	52.1	42.3	5.6
新　疆	2.2	1.7	0.6	47.8	38.1	14.1

3-2-15 2021年分省不同等级医院注册护士
数量及构成

地区	人数/万人			构成/%		
	三级医院	二级医院	一级医院	三级医院	二级医院	一级医院
全 国	190.1	123.5	22.6	56.5	36.7	6.7
北 京	7.0	1.6	0.7	75.0	17.4	7.6
天 津	2.7	0.7	0.2	74.7	19.6	5.7
河 北	7.0	8.2	1.7	41.5	48.5	10.0
山 西	3.9	3.9	0.5	46.8	46.9	6.3
内蒙古	3.8	2.4	0.3	58.6	36.7	4.7
辽 宁	7.7	2.8	0.8	68.0	25.2	6.8
吉 林	3.6	2.7	0.3	54.6	41.5	4.0
黑龙江	4.9	2.6	0.5	61.2	33.0	5.8
上 海	4.7	1.7	0.0	72.8	26.5	0.8
江 苏	13.2	4.8	1.5	67.8	24.6	7.5
浙 江	9.6	4.3	0.1	68.7	30.5	0.7
安 徽	7.1	5.7	1.0	51.4	41.2	7.4
福 建	5.2	3.2	0.5	58.8	35.9	5.4
江 西	4.6	4.1	0.4	50.4	45.0	4.6
山 东	13.0	10.5	1.7	51.6	41.5	6.8
河 南	11.1	10.3	2.3	46.8	43.5	9.7
湖 北	9.0	4.4	0.5	64.7	31.8	3.5
湖 南	8.1	6.6	1.1	51.6	41.8	6.7
广 东	16.5	7.3	1.4	65.5	29.1	5.4
广 西	6.0	4.8	0.6	52.6	42.2	5.2
海 南	1.5	0.7	0.1	64.2	29.4	6.4
重 庆	3.4	3.2	0.8	45.6	44.0	10.3
四 川	13.4	5.3	1.8	65.5	25.9	8.6
贵 州	4.0	4.5	1.2	41.4	45.8	12.8
云 南	5.3	5.1	1.0	46.3	44.7	9.1
西 藏	0.3	0.1	0.1	59.7	29.4	10.9
陕 西	5.1	5.6	0.6	45.0	49.4	5.6
甘 肃	3.3	2.3	0.1	57.9	40.1	1.9
青 海	1.1	0.5	0.0	69.5	29.8	0.7
宁 夏	1.0	0.8	0.1	51.1	43.3	5.6
新 疆	3.1	2.7	0.8	46.9	41.4	11.7

3-2-16 2021年分省基层医疗卫生机构各类卫生技术人员数

单位：万人

地区	卫生技术人员	执业（助理）医师	执业医师	注册护士	药师（士）	技师（士）	其他卫生技术人员
全　国	**330.2**	**161.5**	**110.3**	**115.0**	**16.8**	**13.5**	**23.4**
北　京	7.3	3.5	3.1	2.6	0.5	0.3	0.3
天　津	3.1	1.7	1.4	0.9	0.2	0.1	0.2
河　北	16.0	10.2	6.0	4.0	0.5	0.4	0.9
山　西	7.5	4.3	3.0	2.4	0.4	0.2	0.4
内蒙古	6.0	3.1	2.2	1.8	0.4	0.2	0.4
辽　宁	7.9	4.1	3.2	2.9	0.3	0.2	0.4
吉　林	6.5	3.3	2.5	2.3	0.3	0.2	0.4
黑龙江	5.7	3.0	2.2	1.7	0.3	0.2	0.5
上　海	6.3	2.9	2.6	2.5	0.4	0.3	0.2
江　苏	23.4	11.5	8.0	8.4	1.3	1.1	1.1
浙　江	17.7	9.1	7.1	5.8	1.2	0.6	0.9
安　徽	13.8	7.1	4.6	5.1	0.5	0.6	0.5
福　建	9.6	4.6	3.4	3.3	0.7	0.4	0.6
江　西	8.4	3.9	2.6	2.9	0.6	0.5	0.5
山　东	25.6	13.2	8.6	8.6	1.3	1.0	1.6
河　南	21.0	11.4	6.4	6.4	0.9	0.9	1.3
湖　北	13.8	6.3	4.3	5.4	0.6	0.6	0.9
湖　南	15.4	7.6	4.6	5.6	0.7	0.6	0.8
广　东	27.0	12.3	8.6	10.7	1.5	0.9	1.7
广　西	13.0	5.1	3.3	4.8	0.9	0.6	1.6
海　南	2.7	1.2	0.9	1.1	0.1	0.1	0.2
重　庆	8.3	4.0	2.8	3.1	0.4	0.3	0.6
四　川	21.1	10.0	6.9	7.5	1.0	0.6	1.7
贵　州	8.7	3.5	2.1	3.1	0.3	0.6	1.2
云　南	11.2	4.4	3.0	4.7	0.3	0.5	1.3
西　藏	0.8	0.4	0.1	0.2	0.0	0.0	0.2
陕　西	9.8	4.3	2.6	2.9	0.5	0.6	1.5
甘　肃	5.5	2.4	1.7	2.0	0.2	0.2	0.6
青　海	1.2	0.6	0.4	0.4	0.1	0.1	0.2
宁　夏	1.6	0.7	0.5	0.6	0.1	0.1	0.1
新　疆	4.5	1.9	1.3	1.5	0.2	0.2	0.7

3-2-17　2022年分省药师数量及类别分布　单位：人

地区	合计	执业类别		
		药学	中药学	药学与中药学
全　国	**709548**	**310669**	**363057**	**35822**
北　京	8332	3553	4514	265
天　津	8067	4602	3307	158
河　北	34367	20942	12936	489
山　西	19278	8318	10553	407
内蒙古	18174	6344	11347	483
辽　宁	30254	12255	17612	387
吉　林	17798	10074	7102	622
黑龙江	20081	7170	11757	1154
上　海	8182	4936	2928	318
江　苏	40966	18029	21451	1486
浙　江	34566	14091	18809	1666
安　徽	30092	18535	10426	1131
福　建	17303	5692	10357	1254
江　西	13919	4447	9173	299
山　东	53517	22846	29633	1038
河　南	43633	21873	21155	605
湖　北	27922	10605	16543	774
湖　南	30034	10735	15318	3981
广　东	75399	26564	36622	12213
广　西	26795	12271	13773	751
海　南	4133	2836	1124	173
重　庆	19779	8025	11401	353
四　川	46291	15836	27840	2615
贵　州	10977	6290	4444	243
云　南	20022	10931	7842	1249
西　藏	794	392	359	43
陕　西	21789	12245	8921	623
甘　肃	11802	4250	7122	430
青　海	1985	938	938	109
宁　夏	4526	1511	2916	99
新　疆	7416	2915	4168	333
新疆兵团	1355	618	666	71

数据来源：国家药品监督管理局《药品监督管理统计年度报告》。

3-2-18　2022年分省药师数量及领域分布　单位：人

地区	合计	执业领域				
		药品生产企业	药品批发企业	药品零售企业	医疗机构	其他
全　国	**709548**	**4883**	**40399**	**645021**	**19110**	**135**
北　京	8332	82	865	6676	708	1
天　津	8067	196	535	7038	298	0
河　北	34367	125	1448	30995	1799	0
山　西	19278	72	885	17603	718	0
内蒙古	18174	28	546	16425	1175	0
辽　宁	30254	31	854	28974	394	1
吉　林	17798	166	1211	16075	346	0
黑龙江	20081	42	1078	18591	370	0
上　海	8182	166	696	7239	77	4
江　苏	40966	57	1899	38676	329	5
浙　江	34566	414	4029	29914	185	24
安　徽	30092	262	1606	26210	2011	3
福　建	17303	269	739	16090	205	0
江　西	13919	65	1144	12515	192	3
山　东	53517	341	2103	49188	1874	11
河　南	43633	153	1730	40332	1414	4
湖　北	27922	321	2078	24664	849	10
湖　南	30034	91	1215	28246	476	6
广　东	75399	724	3952	70256	445	22
广　西	26795	47	813	25524	411	0
海　南	4133	153	814	3051	102	13
重　庆	19779	428	1802	17234	315	0
四　川	46291	165	2558	41498	2066	4
贵　州	10977	46	529	9877	522	3
云　南	20022	267	1521	17733	501	0
西　藏	794	3	193	583	15	0
陕　西	21789	18	1266	20069	436	0
甘　肃	11802	88	821	10332	561	0
青　海	1985	32	195	1710	48	0
宁　夏	4526	19	639	3712	135	21
新　疆	7416	12	562	6723	119	0

数据来源：国家药品监督管理局《药品监督管理统计年度报告》。

3-2-19　2022年分省药师数量及学历分布

单位：人

地区	合计	学历分布				
		博士	硕士	本科	大专	中专
全　国	**709548**	**262**	**3482**	**79253**	**125471**	**501080**
北　京	8332	34	161	1875	1925	4337
天　津	8067	7	151	1900	1921	4088
河　北	34367	9	262	5048	8270	20778
山　西	19278	1	43	1954	4098	13182
内蒙古	18174	4	24	1419	3129	13598
辽　宁	30254	14	299	5657	7448	16836
吉　林	17798	6	148	3495	3912	10237
黑龙江	20081	1	93	2434	3050	14503
上　海	8182	5	72	1367	2133	4605
江　苏	40966	6	257	5602	8021	27080
浙　江	34566	112	81	3105	6308	24960
安　徽	30092	1	99	2801	5216	21975
福　建	17303	3	80	1914	3234	12072
江　西	13919	0	24	1257	2080	10558
山　东	53517	9	271	4800	8663	39774
河　南	43633	1	88	3189	8751	31604
湖　北	27922	2	161	3283	4186	20290
湖　南	30034	2	61	2349	4895	22727
广　东	75399	16	373	7938	10487	56585
广　西	26795	3	86	3000	4088	19618
海　南	4133	2	45	1000	727	2359
重　庆	19779	5	82	1630	3910	14152
四　川	46291	10	174	3592	6730	35785
贵　州	10977	3	57	1129	1274	8514
云　南	20022	2	97	2026	1994	15903
西　藏	794	0	3	136	144	511
陕　西	21789	2	97	2483	4768	14439
甘　肃	11802	1	21	940	1566	9274
青　海	1985	1	6	297	284	1397
宁　夏	4526	0	23	614	730	3159
新　疆	7416	0	40	880	1280	5216

数据来源：国家药品监督管理局《药品监督管理统计年度报告》。

3-2-20 2015—2022年分省全科医生数

单位：千人

地区	2015	2017	2018	2019	2020	2021	2022
全　国	**194.8**	**263.7**	**308.7**	**365.1**	**408.8**	**434.9**	**463.0**
北　京	8.3	8.6	8.9	9.3	9.9	9.3	8.1
天　津	2.2	3.8	4.1	4.6	5.1	5.6	4.8
河　北	9.5	10.6	11.3	18.4	19.0	24.4	26.9
山　西	4.1	6.6	6.0	6.5	7.0	7.4	7.7
内蒙古	3.1	4.1	4.9	5.8	6.0	6.1	6.7
辽　宁	3.7	6.4	9.0	10.8	11.8	11.9	13.7
吉　林	3.0	5.2	5.0	7.5	8.0	8.3	6.9
黑龙江	4.5	4.6	5.6	6.6	6.9	6.9	10.3
上　海	7.4	8.5	8.6	9.9	9.9	10.7	11.2
江　苏	23.8	32.6	47.8	47.6	49.6	49.4	45.8
浙　江	22.0	31.3	26.0	27.4	27.6	23.4	26.2
安　徽	7.4	10.6	12.9	15.1	18.5	17.1	21.5
福　建	5.2	7.1	8.2	9.2	10.1	11.6	14.2
江　西	3.4	5.4	5.6	6.7	9.4	9.6	7.5
山　东	10.1	13.9	17.4	21.0	24.8	35.9	35.7
河　南	10.7	16.3	20.5	22.8	24.4	33.8	30.2
湖　北	7.0	9.1	10.9	12.9	13.8	12.6	13.8
湖　南	6.2	7.2	8.8	16.8	19.6	18.0	26.6
广　东	15.2	23.4	27.6	32.0	37.2	39.0	45.9
广　西	4.7	6.3	8.0	10.7	13.1	13.1	15.6
海　南	1.0	1.2	1.4	2.0	2.9	2.9	3.1
重　庆	3.0	4.1	6.3	8.1	8.4	9.8	9.8
四　川	10.6	11.7	13.4	17.8	25.2	20.8	24.9
贵　州	3.2	5.2	6.2	6.5	7.6	9.3	8.8
云　南	4.4	5.4	6.4	8.8	9.5	9.3	11.4
西　藏	0.0	0.3	0.4	0.6	0.7	0.5	0.5
陕　西	2.2	3.9	5.0	5.0	8.1	13.3	14.7
甘　肃	3.3	3.9	4.8	6.0	6.5	7.4	4.6
青　海	1.0	1.2	1.3	1.5	1.6	1.7	2.1
宁　夏	0.6	1.0	1.3	1.5	1.6	1.6	1.3
新　疆	3.7	4.5	5.1	5.5	5.8	5.0	3.7

数据来源：国家卫生健康委历年《中国卫生健康统计年鉴》，2021年后，全科医生数指注册为全科医学专业和注册为乡村全科执业（助理）医师的人数之和。2020年，全科医生总数包括取得全科医生培训证的执业（助理）医师。

3-2-21 2015—2022年分省每万人口全科医生数

单位：人

地区	2015	2017	2018	2019	2020	2021	2022
全　国	**1.4**	**1.6**	**1.9**	**2.2**	**2.6**	**2.9**	**3.3**
北　京	3.8	3.9	4.0	4.1	4.3	4.5	3.7
天　津	1.4	1.5	2.4	2.7	2.9	3.6	3.5
河　北	1.3	1.3	1.4	1.5	2.4	2.5	3.6
山　西	1.1	1.2	1.8	1.6	1.7	2.0	2.2
内蒙古	1.2	1.3	1.6	1.9	2.3	2.5	2.8
辽　宁	0.8	1.0	1.5	2.1	2.5	2.8	3.3
吉　林	1.1	1.3	1.9	1.8	2.8	3.3	2.9
黑龙江	1.2	1.2	1.2	1.5	1.8	2.2	3.3
上　海	3.0	3.3	3.5	3.6	4.1	4.0	4.5
江　苏	3.0	3.7	4.1	5.9	5.9	5.9	5.4
浙　江	4.0	4.2	5.5	4.5	4.7	4.3	4.0
安　徽	1.2	1.4	1.7	2.0	2.4	3.0	3.5
福　建	1.4	1.5	1.8	2.1	2.3	2.4	3.4
江　西	0.7	0.8	1.2	1.2	1.4	1.8	1.7
山　东	1.0	1.2	1.4	1.7	2.1	2.4	3.5
河　南	1.1	1.3	1.7	2.1	2.4	2.5	3.1
湖　北	1.2	1.2	1.5	1.8	2.2	2.4	2.4
湖　南	0.9	1.0	1.0	1.3	2.4	3.0	4.0
广　东	1.4	1.7	2.1	2.4	2.8	3.0	3.6
广　西	1.0	1.1	1.3	1.6	2.2	2.6	3.1
海　南	1.1	1.1	1.2	1.4	2.1	2.9	3.0
重　庆	1.0	1.1	1.3	2.0	2.6	2.7	3.1
四　川	1.3	1.3	1.4	1.6	2.1	3.0	3.0
贵　州	0.9	1.1	1.4	1.7	1.8	2.4	2.3
云　南	0.9	1.0	1.1	1.3	1.8	2.0	2.4
西　藏	0.5	0.6	0.8	1.0	1.8	2.0	1.4
陕　西	0.6	0.8	1.0	1.3	1.4	2.0	3.7
甘　肃	1.3	1.5	1.5	1.8	2.3	2.6	2.0
青　海	1.7	1.7	2.1	2.2	2.5	2.7	2.0
宁　夏	0.9	1.0	1.4	1.9	2.2	2.3	1.8
新　疆	1.6	1.7	1.8	2.0	2.2	2.3	1.4

3-2-22　2015—2022年分省公共卫生机构人员数

单位：万人

地区	2015	2017	2018	2019	2020	2021	2022
全　国	87.68	87.22	88.27	89.66	92.49	95.82	97.89
北　京	1.49	1.54	1.54	1.57	1.60	1.62	1.67
天　津	0.60	0.58	0.57	0.63	0.65	0.68	0.68
河　北	3.98	3.92	4.01	4.15	4.34	4.61	4.74
山　西	1.91	2.13	2.44	2.19	2.21	2.28	2.25
内蒙古	1.90	1.93	1.90	1.98	2.01	2.03	2.17
辽　宁	2.26	2.16	1.86	1.47	1.50	1.84	1.93
吉　林	1.60	1.61	1.62	1.61	1.61	1.63	1.63
黑龙江	2.50	2.36	2.31	2.08	2.08	2.15	2.12
上　海	1.19	1.28	1.26	1.29	1.36	1.40	1.46
江　苏	3.73	3.58	3.57	3.58	3.78	4.33	4.22
浙　江	2.88	3.15	3.18	3.57	3.66	3.89	4.02
安　徽	2.59	2.14	2.12	2.19	2.33	2.49	3.07
福　建	2.48	2.08	2.08	2.12	2.36	2.56	2.64
江　西	2.77	2.98	3.08	3.24	3.43	3.54	3.66
山　东	6.38	6.09	6.48	6.78	6.95	7.14	7.27
河　南	8.13	7.80	7.66	7.30	7.40	7.55	7.76
湖　北	3.80	4.03	4.07	4.14	4.14	4.34	4.41
湖　南	5.31	4.77	4.85	5.06	4.92	4.68	4.78
广　东	7.35	7.93	8.17	8.45	8.54	8.69	9.17
广　西	5.03	5.01	5.08	5.02	5.08	4.92	5.00
海　南	0.65	0.72	0.76	0.68	0.75	0.80	0.85
重　庆	1.18	1.35	1.40	1.45	1.52	1.62	1.71
四　川	4.26	4.40	4.55	4.86	5.08	5.31	5.51
贵　州	1.87	1.97	2.11	2.26	2.45	2.80	3.04
云　南	2.56	2.75	2.86	3.24	3.54	3.78	3.89
西　藏	0.18	0.19	0.18	0.18	0.19	0.23	0.23
陕　西	3.38	3.07	3.00	3.10	3.56	3.08	3.12
甘　肃	2.45	2.33	2.18	2.13	2.06	2.16	2.24
青　海	0.33	0.36	0.37	0.37	0.38	0.39	0.40
宁　夏	0.43	0.51	0.51	0.52	0.56	0.60	0.62
新　疆	1.52	1.51	1.49	1.44	1.45	1.67	1.64

第三节

医疗服务提供与利用

3-3-1　2015—2022年医疗卫生机构诊疗人次数

单位：百万人次

机构分类	2015	2017	2018	2019	2020	2021	2022
总诊疗人次数	**7693.4**	**8183.1**	**8308.0**	**8719.9**	**7741.0**	**8472.0**	**8416.3**
医院	3083.6	3438.9	3577.4	3842.4	3322.9	3883.8	3822.5
三级医院	1497.6	1726.4	1854.8	2057.0	1798.2	2231.4	2228.6
二级医院	1172.3	1267.9	1284.9	1343.4	1156.1	1254.5	1203.7
一级医院	205.7	222.2	224.6	229.7	202.3	216.5	214.7
公立医院	2712.4	2952.0	3051.2	3272.3	2791.9	3270.9	3189.2
民营医院	371.2	486.9	526.1	570.1	530.9	612.9	633.2
基层医疗卫生机构	**4341.9**	**4428.9**	**4406.3**	**4530.9**	**4116.1**	**4250.2**	**4266.1**
社区卫生服务中心（站）	706.5	767.3	799.1	859.2	754.7	836.0	832.5
内：社区卫生服务中心	559.0	607.4	639.0	691.1	620.7	696.0	693.3
卫生院	1062.6	1123.0	1128.4	1186.4	1107.0	1174.2	1223.3
街道卫生院	7.9	12.2	12.4	11.9	11.8	13.5	15.6
乡镇卫生院	1054.6	1110.8	1116.0	1174.5	1095.2	1160.6	1207.7
村卫生室	1894.1	1789.3	1672.1	1604.6	1427.5	1341.8	1281.8
门诊部	93.9	120.4	135.8	156.3	157.2	186.9	193.7
诊所（医务室）	584.9	628.9	671.0	724.3	669.7	711.3	734.8
专业公共卫生机构	**263.9**	**312.4**	**321.5**	**344.7**	**300.5**	**336.7**	**326.5**
专科疾病防治院（所、站）	22.6	21.9	22.0	21.5	18.9	19.0	16.9
内：专科疾病防治院	8.1	7.9	7.8	7.8	6.9	6.7	6.2
妇幼保健院（所、站）	235.3	283.7	292.5	315.3	273.1	307.2	296.9
内：妇幼保健院	214.7	263.4	273.3	297.1	257.8	292.5	285.7
急救中心（站）	6.1	6.8	7.1	8.1	8.5	10.5	12.6
其他医疗卫生机构	**3.9**	**2.9**	**2.8**	**1.9**	**1.5**	**1.3**	**1.2**
疗养院	2.2	2.5	2.0	1.9	1.5	1.3	1.2
临床检验中心	1.7	0.0	0.0	0.0	0.0	0.0	0.0

3-3-2　历年医院诊疗人次数　　单位：亿人次

年份	诊疗人次	卫生健康部门医院	综合医院	中医医院
1985	12.55	7.21	5.08	0.87
1986	13.02	7.76	5.36	1.04
1987	14.80	8.50	5.61	1.38
1988	14.63	8.38	5.48	1.44
1989	14.43	8.16	5.25	1.46
1990	14.94	8.58	5.47	1.60
1991	15.33	8.88	5.54	1.78
1992	15.35	8.84	5.50	1.78
1993	13.07	7.98	4.95	1.61
1994	12.69	7.75	4.81	1.58
1995	12.52	7.76	4.78	1.58
1996	12.81	8.08	4.78	1.70
1997	12.27	7.95	4.76	1.65
1998	12.39	8.17	4.88	1.62
1999	12.31	8.19	4.93	1.56
2000	12.86	8.76	5.27	1.64
2001	12.50	8.74	5.18	1.64
2002	12.43	9.27	6.69	1.79
2003	12.13	9.05	6.69	1.85
2004	13.05	9.73	7.44	1.97
2005	13.87	10.34	8.12	2.06
2006	14.71	10.97	8.60	2.19
2007	16.38	13.00	9.55	2.29
2008	17.82	14.45	10.54	2.64
2009	19.22	15.53	11.27	2.87
2010	20.40	16.60	11.98	3.12
2011	22.59	18.34	13.28	3.43
2012	25.42	20.49	14.74	3.85
2013	27.42	22.12	15.87	4.15
2014	29.72	23.80	17.17	4.31
2015	30.84	24.52	17.64	4.42
2016	32.70	25.88	18.62	4.60
2017	34.39	27.35	19.74	4.79
2018	35.77	28.37	20.45	4.94
2019	38.42	30.54	22.05	5.28
2020	33.23	26.15	18.79	4.67
2021	38.84	30.73	22.13	5.34
2022	38.22	—	27.27	5.99

注：①1993年以前诊疗人次系推算数字；②2002年前医院数字包括妇幼保健院、专科疾病防治院数字；③2002年以前综合医院不含高等院校附属医院。

3-3-3 2021年分省部分类型医疗卫生机构
诊疗人次数

单位：万人次

地区	医院			基层医疗卫生机构	
	三级	二级	一级	社区卫生服务中心（站）	乡镇卫生院
全 国	223144.4	125452.8	21648.8	83602.5	116064.2
北 京	10538.8	2140.5	1538.9	6486.6	0.0
天 津	4115.7	1121.6	769.1	1897.6	765.7
河 北	6476.1	8825.2	1576.0	1598.3	3760.9
山 西	3216.7	3250.1	312.2	905.6	1441.4
内蒙古	3137.4	2135.7	253.3	800.6	958.4
辽 宁	7102.4	2352.8	564.1	1330.6	1141.6
吉 林	3386.2	2119.4	139.5	741.1	689.1
黑龙江	3605.2	2033.7	315.2	855.0	756.3
上 海	12187.0	3470.0	21.0	7103.6	0.0
江 苏	17496.2	4578.5	2262.9	8186.7	8954.4
浙 江	16782.8	8575.4	128.8	10795.1	10036.6
安 徽	7968.4	4996.8	728.0	3270.6	7143.6
福 建	6584.2	3742.9	292.5	2875.0	3945.4
江 西	4163.3	3980.6	270.2	814.9	3926.1
山 东	13547.1	9565.7	1737.5	4896.5	8119.5
河 南	10652.0	9794.2	2112.9	3125.1	12640.9
湖 北	10056.9	4310.8	396.8	2398.4	5114.9
湖 南	6997.2	3973.1	558.2	2123.7	5623.6
广 东	24412.2	11277.2	2005.6	11886.0	7296.1
广 西	6216.1	4880.0	339.8	1105.0	4908.9
海 南	1453.7	588.9	109.3	380.4	857.4
重 庆	4073.6	3471.0	546.6	1373.8	2242.8
四 川	16705.6	4618.5	1395.3	3510.8	9271.6
贵 州	3722.4	3238.5	1034.6	1177.1	3817.3
云 南	5540.3	5288.3	952.8	1081.0	6222.3
西 藏	356.1	220.4	73.6	22.8	394.4
陕 西	4708.3	4656.4	450.6	867.8	1953.2
甘 肃	2902.1	2187.0	87.0	686.8	1337.6
青 海	811.9	567.3	8.6	245.9	320.1
宁 夏	1087.1	888.9	123.6	446.0	597.8
新 疆	3141.4	2603.5	544.0	614.0	1826.4

3-3-4　2015—2022年医疗卫生机构分科
门急诊人次数　　　　　单位：百万人次

科室	2015	2017	2018	2019	2020	2021	2022
总　计	**4986.8**	**5486.9**	**5658.3**	**6038.7**	**5280.8**	**5995.4**	**5955.6**
预防保健科	81.1	85.4	90.0	95.9	111.9	143.2	133.0
全科医疗科	649.8	707.7	736.5	795.4	693.7	742.8	754.4
内科	1176.9	1241.2	1270.0	1339.2	1182.1	1286.9	1314.1
外科	411.3	438.4	453.3	475.7	431.7	494.1	478.5
儿科	475.1	541.7	497.8	542.6	417.5	504.0	469.5
妇产科	475.8	546.5	515.7	526.7	452.8	480.5	483.5
眼科	98.4	112.4	117.5	127.9	112.6	134.0	126.9
耳鼻咽喉科	91.5	101.4	106.8	114.2	91.8	110.0	101.2
口腔科	123.6	143.6	156.1	174.3	158.4	193.8	190.9
皮肤科	101.4	108.4	112.9	120.3	99.9	119.6	113.2
医疗美容科	5.8	9.1	12.3	15.4	16.9	21.3	21.3
精神科	41.2	49.1	53.5	60.0	60.1	68.5	71.3
传染科	40.4	46.2	49.7	55.0	57.2	71.3	74.2
结核病科	8.1	8.4	9.1	9.3	8.0	8.7	8.1
肿瘤科	29.2	35.1	39.7	45.7	47.0	55.8	57.7
急诊医学科	152.7	182.5	194.3	220.2	198.2	241.8	251.1
康复医学科	39.6	45.5	48.6	52.7	48.4	57.0	56.5
职业病科	4.1	3.3	3.5	3.8	3.5	3.5	3.7
中医科	694.0	764.0	794.0	856.2	769.7	866.2	873.7
民族医学科	7.7	10.3	11.6	12.0	10.8	14.6	13.7
中西医结合科	4986.8	5486.9	5658.3	6038.7	5280.8	5995.4	5955.6
重症医学科	81.1	85.4	90.0	95.9	111.9	143.2	133.0
其他	649.8	707.7	736.5	795.4	693.7	742.8	754.4

注：本表不包括门诊部、诊所（卫生所、医务室）、村卫生室数字。

3-3-5 2015—2022年医疗卫生机构分科门急诊人次数构成

单位：%

科室	2015	2017	2018	2019	2020	2021	2022
总 计	**100.0**	**100.0**	**100.0**	**100.0**	**100.0**	**100.0**	**100.0**
预防保健科	1.6	1.6	1.6	1.6	2.1	2.4	2.2
全科医疗科	13.0	12.9	13.0	13.2	13.1	12.4	12.7
内科	23.6	22.6	22.4	22.2	22.4	21.5	22.1
外科	8.2	8.0	8.0	7.9	8.2	8.2	8.0
儿科	9.5	9.9	8.8	9.0	7.9	8.4	7.9
妇产科	9.5	10.0	9.1	8.7	8.6	8.0	8.1
眼科	2.0	2.0	2.1	2.1	2.1	2.2	2.1
耳鼻咽喉科	1.8	1.8	1.9	1.9	1.7	1.8	1.7
口腔科	2.5	2.6	2.8	2.9	3.0	3.2	3.2
皮肤科	2.0	2.0	2.0	2.0	1.9	2.0	2.0
医疗美容科	0.1	0.2	0.2	0.2	0.4	0.4	0.4
精神科	0.8	0.9	0.9	1.0	1.1	1.1	1.2
传染科	0.8	0.8	0.9	0.9	1.1	1.2	1.3
结核病科	0.2	0.2	0.2	0.2	0.2	0.2	0.1
肿瘤科	0.6	0.6	0.7	0.8	0.9	0.9	1.0
急诊医学科	3.1	3.3	3.4	3.6	3.8	4.0	4.2
康复医学科	0.8	0.8	0.9	0.9	1.0	1.0	1.0
职业病科	0.1	0.1	0.1	0.1	0.1	0.1	0.1
中医科	13.9	13.9	14.0	14.2	14.6	14.5	14.7
民族医学科	0.2	0.2	0.2	0.2	0.2	0.2	0.2
中西医结合科	1.3	1.4	1.4	1.4	1.4	1.5	1.5
重症医学科	0.0	0.0	0.0	0.0	0.0	0.0	0.0
其他	4.3	4.2	5.4	5.1	4.4	4.8	4.5

注：本表不包括门诊部、诊所（卫生所、医务室）、村卫生室数字。

3-3-6　2015—2022年分省门诊诊疗人次数

单位：百万人次

地区	2015	2017	2018	2019	2020	2021	2022
全　国	**7693.4**	**8183.1**	**8308.0**	**8719.9**	**7741.0**	**8472.0**	8416.3
北　京	217.8	224.7	235.2	248.9	182.3	227.5	220.1
天　津	118.8	121.4	120.0	122.9	97.8	108.5	100.5
河　北	421.3	432.1	431.4	432.3	381.8	398.7	386.7
山　西	125.2	134.9	129.6	131.5	123.0	134.4	127.3
内蒙古	100.2	104.4	105.5	107.0	96.1	102.9	98.9
辽　宁	185.5	200.4	198.7	199.9	163.0	167.3	158.4
吉　林	104.7	108.4	110.4	110.4	92.8	104.6	90.7
黑龙江	114.7	117.9	111.8	112.5	85.0	96.4	94.9
上　海	256.2	265.8	270.2	275.6	225.6	266.9	225.8
江　苏	545.8	584.3	594.4	617.2	533.6	569.8	561.4
浙　江	529.7	595.1	627.6	681.3	605.0	671.1	694.5
安　徽	261.2	280.1	297.0	333.2	346.1	364.1	370.0
福　建	211.9	226.4	233.7	249.0	240.4	267.1	262.4
江　西	208.4	216.1	212.3	236.3	219.9	228.6	232.9
山　东	615.2	644.4	655.6	674.6	613.3	671.5	666.9
河　南	555.5	585.2	585.4	610.2	573.6	618.7	614.0
湖　北	348.4	356.0	351.5	353.8	294.6	344.0	343.3
湖　南	257.0	270.6	269.3	281.0	267.2	301.3	343.9
广　东	785.3	836.2	845.3	891.8	726.4	816.7	806.1
广　西	251.9	261.0	255.7	261.3	231.8	255.7	262.6
海　南	46.4	49.6	50.8	52.5	53.2	50.6	50.4
重　庆	145.0	155.5	159.7	175.5	170.3	193.6	197.0
四　川	450.8	485.3	516.0	560.3	512.3	546.5	549.2
贵　州	132.0	152.4	163.6	175.8	162.1	180.9	192.2
云　南	228.4	254.6	258.3	282.4	269.8	293.7	309.7
西　藏	13.8	16.0	16.4	16.3	16.3	16.2	13.7
陕　西	175.0	191.6	196.3	209.0	176.6	187.0	181.1
甘　肃	125.3	134.6	132.5	126.9	110.4	115.2	100.8
青　海	22.8	25.5	25.3	26.6	24.0	26.5	23.7
宁　夏	35.8	40.1	41.5	43.6	39.6	41.2	41.3
新　疆	103.3	112.4	107.2	120.3	107.0	104.8	95.9

3-3-7　2015—2022年医疗卫生机构入院人次数

单位：万人次

机构分类	2015	2018	2019	2020	2021	2022
总入院人次数	**21053**	**25453**	**26596**	**23013**	**24732**	**24686**
医院	16087	20017	21183	18352	20155	20099
综合医院	12335	15040	15842	13588	14827	14761
中医医院	2102	2669	2878	2556	2766	2815
中西医结合医院	203	289	313	276	316	322
民族医医院	56	93	97	79	80	78
专科医院	1380	1900	2024	1821	2129	2084
护理院（中心）	10	26	30	33	37	38
基层医疗卫生机构	4036	4376	4295	3707	3592	3619
社区卫生服务中心（站）	322	354	350	299	325	338
内：社区卫生服务中心	306	340	340	293	319	334
卫生院	3694	4010	3934	3402	3241	3258
街道卫生院	18	25	25	18	18	19
乡镇卫生院	3676	3985	3909	3383	3223	3239
门诊部	20	12	11	6	26	23
专业公共卫生机构	887	1029	1091	931	963	948
专科疾病防治院	51	48	44	37	36	34
妇幼保健院	836	981	1047	894	928	914
内：妇幼保健院	802	958	1030	879	915	905
其他医疗卫生机构	43	32	27	22	22	21
康复医疗机构	43	32	27	22	22	21

3-3-8 历年医院入院人次数

年份	入院人数/万人次	卫生健康部门医院/万人次	综合医院/万人次	中医医院/万人次	每百门急诊入院人数/人
1980	2247	1667	1383	41	2.4
1985	2560	1862	1485	79	2.3
1990	3182	2341	1769	195	2.3
1991	3276	2433	1825	223	2.3
1992	3262	2428	1799	232	2.3
1993	3066	2325	1723	231	2.5
1994	3079	2344	1728	241	2.6
1995	3073	2358	1710	251	2.6
1996	3100	2379	1704	267	2.7
1997	3121	2425	1725	274	2.7
1998	3238	2538	1794	287	2.8
1999	3379	2676	1884	298	2.9
2000	3584	2862	1996	321	3.0
2001	3759	3030	2100	349	3.2
2002	3997	3209	2577	394	3.5
2003	4159	3339	2727	438	3.6
2004	4673	3752	3108	498	3.8
2005	5108	4101	3394	544	3.8
2006	5562	4465	3656	610	3.9
2007	6487	5336	4257	693	4.1
2008	7392	6193	4874	847	4.3
2009	8488	7048	5525	986	4.5
2010	9524	7890	6172	1113	4.8
2011	10755	8849	6896	1285	4.9
2012	12727	10324	7978	1564	5.1
2013	14007	11251	8639	1736	5.2
2014	15375	12275	9398	1889	5.2
2015	16087	12583	9595	1946	5.2
2016	17528	13591	10351	2101	5.4
2017	18915	14588	11072	2282	5.5
2018	20017	15345	11567	2425	5.7
2019	21183	16483	12394	2610	5.6
2020	18352	14006	10459	2296	5.7
2021	20155	15526	11555	2480	5.3
2022	20099	15474	11511	2513	5.4

注：①1993年之前，入院人数系推算数；②2002年之前，医院数字包括妇幼保健院、专科疾病防治院；③2002年之前，综合医院不含高校附属医院。

3-3-9　2015—2022年医疗卫生机构出院人次数

单位：万人次

分科	2015	2017	2018	2019	2020	2021	2022
总　计	20955.0	24315.7	25384.7	26502.7	22980.6	24642.1	24484.8
预防保健科	25.4	29.9	21.8	19.6	18.5	15.8	17.8
全科医疗科	1012.8	1103.1	1109.2	1133.1	923.9	906.1	936.8
内科	6196.1	7199.8	7536.4	7779.5	6760.3	7087.7	7150.7
外科	3612.3	4069.3	4272.1	4452.1	4029.6	4411.0	4341.0
儿科	2061.0	2360.6	2400.2	2443.1	1690.5	2022.7	1885.0
妇产科	2545.5	2873.5	2728.0	2678.7	2297.4	2208.1	2121.2
眼科	420.7	527.9	589.8	620.8	564.9	649.6	631.1
耳鼻咽喉科	283.5	323.8	349.2	369.7	302.9	358.9	343.3
口腔科	64.4	69.2	72.4	72.7	61.4	77.3	66.8
皮肤科	53.2	62.7	66.7	70.3	55.6	64.2	64.2
医疗美容科	14.5	20.6	23.0	28.1	27.4	31.2	29.0
精神科	202.0	256.3	298.6	333.1	331.3	401.6	425.7
传染科	307.5	327.4	339.7	359.2	257.9	268.5	281.1
结核病科	53.9	57.6	59.8	63.5	50.6	52.0	48.5
肿瘤科	641.1	783.3	890.7	1022.4	1009.2	1212.1	1231.8
急诊医学科	140.3	167.4	175.2	191.7	163.7	169.0	165.7
康复医学科	243.5	346.4	395.5	420.0	399.8	442.3	448.8
职业病科	17.1	19.1	18.1	18.2	15.9	17.5	18.1
中医科	2367.8	2879.4	3119.9	3362.5	3061.4	3216.4	3259.6
民族医学科	51.2	67.1	83.3	85.0	69.0	83.0	79.1
中西医结合科	253.5	318.7	352.3	376.8	336.9	376.8	377.1
重症医学科	72.0	92.9	99.7	111.0	108.8	112.3	116.5
其他	315.9	359.7	382.7	491.4	443.7	457.9	445.8

3-3-10 2015—2022年医疗卫生机构分科
出院人次数构成

单位：%

科室	2015	2017	2018	2019	2020	2021	2022
总　计	100.0	100.0	100.0	100.0	100.0	100.0	100.0
预防保健科	0.1	0.1	0.1	0.1	0.1	0.1	0.1
全科医疗科	4.8	4.5	4.4	4.3	4.0	3.7	3.8
内科	29.6	29.6	29.7	29.4	29.4	28.8	29.2
外科	17.2	16.7	16.8	16.8	17.5	17.9	17.7
儿科	9.8	9.7	9.5	9.2	7.4	8.2	7.7
妇产科	12.1	11.8	10.7	10.1	10.0	9.0	8.7
眼科	2.0	2.2	2.3	2.3	2.5	2.6	2.6
耳鼻咽喉科	1.4	1.3	1.4	1.4	1.3	1.5	1.4
口腔科	0.3	0.3	0.3	0.3	0.3	0.3	0.3
皮肤科	0.3	0.3	0.3	0.3	0.3	0.3	0.3
医疗美容科	0.1	0.1	0.1	0.1	0.1	0.1	0.1
精神科	1.0	1.1	1.2	1.3	1.4	1.6	1.7
传染科	1.5	1.3	1.3	1.4	1.1	1.1	1.2
结核病科	0.3	0.2	0.2	0.2	0.2	0.2	0.2
肿瘤科	3.1	3.2	3.5	3.9	4.4	4.9	5.0
急诊医学科	0.7	0.7	0.7	0.7	0.7	0.7	0.7
康复医学科	1.2	1.4	1.6	1.6	1.7	1.8	1.8
职业病科	0.1	0.1	0.1	0.1	0.1	0.1	0.1
中医科	11.3	11.8	12.3	12.7	13.3	13.1	13.3
民族医学科	0.2	0.3	0.3	0.3	0.3	0.3	0.3
中西医结合科	1.2	1.3	1.4	1.4	1.5	1.5	1.5
重症医学科	0.3	0.4	0.4	0.4	0.5	0.5	0.5
其他	1.5	1.5	1.5	1.9	1.9	1.9	1.8

3-3-11　2015—2022年公立医院出院病人疾病构成

单位：%

疾病名称 （ICD-10）	2015	2017	2018	2019	2020	2021	2022
总　计	**100.0**	**100.0**	**100.0**	**100.0**	**100.0**	**100.0**	**100.0**
1.传染病和寄生虫病	3.3	3.0	2.9	2.6	2.3	2.2	2.3
2.肿瘤	6.5	6.2	6.2	6.3	6.7	6.9	6.7
3.血液、造血器官及免疫疾病	0.8	0.8	0.9	0.9	0.9	0.9	0.9
4.内分泌、营养和代谢疾病	3.2	3.1	3.2	3.2	3.3	3.4	3.5
5.精神和行为障碍	0.6	0.6	0.6	0.6	0.6	0.6	0.6
6.神经系统疾病	3.0	3.1	3.2	3.3	3.2	3.2	3.2
7.眼和附器疾病	2.3	2.3	2.3	2.4	2.4	2.6	2.5
8.耳和乳突疾病	0.8	0.9	1.0	1.0	1.0	1.0	1.0
9.循环系统疾病	15.9	15.4	16.0	15.9	16.5	17.3	16.5
10.呼吸系统疾病	14.2	14.3	14.4	15.0	11.7	11.9	12.2
11.消化系统疾病	10.6	10.3	10.3	10.3	10.9	10.8	10.8
12.皮肤和皮下组织疾病	0.8	0.8	0.9	0.8	0.8	0.8	0.8
13.肌肉骨骼系统和结缔组织疾病	3.5	3.7	3.8	3.9	4.0	4.0	4.0
14.泌尿生殖系统疾病	6.2	6.2	6.2	6.3	6.5	6.5	6.5
15.妊娠、分娩和产褥期	8.7	9.5	8.4	7.7	7.6	6.1	6.1
16.起源于围生期疾病	1.7	1.8	1.6	1.5	1.5	1.2	1.2
17.先天性畸形、变形和染色体异常	0.6	0.5	0.5	0.5	0.5	0.5	0.5
18.症状、体征和检验异常	1.8	1.8	1.9	1.9	1.8	1.8	1.7
19.损伤、中毒	8.5	7.7	7.5	7.0	7.6	7.2	7.1
20.其他接受医疗服务	7.0	8.0	8.3	9.0	10.1	11.2	11.8

3-3-12　2015—2022年医疗卫生机构分省入院人次数

单位：万人次

地区	2015	2017	2018	2019	2020	2021	2022
全　国	21053.8	22727.8	24435.9	25454.3	26596.1	23012.8	24731.8
北　京	276.4	311.9	328.6	353.6	384.9	253.8	367.7
天　津	150.8	162.1	158.1	162.5	169.9	128.9	162.7
河　北	991.3	1117.7	1175.2	1215.2	1192.3	1031.1	1025.0
山　西	381.4	430.1	455.5	496.0	501.5	427.5	445.8
内蒙古	295.9	329.5	363.6	384.9	362.5	294.3	311.8
辽　宁	646.4	692.6	735.1	741.7	708.3	575.8	614.0
吉　林	341.4	368.8	383.3	404.4	402.3	306.7	348.4
黑龙江	514.9	564.1	604.7	585.2	604.7	358.1	442.1
上　海	335.1	366.6	391.2	418.4	454.9	375.1	448.1
江　苏	1217.6	1309.0	1418.0	1449.4	1528.2	1356.6	1415.7
浙　江	791.2	871.3	949.3	1019.7	1104.3	964.8	1081.2
安　徽	843.0	897.3	996.1	1011.1	1035.9	950.2	949.3
福　建	523.0	535.0	551.1	574.2	609.2	531.4	561.0
江　西	712.1	745.5	827.8	865.5	884.4	806.6	861.6
山　东	1521.8	1691.8	1825.3	1841.5	1859.7	1661.9	1823.2
河　南	1501.6	1601.8	1745.3	1916.4	2021.7	1829.4	1914.9
湖　北	1107.5	1197.6	1279.9	1319.4	1368.8	1026.0	1214.7
湖　南	1304.1	1400.9	1473.5	1537.3	1616.2	1486.7	1510.0
广　东	1441.5	1546.9	1634.6	1710.1	1816.0	1564.3	1729.3
广　西	831.2	860.4	901.0	932.0	1046.4	998.3	1067.6
海　南	104.6	110.0	116.5	119.4	128.9	116.1	128.2
重　庆	591.1	631.4	687.1	705.4	752.9	676.2	730.5
四　川	1546.8	1656.0	1824.7	1835.3	1981.6	1756.3	1863.0
贵　州	633.9	661.9	732.8	815.2	860.1	781.4	844.9
云　南	748.9	819.4	892.3	961.4	1011.5	970.5	993.9
西　藏	29.0	34.4	33.2	31.1	30.6	33.1	32.2
陕　西	625.5	680.7	751.4	798.1	819.3	675.7	728.4
甘　肃	351.8	400.2	437.5	487.2	520.1	431.3	445.1
青　海	84.1	91.2	97.3	98.5	106.0	101.0	98.2
宁　夏	98.0	106.7	117.6	120.8	123.3	106.9	108.1
新　疆	512.2	535.1	548.2	543.2	589.7	436.9	465.1

第四节

公共卫生服务利用

3-4-1　历年孕产妇保健情况

单位：%

年份	建卡率	系统管理率	产前检查率	产后访视率
1992	76.6		69.7	69.7
1995	81.4		78.7	78.8
2000	88.6	77.2	89.4	86.2
2001	89.4	78.6	90.3	87.2
2002	89.2	78.2	90.1	86.7
2003	87.6	75.5	88.9	85.4
2004	88.3	76.4	89.7	85.9
2005	88.5	76.7	89.8	86.0
2006	88.2	76.5	89.7	85.7
2007	89.3	77.3	90.9	86.7
2008	89.3	78.1	91.0	87.0
2009	90.9	80.9	92.2	88.7
2010	92.9	84.1	94.1	90.8
2011	93.8	85.2	93.7	91.0
2012	94.8	87.6	95.0	92.6
2013	95.7	89.5	95.6	93.5
2014	95.8	90.0	96.2	93.9
2015	96.4	91.5	96.5	94.5
2016	96.6	91.6	96.6	94.6
2017	96.6	89.6	96.5	94.0
2018	92.5	89.9	96.6	93.8
2019	92.4	90.3	96.8	94.1
2020	94.1	92.7	97.4	95.5
2021	—	92.9	97.6	96.0
2022	—	93.6	97.9	96.5

3-4-2 历年孕产妇住院分娩率

单位：%

年份	合计	市	县
1985	43.7	73.6	36.4
1990	50.6	74.2	45.1
1995	58.0	70.7	50.2
2000	72.9	84.9	65.2
2001	76.0	87.0	69.0
2002	78.7	89.4	71.6
2003	79.4	89.9	72.6
2004	82.8	91.4	77.1
2005	85.9	93.2	81.0
2006	88.4	94.1	84.6
2007	91.7	95.8	88.8
2008	94.5	97.5	92.3
2009	96.3	98.5	94.7
2010	97.8	99.2	96.7
2011	98.7	99.6	98.1
2012	99.2	99.7	98.8
2013	99.5	99.9	99.2
2014	99.6	99.9	99.4
2015	99.7	99.9	99.5
2016	99.8	100.0	99.6
2017	99.9	100.0	99.8
2018	99.9	99.9	99.8
2019	99.9	100.0	99.8
2020	99.9	100.0	99.9
2021	99.9	100.0	99.9
2022	—	100.0	99.9

3-4-3　2022年各地区孕产妇保健情况

地区	活产数/万人	系统管理率/%	产前检查率/%	产后访视率/%
全　国	**958.8**	**93.6**	**97.9**	**96.5**
北　京	13.5	97.9	98.4	98.2
天　津	6.5	94.3	98.8	97.2
河　北	43.6	92.4	97.4	94.6
山　西	24.0	91.9	98.2	95.5
内蒙古	12.6	95.5	98.3	96.8
辽　宁	17.0	93.0	98.4	96.3
吉　林	8.8	95.7	98.3	98.6
黑龙江	9.1	94.9	98.6	97.0
上　海	11.7	95.0	98.3	97.8
江　苏	44.7	91.8	98.7	97.4
浙　江	40.4	97.0	98.3	98.2
安　徽	37.5	92.4	97.4	96.2
福　建	27.6	93.3	98.3	96.2
江　西	30.5	95.0	97.8	96.5
山　东	68.2	96.1	98.2	97.4
河　南	78.7	88.5	96.1	93.6
湖　北	32.0	94.0	97.5	96.0
湖　南	39.8	96.0	98.2	97.2
广　东	117.3	94.6	98.1	96.9
广　西	44.3	94.5	98.1	98.2
海　南	9.0	92.3	98.6	97.9
重　庆	19.5	94.0	98.6	96.1
四　川	53.9	95.1	97.8	96.7
贵　州	43.0	92.8	97.3	95.6
云　南	39.3	91.3	98.6	97.3
西　藏	5.0	77.9	88.3	88.7
陕　西	28.8	96.5	98.6	97.4
甘　肃	20.6	92.9	98.2	96.7
青　海	6.0	91.6	97.2	95.1
宁　夏	6.9	97.4	99.0	98.3
新　疆	19.0	94.4	98.9	98.0

3-4-4 2022年各地区孕产妇住院分娩率

单位：%

地区	合计	市	县
全 国		**100.0**	**99.9**
北 京	100.0	100.0	
天 津	100.0	100.0	
河 北	99.9	99.9	99.9
山 西	100.0	100.0	100.0
内蒙古	100.0	100.0	100.0
辽 宁	100.0	100.0	100.0
吉 林	100.0	100.0	100.0
黑龙江	100.0	100.0	99.9
上 海	100.0	100.0	
江 苏	100.0	100.0	100.0
浙 江	100.0	100.0	100.0
安 徽	100.0	100.0	100.0
福 建	100.0	100.0	100.0
江 西	100.0	100.0	100.0
山 东	100.0	100.0	100.0
河 南	100.0	100.0	100.0
湖 北	100.0	100.0	100.0
湖 南	100.0	100.0	100.0
广 东	99.9	100.0	99.9
广 西	99.9	99.9	99.9
海 南	99.9	99.9	99.9
重 庆	99.9	100.0	99.8
四 川	99.8	100.0	99.7
贵 州	99.8	99.9	99.8
云 南	99.9	99.9	99.8
西 藏	98.0	99.4	97.7
陕 西	100.0	100.0	100.0
甘 肃	99.9	100.0	99.9
青 海	99.7	100.0	99.5
宁 夏	100.0	100.0	100.0
新 疆	99.9	99.9	99.8

3-4-5　2010年、2015—2022年儿童保健情况　单位：%

年份	新生儿访视率	3岁以下儿童系统管理率	7岁以下儿童保健管理率
2010	89.6	81.5	83.4
2015	94.3	90.7	92.1
2016	94.6	91.1	92.4
2017	93.9	91.1	92.6
2018	93.7	91.2	92.7
2019	94.1	91.9	93.6
2020	95.5	92.9	94.3
2021	96.2	92.8	94.6
2022	3.97	96.7	94.9

3-4-6 2022年分省儿童保健情况

单位：%

地区	低出生体重率	5岁以下儿童低体重患病率	新生儿访视率	3岁以下儿童系统管理率	7岁以下儿童保健管理率
全　国	**3.97**	**1.21**	**96.7**	**93.3**	**94.9**
北　京	5.72	0.18	98.0	96.7	99.3
天　津	5.27	0.55	99.0	96.6	91.5
河　北	2.81	1.41	94.9	93.0	94.4
山　西	3.54	0.74	96.2	92.7	93.5
内蒙古	3.72	0.58	97.5	95.4	95.0
辽　宁	3.32	0.68	96.9	93.4	94.4
吉　林	4.02	0.23	98.9	95.8	97.2
黑龙江	2.94	0.77	97.6	94.8	95.3
上　海	5.58	0.25	97.8	95.8	99.3
江　苏	4.04	0.49	97.6	96.0	97.4
浙　江	4.69	0.56	99.2	97.2	98.4
安　徽	3.26	0.51	96.8	91.1	93.5
福　建	4.45	0.84	96.9	94.3	95.8
江　西	2.97	2.04	96.9	93.8	94.1
山　东	2.33	0.72	98.0	95.7	96.5
河　南	3.71	1.16	93.2	90.8	92.0
湖　北	3.65	1.12	96.4	92.9	94.5
湖　南	4.28	1.06	98.0	94.3	95.2
广　东	5.14	2.21	96.6	92.1	95.9
广　西	6.27	2.95	97.9	87.2	93.8
海　南	6.02	3.04	98.6	89.1	94.0
重　庆	3.15	0.73	96.8	93.1	94.6
四　川	3.75	1.20	97.3	95.2	95.5
贵　州	3.78	1.07	96.0	93.8	94.3
云　南	4.82	1.31	97.8	92.7	94.1
西　藏	2.99	1.74	88.7	87.9	87.3
陕　西	2.84	0.68	97.9	95.3	96.5
甘　肃	3.20	0.90	97.0	94.3	94.5
青　海	3.21	1.15	92.6	93.2	92.4
宁　夏	3.77	0.42	98.9	95.8	95.9
新　疆	4.97	1.33	98.0	96.3	95.5

3-4-7　2015—2022年分省65岁以上老年人健康管理人数

单位：万人

地区	2015	2016	2017	2018	2019	2020	2021	2022
全　国	6531.5	11846.4	11712.4	11680.3	11988.6	12718.9	13948.9	14864.9
北　京	71.3	159.1	160.9	159.4	155.9	165.6	175.8	196.6
天　津	49.7	130.8	130.1	116.5	113.4	126.3	151.0	134.3
河　北	357.9	667.3	688.7	685.7	717.6	785.3	833.6	860.9
山　西	157.0	275.0	287.2	301.8	320.2	340.8	389.3	412.3
内蒙古	93.1	187.2	192.6	199.4	208.4	225.9	258.2	262.2
辽　宁	202.1	360.8	374.8	380.9	388.4	406.3	441.7	475.3
吉　林	122.0	217.3	184.2	187.1	195.6	220.0	240.0	232.8
黑龙江	123.7	265.0	256.3	233.4	246.7	252.7	268.6	294.5
上　海	134.4	212.5	216.9	196.2	183.7	250.5	266.9	299.4
江　苏	538.9	855.3	880.2	884.2	867.4	903.4	993.9	1056.3
浙　江	289.1	466.4	466.3	485.5	531.5	562.0	608.7	644.5
安　徽	366.8	694.0	753.2	774.2	791.9	840.6	911.9	934.8
福　建	146.3	273.6	257.9	249.9	264.0	288.4	345.2	397.9
江　西	164.3	353.5	342.7	336.1	333.9	362.1	402.1	436.0
山　东	472.2	843.9	918.7	970.1	1084.2	1108.4	1176.4	1213.4
河　南	423.5	1079.5	1067.9	1088.9	1072.7	1108.0	1159.8	1218.4
湖　北	284.8	543.8	459.9	476.8	498.2	527.8	600.2	657.4
湖　南	372.2	671.0	672.0	647.8	662.9	709.3	812.3	855.9
广　东	336.8	692.0	595.5	528.1	521.4	538.7	623.1	689.9
广　西	192.8	307.5	320.6	344.9	353.5	373.2	386.8	422.3
海　南	28.3	46.8	45.8	44.0	46.1	47.0	64.4	79.5
重　庆	195.3	273.0	263.0	269.0	276.5	314.3	366.1	359.1
四　川	527.4	867.4	810.9	731.8	712.0	735.2	790.4	912.7
贵　州	166.5	281.5	263.8	255.9	262.7	316.5	337.5	348.6
云　南	245.1	318.1	312.9	319.8	345.1	343.0	383.2	415.4
西　藏	1.3	12.0	13.3	18.2	19.4	18.2	20.4	21.9
陕　西	203.8	335.9	323.0	327.6	330.0	334.9	384.5	419.9
甘　肃	148.4	230.9	228.3	236.7	245.0	254.8	269.0	294.6
青　海	32.9	36.7	40.1	39.7	38.4	40.8	43.0	45.5
宁　夏	33.4	44.4	37.5	38.9	46.9	49.1	53.9	60.6
新　疆	50.1	143.9	147.5	151.3	154.5	169.4	191.8	211.8

3-4-8　2016—2022年中医药健康管理人数

单位：万人

地区	2016	2017	2018	2019	2020	2021	2022
全　国	14562.8	20224.4	12190.1	13201.0	14415.2	17897.7	18972.0
北　京	175.2	180.2	157.0	167.7	189.7	282.7	283.4
天　津	83.7	109.4	96.1	107.0	122.9	161.0	154.1
河　北	706.1	761.9	678.7	729.0	803.5	946.5	943.7
山　西	304.1	341.4	331.0	357.0	393.9	523.7	504.8
内蒙古	217.7	229.8	193.7	211.2	218.6	284.7	294.6
辽　宁	351.3	1686.0	343.5	369.1	380.3	481.2	509.2
吉　林	185.9	1427.4	185.2	251.2	242.6	286.9	288.2
黑龙江	221.8	224.7	202.9	224.0	239.2	301.4	353.7
上　海	338.9	158.3	214.3	248.1	277.4	465.4	516.2
江　苏	953.0	990.1	898.6	904.4	958.4	1126.2	1252.6
浙　江	452.1	471.6	476.9	537.4	642.8	712.4	782.3
安　徽	672.6	779.1	760.2	808.1	888.8	1094.3	1114.0
福　建	265.6	299.9	308.0	326.9	356.8	417.3	453.9
江　西	336.1	345.0	318.7	339.6	403.3	484.0	524.9
山　东	813.2	973.6	988.0	1162.7	1248.0	1373.9	1417.0
河　南	2178.5	2039.8	898.8	939.2	1027.8	1304.9	1339.1
湖　北	588.3	526.9	512.5	562.9	604.9	767.8	922.6
湖　南	700.0	668.8	564.9	636.5	712.6	921.5	965.8
广　东	1107.7	953.8	695.6	732.9	787.8	1019.1	1145.0
广　西	361.2	402.4	412.6	421.2	498.0	615.6	582.2
海　南	54.8	54.0	55.5	58.2	62.8	78.3	90.9
重　庆	304.6	318.6	282.7	290.2	360.0	458.1	492.7
四　川	1121.0	2206.6	894.1	941.4	936.5	1223.7	1332.4
贵　州	343.0	371.5	380.9	411.5	494.4	530.8	537.9
云　南	427.8	435.0	416.9	459.7	488.2	571.9	605.2
西　藏	13.1	15.4	9.3	11.9	12.1	22.7	20.7
陕　西	444.9	467.6	387.4	400.3	433.0	519.1	586.6
甘　肃	467.2	449.7	250.5	275.7	289.1	437.5	452.2
青　海	107.2	101.4	58.6	59.8	62.5	108.8	93.8
宁　夏	113.4	85.6	60.8	70.1	73.6	116.7	123.8
新　疆	152.8	2149.1	156.3	186.1	205.7	259.6	288.6

3-4-9 2015—2022年分省高血压患者规范管理人数

单位：万人

地区	2015	2016	2017	2018	2019	2020	2021	2022
全 国	8835.4	9023.0	10041.9	10199.5	10596.3	10912.1	11675.7	12026.9
北 京	116.7	125.2	126.0	116.0	115.9	118.5	167.7	175.8
天 津	88.8	98.3	123.0	135.6	126.6	127.6	143.5	133.1
河 北	628.5	668.1	746.4	782.5	800.7	836.6	859.9	863.3
山 西	232.4	243.7	286.5	314.3	324.7	349.8	424.7	403.8
内蒙古	163.7	170.9	199.8	210.5	215.3	226.1	245.0	248.4
辽 宁	284.8	284.3	325.5	331.4	342.3	358.8	379.8	396.2
吉 林	146.3	151.9	174.1	181.7	184.9	194.5	198.3	196.4
黑龙江	212.7	202.1	208.5	221.1	217.8	223.0	228.8	229.4
上 海	198.2	209.1	210.7	224.0	226.7	231.5	239.3	230.5
江 苏	737.0	702.2	788.8	803.0	779.6	802.1	851.5	846.9
浙 江	366.7	355.3	480.2	514.3	700.0	565.0	556.9	567.1
安 徽	525.2	560.9	686.6	663.4	707.7	773.0	856.9	897.4
福 建	202.5	208.9	233.4	234.3	249.8	259.9	271.4	287.7
江 西	254.7	267.7	279.3	277.0	273.3	288.8	315.4	322.4
山 东	600.4	610.8	767.5	806.5	858.6	875.2	927.7	929.0
河 南	715.4	755.1	810.5	845.9	842.5	850.7	868.6	877.7
湖 北	525.7	436.7	420.4	440.0	464.2	487.1	537.5	562.3
湖 南	310.7	339.9	373.4	377.3	391.9	436.9	474.9	534.5
广 东	502.1	460.3	428.2	385.1	418.2	443.4	479.4	522.3
广 西	219.1	225.1	242.4	240.2	239.8	265.7	291.5	295.9
海 南	43.1	42.6	44.9	48.7	41.9	41.2	55.2	59.6
重 庆	183.3	169.2	191.5	185.6	188.5	211.1	224.2	239.9
四 川	519.9	638.9	727.2	650.3	606.5	607.7	610.5	653.2
贵 州	215.3	226.5	249.7	246.2	261.8	268.5	294.2	307.1
云 南	265.8	272.8	257.6	251.1	269.0	279.8	310.5	335.0
西 藏	8.8	9.0	16.1	19.7	22.1	15.3	17.2	19.9
陕 西	252.5	257.5	274.8	296.3	298.8	312.4	340.5	355.9
甘 肃	135.3	141.2	162.1	176.7	189.9	206.9	230.0	240.5
青 海	32.6	26.6	29.4	30.7	29.4	30.8	32.0	34.2
宁 夏	35.0	38.8	39.4	43.9	46.5	46.3	46.9	49.5
新 疆	109.5	123.4	138.2	146.4	161.1	177.7	196.3	212.0

3-4-10 2015—2022年分省糖尿病患者规范管理人数

单位：万人

地区	2015	2016	2017	2018	2019	2020	2021	2022
全 国	2614.2	2781.3	3124.8	3239.1	3350.7	3573.2	3917.8	4138.4
北 京	44.0	47.9	49.8	50.9	52.9	54.8	84.0	81.8
天 津	33.0	33.6	45.2	50.6	47.0	51.0	58.0	53.3
河 北	194.4	220.4	250.1	260.9	276.5	291.4	304.2	311.8
山 西	62.5	67.4	79.4	86.6	93.6	98.4	112.5	117.6
内蒙古	37.1	39.1	48.5	52.4	56.3	60.5	67.0	69.0
辽 宁	120.9	122.0	133.4	138.9	135.5	137.1	147.9	154.6
吉 林	45.0	48.6	55.5	93.9	63.1	69.0	70.3	73.8
黑龙江	61.4	61.7	64.6	63.1	69.0	73.4	76.7	78.9
上 海	58.8	64.6	65.0	72.6	75.2	76.9	79.7	76.0
江 苏	212.6	212.1	240.4	244.2	241.8	257.5	269.8	279.8
浙 江	94.8	94.0	130.6	141.9	152.6	157.4	167.9	172.2
安 徽	132.3	144.6	179.7	194.3	221.5	253.3	288.2	312.4
福 建	67.2	72.0	82.0	81.8	85.7	91.9	101.5	108.8
江 西	66.5	72.3	80.1	79.0	79.9	84.5	97.0	102.3
山 东	200.7	216.6	280.7	299.4	319.3	333.6	364.2	375.1
河 南	229.4	246.8	272.4	287.3	293.8	302.8	318.7	338.1
湖 北	131.5	111.8	108.4	116.5	121.9	134.0	152.7	170.1
湖 南	92.5	105.6	121.7	121.1	126.4	142.6	165.7	187.0
广 东	148.4	135.7	139.0	127.5	138.4	165.3	180.4	208.7
广 西	61.5	66.4	71.9	69.9	70.8	78.2	88.1	90.1
海 南	16.0	16.9	18.0	18.5	17.3	17.1	23.6	27.5
重 庆	54.0	49.0	57.7	58.0	60.3	71.1	76.6	83.3
四 川	190.0	246.8	249.5	215.4	221.4	220.8	218.9	236.5
贵 州	54.1	63.6	68.5	69.1	65.2	71.4	78.2	84.9
云 南	65.4	68.4	61.0	60.0	64.5	68.2	78.6	85.0
西 藏	0.3	0.3	1.8	2.2	2.3	0.9	1.0	1.2
陕 西	58.0	65.7	70.4	76.5	79.4	82.1	92.6	99.7
甘 肃	28.3	28.8	33.0	37.4	39.8	45.3	53.2	60.0
青 海	7.6	6.4	7.2	7.2	7.3	7.8	8.5	9.4
宁 夏	9.3	10.2	10.3	11.9	13.1	13.3	13.2	14.3
新 疆	36.5	41.9	48.9	49.6	56.8	61.6	78.9	75.5

第五节

医疗服务效率与质量

3-5-1 2015—2022年各类医疗卫生机构医师日均担负诊疗量

单位：人次

机构分类	2015	2017	2018	2019	2020	2021	2022
机构合计	**8.4**	**8.2**	**8.0**	**8.0**	**6.8**	**7.2**	7.0
医院	7.3	7.1	7.0	7.1	5.9	6.5	6.2
其中：三级医院	8.1	7.9	7.8	7.9	6.3	7.1	6.7
二级医院	7.0	6.8	6.7	6.8	5.8	6.2	6.0
一级医院	6.1	5.7	5.5	5.5	4.5	4.8	4.9
基层医疗卫生机构	10.3	10.0	9.7	9.7	8.3	8.5	8.5
社区卫生服务中心（站）	15.8	15.7	15.5	15.9	13.2	13.8	13.4
乡镇卫生院	9.6	9.6	9.3	9.4	8.5	8.9	9.1

3-5-2 2015—2022各类医疗卫生机构医师日均担负住院床日

单位：天

机构分类	2015	2016	2017	2018	2019	2020	2021	2022
机构合计	**1.9**	**1.9**	**1.9**	**1.9**	**1.8**	**1.6**	1.6	1.5
医院	2.6	2.6	2.6	2.5	2.3	2.1	2.2	2.1
其中：三级医院	2.7	2.7	2.6	2.6	2.5	2.1	2.2	2.0
二级医院	2.6	2.7	2.7	2.7	2.6	2.3	2.3	2.2
一级医院	1.9	1.9	1.9	1.9	1.9	1.8	1.9	1.9
基层医疗卫生机构	0.8	0.8	0.8	0.8	0.7	0.6	0.5	0.5
社区卫生服务中心（站）	0.5	0.5	0.5	0.5	0.5	0.4	0.4	0.4
乡镇卫生院	1.6	1.6	1.6	1.6	1.5	1.3	1.2	1.2

3-5-3　2015—2022年各类医疗卫生机构平均住院日

单位：天

机构分类	2015	2017	2018	2019	2020	2021	2022
机构合计	**8.9**	**8.6**	**8.7**	**8.6**	**8.9**	**8.8**	**8.7**
医院	9.6	9.3	9.3	9.1	9.5	9.2	9.2
其中：三级医院	10.4	9.8	9.6	9.2	9.2	8.8	8.4
二级医院	8.9	8.7	8.8	8.8	9.3	9.4	9.7
一级医院	9.0	8.6	8.8	9.2	10.2	9.9	10.2
基层医疗卫生机构	6.6	6.5	6.7	6.7	6.8	6.8	6.8
社区卫生服务中心（站）	9.7	9.2	9.7	9.6	10.2	9.8	9.9
乡镇卫生院	6.4	6.3	6.4	6.5	6.6	6.6	6.5

3-5-4　2015—2022年各类医疗卫生机构病床使用率

单位：%

机构分类	2015	2017	2018	2019	2020	2021	2022
机构合计	**79.5**	**79.7**	**78.8**	**78.0**	**67.7**	**69.3**	**66.1**
医院	85.4	85.0	84.2	83.6	72.3	74.6	71.0
其中：三级医院	98.8	98.6	97.5	97.5	81.3	85.3	79.8
二级医院	84.1	84.0	83.0	81.6	70.7	71.1	67.7
一级医院	58.8	57.5	56.9	54.7	52.1	52.1	51.6
基层医疗卫生机构	59.1	60.3	58.4	56.3	49.2	47.4	46.0
社区卫生服务中心（站）	54.2	54.4	51.4	49.2	42.5	43.0	41.0
乡镇卫生院	59.9	61.3	59.6	57.5	50.4	48.2	47.0

3-5-5 2015—2022年分省医院医师日均
担负诊疗人次数

单位：人次

地区	2015	2017	2018	2019	2020	2021	2022
全　国	**7.3**	**7.1**	**7.0**	**7.1**	**5.9**	**6.5**	**6.2**
北　京	10.3	9.3	9.1	9.1	6.3	8.0	7.4
天　津	11.7	10.4	9.9	9.7	7.0	8.1	7.4
河　北	5.0	5.2	5.1	5.3	4.7	5.0	4.8
山　西	3.8	4.2	4.2	4.3	4.0	4.6	4.4
内蒙古	5.1	5.1	5.1	5.1	4.4	4.9	4.5
辽　宁	5.4	5.3	5.2	5.4	4.5	5.0	4.8
吉　林	5.0	5.0	5.0	51	4.1	4.9	4.3
黑龙江	4.7	4.7	4.6	4.6	3.4	4.1	4.1
上　海	15.1	14.8	14.4	14.2	11.1	13.5	11.3
江　苏	9.5	8.7	8.5	8.5	6.9	7.1	7.2
浙　江	11.5	11.4	10.9	10.7	8.8	9.4	9.2
安　徽	6.3	6.2	6.4	6.6	5.5	6.0	5.8
福　建	8.9	8.6	8.3	8.2	6.9	7.5	7.3
江　西	5.9	5.9	5.9	6.0	5.2	5.8	5.8
山　东	5.6	5.9	5.6	5.7	4.9	5.5	5.2
河　南	6.2	6.1	6.1	6.2	5.2	5.6	5.3
湖　北	6.7	6.9	6.8	7.1	5.3	6.5	6.2
湖　南	4.8	4.6	4.5	4.7	4.2	4.8	4.9
广　东	11.4	10.6	10.1	10.2	8.1	9.1	8.5
广　西	7.8	7.8	7.6	7.6	6.2	6.8	6.6
海　南	6.2	6.4	6.2	6.4	5.4	5.8	5.5
重　庆	7.6	7.2	6.8	7.1	6.3	7.1	6.7
四　川	6.9	7.0	7.0	7.4	6.3	6.9	6.9
贵　州	5.4	5.7	5.8	5.8	5.1	5.4	5.2
云　南	7.7	7.6	7.6	7.3	6.4	7.1	6.9
西　藏	6.1	5.9	5.6	5.1	5.1	5.1	4.3
陕　西	6.0	6.0	6.0	6.2	5.2	5.8	5.4
甘　肃	6.1	6.2	6.2	6.2	5.3	5.5	4.7
青　海	5.2	5.3	5.2	5.2	4.6	5.0	4.4
宁　夏	6.9	6.8	7.1	7.1	6.0	6.4	6.4
新　疆	5.7	5.8	5.7	5.8	5.0	5.5	4.9

3-5-6 2015—2022年分省医院医师日均
担负住院床日

单位：天

地区	2015	2017	2018	2019	2020	2021	2022
全 国	2.6	2.6	2.6	2.5	2.2	**2.2**	**2.1**
北 京	1.4	1.4	1.4	1.4	1.0	1.2	1.1
天 津	1.7	1.6	1.5	1.5	1.1	1.2	1.1
河 北	2.2	2.2	2.1	2.0	1.8	1.7	1.6
山 西	1.9	2.1	2.1	2.1	1.8	1.8	1.7
内蒙古	2.1	2.2	2.2	2.0	1.6	1.6	1.5
辽 宁	2.8	2.7	2.5	2.3	1.9	2.0	1.9
吉 林	2.3	2.3	2.3	2.3	1.8	2.0	1.8
黑龙江	2.6	2.7	2.6	2.7	1.7	1.9	2.0
上 海	2.5	2.6	2.6	2.6	2.3	2.4	2.2
江 苏	2.7	2.6	2.6	2.5	2.2	2.2	2.1
浙 江	2.3	2.4	2.4	2.3	2.0	1.9	1.9
安 徽	2.8	2.7	2.7	2.7	2.3	2.3	2.1
福 建	2.4	2.4	2.4	2.3	2.0	2.1	2.1
江 西	2.9	2.9	3.0	2.9	2.6	2.6	2.5
山 东	2.3	2.2	2.2	2.1	1.8	2.0	1.8
河 南	2.8	2.8	2.9	2.8	2.4	2.4	2.2
湖 北	2.9	3.0	3.0	3.0	2.3	2.5	2.4
湖 南	3.0	2.9	2.8	2.9	2.7	2.8	2.7
广 东	2.3	2.3	2.2	2.2	1.9	2.0	1.9
广 西	2.7	2.7	2.8	2.8	2.6	2.5	2.5
海 南	2.1	2.1	2.1	2.1	1.9	1.9	1.8
重 庆	3.2	3.2	3.0	3.1	2.7	2.8	2.8
四 川	3.2	3.4	3.4	3.4	3.0	2.9	2.9
贵 州	3.1	3.0	3.1	3.1	2.8	2.8	2.7
云 南	3.2	3.1	3.2	3.0	2.7	2.8	2.6
西 藏	1.8	1.7	1.5	1.5	1.3	1.3	1.0
陕 西	2.8	2.8	2.8	2.7	2.2	2.3	2.2
甘 肃	2.8	2.7	2.8	2.8	2.5	2.2	2.0
青 海	2.3	2.2	2.2	2.2	2.1	1.9	1.7
宁 夏	2.4	2.3	2.2	2.2	1.8	1.8	1.7
新 疆	2.8	2.7	2.7	2.8	2.1	2.1	1.9

3-5-7　2015—2022年分省医院平均住院日　单位：天

地区	2015	2017	2018	2019	2020	2021	2022
全　国	9.6	9.3	9.3	9.1	9.5	9.2	**9.2**
北　京	10.9	10.1	10.1	9.0	9.9	8.9	8.8
天　津	10.9	10.1	9.2	9.4	9.6	8.4	8.0
河　北	9.1	8.8	9.0	9.0	9.3	9.2	9.1
山　西	10.8	10.4	10.5	10.3	10.3	10.3	10.1
内蒙古	10.1	9.8	9.6	9.3	9.6	9.4	9.1
辽　宁	11.1	10.5	10.3	10.0	10.4	10.1	9.6
吉　林	9.8	9.4	9.3	9.3	10.0	9.9	9.8
黑龙江	10.8	10.5	10.2	10.4	10.7	10.8	9.6
上　海	10.6	10.1	10.2	10.0	10.7	10.0	17.2
江　苏	9.8	9.5	9.6	9.4	9.7	9.5	8.9
浙　江	10.1	9.8	9.6	9.3	9.5	8.9	8.5
安　徽	9.1	8.7	8.7	8.6	9.7	8.9	8.8
福　建	8.7	8.6	8.6	8.6	8.7	8.7	8.7
江　西	9.1	8.8	8.9	8.9	9.0	9.0	9.0
山　东	9.4	8.6	8.8	8.6	8.9	8.8	8.4
河　南	9.9	9.6	9.5	9.3	9.5	9.4	9.3
湖　北	9.8	9.5	9.4	9.3	10.1	9.4	9.2
湖　南	9.4	9.1	9.2	9.1	9.5	9.4	9.5
广　东	8.8	8.7	8.9	8.4	8.7	8.7	8.3
广　西	8.8	8.6	8.7	8.9	9.1	8.7	8.8
海　南	9.3	8.9	8.9	8.9	9.3	9.1	9.3
重　庆	9.3	9.3	9.4	9.4	10.0	9.7	9.6
四　川	10.1	10.5	10.5	10.3	10.6	10.4	10.2
贵　州	8.3	8.2	8.1	8.2	8.4	8.3	8.5
云　南	8.8	8.5	8.6	8.5	8.7	8.7	8.6
西　藏	8.8	8.7	8.9	9.2	7.7	8.2	7.9
陕　西	9.4	9.1	8.9	8.7	9.1	9.0	9.1
甘　肃	9.7	8.8	8.4	8.6	8.7	8.5	8.6
青　海	9.5	9.0	9.0	9.2	9.0	9.0	8.8
宁　夏	10.7	8.9	8.9	8.7	8.7	8.4	8.2
新　疆	8.8	8.5	8.5	8.4	8.8	8.3	8.3

3-5-8　2015—2022年分省医院病床使用率　　单位：%

地区	2015	2017	2018	2019	2020	2021	2022
全　国	**85.4**	**85.0**	**84.2**	**83.6**	**72.3**	**74.6**	**71.0**
北　京	80.6	82.4	83.4	82.6	60.9	73.2	67.9
天　津	81.6	78.1	77.5	79.8	61.6	68.4	63.3
河　北	83.6	83.7	82.7	81.3	70.8	68.9	64.3
山　西	76.9	77.6	79.6	76.6	65.9	67.0	62.6
内蒙古	73.2	74.7	76.1	71.4	58.8	60.1	55.4
辽　宁	85.4	82.0	78.1	73.8	62.2	62.7	58.4
吉　林	78.5	77.6	76.0	76.3	61.1	66.4	58.6
黑龙江	81.4	78.9	73.8	74.5	48.3	55.5	55.7
上　海	95.7	95.4	95.9	96.2	85.3	89.3	79.7
江　苏	88.6	87.5	86.4	85.7	76.1	77.2	74.5
浙　江	88.9	89.4	89.5	88.4	77.9	79.9	79.6
安　徽	85.0	86.2	83.3	83.1	72.4	70.7	68.4
福　建	82.6	83.1	83.9	82.8	71.6	73.6	72.7
江　西	90.4	85.8	86.7	84.8	75.7	76.2	73.0
山　东	84.3	83.4	82.5	80.7	71.0	75.3	68.7
河　南	87.2	88.4	87.6	88.1	78.1	80.1	73.1
湖　北	92.4	92.7	92.7	92.3	72.1	78.9	77.2
湖　南	86.4	85.2	84.3	83.7	76.2	77.6	74.8
广　东	83.5	84.0	83.0	82.2	71.1	74.3	72.2
广　西	89.8	87.7	87.6	90.1	82.8	81.6	79.5
海　南	79.4	81.1	79.6	78.4	66.6	68.3	63.6
重　庆	86.8	84.1	82.2	82.2	74.7	78.2	75.9
四　川	89.6	91.3	88.7	89.4	79.0	82.2	79.1
贵　州	80.9	79.9	81.8	81.5	75.7	76.5	75.2
云　南	82.9	83.2	85.8	83.8	77.5	78.5	76.2
西　藏	73.2	72.1	64.6	64.8	56.2	56.6	48.6
陕　西	83.4	83.7	84.0	81.7	68.7	72.4	70.0
甘　肃	82.2	81.6	81.6	82.3	71.6	69.6	63.0
青　海	76.0	70.6	73.2	74.1	70.2	66.6	59.7
宁　夏	83.2	80.8	79.9	81.1	68.8	67.4	64.3
新　疆	86.9	85.0	85.6	87.9	69.9	73.6	67.4

3-5-9　2022年各地区医院医师担负工作量

地区	医师日均担负诊疗人次数/人次			医师日均担负住院床日/天		
	合计	公立	民营	合计	公立	民营
全 国	**6.2**	**6.6**	**4.8**	**2.1**	**2.0**	**2.3**
北 京	7.4	8.0	5.7	1.1	1.2	1.0
天 津	7.4	7.7	6.6	1.1	1.3	0.6
河 北	4.8	5.2	3.8	1.6	1.7	1.5
山 西	4.4	4.7	3.0	1.7	1.7	1.5
内蒙古	4.5	4.6	4.2	1.5	1.5	1.2
辽 宁	4.8	5.0	4.1	1.8	1.8	1.9
吉 林	4.3	4.6	3.4	1.8	1.7	2.0
黑龙江	4.1	4.2	3.5	2.0	1.8	2.5
上 海	11.3	12.0	7.1	2.2	1.8	4.6
江 苏	7.2	7.6	6.4	2.1	2.0	2.5
浙 江	9.2	10.3	5.6	1.9	1.8	2.3
安 徽	5.8	6.4	4.3	2.1	2.2	1.8
福 建	7.3	8.0	4.6	2.1	2.0	2.2
江 西	5.8	6.2	4.2	2.5	2.3	3.3
山 东	5.2	5.4	4.4	1.8	1.8	1.9
河 南	5.3	5.6	4.4	2.2	2.3	2.1
湖 北	6.2	6.5	4.7	2.4	2.5	2.3
湖 南	4.9	5.2	3.8	2.7	2.7	2.9
广 东	8.5	8.9	6.1	1.9	1.8	2.6
广 西	6.6	7.0	3.7	2.5	2.3	4.0
海 南	5.5	5.8	4.0	1.8	1.7	2.1
重 庆	6.7	7.5	4.6	2.8	2.9	2.6
四 川	6.9	7.6	4.8	2.9	2.7	3.4
贵 州	5.2	5.3	4.9	2.7	2.3	4.0
云 南	6.9	7.2	6.0	2.6	2.6	2.8
西 藏	4.3	4.2	4.6	1.0	0.9	1.3
陕 西	5.4	5.7	4.3	2.2	2.2	2.4
甘 肃	4.7	5.0	3.2	2.0	2.0	1.9
青 海	4.4	4.4	4.9	1.7	1.7	1.7
宁 夏	6.4	6.6	5.9	1.7	1.7	1.7
新 疆	4.9	5.1	3.2	1.9	2.0	1.4

3-5-10　2022年各地区医院担负工作量

地区	平均住院日/天			病床使用率/%		
	合计	公立	民营	合计	公立	民营
全　国	**259.2**	**275.8**	**217.8**	**71.0**	**75.6**	**59.7**
北　京	247.9	264.6	199.8	67.9	72.5	54.7
天　津	231.1	248.4	155.0	63.3	68.1	42.5
河　北	234.7	252.1	189.9	64.3	69.1	52.0
山　西	228.4	248.7	171.0	62.6	68.1	46.9
内蒙古	202.0	219.6	111.7	55.4	60.2	30.6
辽　宁	213.2	229.3	177.2	58.4	62.8	48.5
吉　林	213.8	222.9	191.4	58.6	61.1	52.4
黑龙江	203.3	201.6	208.6	55.7	55.2	57.1
上　海	290.8	292.6	286.9	79.7	80.2	78.6
江　苏	271.9	292.8	240.1	74.5	80.2	65.8
浙　江	290.5	311.1	248.0	79.6	85.2	68.0
安　徽	249.7	278.0	189.5	68.4	76.2	51.9
福　建	265.5	278.8	225.5	72.7	76.4	61.8
江　西	266.5	278.2	237.4	73.0	76.2	65.1
山　东	250.7	267.1	204.7	68.7	73.2	56.1
河　南	266.7	282.1	226.1	73.1	77.3	61.9
湖　北	281.7	299.9	211.5	77.2	82.2	57.9
湖　南	272.9	293.6	222.2	74.8	80.4	60.9
广　东	263.5	278.0	220.8	72.2	76.2	60.5
广　西	290.2	306.2	242.4	79.5	83.9	66.4
海　南	232.2	245.9	194.9	63.6	67.4	53.4
重　庆	277.1	309.6	214.7	75.9	84.8	58.8
四　川	288.7	314.1	240.1	79.1	86.1	65.9
贵　州	274.6	294.4	247.1	75.2	80.6	67.7
云　南	278.2	305.3	215.7	76.2	83.6	59.1
西　藏	177.4	174.0	188.4	48.6	47.7	51.6
陕　西	255.5	274.4	209.5	70.0	75.2	57.4
甘　肃	230.0	235.7	197.8	63.0	64.6	54.2
青　海	217.8	226.3	165.6	59.7	62.0	45.4
宁　夏	234.9	252.5	179.2	64.3	69.2	49.1
新　疆	245.8	258.2	152.0	67.4	70.7	41.7

3-5-11　2018—2021年三级公立医院绩效考核国家监测分析情况

项目	2018	2019	2020	2021
三级公立医院出院患者手术开展情况				
出院患者手术占比/%	27.40	28.39	30.49	30.80
出院患者微创手术占比/%	15.90	16.73	18.35	19.92
出院患者四级手术占比/%	16.39	17.24	18.76	19.73
三级公立医院预约诊疗开展情况				
门诊预约诊疗率/%	42.02	47.26	56.60	6.52
门诊患者预约后平均等候时间/分钟	22.98	20.23	22.18	20.12
三级公立医院室间质评项目参加率和合格率情况				
室间质评参加率/%	75.00	73.87	89.41	93.27
室间质评合格率/%	96.00	96.50	96.40	97.25
三级公立医院基本药物及辅助用药使用情况				
门诊患者基本药物处方占比/%	52.25	52.74	54.50	56.03
住院患者基本药物使用率/%	95.38	94.86	95.63	95.82
辅助用药收入占比/%	7.55	4.42	1.72	0.86
三级公立医院电子病历系统应用水平分级评价情况				
电子病历应用水平分级评价参评率/%	94.58	99.36	98.60	99.71
电子病历应用水平等级	2.72	3.23	3.65	3.83

3-5-12　2020年、2021年药品不良反应监测情况

单位：件

项目		2020	2021				
			合计	化学药品	中药	生物制品	其他
不良反应报告数量		1661807	1962418	1596147	262658	33707	69906
严重药品不良反应报告数量		165280	216197	185595	12226	7004	11372
新的药品不良反应报告数量		368875	416976	281774	113420	6453	15329
药品群体不良事件报告数量		0	0	0	0	0	0
报告来源	医疗单位	—	1693073	—	—	—	—
	生产单位	—	80908	—	—	—	—
	经营单位	—	184447	—	—	—	—
	个人	—	3882	—	—	—	—
	其他	—	108	—	—	—	—

数据来源：国家药品监督管理局《药品监督管理统计年度报告》。

3-5-13 2021年分省医疗器械不良事件报告和监测情况

单位：件

地区	不良事件报告	严重伤害事件报告	死亡事件 报告	死亡事件 涉及品种
全 国	536055	32874	218	88
北 京	7037	177	3	3
天 津	8465	7	1	1
河 北	55037	813	2	2
山 西	10948	196	1	1
内蒙古	7131	40	0	0
辽 宁	10492	759	2	2
吉 林	6885	4	4	2
黑龙江	8995	9	0	0
上 海	10250	1138	164	53
江 苏	43123	1976	0	0
浙 江	15531	1784	6	2
安 徽	35250	1700	2	1
福 建	9520	1511	4	0
江 西	17748	3534	1	1
山 东	52872	3167	4	3
河 南	40109	212	5	2
湖 北	18991	1028	1	1
湖 南	19686	3726	1	1
广 东	41129	2919	9	8
广 西	17242	992	0	0
海 南	2869	46	0	0
重 庆	11203	41	0	0
四 川	28324	5038	2	1
贵 州	11863	402	4	2
云 南	12180	199	0	0
西 藏	367	0	0	0
陕 西	14492	1063	1	1
甘 肃	7784	377	0	0
青 海	864	1	1	1
宁 夏	1346	3	0	0
新 疆	8322	12	0	0

数据来源：国家药品监督管理局《药品监督管理统计年度报告》。

第六节

卫生经费与医疗费用

3-6-1 历年卫生总费用及GDP占比

年份	卫生总费用/亿	卫生总费用分项/亿			卫生总费用占GDP/%
		政府卫生支出	社会卫生支出	个人卫生支出	
1980	143	52	61	30	3.15
1985	279	108	92	79	3.09
1990	747	187	293	267	3.96
1995	2155	387	768	1000	3.51
2000	4587	710	1172	2705	4.57
2001	5026	801	1211	3014	4.53
2002	5790	909	1539	3342	4.76
2003	6584	1117	1789	3679	4.79
2004	7590	1294	2225	4071	4.69
2005	8660	1553	2586	4521	4.62
2006	9843	1779	3211	4854	4.49
2007	11574	2582	3894	5099	4.29
2008	14535	3594	5066	5876	4.55
2009	17542	4816	6154	6571	5.03
2010	19980	5732	7197	7051	4.85
2011	24346	7464	8416	8465	4.99
2012	28119	8432	10031	9656	5.22
2013	31669	9546	11394	10729	5.34
2014	35312	10579	13438	11295	5.49
2015	40975	12475	16507	11993	5.95
2016	46345	13910	19097	13338	6.21
2017	52598	15206	22259	15134	6.32
2018	59122	16399	25811	16912	6.43
2019	65841	18017	29151	18674	6.67
2020	72175	21942	30274	19959	7.12
2021	76845	20676	34963	21206	6.69
2022	85327	24041	38346	22941	7.05

注：①本表系核算数，2022年为初步核算数；②按当年价格计算；③2001年起卫生总费用不含高等医学教育经费，2006年起包括城乡医疗救助经费。

— 177 —

3-6-2 历年卫生总费用构成

年份	卫生总费用/亿元	卫生总费用构成/%		
		政府卫生支出	社会卫生支出	个人卫生支出
1980	143.23	36.24	42.57	21.19
1985	279.00	38.58	32.96	28.46
1990	747.39	25.06	39.22	35.73
1995	2155.13	17.97	35.63	46.40
2000	4586.63	15.47	25.55	58.98
2001	5025.93	15.93	24.10	59.97
2002	5790.03	15.69	26.59	57.72
2003	6584.10	16.96	27.16	55.87
2004	7590.29	17.04	29.32	53.64
2005	8659.91	17.93	29.87	52.21
2006	9843.34	18.07	32.62	49.31
2007	11573.97	22.31	33.64	44.05
2008	14535.40	24.73	34.85	40.42
2009	17541.92	27.46	35.08	37.46
2010	19980.39	28.69	36.02	35.29
2011	24345.91	30.66	34.57	34.80
2012	28119.00	29.99	35.67	34.34
2013	31668.95	30.10	36.00	33.90
2014	35312.40	29.96	38.05	31.99
2015	40974.64	30.45	40.29	29.27
2016	46344.88	30.01	41.21	28.78
2017	52598.28	28.91	42.32	28.77
2018	59121.91	27.74	43.66	28.61
2019	65841.39	27.36	44.27	28.36
2020	72175.00	30.40	41.94	27.65
2021	76844.99	26.91	45.50	27.60
2022	85327.49	28.17	44.94	26.89

注：①本表系核算数，2020年为初步核算数；②按当年价格计算；③2001年起，卫生总费用不含高等医学教育经费，2006年起，包括城乡医疗救助经费。

3-6-3　历年城乡卫生总费用构成

年份	城乡卫生费用/亿元			人均卫生费用/元		
	合计	城市	农村	合计	城市	农村
1980				14.5		
1985				26.4		
1990	747.39	396	351.39	65.4	158.8	38.8
1995	2155.13	1239.5	915.63	177.9	401.3	112.9
2000	4586.63	2624.24	1962.39	361.9	813.7	214.7
2001	5025.93	2792.95	2232.98	393.8	841.2	244.8
2002	5790.03	3448.24	2341.79	450.7	987.1	259.3
2003	6584.1	4150.32	2433.78	509.5	1108.9	274.7
2004	7590.29	4939.21	2651.08	583.9	1261.9	301.6
2005	8659.91	6305.57	2354.34	662.3	1126.4	315.8
2006	9843.34	7174.73	2668.61	748.8	1248.3	361.9
2007	11573.97	8968.7	2605.27	876.0	1516.3	358.1
2008	14535.4	11251.9	3283.5	1094.5	1861.8	455.2
2009	17541.92	13535.61	4006.31	1314.3	2176.6	562
2010	19980.39	15508.62	4471.77	1490.1	2315.5	666.3
2011	24345.91	18571.87	5774.04	1804.5	2697.5	879.4
2012	28119	21280.46	6838.54	2068.8	2999.3	1064.8
2013	31668.95	23644.95	8024	2316.2	3234.1	1274.4
2014	35312.4	26575.6	8736.8	2565.5	3558.3	1412.2
2015	40974.64	31297.85	9676.79	2962.2	4058.5	1603.6
2016	46344.88	35458.01	10886.87	3328.6	4471.5	1846.1
2017	52598.28			3756.7		
2018	59121.91			4206.7		
2019	65841.39			4669.3		
2020	72175.00			5111.1		
2021	76844.99			5440		
2022	85327.49			6044.1		

注：①本表系核算数，2022年为初步核算数；②按当年价格计算；③2001年起卫生总费用不含高等医学教育经费，2006年起包括城乡医疗救助经费。

3-6-4 2021年分省卫生总费用及人均费用

地区	卫生总费用/亿元	卫生总费用占GDP比重/%	人均卫生总费用/元
全　国	**76844.99**	**6.69**	**5439.97**
北　京	3351.91	8.32	15315.34
天　津	1072.40	6.83	7810.62
河　北	3308.62	8.19	4442.29
山　西	1569.42	6.95	4509.19
内蒙古	1330.51	6.49	5543.80
辽　宁	1950.21	7.07	4611.08
吉　林	1164.48	8.80	4902.29
黑龙江	1748.74	11.75	5595.98
上　海	3326.57	7.70	13362.78
江　苏	5779.38	4.97	6794.95
浙　江	4290.35	5.84	6560.17
安　徽	2516.13	5.86	4116.03
福　建	2076.82	4.25	4960.16
江　西	1860.70	6.28	4118.97
山　东	5374.74	6.47	5284.90
河　南	4083.68	6.93	4132.02
湖　北	3051.01	6.10	5233.30
湖　南	3051.45	6.62	4608.05
广　东	8063.98	6.48	6357.60
广　西	1941.60	7.85	3854.68
海　南	555.86	8.58	5447.16
重　庆	1692.41	6.07	5268.31
四　川	4254.71	7.90	5082.07
贵　州	1536.90	7.85	3989.88
云　南	2065.11	7.61	4403.22
西　藏	254.69	12.24	6958.61
陕　西	2145.49	7.20	5426.12
甘　肃	1110.71	10.84	4460.63
青　海	388.07	11.60	6533.09
宁　夏	372.92	8.25	5143.74
新　疆	1584.73	9.91	6121.00

3-6-5　2021年分省卫生总费用构成

地区	卫生总费用分项/亿元			卫生总费用构成/%		
	政府卫生支出	社会卫生支出	个人卫生支出	政府卫生支出	社会卫生支出	个人卫生支出
全　国	20676.06	34963.26	21205.67	26.91	45.50	27.60
北　京	784.02	2127.22	440.67	23.39	63.46	13.15
天　津	200.12	571.29	300.98	18.66	53.27	28.07
河　北	849.92	1466.63	992.07	25.69	44.33	29.98
山　西	437.06	643.26	489.10	27.85	40.99	31.16
内蒙古	389.79	543.74	396.98	29.30	40.87	29.84
辽　宁	415.94	949.52	584.75	21.33	48.69	29.98
吉　林	310.01	505.47	349.00	26.62	43.41	29.97
黑龙江	455.21	769.64	523.89	26.03	44.01	29.96
上　海	720.32	2001.81	604.44	21.65	60.18	18.17
江　苏	1255.86	3122.28	1401.24	21.73	54.02	24.25
浙　江	974.32	2278.04	1037.99	22.71	53.10	24.19
安　徽	759.53	1021.60	734.99	30.19	40.60	29.21
福　建	569.17	988.37	519.27	27.41	47.59	25.00
江　西	656.73	684.37	519.61	35.29	36.78	27.93
山　东	1172.53	2685.86	1516.35	21.82	49.97	28.21
河　南	1091.58	1767.31	1224.79	26.73	43.28	29.99
湖　北	759.19	1379.86	911.96	24.88	45.23	29.89
湖　南	819.09	1383.59	848.77	26.84	45.34	27.82
广　东	1966.39	4014.07	2083.52	24.38	49.78	25.84
广　西	635.12	766.47	540.02	32.71	39.48	27.81
海　南	207.58	228.06	120.20	37.34	41.03	21.63
重　庆	457.31	763.68	471.42	27.02	45.12	27.86
四　川	1110.28	1970.84	1173.58	26.10	46.32	27.58
贵　州	569.49	588.76	378.65	37.05	38.31	24.64
云　南	762.88	743.92	558.31	36.94	36.02	27.04
西　藏	172.98	59.16	22.55	67.92	23.23	8.85
陕　西	593.26	919.74	632.49	27.65	42.87	29.48
甘　肃	412.92	382.47	315.31	37.18	34.44	28.39
青　海	190.96	111.38	85.73	49.21	28.70	22.09
宁　夏	118.13	150.54	104.25	31.68	40.37	27.95
新　疆	535.67	668.07	380.98	33.80	42.16	24.04

3-6-6　历年政府卫生支出情况

单位：亿元

年份	合计	医疗卫生服务支出	医疗保障支出	行政管理事务支出	人口与计划生育事务支出
1990	187.28	122.86	44.34	4.55	15.53
1991	204.05	132.38	50.41	5.15	16.11
1992	228.61	144.77	58.10	6.37	19.37
1993	272.06	164.81	76.33	8.04	22.89
1994	342.28	212.85	92.02	10.94	26.47
1995	387.34	230.05	112.29	13.09	31.91
1996	461.61	272.18	135.99	15.61	37.83
1997	523.56	302.51	159.77	17.06	44.23
1998	590.06	343.03	176.75	19.90	50.38
1999	640.96	368.44	191.27	22.89	58.36
2000	709.52	407.21	211.00	26.81	64.50
2001	800.61	450.11	235.75	32.96	81.79
2002	908.51	497.41	251.66	44.69	114.75
2003	1116.94	603.02	320.54	51.57	141.82
2004	1293.58	679.72	371.60	60.90	181.36
2005	1552.53	805.52	453.31	72.53	221.18
2006	1778.86	834.82	602.53	84.59	256.92
2007	2581.58	1153.30	957.02	123.95	347.32
2008	3593.94	1397.23	1577.10	194.32	425.29
2009	4816.26	2081.09	2001.51	217.88	515.78
2010	5732.49	2565.60	2331.12	247.83	587.94
2011	7464.18	3125.16	3360.78	283.86	694.38
2012	8431.98	3506.70	3789.14	323.29	812.85
2013	9545.81	3838.93	4428.82	373.15	904.92
2014	10579.23	4288.70	4958.53	436.95	895.05
2015	12475.28	5191.25	5822.99	625.94	835.10
2016	13910.31	5867.38	6497.20	804.31	741.42
2017	15205.87	6550.45	7007.51	933.82	714.10
2018	16399.13	6908.05	7795.57	1005.79	689.72
2019	18016.95	7986.42	8459.16	883.77	687.61
2020	21941.90	11415.83	8844.93	1021.15	660.00
2021	20676.06	9564.18	9416.78	1048.13	646.97
2022	24040.89	12754.14	9538.57	1137.77	610.42

注：①本表按当年价格计算；②政府卫生支出是指各级政府用于医疗卫生服务、医疗保障补助、卫生和医疗保险行政管理事务、人口与计划生育事务支出等各项事业的经费。

3-6-7　政府卫生支出所占比重

年份	政府卫生支出/亿元	占财政支出比重/%	占卫生总费用比重/%	占国内生产总值比重/%
1990	187.28	6.07	25.06	1.00
1995	387.34	5.68	17.97	0.63
2000	709.52	4.47	15.47	0.71
2001	800.61	4.24	15.93	0.72
2002	908.51	4.12	15.69	0.75
2003	1116.94	4.53	16.96	0.81
2004	1293.58	4.54	17.04	0.80
2005	1552.53	4.58	17.93	0.83
2006	1778.86	4.40	18.07	0.81
2007	2581.58	5.19	22.31	0.96
2008	3593.94	5.74	24.73	1.13
2009	4816.26	6.31	27.46	1.38
2010	5732.49	6.38	28.69	1.39
2011	7464.18	6.83	30.66	1.53
2012	8431.98	6.69	29.99	1.57
2013	9545.81	6.81	30.14	1.61
2014	10579.23	6.97	29.96	1.64
2015	12475.28	7.09	30.45	1.81
2016	13910.31	7.41	30.01	1.86
2017	15205.87	7.49	28.91	1.83
2018	16399.13	7.42	27.74	1.78
2019	18016.95	7.54	27.36	1.83
2020	21941.90	8.41	30.40	2.16
2021	20676.06	8.35	26.91	1.81
2022	24040.89	9.22	28.17	1.99

注：①本表按当年价格计算；②为保证支出口径均为一般公共预算支出及历史时间序列数据可比，2020年政府卫生支出占财政支出比重中，政府卫生支出不含政府性基金支出下抗疫特别国债安排的支出。

3-6-8　历年城乡居民医疗保健支出

年份	城镇居民			农村居民		
	人均年消费支出/元	人均医疗保健支出/元	医疗保健支出占消费性支出比重/%	人均年消费支出/元	人均医疗保健支出/元	医疗保健支出占消费性支出比重/%
2000	4998.0	318.1	6.4	1670.1	87.6	5.2
2005	7942.9	600.9	7.6	2555.4	168.1	6.6
2010	13471.5	871.8	6.5	4381.8	326.0	7.4
2015	21392.4	1443.4	6.7	9222.6	846.0	9.2
2016	23078.9	1630.8	7.1	10129.8	929.2	9.2
2017	24445.0	1777.4	7.3	10954.5	1058.7	9.7
2018	26112.3	2045.7	7.8	12124.3	1240.1	10.2
2019	28063.4	2282.7	8.1	13327.7	1420.8	10.7
2020	27007.4	2172.2	8.0	13713.4	1417.5	10.3
2021	30307.2	2521.3	8.3	15915.6	1579.6	9.9

注：本表按当年价格计。

3-6-9　2021年全国城乡居民医疗保健支出

地区	城镇居民			农村居民		
	人均年消费支出/元	人均医疗保健支出/元	医疗保健支出占消费性支出比重/%	人均年消费支出/元	人均医疗保健支出/元	医疗保健支出占消费性支出比重/%
全　国	30307.2	2521.3	8.3	15915.6	1579.6	9.9
北　京	46775.7	4609.8	9.9	23574.0	2211.9	9.4
天　津	36066.9	4021.0	11.1	19285.5	2427.2	12.6
河　北	24192.4	2205.3	9.1	15390.7	1745.5	11.3
山　西	21965.5	2497.2	11.4	11410.1	1254.6	11.0
内蒙古	27194.2	2617.7	9.6	15691.4	1950.7	12.4
辽　宁	28438.4	2904.8	10.2	14605.9	1644.9	11.3
吉　林	24420.9	2701.1	11.1	13411.0	1922.9	14.3
黑龙江	24422.1	2850.5	11.7	15225.0	1938.8	12.7
上　海	51294.6	4063.1	7.9	27204.8	2216.4	8.1
江　苏	36558.0	2800.5	7.7	21130.1	1781.9	8.4
浙　江	42193.5	2865.6	6.8	25415.2	1751.8	6.9
安　徽	26495.1	1891.9	7.1	17163.3	1672.1	9.7
福　建	33942.0	1939.4	5.7	19290.4	1484.3	7.7
江　西	24586.5	2015.4	8.2	15663.1	1347.4	8.6
山　东	29314.3	2403.9	8.2	14298.7	1505.8	10.5
河　南	23177.5	2058.0	8.9	14073.2	1542.1	11.0
湖　北	28505.6	2541.1	8.9	17646.9	1836.5	10.4
湖　南	28293.8	2399.2	8.5	16950.7	1827.5	10.8
广　东	36621.1	2143.7	5.9	20011.8	1342.2	6.7
广　西	22555.3	2163.1	9.6	14165.3	1392.5	9.8
海　南	27564.8	2012.3	7.3	15487.3	1264.9	8.2
重　庆	29849.6	2661.9	8.9	16095.7	1781.8	11.1
四　川	26970.8	2281.1	8.5	16444.0	1877.3	11.4
贵　州	25333.0	1952.1	7.7	12557.0	940.8	7.5
云　南	27440.7	2551.8	9.3	12386.3	1059.2	8.6
西　藏	28159.2	1565.8	5.6	10576.6	489.8	4.6
陕　西	24783.7	2758.6	11.1	13158.0	1702.3	12.9
甘　肃	25756.6	2291.7	8.9	11206.1	1362.2	12.2
青　海	24512.5	2454.1	10.0	13300.2	1400.7	10.5
宁　夏	25385.6	2559.2	10.1	13535.7	1603.2	11.8
新　疆	25724.0	2850.2	11.1	12821.4	1210.6	9.4

注：本表按当年价格计算。

3-6-10　2022年各类医疗卫生机构收入情况

单位：亿元

机构分类	总收入	财政拨款收入	事业收入	医疗收入
总　计	**56402.4**	**10360.5**	**42975.3**	**41879.0**
医院	41988.5	5182.1	35536.1	35218.4
综合医院	29745.6	3477.3	25387.3	25162.8
中医医院	5216.5	790.6	4285.2	4259.5
中西医结合医院	824.5	97.8	707.5	701.9
民族医院	163.7	54.1	84.3	83.8
专科医院	5952.6	760.2	5000.8	4939.4
护理院	85.6	2.1	71.1	70.9
基层医疗卫生机构	8954.3	2808.1	5434.6	5264.6
社区卫生服务中心（站）	2745.5	1036.9	1591.7	1531.5
卫生院	3850.6	1770.6	1923.2	1878.5
乡镇卫生院	3802.8	1748.6	1900.5	1856.5
村卫生室	488.9	0.0	316.2	251.1
门诊部	1001.8	0.0	902.8	902.8
诊所、卫生所、医务室、护理站	867.5	0.8	700.6	700.6
专业公共卫生机构	4190.0	2136.4	1783.6	1381.7
疾病预防控制中心	1520.8	1079.6	295.7	0.0
专科疾病防治院（所、站）	164.5	67.1	88.4	84.0
健康教育所（站、中心）	13.3	12.6	0.1	0.0
妇幼保健院（所、站）	1958.3	593.0	1307.9	1297.8
急救中心（站）	85.5	67.7	13.2	0.0
采供血机构	218.1	101.2	75.2	0.0
卫生监督所（中心）	210.7	203.2	1.2	0.0
计划生育技术服务机构	18.7	12.0	1.8	0.0
其他医疗卫生机构	1269.6	233.8	221.1	14.3

　　统计范围：医疗卫生机构103.1万个，其中：社区卫生服务中心（站）3.6万个，诊所（医务室）26万个，村卫生室59.9万个。

3-6-11 2022年各类医疗卫生机构支出情况

单位：亿元

机构分类	总费用/总支出	业务活动费用和单位管理费用	财政拨款费用	总费用中：人员经费
总　计	**54079.9**	**50815.4**	**2517.1**	**20323.6**
医院	40853	39834.8	1652.2	14852
综合医院	29104.7	28511.8	1093.8	10436.9
中医医院	5035.3	4932.8	246.8	1877.1
中西医结合医院	816.9	791.9	36.3	298.9
民族医院	141.5	138.9	16.9	60
专科医院	5666.3	5378.1	258.2	2150.8
护理院	88.3	81.4	0.4	28.3
基层医疗卫生机构	8284.0	6391.2	0.2	3659.8
社区卫生服务中心（站）	2727.9	2631.3	0	1043
卫生院	3841.6	3742.7	0	1753
乡镇卫生院	3794.7	3696.6	0	1731.4
村卫生室	401	0	0	197.8
门诊部	726.5	0	0	350.1
诊所、卫生所、医务室、护理站	586.9	17.2	0.2	316
专业公共卫生机构	3947.8	3830.7	786.2	1555.8
疾病预防控制中心	1397	1334.8	493.2	373.2
专科疾病防治院（所、站）	153.9	150.6	20.6	68.5
健康教育所（站、中心）	13.1	12.6	4.9	5.5
妇幼保健院（所、站）	1852.3	1824.4	181.1	844.6
急救中心（站）	78.8	77	22.2	40.5
采供血机构	220.8	207	42.1	69.7
卫生监督所（中心）	217.6	210.8	19.3	145.8
计划生育技术服务机构	14.3	13.5	2.9	7.9
其他医疗卫生机构	995.2	758.6	78.4	255.9

　　统计范围：医疗卫生机构103.1万个，其中：社区卫生服务中心（站）3.6万个，诊所（医务室）26万个，村卫生室59.9万个。

3-6-12　历年各医疗卫生机构收支情况

机构类型	2015	2017	2018	2019	2020	2021	2022
收入情况/亿元							
总计	29537.9	36975.3	41111.7	46441.4	48690.0	54824.0	56402.4
医院	22878.9	28659.9	31889.9	35967.6	36870.3	40904.6	41988.5
综合医院	16990.4	21013.6	23132.0	25994.3	26406.5	29125.8	29745.6
基层医疗卫生机构	4348.9	5484	6124.6	6993.9	7519.7	8900.2	8954.3
专业公共卫生机构	2051.8	2504.2	2726.4	3017.6	3633.9	3934.1	4190.0
其他医疗卫生机构	258.3	327.2	370.8	462.3	666.1	1085.2	1269.6
收入情况占总收入比重/%							
医院	77.5	77.5	77.6	77.5	75.7	74.6	74.4
综合医院	57.5	56.8	56.3	56.0	54.2	53.1	52.7
基层医疗卫生机构	14.7	14.8	14.9	15.1	15.4	16.2	15.9
专业公共卫生机构	7.0	6.8	6.6	6.5	7.5	7.2	7.4
其他医疗卫生机构	0.9	0.9	0.9	1.0	1.4	2.0	2.3
支出情况/亿元							
总计	28413.4	35789.0	40006.7	44096.4	50018.6	51646.2	54079.9
医院	22127.1	27901.3	31043.6	34274.9	34446.8	39144.1	40853.0
综合医院	16494.1	20506.8	22576.7	24858.3	24902.5	28040.8	29104.7
基层医疗卫生机构	4100.0	5218.4	5861.0	6548.2	9340.5	7895.5	8284.0
专业公共卫生机构	1943.7	2379.2	2656.5	2835.7	3561.6	3762.9	3947.8
其他医疗卫生机构	242.6	290.1	445.5	437.6	2669.7	843.7	995.2
支出情况占总支出比重/%							
医院	77.9	78.0	77.6	77.7	68.9	75.8	75.5
综合医院	58.1	57.3	56.4	56.4	49.8	54.3	53.8
基层医疗卫生机构	14.4	14.6	14.7	14.9	18.7	15.3	15.3
专业公共卫生机构	6.8	6.7	6.6	6.4	7.1	7.3	7.3
其他医疗卫生机构	0.9	0.8	1.1	1.0	5.3	1.6	1.8

数据来源：国家卫生健康委历年《中国卫生健康统计年鉴》。

3-6-13　历年各医疗卫生机构财政拨款收入情况

机构类型	2015	2017	2018	2019	2020	2021	2022
收入情况/亿元							
总计	4321.3	5432.2	6064.9	6735.4	9714.5	9136.1	10360.5
医院	1877.6	2369.5	2696.6	3081.4	5151.5	4326.6	5182.1
综合医院	1267.8	1590.8	1781.5	2033.4	3441.6	2877.4	3477.3
中医医院	265.5	351.9	408.8	471.6	795.1	662.1	790.6
中西医结合医院	35.6	49.9	53.7	58.9	87.2	77.9	97.8
民族医院	21.0	27.2	37.9	39.0	60.2	51.2	54.1
专科医院	286.7	348.2	413.2	477.8	765.3	656.1	760.2
护理院	1.1	1.6	1.5	1.7	2.1	2.0	2.1
基层医疗卫生机构	1397.8	1784.4	1977.8	2150.4	2487.4	2641.6	2808.1
社区卫生服务中心（站）	404.7	541.8	622.1	710.2	841.3	944.5	1036.9
卫生院	992.6	1242.6	1355.2	1440.0	1643.0	1729.5	1770.5
专业公共卫生机构	920.3	1143.2	1243.3	1353.1	1914.6	1858.7	2136.4
疾病预防控制中心	356.5	461.1	511.3	577.4	939.6	929.7	1079.6
专科疾病防治院（所、站）	48.2	57.4	57.6	60.6	76.3	65.2	67.1
妇幼保健院（所、站）	220.1	333.3	373.6	410.9	570.4	514.7	593.0
急救中心（站）	22.3	31.8	37.0	43.0	53.9	59.8	67.7
其他医疗卫生机构	126.0	135.1	147.6	149.5	161.0	274.3	233.8
收入情况占总收入比重/%							
医院	43.4	43.6	44.5	45.7	53.0	47.4	50.0
综合医院	29.3	29.3	29.4	30.2	35.4	31.5	33.6
中医医院	6.1	6.5	6.7	7.0	8.2	7.2	7.6
中西医结合医院	0.8	0.9	0.9	0.9	0.9	0.9	0.9
民族医院	0.5	0.5	0.6	0.6	0.6	0.6	0.5
专科医院	6.6	6.4	6.8	7.1	7.9	7.2	7.3
护理院	0.0	0.0	0.0	0.0	0.0	0.0	0.0
基层医疗卫生机构	32.3	32.8	32.6	31.9	25.6	28.9	27.1
社区卫生服务中心（站）	9.4	10.0	10.3	10.5	8.7	10.3	10.0
卫生院	23.0	22.9	22.3	21.4	16.9	18.9	17.1
专业公共卫生机构	21.3	21.0	20.5	20.1	19.7	20.3	20.6
疾病预防控制中心	8.2	8.5	8.4	8.6	9.7	10.2	10.4
专业疾病防治院（所、站）	1.1	1.1	0.9	0.9	0.8	0.7	0.6
妇幼保健院（所、站）	5.1	6.1	6.2	6.1	5.9	5.6	5.7
急救中心（站）	0.5	0.6	0.6	0.6	0.6	0.7	0.7
其他医疗卫生机构	2.9	2.5	2.4	2.2	1.7	3.0	2.3

数据来源：历年《中国卫生健康统计年鉴》。

3-6-14　2015—2021年分省人均基本公共卫生补助经费

单位：元

地区	2015	2016	2017	2018	2019	2020	2021
全　国	**42.6**	**47.7**	**52.6**	**57.6**	**58.9**	**77.4**	**82.3**
北　京	120.0	83.2			105.0	105.0	105.0
天　津	40.0	50.0	60.0	70.0	89.0	99.0	104.0
河　北	40.0	45.0	50.0	55.0	67.4	73.4	81.3
山　西	40.0	45.0	49.4	55.1	69.0	74.0	79.0
内蒙古	40.0	45.0	50.1	55.0	61.9	67.4	76.6
辽　宁	40.0	45.0	50.0	53.4	63.9	70.5	77.4
吉　林	40.0	45.0	50.0	55.0	59.8	74.8	79.1
黑龙江	40.0	45.0	50.0	55.0	59.9	71.9	78.7
上　海	64.0	65.0	79.4	86.9	91.8	104.7	107.9
江　苏	43.5	57.2	69.5	74.1	81.7	87.0	94.0
浙　江	43.9	46.6	53.8	58.7	66.1	90.0	103.1
安　徽	40.3	45.0	50.1	54.3	61.7	69.9	77.2
福　建	41.1	45.0	52.0	57.4	68.4	76.5	82.7
江　西	39.3	45.0	50.0	55.1	61.1	67.8	80.5
山　东	41.1	45.0	50.4	55.1	65.5	73.6	78.5
河　南	40.0	45.0	50.0	54.9	69.0	74.0	79.0
湖　北	41.3	47.5	50.2	55.5	62.5	71.5	76.6
湖　南	40.2	45.1	50.2	55.2	69.0	74.0	79.0
广　东	42.9	45.0	56.1	60.5	74.2	90.7	90.4
广　西	40.0	45.0	50.0	55.0	69.0	74.0	78.9
海　南	40.9	45.4	51.8	57.4	63.5	71.7	70.9
重　庆	40.0	45.0	50.0	55.0	69.0	74.0	79.0
四　川	40.9	46.1	51.9	57.3	65.2	73.1	79.7
贵　州	40.0	45.0	50.0	54.2	62.0	74.0	79.0
云　南	40.0	45.0	50.5	55.0	69.0	74.0	79.0
西　藏	50.0	55.0	65.0	75.0	70.7	93.4	100.5
陕　西	40.0	45.0	50.0	55.0	60.0	74.0	75.1
甘　肃	40.0	45.0	49.6	54.5	61.0	69.5	75.6
青　海	45.0	50.0	55.0	60.0	65.5	79.0	84.0
宁　夏	40.0	45.0	49.8	54.4	58.6	74.3	79.1
新　疆	42.9	45.0	52.3	55.7	50.3	82.0	77.4

3-6-15　2015—2022年公立医院收入与支出

指标名称	2015	2017	2018	2019	2020	2021	2022
机构数/个	12633	11872	11600	11465	11363	11343	11746
平均每所医院总收入/万元	16499	21453	24183	27552	28290	31193	30830
财政拨款收入*	1480	1982	2306	2670	4504	3782	4391
事业收入	—	—	—	24276	22860	26583	25483
其中：医疗收入	14612	18909	21201	24160	22724	26394	25217
门急诊收入	5048	6390	7158	8206	7864	9250	9317
内：药品收入	2441	2811	3019	3450	3189	3592	3574
住院收入	9564	12519	14043	15951	14848	16847	15810
内：药品收入	3529	3869	3916	4343	3859	4178	3782
平均每所医院总费用/万元	15997	20968	23547	26272	26482	29747	29894
其中：业务活动费用和单位管理费用#	13263	17556	19695	25860	26015	26190	29483
内：药品费	5322	6360	6723	7713	6957	7555	7182
平均每所医院人员经费/万元	4901	6984	8092	9449	9663	10772	11217
职工人均年业务收入/万元	37	42	44	47	42	47	45
医师人均年业务收入/万元	133	147	155	165	147	163	156
门诊病人次均医药费/元	235	257	272	288	320	321	334
住院病人人均医药费/元	8833	9563	9976	10484	11364	11674	11469
住院病人日均医药费/元	903	1017	1068	1155	1226	1304	1313

注：①本表按当年价格计算；②2010年医疗业务成本为医疗支出和药品支出之和；③*2018年及以前系财政补助收入；④#2018年及以前系医疗业务成本。

3-6-16　2015—2022年综合医院收入与支出

指标名称	2015	2017	2018	2019	2020	2021	2022
机构数/个	4519	4521	4522	4505	4503	4507	4519
平均每所医院总收入/万元	31210	38857	42507	48203	48956	53846	54952
财政拨款收入	2555	3228	3617	4141	7110	5897	7221
事业收入	—	—	—	43052	40281	46588	46157
其中：医疗收入	27963	34677	37765	42873	40061	46279	45678
门急诊收入	9132	11062	12082	13829	13187	15866	16092
内：药品收入	4200	4586	4785	5492	5008	5604	5783
住院收入	18830	23615	25682	29031	26847	30327	29416
内：药品收入	6870	7243	7087	7804	6928	7467	6973
平均每所医院总费用/万元	30318	37962	41368	45980	46094	51591	53456
其中：业务活动费用和单位管理费用	25542	32289	35137	45423	45383	50897	52763
内：药品费	10038	11428	11648	13148	11696	12865	12621
平均每所医院人员经费/万元	9171	12428	13997	16150	16496	18275	19627
职工人均年业务收入/万元	40	45	47	51	46	51	49
医师人均年业务收入/万元	145	160	168	178	159	176	168
门诊病人次均医药费/元	238	257	271	286	320	319	333
其中：药费	109	107	108	114	121	116	123
检查费	50	56	59	62	71	72	73
住院病人人均医药费/元	8953	9735	10125	10644	11605	11919	11706
其中：药费	3267	2986	2794	2861	2995	2935	2775
检查费	776	895	979	1057	1172	1238	1260
住院病人日均医药费/元	1010	1142	1203	1301	1403	1502	1539

注：①本表系卫生健康部门综合医院数字；②本表按当年价格计算；③2010年医疗业务成本为医疗支出和药品支出之和。

3-6-17　医院门诊病人次均医药费用

指标	门诊病人次均医药费/元	药费	检查费	占门诊医药费比重/%	
				药费	检查费
医院合计					
2015	233.9	110.5	42.7	47.3	18.3
2017	257.0	109.7	47.6	42.7	18.5
2018	274.1	112.0	51.0	40.9	18.6
2019	290.8	118.1	54.1	40.6	18.6
2020	324.4	126.9	61.6	39.1	19.0
2021	329.1	123.2	62.7	37.5	19.0
2022	342.7	130.3	63.1	38	18.4
其中：公立医院					
2015	235.2	113.7	44.3	48.4	18.8
2017	257.1	113.1	49.6	44.0	19.3
2018	272.2	114.8	53.0	42.2	19.5
2019	287.6	120.9	56.1	42.0	19.5
2020	320.2	129.8	64.4	40.5	20.1
2021	320.9	124.6	65.3	38.8	20.4
2022	333.6	131.6	66.2	39.5	19.8
内：三级医院					
2015	283.7	139.8	51.1	49.3	18.0
2017	306.1	135.7	57.0	44.3	18.6
2018	322.1	135.8	61.5	42.2	19.1
2019	337.6	141.3	65.3	41.8	19.4
2020	373.6	150.8	74.9	40.4	20.1
2021	370.0	142.9	75.4	38.6	20.4
2022	381.6	150.1	76.5	39.3	20.1
二级医院					
2015	184.1	85.0	39.2	46.2	21.3
2017	190.6	85.5	40.6	44.9	21.3
2018	197.1	84.3	42.1	42.8	21.4
2019	204.3	85.2	43.0	41.7	21.0
2020	214.5	90.4	44.1	42.1	20.5
2021	238.4	96.8	49.7	40.6	20.9
2022	241.2	95.5	47.5	39.6	19.7

注：本表按当年价格计算。

3-6-18　医院住院病人人均医药费用

指标	住院病人人均医药费/元	药费	检查费	占住院医药费比重/%	
				药费	检查费
医院合计					
2015	8268.1	3042.0	697.2	36.8	8.4
2017	8890.7	2764.9	791.3	31.1	8.9
2018	9291.9	2621.6	861.3	28.2	9.3
2019	9848.4	2710.5	938.5	27.5	9.5
2020	10619.2	2786.6	1033.7	26.2	9.7
2021	11002.3	2759.4	1099.1	25.1	10.0
2022	10860.6	2640.5	1120.3	24.3	10.3
其中：公立医院					
2015	8833.0	3259.6	753.4	36.9	8.5
2017	9563.2	2955.6	864.3	30.9	9.0
2018	9976.4	2781.9	943.3	27.9	9.5
2019	10484.3	2854.4	1021.1	27.2	9.7
2020	11364.3	2953.2	1131.6	26.0	10.0
2021	11673.7	2895.3	1198.3	24.8	10.2
2022	11468.6	2743.4	1218.9	23.9	10.6
内：三级医院					
2015	12599.3	4641.6	1078.1	36.8	8.6
2017	13086.7	4024.2	1181.4	30.8	9.0
2018	13313.3	3678.1	1254.9	27.6	9.4
2019	13670.0	3699.9	1321.8	27.1	9.7
2020	14442.0	3749.7	1423.5	26.0	9.9
2021	14283.6	3523.3	1449.1	24.7	10.1
2022	13711.4	3251.7	1437.8	23.7	10.5
二级医院					
2015	5358.2	1981.2	456.2	37.0	8.5
2017	5799.1	1812.3	528.2	31.3	9.1
2018	6002.2	1713.1	576.8	28.5	9.6
2019	6232.4	1726.9	624.1	27.7	10.0
2020	6760.5	1765.3	700.1	26.1	10.4
2021	6842.4	1737.6	730.8	25.4	10.7
2022	6790.5	1687.4	770.1	24.8	11.3

3-6-19　综合医院门诊病人次均医药费用

年份	门诊病人次均医药费/元	药费	检查费	占门诊医药费比重/%	
				药费	检查费
2015	237.5	109.3	50.1	46.0	21.1
2017	257.4	106.7	55.6	41.5	21.6
2018	271.4	107.5	59.3	39.6	21.9
2019	286.8	113.8	62.4	39.7	21.8
2020	319.6	121.4	71.4	38.0	22.4
2021	318.7	116.0	72.0	36.4	22.6
2022	333.1	123.2	73.4	37	22

3-6-20　综合医院住院病人人均医药费用

年份	住院病人人均医药费/元	药费	检查费	占住院医药费比重/%	
				药费	检查费
2015	8953.3	3266.6	775.6	36.5	8,7
2017	9735.4	2986.1	894.9	30.7	9.2
2018	10124.6	2793.7	978.7	27.6	9.7
2019	10646.6	2861.5	1056.7	26.9	9.9
2020	11605.0	2994.7	1171.7	25.8	10.1
2021	11919.0	2934.6	1237.8	24.6	10.4
2022	11706.2	2774.8	1260	23.7	10.8

第四章

社会保障情况

第一节

社会服务情况

4-1-1 历年全国社会服务机构单位数情况　　单位：个

年份	提供住宿的社会服务机构	老年人与残疾人服务机构	儿童福利机构
2008	41000		
2009	44000	39671	303
2010	44000	39904	335
2011	46000	42828	397
2012	48000	44304	463
2013	45977	42475	529
2014	37000	33043	545
2015	31187	27752	478
2016	31000	28000	713
2017	32000	29000	656
2018	33000	30000	664
2019	37000	34000	663
2020	40852	38000	735
2021	42534	40000	801
2022	43304	40000	899

数据来源：国家统计局。

4-1-2 历年全国提供住宿的民政机构床位数情况

单位：万张

年份	提供住宿的民政机构床位数	养老床位数	精神疾病床位数	儿童福利和救助床位数	其他床位数
1978	16.3	15.7	0.6		
1980	24.2	21.3	2.4	0.5	
1985	49.1	45.5	2.9	0.5	
1990	78.0	73.5	3.7	0.8	
1995	97.6	91.9	4.0	1.1	0.6
2000	113.0	104.5	4.1	1.8	2.6
2001	140.7	114.6	4.2	2.3	19.6
2002	141.5	114.9	4.3	2.5	19.8
2003	142.9	120.6	4.5	2.7	15.1
2004	157.2	139.5	4.5	3.0	10.2
2005	180.7	158.1	4.4	3.2	15.0
2006	204.5	179.6	4.4	3.2	17.3
2007	269.6	242.9	4.7	3.4	18.6
2008	300.3	267.4	5.4	4.3	23.2
2009	326.5	293.5	5.9	4.8	22.3
2010	349.6	316.1	6.1	5.5	21.9
2011	396.4	369.2	6.5	6.8	13.9
2012	449.3	416.5	6.7	8.7	17.4
2013	462.4	429.5	7.4	9.8	15.7
2014	426.0	390.2	8.0	10.8	17.0
2015	393.2	358.2	7.9	10.0	17.1
2016	414.0	378.8	8.4	10.0	16.7
2017	419.6	383.5	8.8	10.3	17.1
2018	408.1	379.4	6.3	9.7	12.7
2019	467.4	438.8	6.5	9.9	12.2
2020	515.4	488.2	6.7	10.1	10.4
2021	528.4	503.6	7.1	9.8	10.0
2022	539.6				

数据来源：国家统计局，2001年起，社会服务机构床位数口径有所调整，除收养性机构床位数外，还包括了救助类机构床位数、社区类机构床位数以及军休所、军供站等机构床位数。

4-1-3　2000—2022年全国居民受社会救助情况

单位：万人

年份	城市居民最低生活保障人数	农村居民最低生活保障人数	农村集中供养五保人数	农村分散供养五保人数
2000	402.6	300.2		
2001	1170.7	304.6		
2002	2064.7	407.8		
2003	2246.8	367.1		
2004	2205.0	488.0		
2005	2234.2	825.0		
2006	2240.1	1593.1		
2007	2272.1	3566.3	138.0	393.3
2008	2334.8	4305.5	155.6	393.0
2009	2345.6	4760.0	171.8	381.6
2010	2310.5	5214.0	177.4	378.9
2011	2276.8	5305.7	184.5	366.5
2012	2143.5	5344.5	185.3	360.3
2013	2064.0	5388.0	183.5	353.8
2014	1877.0	5207.0	174.3	354.8
2015	1701.1	4903.6	162.3	354.4
2016	1480.2	4586.5	139.7	357.2
2017	1261.0	4045.2	99.6	367.2
2018	1007.0	3519.1	86.2	368.8
2019	860.9	3455.4	75.0	364.1
2020	805.1	3620.8	73.9	372.4
2021	738.0	3474.0	69.2	368.1
2022	683.0	3349.0	—	—

数据来源：国家统计局。

4-1-4　2000—2021年全国残疾人事业基本情况

年份	城镇残疾人当年安排就业人数/万人	城镇残疾职工参加社会保险人数/万人	扶持贫困残疾人数/万人次	残疾人实用技术培训/万人次	特殊教育普通高中在校生数/人	高等院校录取残疾考生数/人
2000	26.6					
2001	27.5					
2002	30.2					
2003	32.7					
2004	37.8					
2005	39.1		194.2	71.6		
2006	36.2		176.7	80.8		
2007	39.2	260.8	179.4	77.0	4978	6320
2008	36.8	297.6	179.8	87.0	5464	7305
2009	35.0	287.6	192.3	84.0	6339	7782
2010	32.4	283.2	204.0	85.5	6067	8731
2011	31.8	299.3	211.8	92.3	7207	8027
2012	32.9	280.9	229.9	86.1	7043	8363
2013	36.9	296.7	238.7	85.6	7313	8926
2014	27.8	282.8	233.2	72.6	7227	9542
2015	26.3		226.8	72.7	7488	10186
2016	896.1	2370.6	1.4	75.6	7686	9592
2017	942.1	2614.7	0.9	70.6	10059	10818
2019	948.4	2561.2	0.7	59.0	10505	11154
2020	861.7	—	0.4	45.7	10173	13551
2021	881.6	—	0.4	45.7	11847	14559

数据来源：国家统计局。

4-1-5　历年全国结婚、离婚登记情况

年份	结婚登记/万对	内地居民登记结婚/万对	涉外及港澳台居民登记结婚/万对	离婚登记/万对	粗离婚率/‰
1978	597.8	—	—	28.5	—
1980	—	—	—	—	—
1985	831.3	829.1	2.2	45.8	0.44
1990	951.1	948.7	2.4	80.0	0.69
1995	934.1	929.7	4.4	105.6	0.88
2000	848.5	842.0	6.5	121.3	0.96
2001	805.0	797.1	7.9	125.1	0.98
2002	786.0	778.8	7.3	117.7	0.90
2003	811.4	803.5	7.8	133.0	1.05
2004	867.2	860.8	6.4	166.5	1.28
2005	823.1	816.6	6.4	178.5	1.37
2006	945.0	938.2	6.8	191.3	1.46
2007	991.4	986.3	5.1	209.8	1.59
2008	1098.3	1093.2	5.1	226.9	1.71
2009	1212.4	1207.5	4.9	246.8	1.85
2010	1241.0	1236.1	4.9	267.8	2.00
2011	1302.4	1297.5	4.9	287.4	2.13
2012	1323.6	1318.3	5.3	310.4	2.29
2013	1346.9	1341.4	5.5	350.0	2.57
2014	1306.7	1302.0	4.7	363.7	2.67
2015	1224.7	1220.6	4.1	384.1	2.79
2016	1142.8	1138.6	4.2	415.8	3.02
2017	1063.1	1059.0	4.1	437.4	3.15
2018	1013.9	1009.1	4.8	446.1	3.20
2019	927.3	922.4	4.9	470.1	3.36
2020	814.3	812.6	1.7	433.9	3.09
2021	764.3	762.7	1.6	283.9	2.01
2022	683.5	681.9	1.6	287.9	2.04

数据来源：国家统计局。

4-1-6　2020年分省15岁及以上人口不同婚姻情况

地　　区	15岁及以上人口/人	未婚人口占比/%	有配偶人口占比/%	离婚人口占比/%	丧偶人口占比/%
全　国	**114261590**	**19.2**	**72.7**	**2.4**	**5.7**
北　京	1852002	20.8	72.2	2.8	4.1
天　津	1060933	18.2	73.5	3.2	5.1
河　北	5912499	15.9	76.5	1.8	5.8
山　西	2887300	17.9	74.8	1.8	5.5
内蒙古	2005584	15.1	76.2	2.9	5.8
辽　宁	3633278	15.9	72.9	4.5	6.8
吉　林	1937575	15.1	73.4	4.5	7.0
黑龙江	2637902	16.3	72.1	4.8	6.7
上　海	2183950	20.2	72.2	3.1	4.5
江　苏	6979672	15.6	76.8	1.9	5.7
浙　江	5632551	18.0	75.1	2.3	4.6
安　徽	4877094	17.1	74.6	2.1	6.2
福　建	3188888	18.6	73.7	2.2	5.5
江　西	3786171	21.9	70.8	1.8	5.4
山　东	8231972	16.1	76.2	1.5	6.1
河　南	7532705	20.0	72.6	1.5	5.9
湖　北	5118036	18.9	72.7	2.4	6.0
湖　南	5674153	20.4	70.8	2.4	6.4
广　东	9826600	27.0	67.5	1.8	3.7
广　西	3517942	22.1	68.9	2.1	7.0
海　南	739671	24.4	68.8	1.7	5.1
重　庆	2785011	19.7	70.7	3.4	6.2
四　川	7466650	19.1	71.4	2.9	6.5
贵　州	2769151	20.7	69.6	3.0	6.7
云　南	3899521	22.0	69.5	2.6	5.8
西　藏	250082	31.9	61.1	2.1	4.9
陕　西	3062288	18.2	74.1	1.8	5.9
甘　肃	1910067	17.2	74.2	1.9	6.7
青　海	453713	21.4	69.5	3.6	5.6
宁　夏	564754	17.8	74.7	3.0	4.4
新　疆	1884068	20.2	70.9	3.9	5.0

数据来源：《2020中国人口普查年鉴》。

4-1-7　2020年分省15岁及以上男性人口数及不同婚姻情况人口数比例

地　区	15岁及以上男性人口/人	未婚男性人口占比/%	有配偶男性人口占比/%	离婚男性人口占比/%	丧偶男性人口占比/%
全　国	**57861957**	**22.6**	**71.9**	**2.5**	**3.0**
北　京	936729	22.1	73.6	2.4	1.9
天　津	536096	20.3	74.0	2.9	2.7
河　北	2953612	18.4	76.1	2.1	3.3
山　西	1466370	20.4	74.6	2.1	2.9
内蒙古	1019523	17.7	76.4	3.2	2.8
辽　宁	1809089	18.6	73.3	4.4	3.7
吉　林	958960	17.4	74.1	4.7	3.8
黑龙江	1311679	18.5	72.7	5.1	3.8
上　海	1124762	22.4	72.9	2.8	2.0
江　苏	3512398	18.4	76.5	2.0	3.0
浙　江	2945227	21.3	74.3	2.4	2.0
安　徽	2437492	20.5	73.5	2.5	3.5
福　建	1624272	22.2	73.1	2.3	2.3
江　西	1925679	25.8	69.6	2.1	2.6
山　东	4106966	18.6	76.3	1.7	3.4
河　南	3691317	23.3	71.4	1.7	3.6
湖　北	2608102	22.9	71.2	2.5	3.4
湖　南	2867782	24.3	69.6	2.7	3.4
广　东	5207531	31.7	65.1	1.7	1.5
广　西	1788061	26.9	67.4	2.3	3.4
海　南	387457	29.7	66.4	1.9	2.1
重　庆	1396941	23.1	69.9	3.6	3.5
四　川	3741247	22.4	70.6	3.2	3.8
贵　州	1398043	24.4	68.4	3.5	3.7
云　南	2008907	26.1	67.9	3.0	3.0
西　藏	130455	34.6	61.1	1.5	2.7
陕　西	1544904	21.4	73.1	2.1	3.4
甘　肃	951148	20.3	73.6	2.2	3.8
青　海	230889	24.3	69.2	3.6	2.9
宁　夏	285609	20.2	74.8	2.9	2.1
新　疆	954710	23.7	70.5	3.7	2.0

数据来源：《2020中国人口普查年鉴》。

4-1-8　2020年分省15岁及以上女性人口数
及不同婚姻情况人口数比例

地　区	15岁及以上女性人口/人	未婚女性人口占比/%	有配偶女性人口占比/%	离婚女性人口占比/%	丧偶女性人口占比/%
全　国	**56399633**	**15.7**	**73.5**	**2.2**	**8.5**
北　京	915273	19.4	70.9	3.3	6.4
天　津	524837	16.0	73.0	3.4	7.6
河　北	2958887	13.4	76.8	1.6	8.3
山　西	1420930	15.3	74.9	1.5	8.3
内蒙古	986061	12.4	76.0	2.7	8.8
辽　宁	1824189	13.2	72.4	4.5	9.9
吉　林	978615	12.8	72.8	4.4	10.1
黑龙江	1326223	14.2	71.6	4.6	9.6
上　海	1059188	17.8	71.5	3.4	7.2
江　苏	3467274	12.7	77.1	1.8	8.4
浙　江	2687324	14.3	76.0	2.2	7.5
安　徽	2439602	13.7	75.7	1.8	8.8
福　建	1564616	14.8	74.4	2.1	8.7
江　西	1860492	17.9	72.1	1.6	8.4
山　东	4125006	13.7	76.1	1.3	8.9
河　南	3841388	16.9	73.7	1.3	8.1
湖　北	2509934	14.7	74.3	2.2	8.8
湖　南	2806371	16.4	72.0	2.1	9.5
广　东	4619069	21.7	70.2	1.9	6.2
广　西	1729688	17.1	70.3	1.8	10.8
海　南	352214	18.6	71.4	1.6	8.4
重　庆	1388070	16.2	71.6	3.3	8.9
四　川	3725403	15.7	72.3	2.6	9.4
贵　州	1371108	16.9	70.8	2.5	9.8
云　南	1890614	17.7	71.2	2.3	8.8
西　藏	119627	29.0	61.0	2.7	7.3
陕　西	1517384	14.9	75.1	1.6	8.4
甘　肃	958919	14.1	74.7	1.6	9.6
青　海	222824	18.3	69.8	3.6	8.3
宁　夏	279145	15.4	74.6	3.1	6.8
新　疆	929358	16.6	71.2	4.1	8.1

数据来源：《2020中国人口普查年鉴》。

第二节

养老保障等情况

4-2-1　历年城镇职工基本养老保险基金收入、支出、累计结余情况

单位：亿元

年份	基金收入	基金支出	累计结余
1989	146.7	118.8	68.0
1990	178.8	149.3	97.9
1991	215.7	173.1	144.1
1992	365.8	321.9	220.6
1993	503.5	470.6	258.6
1994	707.4	661.1	304.8
1995	950.1	847.6	429.8
1996	1171.8	1031.9	578.6
1997	1337.9	1251.3	682.8
1998	1459.0	1511.6	587.8
1999	1965.1	1924.9	733.5
2000	2278.5	2115.5	947.1
2001	2489.0	2321.3	1054.1
2002	3171.5	2842.9	1608.0
2003	3680.0	3122.1	2206.5
2004	4258.4	3502.1	2975.0
2005	5093.3	4040.3	4041.0
2006	6309.8	4896.7	5488.9
2007	7834.2	5964.9	7391.4
2008	9740.2	7389.6	9931.0
2009	11490.8	8894.4	12526.1
2010	13419.5	10554.9	15365.3
2011	16894.7	12764.9	19496.6
2012	20001.0	15561.8	23941.3
2013	22680.4	18470.4	28269.2
2014	25309.7	21754.7	31800.0
2015	29340.9	25812.7	35344.8
2016	35057.5	31853.8	38580.0
2017	43309.6	38051.5	43884.6
2018	51167.6	44644.9	50901.3
2019	52918.8	49228.0	54623.3
2020	44375.7	51301.4	48316.6
2021	60454.7	56481.5	52573.6
2022	63324.0	59035.0	56890.0

数据来源：国家统计局。2022年数据来自《2022年度人力资源和社会保障事业发展统计公报》。

4-2-2 历年失业保险基金收入、支出、累计结余情况

单位：亿元

年份	基金收入	基金支出	累计结余
1989	6.8	2.0	13.6
1990	7.2	2.5	19.5
1991	9.3	3.0	25.7
1992	11.7	5.1	32.1
1993	17.9	9.3	40.8
1994	25.4	14.2	52.0
1995	35.3	18.9	68.4
1996	45.2	27.3	86.4
1997	46.9	36.3	97.0
1998	68.4	51.9	133.4
1999	125.2	91.6	159.9
2000	160.4	123.4	195.9
2001	187.3	156.6	226.2
2002	215.6	186.6	253.8
2003	249.5	199.8	303.5
2004	290.8	211.3	385.8
2005	340.3	206.9	519.0
2006	402.4	198.0	724.8
2007	471.7	217.7	979.1
2008	585.1	253.5	1310.1
2009	580.4	366.8	1523.6
2010	649.8	423.3	1749.8
2011	923.1	432.8	2240.2
2012	1138.9	450.6	2929.0
2013	1288.9	531.6	3685.9
2014	1379.8	614.7	4451.5
2015	1367.8	736.4	5083.0
2016	1228.9	976.1	5333.3
2017	1112.6	893.8	5552.4
2018	1171.1	915.3	5817.0
2019	1284.2	1333.2	4625.4
2020	951.5	2103.0	3354.1
2021	1459.6	1500.0	3312.5
2022	1596.0	2018.0	2891.0

数据来源：国家统计局。2022年数据来自《2022年度人力资源和社会保障事业发展统计公报》。

4-2-3　历年工伤保险基金收入、支出、累计结余情况

单位：亿元

年份	基金收入	基金支出	累计结余
1989	0.0	0.0	0.0
1990	0.0	0.0	0.0
1991	0.0	0.0	0.0
1992	0.0	0.0	0.0
1993	2.4	0.4	3.1
1994	4.6	0.9	6.8
1995	8.1	1.8	12.7
1996	10.9	3.7	19.7
1997	13.6	6.1	27.7
1998	21.2	9.0	39.5
1999	20.9	15.4	44.9
2000	24.8	13.8	57.9
2001	28.3	16.5	68.9
2002	32.0	19.9	81.1
2003	37.6	27.1	91.2
2004	58.3	33.3	118.6
2005	92.5	47.5	163.5
2006	121.8	68.5	192.9
2007	165.6	87.9	262.6
2008	216.7	126.9	384.6
2009	240.1	155.7	468.8
2010	284.9	192.4	561.4
2011	466.4	286.4	742.6
2012	526.7	406.3	861.9
2013	614.8	482.1	996.2
2014	694.8	560.5	1128.8
2015	754.2	598.7	1285.3
2016	736.9	610.3	1410.9
2017	853.8	662.3	1606.9
2018	913.0	742.0	1784.9
2019	819.4	816.9	1783.2
2020	486.3	820.3	1449.3
2021	951.9	990.2	1411.2
2022	1053.0	1025.0	1440.0

数据来源：国家统计局。2022年数据来自《2022年度人力资源和社会保障事业发展统计公报》。

4-2-4　历年城镇基本养老保险参保情况

单位：万人

年份	参加养老保险人数	在职职工参加养老保险人数	企业在职职工参加养老保险人数	离退人员参加养老保险人数	企业离退休人员参加养老保险人数
1989	5710.3	4816.9	4816.9	893.4	893.4
1990	6166.0	5200.7	5200.7	965.3	965.3
1995	10979.0	8737.8	8737.8	2241.2	2241.2
2000	13617.4	10447.5	9469.9	3169.9	3016.5
2001	14182.5	10801.9	9733.0	3380.6	3171.3
2002	14736.6	11128.8	9929.4	3607.8	3349.2
2003	15506.7	11646.5	10324.5	3860.2	3556.9
2004	16352.9	12250.3	10903.9	4102.6	3775.0
2005	17487.9	13120.4	11710.6	4367.5	4005.2
2006	18766.3	14130.9	12618.0	4635.4	4238.6
2007	20136.9	15183.2	13690.6	4953.7	4544.0
2008	21891.1	16587.5	15083.4	5303.6	4868.0
2009	23549.9	17743.0	16219.0	5806.9	5348.0
2010	25707.3	19402.3	17822.7	6305.0	5811.6
2011	28391.3	21565.0	19970.0	6826.2	6314.0
2012	30426.8	22981.1	21360.9	7445.7	6910.9
2013	32218.4	24177.3	22564.7	8041.0	7484.8
2014	34124.4	25531.0	23932.3	8593.4	8013.6
2015	35361.2	26219.2	24586.8	9141.9	8536.5
2016	37929.7	27826.5	25239.6	10103.4	9023.9
2017	40293.3	29267.6	25856.3	11025.7	9460.4
2018	41901.6	30104.0	26502.6	11797.7	9980.5
2019	43487.9	31177.5	27508.7	12310.4	10396.3
2020	45621.1	32858.7	29123.6	12762.3	10784.2
2021	48075.0	34917.1	31101.5	13157.0	11126.5
2022	50349.0	—	—	—	—

数据来源：国家统计局。

4-2-5　历年城乡居民社会养老保险情况

年份	城乡居民社会养老保险参保人数/万人	城乡居民社会养老保险实际领取待遇人数/万人	城乡居民社会养老保险基金收入/亿元	城乡居民社会养老保险基金支出/亿元	城乡居民社会养老保险累计结余/亿元
2012	48369.5	13382.2	1829.2	1149.7	2302.2
2013	49750.1	14122.3	2052.3	1348.3	3005.7
2014	50107.5	14312.7	2310.2	1571.2	3844.6
2015	50472.2	14800.3	2854.6	2116.7	4592.3
2016	50847.1	15270.3	2933.3	2150.5	5385.2
2017	51255.0	15597.9	3304.2	2372.2	6317.6
2018	52391.7	15898.1	3837.7	2905.5	7250.3
2019	53266.0	16031.9	4107.0	3114.3	8249.2
2020	54243.8	16068.2	4852.9	3355.1	9758.6
2021	54797.0	16213.3	5338.6	3715.0	11396.4
2022	54952.0				

数据来源：国家统计局。

第三节

医疗保障情况

4-3-1 2018—2022年医疗保障基本情况

指标	2018	2019	2020	2021	2022
基本医疗保险					
年末参保人数/万人	134459	135407	136131	136425	134592
基金收入/亿元	21384	24421	24846	28732	30922
基金支出/亿元	18750	20854	21032	24048	24579
基金累计结余/亿元	23440	27697	31500	36178	42640
职工基本医疗保险					
年末参保人数/万人	31681	32924	34455	35431	36242
基金收入/亿元	13538	15845	15732	19008	20637
基金支出/亿元	10707	12663	12867	14752	15158
基金累计结余/亿元	18750	21982	25424	29462	35004
在岗职工年末参保人数/万人	23308	24224	25429	26107	26607
退休人员年末参保人数/万人	8373	8700	9026	9324	9636
城乡居民医疗保险					
年末参保人数/万人	89736	102483	101676	101002	98328
基金收入/亿元	7846	8576	9115	9725	10061
基金支出/亿元	7116	8191	8165	9296	9273
基金累计结余/亿元	4372	5143	6077	6718	21470
生育保险					
年末参保人数/万人	20434	21417	23567	23851	24608
基金收入/亿元	756	861			
基金支出/亿元	738	792	903	852	892
基金累计结余/亿元	574	619			

数据来源：国家医疗保障局，医疗保障事业发展统计快报，2020年后基本医疗保险基金、职工基本医疗保险基金收入、支出、结余包含生育保险。

4-3-2 全国基本医疗保险参保总体情况

年份	参保总人数/ 万人	职工医保 参保人数/ 万人	城乡居民医保 参保人数/ 万人	新农合 参保人数/ 亿人
1998	1879	1879	—	—
1999	2065	2065	—	—
2000	3787	3787	—	—
2001	7286	7286	—	—
2002	9401	9401	—	—
2003	10902	10902	—	—
2004	20404	12404	—	0.8
2005	31683	13783	—	1.8
2006	56732	15732	—	4.1
2007	94911	18020	4291	7.3
2008	113322	19996	11826	8.2
2009	123447	21937	18210	8.3
2010	126863	23735	19528	8.4
2011	130543	25227	22116	8.3
2012	134141	26486	27156	8.1
2013	137273	27443	29629	8.0
2014	133347	28296	31451	7.4
2015	133582	28893	37689	6.7
2016	74392	29532	44860	—
2017	117681	30323	87359	—
2018	134459	31681	102778	—
2019	135407	32925	102483	—
2020	136131	34455	101676	—
2021	13297	35431	100866	—
2022	134592	36243	98349	—

注：2016年、2017年不含未整合的新农合参保，2018年起城乡居民医保数据含整合后的新农合参保。

数据来源：《全国医疗保障事业发展统计公报》。

4-3-3　全国基本医疗保险基金总体情况　　单位：亿元

年份	基金收入			基金支出			累计结存
	合计	职工	居民	合计	职工	居民	合计
1998	60.6	—	—	53.3	—	—	20.0
1999	89.9	—	—	69.1	—	—	57.6
2000	170.0	—	—	124.5	—	—	109.8
2001	383.6	—	—	244.1	—	—	253.0
2002	607.8	—	—	409.4	—	—	450.7
2003	890.0	—	—	653.9	—	—	670.6
2004	1140.5	—	—	862.2	—	—	957.9
2005	1405.3	—	—	1078.7	—	—	1278.1
2006	1747.1	—	—	1276.7	—	—	1752.4
2007	2257.2	2214.2	43.0	1561.8	1551.7	10.1	2476.9
2008	3040.4	2885.5	154.9	2083.6	2019.4	63.9	3431.7
2009	3671.9	3420.3	251.6	2797.9	2630.1	167.3	4275.9
2010	4308.9	3955.4	353.5	3538.1	3271.6	266.5	5047.1
2011	5539.2	4945.0	594.2	4431.4	4018.3	413.1	6180.0
2012	6938.7	6061.9	876.8	5543.6	4868.5	675.1	7644.5
2013	8248.3	7061.6	1186.6	6801.0	5829.9	971.1	9116.5
2014	9687.2	8037.9	1649.3	8133.6	6696.6	1437.0	10644.8
2015	11192.9	9083.5	2109.4	9312.1	7531.5	1780.6	12542.8
2016	13084.3	10273.7	2810.5	10767.1	8286.7	2480.4	14964.3
2017	17931.6	12278.3	5653.3	14421.7	9466.9	4954.8	19385.6
2018	21384.2	13537.9	7846.4	17822.5	10706.6	7115.9	23439.9
2019	23695.2	15119.8	8575.5	20206.7	12015.7	8191.0	27124.5
2020	24846.1	15731.6	9114.5	21032.1	12867.0	8165.1	31500.0
2021	28732.0	19007.5	9724.5	24048.2	14751.8	9296.4	36178.3
2022	30922.2	20793.3	10128.9	24597.2	15243.8	9353.4	42639.9

注：2007年以前，基金收入为城镇职工基本医疗保险数据。2007年及以后，基本医疗保险基金中包括职工基本医疗保险和城乡居民基本医疗保险。2020年，职工基本医疗保险与生育保险合并实施，统一核算，与以往年度统计口径有差异。

数据来源：《2022年中国医疗保障统计年鉴》。

4-3-4 2021年各地区基本医疗保险基金收支情况

单位：亿元

地区	基金收入			基金支出		
	合计	职工	居民	合计	职工	居民
全 国	28732.0	19007.5	9724.5	24048.2	14751.8	9296.4
北 京	1786.1	1672.5	113.6	1465.6	1358.8	106.8
天 津	440.0	386.6	53.4	385.4	324.1	61.3
河 北	1130.6	608.0	522.5	931.4	462.1	469.3
山 西	566.0	322.5	243.5	460.3	244.2	216.0
内蒙古	432.5	279.9	152.6	342.6	209.2	133.3
辽 宁	810.4	608.9	201.6	698.8	499.1	199.7
吉 林	367.4	226.2	141.2	306.8	175.9	130.9
黑龙江	551.3	379.9	171.5	477.4	308.0	169.4
上 海	1829.1	1730.5	98.6	1133.3	1038.0	95.2
江 苏	2176.3	1614.7	561.6	1854.1	1315.1	539.0
浙 江	2032.6	1549.5	483.1	1632.5	1174.6	457.8
安 徽	906.8	417.8	489.0	817.8	328.1	489.7
福 建	715.4	447.9	267.5	618.7	357.8	260.9
江 西	672.1	268.9	403.3	616.6	225.6	391.2
山 东	1921.5	1223.6	698.0	1827.6	1118.1	709.6
河 南	1399.0	614.7	784.2	1275.1	493.4	781.7
湖 北	1001.9	598.0	403.9	861.6	469.0	392.6
湖 南	956.0	453.2	502.8	806.2	347.9	458.3
广 东	2573.2	1890.5	682.6	2199.3	1572.9	626.4
广 西	731.0	321.4	409.6	677.3	257.9	419.4
海 南	197.2	123.6	73.6	141.4	86.0	55.5
重 庆	605.5	401.6	203.9	504.7	290.7	214.0
四 川	1554.6	962.0	592.6	1247.3	674.3	573.1
贵 州	588.0	261.4	326.6	489.0	187.4	301.6
云 南	760.4	388.4	372.0	640.3	298.9	341.3
西 藏	87.5	63.6	23.9	40.9	25.7	15.2
陕 西	695.6	415.0	280.6	629.8	351.0	278.7
甘 肃	402.7	201.6	201.1	318.8	145.9	172.9
青 海	139.1	94.9	44.2	110.1	66.9	43.2
宁 夏	127.8	78.2	49.7	101.5	54.8	46.7
新 疆	574.5	402.3	172.2	435.8	290.3	145.5

数据来源：《2022年中国医疗保障统计年鉴》。

4-3-5　2021年各地区基本医疗保险基金结存情况

单位：亿元

地区	当年结余			累计结存			
	合计	职工	居民	合计	职工医保统筹资金	职工医保个人账户	城乡居民
全　国	4683.8	4255.7	428.1	36178.3	17691.4	11770.4	6716.6
北　京	320.5	313.7	6.8	1674.2	1611.0	2.1	61.1
天　津	54.6	62.6	-8.0	467.7	245.9	128.4	93.5
河　北	199.2	146.0	53.2	1385.0	618.8	449.3	316.9
山　西	105.8	78.2	27.5	671.8	200.2	308.5	163.1
内蒙古	90.0	70.7	19.3	596.5	297.3	182.2	117.1
辽　宁	111.6	109.7	1.9	881.3	341.5	337.9	201.8
吉　林	60.6	50.3	10.3	542.5	271.3	142.4	128.8
黑龙江	73.9	71.9	2.0	782.1	312.7	277.1	192.3
上　海	695.9	692.5	3.4	3903.4	2410.9	1465.1	27.3
江　苏	322.2	299.6	22.7	2625.7	1118.2	1230.7	276.5
浙　江	400.1	374.9	25.2	2860.2	1712.8	886.5	261.0
安　徽	88.9	89.7	-0.8	867.5	371.0	261.4	235.2
福　建	96.7	90.0	6.7	963.6	356.9	497.1	109.6
江　西	55.3	43.3	12.1	730.9	257.1	175.4	298.5
山　东	93.9	105.6	-11.6	1759.2	1019.9	315.5	423.9
河　南	123.9	121.3	2.5	1200.3	389.9	490.3	320.1
湖　北	140.3	129.0	11.3	1042.8	315.8	438.5	288.5
湖　南	149.8	105.3	44.5	1060.5	373.0	394.4	293.1
广　东	373.9	317.6	56.3	4042.1	2012.5	1300.8	728.9
广　西	53.7	63.5	-9.8	913.9	256.9	256.5	400.5
海　南	55.8	37.6	18.1	277.8	204.2	11.1	62.5
重　庆	100.8	110.8	-10.1	615.7	140.9	304.4	170.5
四　川	307.3	287.7	19.6	2250.4	1187.0	562.4	501.1
贵　州	98.9	74.0	24.9	647.2	214.2	165.4	267.6
云　南	120.2	89.5	30.7	853.9	321.1	292.8	240.0
西　藏	46.5	37.9	8.7	194.2	137.9	36.9	19.4
陕　西	65.9	63.9	1.9	770.7	274.7	330.7	165.1
甘　肃	83.9	55.7	28.2	376.4	152.4	106.1	117.9
青　海	28.9	28.0	1.0	215.2	63.1	105.7	46.5
宁　夏	26.3	23.4	2.9	178.3	119.1	21.6	37.5
新　疆	138.7	111.9	26.7	827.2	383.1	293.4	150.7

数据来源：《2022年中国医疗保障统计年鉴》。

4-3-6 全国职工基本医疗保险医疗费支出情况

单位：亿元

年份	普通门（急）诊费用	门诊慢特病费用	住院费用	个人账户在药店购药费用
2013	1788.7	577.7	3779.5	—
2014	2091.4	671.7	4319.8	—
2015	2306.0	769.0	4813.0	—
2016	2565.5	844.4	5354.3	—
2017	2824.4	932.9	5813.3	—
2018	3123.3	1068.2	6303.3	—
2019	3517.5	1298.3	7155.6	2029.4
2020	3254.9	1346.3	6680.0	2076.0
2021	3763.6	1533.1	7639.8	2060.9

数据来源：《2022中国医疗保障统计年鉴》。

4-3-7 2017—2021年试点地区长期护理保险情况

年份	参保人数/万人	享受待遇人数/人	基金收入/万元	基金支出/万元
2017	4468.7	75252.0	310039.3	57696.1
2018	7691.0	276075.0	1704695.7	827465.8
2019	9815.2	747340.0	1768532.9	1120442.1
2020	10835.3	835094.0	1961373.2	1313767.2
2021	14460.7	835094.0	1961373.2	1313767.2

数据来源：《2022年中国医疗保障统计年鉴》。

4-3-8　各地区城乡居民基本医疗保险医疗费支出
情况

单位：亿元

地区	医疗费合计	普通门（急）诊医疗费	门诊慢特病医疗费	住院医疗费
2020全国	**14080.4**	**1473.4**	**1020.3**	**11586.7**
2021全国	**12936.5**	**3763.6**	**1533.1**	**7639.8**
北　京	1103.2	674.0	59.0	370.2
天　津	382.0	158.7	76.7	146.6
河　北	384.3	71.7	51.6	261.0
山　西	151.9	24.5	22.6	104.9
内蒙古	171.5	31.8	21.1	118.6
辽　宁	472.4	83.6	62.3	326.6
吉　林	207.6	27.0	27.0	153.7
黑龙江	272.4	40.4	32.8	199.2
上　海	1118.2	506.5	61.9	549.8
江　苏	1240.9	405.9	130.6	704.4
浙　江	1218.3	579.2	85.5	553.6
安　徽	284.4	45.2	47.1	192.0
福　建	313.2	110.2	41.5	161.5
江　西	224.1	35.7	33.5	154.9
山　东	799.6	93.6	141.6	564.4
河　南	394.1	48.7	40.7	304.7
湖　北	447.2	79.4	57.3	310.6
湖　南	302.8	26.7	31.1	245.0
广　东	1106.8	283.9	147.2	675.7
广　西	201.2	39.1	19.2	142.9
海　南	62.1	0.0	9.7	52.5
重　庆	338.0	79.1	63.0	195.9
四　川	573.8	113.5	82.2	378.1
贵　州	163.0	27.2	21.8	114.1
云　南	227.3	46.3	37.3	143.6
西　藏	15.8	5.0	2.2	8.7
陕　西	291.4	46.8	59.2	185.4
甘　肃	108.2	18.9	13.8	75.4
青　海	45.7	13.6	2.7	29.5
宁　夏	41.7	9.1	7.8	24.8
新　疆	273.3	38.2	43.4	191.7

数据来源：《2022年中国医疗保障统计年鉴》。

4-3-9　2015—2021年城乡居民医保人均筹资水平

单位：元/（人·年）

地区	2015	2016	2017	2018	2019	2020	2021
全　国	**531**	**620**	**646**	**723**	**782**	**833**	**889**
北　京	1200			1640	1606	2724	2598
天　津	760	850	970	1082	1058	833	855
河　北	524	569	614	673	755	794	788
山　西	488		600	670	716	798	851
内蒙古	533	755	636	708	751	850	899
辽　宁	550				758	908	847
吉　林	573				757	673	684
黑龙江	565		649	723	756	830	860
上　海	1130	1544	1843	2319	2517	2643	2682
江　苏	623	755	687	823	925	976	1069
浙　江	769	874	1004	1057	1296	1393	1457
安　徽	470	541	592	674	702	792	837
福　建	507	546	604	684	744	799	878
江　西	485	577	613	710	750	814	896
山　东	500	577	621	700	730	835	886
河　南	475		603	670	657	706	788
湖　北	498	578	609	690	757	791	840
湖　南	475	540	600	670	711	773	816
广　东	480	618	717	778	736	819	944
广　西	463		600	670	739	776	847
海　南	458	540	581	621	815	797	853
重　庆	460	540	590	670	728	813	886
四　川	499	561	610	681	763	793	852
贵　州	462	510	570	610	685	787	835
云　南	507	568	609	683	772	804	836
西　藏	436				141	614	629
陕　西	519	590	620	687	1178	754	819
甘　肃	494	540	602	618	786	803	870
青　海	555	610	680	776	867	896	951
宁　夏	462	583	627	685	766	820	866
新　疆	520	630	666	719	759	861	910

注：2020年新疆数据不包含新疆生产建设兵团。

4-3-10 全国职工基本医疗保险异地就医待遇享受情况

年份	异地就医人数/万人	异地就医/万人次	普通门（急）诊人次/万人次	门诊慢特病人次/万人次	出院人次/万人次
2012	370.4	1107.9	660.1	144.8	303.0
2013	430.9	1515.0	998.1	178.0	338.9
2014	511.1	1897.5	1316.9	217.2	363.3
2015	548.0	2297.0	1637.0	268.0	392.0
2016	599.5	2771.5	2002.7	327.5	441.3
2017	739.6	3799.1	2965.8	355.6	477.7
2018	806.5	3656.1	2698.7	408.0	549.5
2019	984.1	4372.3	3215.9	503.4	653.0
2020	1002.9	4831.1	3730.9	491.3	608.9
2021	1462.7	6433.8	4930.4	717.5	785.9

数据来源：《2022年中国医疗保障统计年鉴》。

4-3-11 全国城乡居民基本医疗保险异地就医待遇享受情况

年份	异地就医人数/万人	异地就医/万人次	普通门（急）诊人次/万人次	门诊慢特病人次/万人次	出院人次/万人次
2012	140.9	281.1	70.1	45.9	165.1
2013	317.8	596.9	292.6	44.5	259.8
2014	461.4	858.1	457.7	80.0	320.5
2015	609.0	1223.0	685.0	146.0	392.0
2016	783.4	1645.0	959.7	136.0	549.4
2017	1130.1	3391.1	1272.5	237.5	1881.1
2018	1238.8	2876.4	1161.2	355.1	1360.1
2019	1652.5	5417.6	2840.9	629.0	1947.7
2020	1260.4	3407.4	1460.4	411.9	1535.1
2021	1530.6	4317.7	2078.1	612.7	1626.8

数据来源：《2022年中国医疗保障统计年鉴》。

4-3-12　2021年各地区医疗救助资金使用情况

单位：万元

地区	救助总金额	住院救助资金数	门诊救助资金数	其他有关部门资助参加基本医疗保险资金数	其他有关部门实施直接救助资金数
全　国	**6198959**	**3254852**	**625705**	**425805**	**41487**
北　京	35467	21992	9404	0	0
天　津	25634	10066	10580	0	0
河　北	232327	111518	34533	3008	1
山　西	71912	45821	2654	6139	961
内蒙古	105714	75253	9032	2901	32
辽　宁	109168	58949	11927	2058	0
吉　林	56668	25667	9125	1612	0
黑龙江	152865	88376	16007	9201	0
上　海	68420	36044	24148	0	0
江　苏	434951	201584	97988	12244	638
浙　江	200642	88306	44164	1709	2062
安　徽	394465	207579	49470	19668	0
福　建	155563	58756	22036	41696	0
江　西	277279	146459	38072	63988	9960
山　东	281409	150986	23169	48264	1925
河　南	242911	152418	9909	7166	2288
湖　北	313333	187458	28715	19579	681
湖　南	282152	126080	17336	49387	13238
广　东	393610	229357	57774	9932	102
广　西	278387	165868	25003	17935	3388
海　南	47509	18824	2419	9690	0
重　庆	182578	86122	20320	34318	0
四　川	502679	230007	15662	17198	1329
贵　州	318069	159464	9108	27164	3920
云　南	285642	134064	3787	12510	0
西　藏	22117	7738	861	2779	0
陕　西	156931	126666	10848	0	0
甘　肃	248644	138289	5265	5143	654
青　海	56556	32276	4697	0	0
宁　夏	51385	18416	3001	0	0
新　疆	213972	114067	8691	516	310

数据来源：《2022年中国医疗保障统计年鉴》。

4-3-13　2010—2021年医疗救助资金使用情况

单位：万元

年份	救助总金额	医疗救助资助参加基本医疗保险资金数	住院救助资金数	门诊救助资金数	其他有关部门资助参加基本医疗保险资金数	其他有关部门实施直接救助资金数
2010	1577623	—	—	—	—	—
2011	2162502	—	—	—	—	—
2012	2306113	—	1435332	227808	—	—
2013	2574119	—	1572558	232039	—	—
2014	2839872	—	1801586	239709	—	—
2015	3036690	394921	1908143	237572	71529	222106
2016	3323311	467758	2042239	285219	72446	165572
2017	3761500	597713	2363847	297043	142011	234363
2018	4246277	1026749	2644317	325920	156240	93052
2019	5022489	1348499	2930056	412276	240586	91073
2020	5468373	1601319	3003775	519827	289311	54140
2021	6198959	1851110	3254852	625705	425805	41487

数据来源：《2022年中国医疗保障统计年鉴》。

4-3-14　2015—2021年职工医疗互助收支情况

单位：万元

年份	互助金收入	互助金支出
2015	248842.4	231376.4
2016	369996.5	295175.0
2017	507548.6	434905.3
2018	582514.5	466284.4
2019	170785.0	—
2020	465225.4	403068.8
2021	702264.3	461822.3

数据来源：《2022年中国医疗保障统计年鉴》。

第四节

商业保险情况

4-4-1　全国商业健康保险情况

年份	开展保险机构数/个	保费收入/亿元	理赔支出/亿元
2007	62	384	117
2008	81	586	175
2009	89	574	217
2010	93	574	232
2011	96	692	360
2012	106	863	298
2013	115	1123	411
2014	117	1587	571
2015	124	2410	763
2016	136	4042	1001
2017	149	4389	1295
2018	156	5448	1744
2019	157	7066	2351
2020	158	8173	2921
2021	157	8755	4085

数据来源:《2022年中国医疗保障统计年鉴》。

4-4-2 2015—2022年全国各地区原保险保费总收入情况

单位：亿元

地区	2015	2017	2018	2019	2020	2021	2022
全国合计	**24283**	**36581**	**38017**	**42645**	**45257**	**44900**	**46957**
集团、总公司本级	81	69	78	52	61	37	42
北　京	1404	1973	1793	2076	2303	2527	2758
天　津	398	565	560	618	672	660	670
河　北	1163	1714	1791	1989	2089	1995	2043
辽　宁	708	946	853	919	970	980	1001
大　连	233	330	335	371	369	378	401
上　海	1125	1587	1406	1720	1865	1971	2095
江　苏	1990	3450	3317	3750	4015	4051	4318
浙　江	1207	1844	1953	2251	2477	2485	2713
宁　波	228	303	321	376	391	375	416
福　建	631	832	871	948	1006	1052	1104
厦　门	146	200	211	227	236	243	270
山　东	1544	2341	2519	2751	2972	2816	2908
青　岛	244	397	439	487	511	4622	502
广　东	2167	3275	3472	4112	4199	4513	4367
深　圳	648	1030	1192	1384	1454	1427	1528
海　南	114	165	183	203	206	198	201
山　西	587	824	825	883	933	998	1013
吉　林	431	642	630	679	710	691	678
黑龙江	592	931	899	952	987	995	982
安　徽	699	1107	1210	1349	1404	1380	1418
江　西	508	728	754	835	928	910	972
河　南	1248	2020	2263	2431	2506	2360	2370
湖　北	844	1347	1471	1729	1854	1878	1952
湖　南	712	1110	1255	1396	1513	1509	1614
重　庆	515	745	806	916	988	966	981
四　川	1267	1939	1958	2149	2274	2205	2298
贵　州	258	388	446	489	512	496	504
云　南	435	613	668	742	756	690	725
西　藏	17	28	34	37	40	40	39
陕　西	572	869	969	1033	1103	1052	1102
甘　肃	257	366	399	444	485	490	491
青　海	56	80	88	98	104	107	106
宁　夏	103	165	183	198	211	211	216
新　疆	367	524	577	654	682	686	681
内蒙古	396	570	660	730	740	646	667
广　西	386	565	629	665	734	781	810

数据来源：中国银行保险监督管理委员会，全国各地区原保险保费收入情况表。

4-4-3　2015—2022年全国各地区原保险保费
财产险收入情况

单位：亿元

地区	2015	2017	2018	2019	2020	2021	2022
全国合计	**7995**	**9835**	**10770**	**11649**	**11929**	**11671**	**12712**
集团、总公司本级	79	65	73	47	53	31	31
北　京	345	404	423	455	441	443	479
天　津	120	142	144	152	164	154	157
河　北	400	487	530	573	592	545	591
辽　宁	207	238	258	284	300	289	311
大　连	71	79	81	88	86	83	93
上　海	355	429	485	525	509	524	555
江　苏	672	814	859	941	993	1002	1124
浙　江	525	622	674	734	766	745	819
宁　波	121	139	153	166	174	176	191
福　建	199	228	235	260	261	257	280
厦　门	61	74	80	79	76	71	79
山　东	474	586	620	663	686	668	721
青　岛	93	108	129	127	141	144	154
广　东	665	823	927	1071	1010	1019	1148
深　圳	215	282	344	362	363	377	418
海　南	44	57	64	71	72	74	79
山　西	160	194	213	227	238	231	249
吉　林	121	155	173	184	188	171	187
黑龙江	134	170	188	202	210	199	218
安　徽	273	366	409	453	471	437	487
江　西	162	214	240	260	277	265	304
河　南	320	444	497	532	571	550	579
湖　北	238	309	352	398	370	380	423
湖　南	243	314	357	398	409	391	430
重　庆	156	184	203	220	230	214	227
四　川	421	496	492	513	548	557	598
贵　州	134	179	208	223	225	215	230
云　南	201	255	276	297	296	262	277
西　藏	11	17	22	25	27	27	28
陕　西	177	214	230	217	238	255	273
甘　肃	90	112	126	138	144	131	140
青　海	26	33	37	42	44	45	45
宁　夏	41	56	64	68	68	65	71
新　疆	143	170	191	225	235	229	232
内蒙古	149	180	194	213	217	205	223
广　西	147	196	219	217	233	241	261

4-4-4　2015—2022年全国各地区原保险保费寿险收入情况

单位：亿元

地区	2015	2017	2018	2019	2020	2021	2022
全国合计	13242	21456	20723	22754	23982	23572	24519
集团、总公司本级	0	0	0	0	0	0	0
北　京	778	1208	990	1163	1334	1499	1724
天　津	237	352	329	355	382	372	385
河　北	642	1023	980	1062	1102	1045	1040
辽　宁	403	578	468	473	485	495	484
大　连	139	213	209	230	221	230	244
上　海	608	882	620	839	1000	1048	1132
江　苏	1084	2211	1985	2215	2348	2345	2466
浙　江	541	952	982	1159	1281	1288	1400
宁　波	91	137	132	164	162	145	171
福　建	344	449	467	478	506	541	562
厦　门	64	97	95	107	114	122	142
山　东	882	1408	1443	1514	1614	1473	1504
青　岛	125	226	229	260	260	210	239
广　东	1206	1954	1947	2303	2368	2283	2332
深　圳	331	579	625	709	695	638	691
海　南	59	87	90	90	89	80	83
山　西	377	536	487	492	517	579	579
吉　林	271	411	348	348	354	349	330
黑龙江	403	639	546	527	528	549	522
安　徽	354	608	612	658	657	657	646
江　西	295	416	381	395	446	444	475
河　南	795	1298	1349	1379	1368	1264	1279
湖　北	495	830	841	975	1095	1087	1096
湖　南	389	634	677	710	761	749	818
重　庆	276	437	450	506	539	519	520
四　川	691	1162	1155	1231	1258	1173	1211
贵　州	97	157	162	172	183	181	176
云　南	171	261	278	293	286	252	271
西　藏	4	5	4	5	5	5	5
陕　西	330	542	604	639	666	598	620
甘　肃	133	201	204	213	238	258	260
青　海	23	34	35	38	40	42	42
宁　夏	47	81	83	88	97	101	102
新　疆	169	260	271	289	299	304	299
内蒙古	204	306	352	376	360	302	304
广　西	185	284	293	299	326	346	363

4-4-5　2015—2022年全国各地区原保险保费
意外险收入情况

单位：亿元

地区	2015	2017	2018	2019	2020	2021	2022
全国合计	636	901	1076	1175	1174	1210	1073
集团、总公司本级	2	3	4	4	3	4	3
北　京	38	59	65	58	66	62	49
天　津	8	10	14	18	20	18	13
河　北	23	31	35	38	40	44	43
辽　宁	12	15	18	19	21	21	19
大　连	5	6	6	7	8	8	7
上　海	46	64	85	91	75	75	56
江　苏	54	70	78	85	87	94	87
浙　江	38	52	60	66	62	63	60
宁　波	6	7	8	9	10	11	11
福　建	18	24	28	29	29	30	26
厦　门	5	7	7	7	7	7	6
山　东	32	43	55	62	62	69	63
青　岛	6	8	9	10	11	11	11
广　东	62	96	119	129	128	139	122
深　圳	25	43	54	66	47	45	38
海　南	3	4	6	8	7	6	5
山　西	9	14	17	19	21	22	20
吉　林	6	9	12	14	15	16	12
黑龙江	10	15	17	18	18	17	15
安　徽	13	21	26	31	35	37	35
江　西	11	15	18	22	25	25	23
河　南	22	38	48	52	53	52	46
湖　北	22	35	40	44	42	43	39
湖　南	20	27	32	35	40	41	37
重　庆	18	20	23	26	27	26	22
四　川	33	47	51	56	58	61	56
贵　州	10	14	18	19	19	21	19
云　南	17	21	23	25	26	28	26
西　藏	2	3	4	3	3	3	2
陕　西	14	17	21	25	24	24	22
甘　肃	8	11	12	13	14	14	13
青　海	2	2	3	3	3	3	3
宁　夏	3	4	5	6	6	7	7
新　疆	13	16	19	18	18	18	17
内蒙古	8	11	14	15	16	16	14
广　西	15	20	23	25	28	29	26

4-4-6　2015—2022年全国各地区原保险保费
健康险收入情况

单位：亿元

地区	2015	2017	2018	2019	2020	2021	2022
全国合计	**2411**	**4390**	**5448**	**7066**	**8173**	**8447**	**8653**
集团、总公司本级	0	1	1	1	5	3	8
北　　京	243	302	316	401	462	522	507
天　　津	34	61	72	92	106	116	116
河　　北	99	173	246	317	355	361	369
辽　　宁	87	115	110	142	164	175	187
大　　连	19	32	39	47	54	57	57
上　　海	116	213	216	265	281	324	352
江　　苏	180	355	395	509	586	610	641
浙　　江	103	218	237	292	369	389	433
宁　　波	10	20	28	37	45	43	44
福　　建	70	132	141	182	210	224	236
厦　　门	16	23	28	33	39	43	43
山　　东	156	304	402	511	609	607	620
青　　岛	20	55	73	89	100	96	98
广　　东	234	402	480	609	694	712	765
深　　圳	76	126	169	248	348	367	381
海　　南	8	17	23	33	38	38	33
山　　西	41	80	108	146	157	167	164
吉　　林	34	66	97	133	153	156	149
黑龙江	45	108	149	205	231	231	226
安　　徽	59	113	163	207	241	249	250
江　　西	41	84	114	158	180	176	170
河　　南	111	241	369	468	515	494	465
湖　　北	88	173	238	312	347	369	395
湖　　南	60	134	189	254	304	328	329
重　　庆	65	104	131	164	191	206	213
四　　川	122	235	260	348	409	414	433
贵　　州	17	38	58	75	84	80	80
云　　南	46	77	91	127	149	148	150
西　　藏	1	3	3	4	4	4	4
陕　　西	53	95	115	152	174	176	188
甘　　肃	26	43	57	80	89	87	78
青　　海	6	10	13	16	17	17	16
宁　　夏	12	24	31	36	40	38	36
新　　疆	42	78	96	122	130	135	134
内蒙古	35	73	100	126	148	123	126
广　　西	38	66	94	124	147	165	159

第五章

医药产业与科技创新

第一节

医药产业情况

5-1-1　2015—2021年医药企业批发零售情况

指标	2015	2016	2017	2018	2019	2020	2021
医药及医疗器械批发							
法人企业数/个	6231	6830	8008	9053	10893	12710	14247
年末从业人数/人	552966	610408	704476	760685	849013	874475	913223
营业收入/亿元	18146.16	20595.71	23791.33	26108.70	32067.11	33831.03	38878.99
医药及医疗器械专门零售							
法人企业数/个	4593	5041	4958	4746	5227	5580	5922
年末从业人数/人	497770	220440	566911	608088	653551	719636	776316
营业收入/亿元	5304.60	6291.75	4979.79	4281.08	4271.61	4631.97	4797.75
西药零售							
法人企业数/个	3980	4365	4372	3791	4255	4589	4833
年末从业人数/人	478975	531375	549182	553993	595284	664129	716286
营业收入/亿元	5025.18	5992.99	4728.77	3825.74	3730.74	4218.51	4346.76

数据来源：国家统计局。

5-1-2　2022年分省药品生产企业许可情况　　单位：家

地区	药品生产企业许可数	截至2022年年底生产企业数量					
		原料药和制剂	生产化学药企业	生产中药企业（含饮片）	生产中成药企业	医用气体	特殊药品
全　国	**7974**	**5228**	**4144**	**4569**	**2319**	**653**	**225**
北　京	281	212	156	131	73	6	10
天　津	111	96	68	47	36	8	8
河　北	404	228	182	241	93	36	7
山　西	156	109	96	92	69	28	23
内蒙古	108	61	44	67	25	15	3
辽　宁	243	181	144	129	86	23	3
吉　林	316	242	197	238	155	18	3
黑龙江	248	177	142	186	121	18	2
上　海	217	198	139	61	44	8	18
江　苏	620	518	461	165	99	44	20
浙　江	467	290	263	122	79	22	4
安　徽	470	206	159	357	85	19	11
福　建	150	99	76	80	42	20	2
江　西	235	139	122	170	87	21	3
山　东	466	332	272	211	108	52	15
河　南	345	221	170	208	100	46	33
湖　北	335	230	167	166	94	40	6
湖　南	234	134	110	148	70	31	5
广　东	609	378	299	358	160	40	8
广　西	201	132	101	163	102	16	3
海　南	134	126	117	52	46	3	5
重　庆	161	102	81	93	39	12	6
四　川	476	273	226	317	138	36	13
贵　州	167	107	59	134	81	17	1
云　南	232	114	83	184	69	26	1
西　藏	37	31	13	27	17	1	0
陕　西	235	165	123	167	116	14	8
甘　肃	163	49	33	137	32	14	1
青　海	49	26	12	42	22	3	2
宁　夏	36	16	11	27	7	3	1
新　疆	64	34	18	47	22	12	0
新疆兵团	4	2	0	2	2	1	0

数据来源：国家药品监督管理局《药品监督管理统计年度报告》。

5-1-3　2020—2022年分省药品生产企业许可总数

单位：家

地区	2020	2021	2022
全　国	**7690**	**7477**	**7974**
北　京	227	257	281
天　津	111	110	111
河　北	423	408	404
山　西	161	149	156
内蒙古	111	105	108
辽　宁	250	233	243
吉　林	335	308	316
黑龙江	221	215	248
上　海	206	197	217
江　苏	578	573	620
浙　江	329	427	467
安　徽	450	437	470
福　建	135	143	150
江　西	235	231	235
山　东	460	438	466
河　南	336	314	345
湖　北	331	289	335
湖　南	220	215	234
广　东	586	580	609
广　西	244	187	201
海　南	99	119	134
重　庆	127	142	161
四　川	488	449	476
贵　州	168	167	167
云　南	248	224	232
西　藏	26	26	37
陕　西	222	219	235
甘　肃	213	164	163
青　海	51	50	49
宁　夏	35	36	36
新　疆	62	60	64
新疆兵团	2	5	4

5-1-4　2022年分省药品经营企业许可情况　　单位：家

地区	总数	批发		总部连锁		零售
		法人	非法人	企业数量	门店数量	
全　国	643857	13086	822	6650	360023	263276
北　京	5267	206	14	109	2488	2450
天　津	5125	100	29	56	1965	2975
河　北	33438	495	102	449	19170	13222
山　西	15275	210	130	103	6546	8286
内蒙古	17716	211	1	153	9050	8301
辽　宁	26850	351	31	300	14582	11586
吉　林	16417	539	0	324	6667	8887
黑龙江	23452	334	220	271	11988	10639
上　海	4559	152	0	56	4007	344
江　苏	34457	428	15	308	18387	15319
浙　江	23826	625	17	309	12580	10295
安　徽	23091	413	17	302	12869	9490
福　建	12590	249	0	128	5299	6914
江　西	14372	485	8	115	7025	6739
山　东	48611	595	31	745	34218	13022
河　南	33308	537	38	393	17030	15310
湖　北	23061	695	1	235	11974	10156
湖　南	26445	474	24	148	18424	7375
广　东	64238	1452	8	581	28282	33915
广　西	24379	342	0	226	16637	7155
海　南	5911	367	0	33	3892	1619
重　庆	19401	796	11	110	8326	10158
四　川	51314	935	9	494	42973	6903
贵　州	18248	231	8	121	7093	10795
云　南	23801	549	12	123	13417	9700
西　藏	955	110	0	13	324	508
陕　西	18245	400	50	114	7215	10466
甘　肃	9550	340	24	83	3488	5615
青　海	2190	87	0	35	1369	699
宁　夏	5686	110	3	59	3561	1953
新　疆	10120	210	0	100	7924	1886
新疆兵团	1959	58	0	54	1253	594

数据来源：国家药品监督管理局《药品监督管理统计年度报告》。

5-1-5　2020—2022年分省药品经营企业许可总数

单位：家

地区	2020	2021	2022
全　国	**573295**	**609681**	**643857**
北　京	5367	5246	5267
天　津	4842	5060	5125
河　北	29098	31833	33438
山　西	14179	15105	15275
内蒙古	15260	16798	17716
辽　宁	24730	25979	26850
吉　林	15395	15859	16417
黑龙江	22083	23162	23452
上　海	4278	4547	4559
江　苏	30987	32019	34457
浙　江	22030	22609	23826
安　徽	20819	20687	23091
福　建	11314	12158	12590
江　西	13245	14068	14372
山　东	42351	46491	48611
河　南	33153	31181	33308
湖　北	16519	22740	23061
湖　南	22527	23779	26445
广　东	55610	57784	64238
广　西	20391	23631	24379
海　南	5334	5643	5911
重　庆	17881	18581	19401
四　川	47721	49711	51314
贵　州	15709	17698	18248
云　南	21835	22830	23801
西　藏	641	846	955
陕　西	14933	16944	18245
甘　肃	7728	8172	9550
青　海	2088	2060	2190
宁　夏	4672	5233	5686
新　疆	8973	9424	10120
新疆兵团	1602	1803	1959

5-1-6　2022年分省医疗器械生产企业情况　　单位：家

地区	生产企业总数	一类备案凭证数量	二类许可证数量	三类许可证数量
全　国	**32632**	**20640**	**14693**	**2509**
北　京	959	420	462	317
天　津	845	419	306	120
河　北	1938	1342	568	41
山　西	342	124	207	11
内蒙古	86	26	57	3
辽　宁	782	366	380	36
吉　林	552	428	286	22
黑龙江	381	128	244	9
上　海	1063	601	477	247
江　苏	4814	3107	2104	518
浙　江	2364	1565	1023	206
安　徽	1030	587	404	39
福　建	577	339	373	43
江　西	1218	714	464	40
山　东	4058	3445	1011	203
河　南	1393	1001	682	62
湖　北	1401	1002	615	78
湖　南	1085	569	780	37
广　东	4968	3094	2543	301
广　西	387	234	231	8
海　南	65	28	55	5
重　庆	361	166	266	44
四　川	620	311	418	62
贵　州	174	102	99	4
云　南	215	78	136	6
西　藏	10	1	8	1
陕　西	652	324	292	36
甘　肃	111	39	89	8
青　海	34	12	22	0
宁　夏	35	11	24	2
新　疆	74	27	45	2
新疆兵团	38	30	22	0

数据来源：国家药品监督管理局《药品监督管理统计年度报告》。

5-1-7　2020—2022年分省医疗器械生产企业总数

单位：家

地区	2020	2021	2022
全　国	**26465**	**28682**	**32632**
北　京	974	943	959
天　津	602	575	845
河　北	1656	1797	1938
山　西	312	314	342
内蒙古	74	81	86
辽　宁	861	729	782
吉　林	493	629	552
黑龙江	346	327	381
上　海	963	1045	1063
江　苏	3559	4133	4814
浙　江	2060	2141	2364
安　徽	982	987	1030
福　建	495	541	577
江　西	961	1039	1218
山　东	2754	3152	4058
河　南	1030	1104	1393
湖　北	793	1105	1401
湖　南	732	902	1085
广　东	4368	4494	4968
广　西	378	350	387
海　南	59	64	65
重　庆	316	334	361
四　川	461	570	620
贵　州	223	182	174
云　南	163	187	215
西　藏	7	41	10
陕　西	587	645	652
甘　肃	107	105	111
青　海	30	30	34
宁　夏	31	32	35
新　疆	64	68	74
新疆兵团	24	36	38

第二节

科技创新与信息化

5-2-1 2015—2022年医药科技创新情况

指标	2015	2017	2018	2019	2020	2021	2022
规模以上工业医药制造业经费情况/亿元							
研究与试验发展经费	441.5	534.2	580.9	609.6	784.6	942.4	1048.9
开发经费支出	427.9	588.6	652.1	732.5	883.2	1128.6	1269.8
高技术产业专利申请数/件							
医药制造业	16020	19878	21698	23400	29107	31497	—
化学药品制造业	6731	7857	7902	9028	11755	11609	—
中成药制造业	3011	3581	4078	4373	4730	4815	—
生物、生化制品制造业	2638	3000	3480	4044	5036	6085	—
医疗器械及仪器仪表制造业	24260	31287	36172	43994	57185	65699	—
医疗仪器设备及器械制造业	7270	9171	12130	14572	20499	24485	—

数据来源：国家统计局。

5-2-2 2022年药品批准临床、上市情况

单位：个

项目		中药天然药物	化学药品	生物制品	合计
国家局受理境内生产药品申请	临床试验申请	59	1124	646	1829
	上市申请	14	3099	88	3201
	补充申请	—	—	—	4590
国家局受理境外生产（含港澳台）药品申请	临床试验申请	0	361	213	574
	上市申请	0	470	43	513
	再注册申请	—	—	—	416
	补充申请	—	—	—	1302
境内新药临床申请申报的审批情况	批准临床	43	967	569	1579
	批准上市	10	1169	100	1279
境外生产药品申请的审批情况	批准临床	0	351	201	552
	批准上市	0	138	38	176
批准创新药上市、临床试验情况	批准临床	30	1014	571	1615
	批准上市	5	9	4	18

5-2-3　2020年直辖市、副省级及省会城市卫生健康信息化指数排名前10位

位次	总指数排名	治理水平	建设水平	应用水平
1	北京	北京	厦门	深圳
2	广州	武汉	北京	广州
3	上海	上海	上海	上海
4	深圳	西宁	深圳	杭州
5	厦门	广州	广州	银川
6	南京	南京	南京	厦门
7	杭州	成都	成都	南京
8	银川	济南	海口	哈尔滨
9	武汉	杭州	银川	沈阳
10	成都	合肥	福州	太原

数据来源：《2020年全民健康信息化调查》。

5-2-4　2020年地级样本城市卫生健康信息化指数排名前30位

位次	总指数排名	治理水平	建设水平	应用水平
1	佛山	广元	苏州	东莞
2	东莞	绵阳	珠江	无锡
3	珠海	宜宾	东莞	佛山
4	无锡	佛山	常州	绍兴
5	苏州	泸州	无锡	惠州
6	绍兴	铜陵	湖州	珠海
7	湖州	雅安	佛山	苏州
8	衢州	遵义	衢州	江门
9	惠州	通化	日照	襄阳
10	中山	保定	茂名	中山
11	镇江	十堰	嘉兴	扬州
12	常州	三明	东营	湖州
13	广元	株洲	中山	舟山
14	嘉兴	承德	济宁	镇江
15	南通	桂林	宜昌	连云港
16	江门	珠海	三亚	台州
17	绵阳	阿拉善盟	清江	鄂州
18	连云港	芜湖	武威	衢州
19	襄阳	汉中	绍兴	淮南
20	宜宾	攀枝花	南通	中卫
21	济宁	张掖	连云港	南通
22	扬州	南充	南平	长治
23	台州	阳江	泉州	石嘴山
24	舟山	衢州	丽水	济宁
25	宜宾	佳木斯	惠州	宿迁
26	中卫	金昌	襄阳	莆田
27	烟台	龙岩	烟台	宜昌
28	十堰	镇江	龙岩	威海
29	东营	湛江	淮安	嘉兴
30	威海	安康	马鞍山	鄂尔多斯

数据来源：《2020年全民健康信息化调查》。

5-2-5　历年通过互联互通测评的地市数

地区	2016年前	2017	2018	2019
总　计	**36**	**9**	**19**	**13**
北　京	2		1	2
天　津			1	
河　北				
山　西			2	
内蒙古	2	1		
辽　宁				
吉　林				
黑龙江				
上　海	7			1
江　苏	2	1	2	1
浙　江	3	1	4	
安　徽	1	2	2	1
福　建	1	1		
江　西				1
山　东		2	1	2
河　南				
湖　北	1		1	1
湖　南	1			
广　东	4			
广　西		1		
海　南				
重　庆	9		1	1
四　川	1		4	1
贵　州				
云　南	2			
西　藏				
陕　西				
甘　肃				2
青　海				
宁　夏				
新　疆				

5-2-6　通过不同等级互联互通测评的地市情况

地区	4级乙等及以下	4级甲等	5级乙等	5级甲等
总　计	35	47	7	0
北　京	2	4		
天　津		1		
河　北				
山　西		2		
内蒙古	2	1		
辽　宁				
吉　林				
黑龙江				
上　海	2	6		
江　苏	1	4	4	
浙　江	2	7	1	
安　徽	2	4		
福　建		1	1	
江　西	1			
山　东		6	1	
河　南				
湖　北	1	3		
湖　南	1			
广　东	2	2		
广　西	1			
海　南				
重　庆	11	2		
四　川	2	4		
贵　州				
云　南	2			
西　藏				
陕　西				
甘　肃	3			
青　海				
宁　夏				
新　疆				

注：截至2020年年底。

5-2-7 历年通过互联互通测评的县区数

地区	2016年前	2017	2018	2019
总　　计	**3**	**6**	**29**	**18**
北　　京				
天　　津				
河　　北				
山　　西				
内　蒙　古				
辽　　宁				
吉　　林				
黑　龙　江				
上　　海				
江　　苏	2	1	6	5
浙　　江	1	1	17	7
安　　徽			1	1
福　　建				
江　　西				
山　　东		2	2	1
河　　南				
湖　　北			2	4
湖　　南				
广　　东		2	1	
广　　西				
海　　南				
重　　庆				
四　　川				
贵　　州				
云　　南				
西　　藏				
陕　　西				
甘　　肃				
青　　海				
宁　　夏				
新　　疆				

5-2-8　通过不同等级互联互通测评的县区情况

地区	4级乙等及以下	4级甲等	5级乙等	5级甲等
总　　计	15	53	6	0
北　　京				
天　　津				
河　　北				
山　　西				
内　蒙古				
辽　　宁				
吉　　林				
黑龙江				
上　　海				
江　　苏	1	15	4	
浙　　江	7	21	2	
安　　徽	1	5		
福　　建				
江　　西				
山　　东		5		
河　　南				
湖　　北	2	5		
湖　　南				
广　　东	4	2		
广　　西				
海　　南				
重　　庆				
四　　川				
贵　　州				
云　　南				
西　　藏				
陕　　西				
甘　　肃				
青　　海				
宁　　夏				
新　　疆				

5-2-9　历年通过国家医疗健康信息互联互通标准化成熟度测评的医院数

地区	2016年前	2017年	2018年	2019年	2020年
总　计	40	50	101	164	240
北　京	6	3	9	8	9
天　津			1	1	2
河　北		1	2	3	5
山　西					4
内蒙古		2	3	5	6
辽　宁	4		3	6	5
吉　林	1		2	2	5
黑龙江				1	2
上　海	11	9	11	9	10
江　苏	3	4	13	13	18
浙　江	3	2	20	21	31
安　徽		4	1	2	7
福　建	1	3	5	6	8
江　西		1	2	5	6
山　东	1	3	6	14	18
河　南	1	1	1	3	8
湖　北	1	3	3	11	12
湖　南	1	1		2	6
广　东		8	12	23	35
广　西				2	3
海　南				1	2
重　庆	3	3	1	4	2
四　川	2	2	2	12	17
贵　州					1
云　南	1			1	4
西　藏					
陕　西				4	4
甘　肃			1	2	4
青　海					2
宁　夏	1			1	
新　疆			2		4

5-2-10 通过不同等级互联互通测评的医院情况

地区	4级乙等及以下	4级甲等	5级乙等	5级甲等
总　计	**69**	**473**	**53**	**0**
北　京	7	25	3	
天　津		4		
河　北	2	9		
山　西		7		
内蒙古	2	14		
辽　宁	3	13	2	
吉　林	1	6	3	
黑龙江		3		
上　海	5	37	8	
江　苏	2	46	3	
浙　江	6	62	9	
安　徽	3	10	1	
福　建		21	2	
江　西	2	11	1	
山　东	2	38	2	
河　南		12	2	
湖　北	2	26	2	
湖　南	2	7	1	
广　东	5	61	12	
广　西		5		
海　南	1	2		
重　庆	5	8		
四　川	13	21	1	
贵　州		1		
云　南	2	4		
西　藏				
陕　西	2	6		
甘　肃	2	4	1	
青　海		2		
宁　夏		2		
新　疆		6		

注：截至2020年年底。

5-2-11　2020年区域卫生健康信息平台、基础功能建设情况

指标	省级		市级		县级	
	数量/个	占比/%	数量/个	占比/%	数量/个	占比/%
信息平台建设情况						
已建设	30	100.0	213	62.8	859	46.4
未建设，但已列入规划	0	0.0	100	29.5	563	30.4
未建设，未列入规划	0	0.0	26	7.7	430	23.2
总计	30	100.0	339	100.0	1 852	100.0
信息平台基础功能建设情况						
数据规范上报和共享	27	90.0	177	52.2	605	32.7
平台主索引	28	93.3	185	54.6	553	29.9
注册服务	21	70.0	141	41.6	406	21.9
数据采集与交换	30	100.0	202	59.6	684	36.9
信息资源管理	22	73.3	170	50.1	584	31.5
信息资源存储	25	83.3	189	55.8	630	34.0
信息资源目录	18	60.0	145	42.8	458	24.7
全程健康档案服务	23	76.7	167	49.3	618	33.4
区域业务协同	21	70.0	165	48.7	540	29.2
平台管理功能	28	93.3	186	54.9	678	36.6
居民健康卡注册管理	19	63.3	104	30.7	387	20.9
大数据应用支撑	19	63.3	133	39.2	441	23.8

数据来源：《2020年全民健康信息化调查》。

5-2-12　2020年区域卫生健康信息平台便民服务、业务协同功能情况

指标	省级		市级		县级	
	数量/个	占比/%	数量/个	占比/%	数量/个	占比/%
便民服务功能开通情况						
预约挂号	26	86.7	261	77.0	846	45.7
双向转诊	17	56.7	184	54.3	890	48.1
家庭医生签约服务	25	83.3	250	73.7	1420	76.7
健康档案查询系统	28	93.3	244	72.0	1341	72.4
健康评估	12	40.0	140	41.3	850	45.9
慢病管理	20	66.7	229	67.6	1319	71.2
精神疾病管理	18	60.0	166	49.0	1121	60.5
免疫接种服务	20	66.7	200	59.0	1129	61.0
医养服务	3	10.0	28	8.3	285	15.4
健康教育	18	60.0	202	59.6	1114	60.2
生育登记网上办理	22	73.3	148	43.7	803	43.4
医疗信息分级公开	13	43.3	84	24.8	431	23.3
贫困人口健康信息服务	14	46.7	134	39.5	848	45.8
业务协同功能开通情况						
疾病监测业务协同	7	23.3	116	34.2	621	33.5
疾病管理业务协同	10	33.3	114	33.6	586	31.6
突发公共卫生事件应急指挥协同	9	30.0	118	34.8	632	34.1
妇幼健康业务协同	20	66.7	189	55.8	986	53.2
卫生计生监督应用协同	10	33.3	123	36.3	747	40.3
血液安全管理业务协同	11	36.7	79	23.3	215	11.6
院前急救业务协同	6	20.0	92	27.1	313	16.9
分级诊疗协同	17	56.7	177	52.2	817	44.1
医疗医药联动应用协同	7	23.3	52	15.3	332	17.9
出生人口监测业务协同	17	56.7	123	36.3	688	37.1
跨境重大疫情防控协同	3	10.0	30	8.8	224	12.1
药品（疫苗）监管协同	10	33.3	80	23.6	584	31.5
食品安全防控协同	3	10.0	32	9.4	290	15.7
医保业务监管协同	7	23.3	77	22.7	566	30.6

数据来源：《2020年全民健康信息化调查》。

5-2-13　2020年区域卫生健康信息平台业务监管功能开通情况

指标	省级		市级		县级	
	数量/个	占比/%	数量/个	占比/%	数量/个	占比/%
医改进展监测	16	53.3	100	29.5	317	17.1
综合业务监管	15	50.0	115	33.9	435	23.5
卫生服务资源监管	14	46.7	95	28.0	490	26.5
医务人员监管	11	36.7	93	27.4	482	26.0
医疗行为监管	14	46.7	107	31.6	468	25.3
传染性疾病管理业务监管	12	40.0	132	38.9	941	50.8
慢病管理业务监管	19	63.3	168	49.6	1 010	54.5
精神疾病业务监管	13	43.3	108	31.9	772	41.7
预防接种业务监管	16	53.3	160	47.2	1 005	54.3
妇女保健业务监管	20	66.7	147	43.4	820	44.3
儿童保健业务监管	19	63.3	149	44.0	947	51.1
食品安全监测业务监管	5	16.7	33	9.7	327	17.7
医院运营情况监管	10	33.3	91	26.8	456	24.6
检验检查互认业务监管	9	30.0	75	22.1	329	17.8
医疗质量情况监管	11	36.7	101	29.8	430	23.2
医院感染情况监管	7	23.3	48	14.2	353	19.1
基层医疗卫生机构绩效考核监管	17	56.7	126	37.2	652	35.2
中医药服务项目监管	7	23.3	69	20.4	412	22.2
基本药物运行情况监测	9	30.0	114	33.6	772	41.7
合理用药业务监管	8	26.7	111	32.7	554	29.9
远程医疗业务监管	14	46.7	107	31.6	475	25.6
居民健康卡应用监督	20	66.7	131	38.6	582	31.4
人口信息服务与监管	21	70.0	118	34.8	650	35.1
医疗机构监管	14	46.7	139	41.0	646	34.9

数据来源:《2020年全民健康信息化调查》。

5-2-14　2020年互联网+医疗健康便民惠民
应用情况

指标	省级		市级		县级	
	数量/个	占比/%	数量/个	占比/%	数量/个	占比/%
智能导医分诊	14	46.7	157	46.3	405	21.9
网上预约诊疗服务平台	28	93.3	257	75.8	901	48.7
互联网医院	17	56.7	106	31.3	355	19.2
智能语音服务	7	23.3	48	14.2	157	8.5
医保异地就医直接结算	12	40.0	170	50.1	831	44.9
脱卡就医	9	30.0	96	28.3	305	16.5
在线支付方式/"一站式"结算服务	15	50.0	211	62.2	936	50.6
复诊患者在线部分常见病、慢性病处方	11	36.7	70	20.6	288	15.6
在线健康状况评估与健康管理	7	23.3	96	28.3	337	18.2
签约患者转诊绿色通道	9	30.0	119	35.1	528	28.5
处方在线审核	7	23.3	64	18.9	237	12.8
中药饮片网上配送	7	23.3	40	11.8	207	11.2
在线接种预约服务	12	40.0	80	23.6	272	14.7
网上家庭医生签约服务	16	53.3	181	53.4	751	40.6
网络科普平台	13	43.3	64	18.9	186	10.1
电子健康档案数据库与电子病历数据库互联对接	17	56.7	149	44.0	557	30.1

续 表

指标	省级		市级		县级	
	数量/个	占比/%	数量/个	占比/%	数量/个	占比/%
"互联网+"健康咨询服务	13	43.3	89	26.3	323	17.5
区域远程医疗中心	16	53.3	165	48.7	701	37.9
对基层机构的远程诊疗、在线咨询	15	50.0	154	45.4	588	31.8
基层卫生信息系统中医学影像、远程心电、实验室检验	11	36.7	140	41.3	560	30.3
三级医院院内医疗服务信息互通共享	15	50.0	151	44.5	253	13.7
院前急救车载监护系统与区域或医院信息平台连接	6	20.0	65	19.2	197	10.6
院前急救协同信息平台	5	16.7	71	20.9	195	10.5
医院应急救治中心与院前急救机构信息互通共享	4	13.3	56	16.5	196	10.6
医疗机构、医师、护士电子化注册审批	15	50.0	114	33.6	707	38.2
严重精神障碍患者发病报告在线管理	7	23.3	53	15.6	352	19.0
区域内检查检验结果互认	11	36.7	103	30.4	362	19.6
区域政务服务一网通办	16	53.3	93	27.4	335	18.1
生育服务网上登记	22	73.3	149	44.0	675	36.5
区域政务信息共享	19	63.3	112	33.0	359	19.4
公共服务卡应用集成	5	16.7	34	10.0	113	6.1

数据来源:《2020年全民健康信息化调查》。

5-2-15　2020年医院信息平台基本功能点建设情况

指标	三级医院		二级医院		其他医疗机构	
	数量/个	占比/%	数量/个	占比/%	数量/个	占比/%
已开通	1028	52.4	2853	59.9	442	60.8
数据交换	981	95.4	2443	85.6	305	69.0
数据存储	840	81.7	2599	91.1	387	87.6
数据质量管理	624	60.7	1417	49.7	195	44.1
数据查询	924	89.9	2668	93.5	391	88.5
单点登录	713	69.4	1828	64.1	259	58.6
辅助决策支持	620	60.3	1106	38.8	117	26.5
标准字典库	804	78.2	1791	62.8	212	48.0
数据安全管理	568	55.3	1405	49.2	195	44.1
数据标准管理	702	68.3	1319	46.2	173	39.1
患者主索引	842	81.9	1761	61.7	216	48.9
平台配置及服务监控	643	62.5	784	27.5	114	25.8
用户权限管理	775	75.4	2253	79.0	313	70.8
医院门户	382	37.2	617	21.6	91	20.6
数据质量监控	490	47.7	847	29.7	113	25.6
医疗机构电子证照管理	72	7.0	153	5.4	37	8.4
医师电子证照管理	89	8.7	207	7.3	52	11.8
护士电子证照管理	78	7.6	190	6.7	49	11.1
其他	50	4.9	162	5.7	27	6.1
未开通	934	47.6	1907	40.1	285	39.2

数据来源：《2020年全民健康信息化调查》。

5-2-16 2020年接入医院集成平台的信息系统情况

指标	三级医院		二级医院		其他医疗机构	
	数量/个	占比/%	数量/个	占比/%	数量/个	占比/%
门急诊挂号收费管理系统	959	48.9	2799	58.8	425	58.5
门诊医生工作站	968	49.3	2832	59.5	432	59.4
分诊管理系统	668	34.1	1087	22.8	55	7.6
住院病人入出转系统	912	46.5	2542	53.4	347	47.7
住院医生工作站	967	49.3	2836	59.6	402	55.3
住院护士工作站	963	49.1	2846	59.8	409	56.3
电子化病历书写与管理系统	929	47.4	2663	56.0	359	49.4
合理用药管理系统	660	33.6	1337	28.1	171	23.5
临床检验系统	930	47.4	2264	47.6	264	36.3
医学影像系统	906	46.2	2027	42.6	225	31.0
超声/内镜管理系统	810	41.3	1527	32.1	151	20.8
手术麻醉管理系统	710	36.2	989	20.8	67	9.2
临床路径管理系统	700	35.7	1305	27.4	96	13.2
输血管理系统	608	31.0	600	12.6	31	4.3
重症监护系统	424	21.6	303	6.4	19	2.6
心电管理系统	627	32.0	648	13.6	86	11.8
体检管理系统	661	33.7	1394	29.3	128	17.6
病理管理系统	624	31.8	677	14.2	42	5.8
移动护理系统	538	27.4	348	7.3	24	3.3
移动查房系统	373	19.0	229	4.8	16	2.2
移动输液系统	254	13.0	114	2.4	13	1.8
病历质控系统	610	31.1	1239	26.0	105	14.4
医疗保险/新农合接口	601	30.6	1857	39.0	225	31.0
人力资源管理系统	403	20.5	421	8.8	62	8.5
财务管理系统	505	25.7	1608	33.8	232	31.9
药品管理系统	770	39.3	2305	48.4	335	46.1
设备材料管理系统	595	30.3	1600	33.6	156	21.5
物资供应管理系统	628	32.0	1556	32.7	146	20.1
预算管理系统	258	13.2	218	4.6	35	4.8
绩效管理系统	336	17.1	435	9.1	48	6.6
其他	85	4.3	121	2.5	24	3.3
未接入	919	46.8	1754	36.8	238	32.7

数据来源:《2020年全民健康信息化调查》。

5-2-17 2020年各级医疗机构便民服务、医疗服务功能开通情况

指标	三级医院		二级医院		其他医疗机构	
	数量/个	占比/%	数量/个	占比/%	数量/个	占比/%
便民服务功能开通情况						
互联网服务	1427	72.7	1601	33.6	116	16.0
预约服务	1800	91.7	2444	51.3	212	29.2
自助服务	1788	91.1	2470	51.9	156	21.5
智能候诊	821	41.8	612	12.9	54	7.4
自助支付	1680	85.6	2292	48.2	162	22.3
智能导航	567	28.9	356	7.5	17	2.3
信息推送	1304	66.5	1320	27.7	137	18.8
患者定位	183	9.3	80	1.7	6	0.8
陪护服务	319	16.3	335	7.0	37	5.1
满意度评价	1426	72.7	1954	41.1	159	21.9
信息公开服务	1377	70.2	1815	38.1	180	24.8
未开通	26	1.3	947	19.9	339	46.6
医疗服务功能开通情况						
患者基本信息管理	1867	95.2	4059	85.3	505	69.5
院前急救	810	41.3	1620	34.0	164	22.6
门诊分诊	1507	76.8	2288	48.1	284	39.1
急诊分级分诊	905	46.1	1124	23.6	96	13.2
门急诊电子病历	1597	81.4	3086	64.8	375	51.6
急诊留观	1160	59.1	1966	41.3	191	26.3
申请单管理	1598	81.4	2667	56.0	239	32.9
住院病历书写	1931	98.4	4364	91.7	488	67.1
护理记录	1857	94.6	4043	84.9	457	62.9
非药品医嘱执行	1618	82.5	2718	57.1	271	37.3
临床路径	1665	84.9	2706	56.8	216	29.7
多学科协作诊疗	754	38.4	685	14.4	46	6.3
电子病历和健康档案调阅	1392	70.9	2381	50.0	239	32.9
随访服务管理	977	49.8	995	20.9	144	19.8
未开通	4	0.2	163	3.4	128	17.6

数据来源：《2020年全民健康信息化调查》。

5-2-18 2020年各级医疗机构医技服务、医疗管理
功能开通情况

指标	三级医院		二级医院		其他医疗机构	
	数量/个	占比/%	数量/个	占比/%	数量/个	占比/%
医技服务功能开通情况						
医学影像信息管理	1859	94.8	3651	76.7	391	53.8
临床检验信息管理	1915	97.6	3973	83.5	413	56.8
病理管理	1475	75.2	1703	35.8	92	12.7
生物标本库管理	740	37.7	600	12.6	33	4.5
手术信息管理	1511	77.0	2113	44.4	130	17.9
麻醉信息管理	1410	71.9	1689	35.5	102	14.0
输血信息管理	1396	71.2	1397	29.3	71	9.8
电生理信息管理	759	38.7	366	7.7	25	3.4
透析治疗信息管理	634	32.3	572	12.0	15	2.1
放疗信息管理	303	15.4	118	2.5	3	0.4
化疗信息管理	210	10.7	101	2.1	2	0.3
康复信息管理	370	18.9	463	9.7	44	6.1
放射介入信息管理	642	32.7	419	8.8	16	2.2
高压氧信息管理	233	11.9	208	4.4	8	1.1
供应室管理	1174	59.8	1067	22.4	87	12.0
未开通	25	1.3	593	12.5	269	37.0
医疗管理功能开通情况						
人员权限管理	1893	96.5	4125	86.7	491	67.5
电子病历质量监控管理	1654	84.3	2919	61.3	274	37.7
手术分级管理	1311	66.8	1617	34.0	96	13.2
危急值管理	1646	83.9	2249	47.2	182	25.0
临床路径与单病种管理	1603	81.7	2476	52.0	164	22.6
院内感染管理	1619	82.5	2183	45.9	206	28.3
护理质量管理	1207	61.5	1707	35.9	195	26.8
医疗安全（不良）事件上报	1466	74.7	2125	44.6	239	32.9
传染病信息上报	1624	82.8	2838	59.6	323	44.4
食源性疾病信息上报	925	47.1	1594	33.5	137	18.8
卫生应急管理	358	18.2	554	11.6	86	11.8
未开通	11	0.6	351	7.4	177	24.3

数据来源：《2020年全民健康信息化调查》。

5-2-19 2020年作为上级指导医院连接下级服务医院开展远程医疗功能开通情况

指标	三级医院		二级医院		其他医疗机构	
	数量/个	占比/%	数量/个	占比/%	数量/个	占比/%
远程预约	518	26.4	541	11.4	38	5.2
远程会诊	1176	59.9	1458	30.6	118	16.2
远程影像诊断	884	45.1	1126	23.7	43	5.9
远程心电诊断	674	34.4	873	18.3	41	5.6
远程医学教育	523	26.7	501	10.5	34	4.7
远程病理诊断	326	16.6	222	4.7	10	1.4
远程双向转诊	536	27.3	644	13.5	58	8.0
远程重症监护	42	2.1	13	0.3	2	0.3
远程手术示教	257	13.1	46	1.0	3	0.4
远程检验共享	288	14.7	283	5.9	25	3.4
远程影像共享	415	21.2	400	8.4	30	4.1
未开通	548	27.9	2768	58.2	564	77.6

数据来源：《2020年全民健康信息化调查》。

第六章

部分国家健康指标情况

6-1-1　2017—2022年人口数　　　　单位：万人

国家	2017	2018	2019	2020	2021	2022
澳大利亚	2460.2	2498.3	2536.6	2569.3	2568.8	2597.9
奥地利	879.5	883.8	887.8	891.7	895.2	905.3
比利时	1134.9	1140.4	1146.2	1150.7	1155.3	1164.1
加拿大	3654.5	3706.5	3760.1	3803.7	3822.6	3893.0
智利	1841.9	1875.1	1910.7	1945.8	1967.8	1982.9
哥伦比亚	4929.2	4983.4	5037.4	5091.2	5111.7	5168.3
哥斯达黎加	494.7	500.3	505.8	511.1	516.3	521.3
捷克	1059.0	1062.6	1066.9	1070.0	1050.1	1076.0
丹麦	576.1	579.0	581.4	582.5	585.0	591.1
爱沙尼亚	131.7	132.2	132.7	132.9	133.1	134.9
芬兰	550.8	551.6	552.2	553.0	554.1	555.6
法国	6688.3	6712.5	6735.6	6754.0	6773.9	6794.3
德国	8265.7	8290.6	8309.3	8316.1	8319.6	8379.8
希腊	1075.5	1073.3	1072.2	1069.9	1056.9	1036.1
匈牙利	978.8	977.6	977.1	975.0	971.0	964.3
冰岛	34.3	35.3	36.1	36.6	37.3	38.2
爱尔兰	479.2	485.7	492.1	497.7	501.1	510.0
以色列	871.3	888.3	905.4	921.5	937.1	952.9
意大利	6000.2	5987.7	5972.9	5943.9	5913.3	5894.0
日本	12670.6	12644.3	12616.7	12614.6	12550.2	12494.7
韩国	5136.2	5158.5	5176.5	5183.6	5174.5	5162.8
拉脱维亚	194.2	192.7	191.4	190.0	188.4	187.9

续 表

国家	2017	2018	2019	2020	2021	2022
立陶宛	282.8	280.2	279.4	279.5	280.8	283.3
卢森堡	59.6	60.8	62.0	63.0	64.0	65.3
墨西哥	12404.2	12532.8	12657.8	12779.2	12897.2	13011.8
荷兰	1713.1	1723.2	1734.5	1744.2	1753.3	1770.3
新西兰	481.4	490.1	497.9	509.0	511.1	512.4
挪威	527.7	531.2	534.8	537.9	540.8	545.7
波兰	3842.2	3841.3	3838.6	3835.4	3816.2	3782.7
葡萄牙	1030.0	1028.4	1028.6	1029.7	1040.8	1044.4
斯洛伐克	543.9	544.7	545.4	545.9	544.2	543.2
斯洛文尼亚	206.6	207.0	208.9	210.0	210.7	210.9
西班牙	4653.3	4672.9	4710.5	4735.6	4733.1	4761.5
瑞典	1005.8	1017.5	1027.9	1035.3	1041.6	1048.7
瑞士	845.2	851.4	857.5	863.8	870.5	877.6
土耳其	8031.3	8140.7	8257.9	8338.5	8414.7	8498.0
英国	6604.0	6643.6	6679.7	6708.1	6702.6	6729.9
美国	32512.2	32683.8	32833.0	33150.1	33203.2	33328.8
巴西	20680.5	20849.5	21014.7	21175.6	21331.8	21482.9
印度	133867.7	135264.2	136641.8	138000.4	140756.4	141717.3
印度尼西亚	26135.6	26416.2	26691.2	26960.3	27224.9	27485.9
俄罗斯	14684.2	14683.1	14676.5	14646.0	14586.4	14524.6
南非	5699.1	5785.9	5872.7	5953.9	5996.5	6060.5

数据来源：https://stats.oecd.org/.

6-1-2 2017—2022年60岁以上人口数 单位：万人

国家	2017	2018	2019	2020	2021	2022
澳大利亚	512.0	526.6	542.5	562.4	577.9	592.8
奥地利	215.0	219.1	223.6	228.5	233.0	238.5
比利时	280.5	285.2	290.2	294.6	298.9	304.1
加拿大	852.3	881.3	911.4	940.5	968.8	997.1
智利	298.1	310.4	322.5	334.8	347.2	359.9
哥伦比亚	594.6	621.7	651.0	685.0	710.2	734.3
哥斯达黎加	59.0	61.8	64.8	67.9	71.2	74.4
捷克	271.9	275.2	277.4	278.4	277.0	279.9
丹麦	144.7	146.9	149.0	151.3	153.7	156.1
爱沙尼亚	34.0	34.5	34.9	35.4	35.8	36.1
芬兰	153.4	155.7	157.9	160.2	162.4	164.2
法国	1708.9	1739.1	1770.8	1799.5	1826.2	1853.0
德国	2293.8	2323.1	2355.8	2391.4	2426.0	2464.6
希腊	298.6	301.7	305.2	308.2	308.3	306.3
匈牙利	256.7	257.9	258.9	259.2	258.0	255.3
冰岛	6.7	6.9	7.2	7.4	7.6	7.8
爱尔兰	89.2	92.0	95.0	97.9	100.8	104.1
以色列	136.8	140.9	145.0	149.0	152.8	156.5
意大利	1722.9	1741.4	1763.2	1782.0	1799.6	1821.6
日本	4289.4	4307.6	4328.7	4346.9	4360.6	4368.1
韩国	1023.6	1075.5	1131.7	1196.6	1263.6	1316.3
拉脱维亚	51.3	51.7	52.1	52.5	52.7	52.8

续 表

国家	2017	2018	2019	2020	2021	2022
立陶宛	72.7	73.5	74.7	75.7	77.4	78.6
卢森堡	11.7	12.0	12.4	12.7	13.0	13.4
墨西哥	1294.4	1342.9	1393.6	1446.1	1500.3	1556.1
荷兰	427.3	436.5	446.1	455.3	464.0	473.3
新西兰	97.8	100.6	104.0	108.2	111.5	114.4
挪威	118.4	121.0	123.6	126.2	128.8	131.4
波兰	916.4	939.3	960.1	977.8	980.3	975.3
葡萄牙	289.1	294.6	301.2	308.3	314.7	320.6
斯洛伐克	119.7	122.6	125.2	127.5	128.9	130.2
斯洛文尼亚	54.3	55.3	56.4	57.4	58.5	59.3
西班牙	1155.3	1177.4	1204.0	1226.9	1249.6	1274.5
瑞典	255.5	258.6	261.7	264.6	267.3	270.5
瑞士	202.3	206.1	210.2	214.3	218.5	223.1
土耳其	1013.1	1044.9	1086.9	1131.7	1169.2	1208.3
英国	1558.8	1583.9	1613.0	1636.4	1649.3	1680.8
美国	7068.6	7265.8	7459.7	7571.3	7731.2	7891.3
巴西	2699.1	2802.5	2909.5	3019.7	3133.0	3249.4
印度	12735.2	13243.8	13753.1	14230.9	14583.8	14869.1
印度尼西亚	2515.8	2630.9	2749.8	2872.0	3000.8	3132.0
俄罗斯	3030.5	3051.3	3067.5	3313.0	3356.3	3372.4
南非	495.1	509.8	524.9	540.2	548.2	559.9

数据来源：https://stats.oecd.org/.

6-1-3　2017—2022年60岁以上人口占比　　单位：%

国家	2017	2018	2019	2020	2021	2022
澳大利亚	20.8	21.1	21.4	21.9	22.5	22.8
奥地利	24.4	24.8	25.2	25.6	26.0	26.3
比利时	24.7	25.0	25.3	25.6	25.9	26.1
加拿大	23.3	23.8	24.2	24.7	25.3	25.6
智利	16.2	16.6	16.9	17.2	17.6	18.1
哥伦比亚	12.5	12.9	13.2	13.6	13.9	14.2
哥斯达黎加	11.9	12.4	12.8	13.3	13.8	14.3
捷克	25.7	25.9	26.0	26.0	26.4	26.0
丹麦	25.1	25.4	25.6	26.0	26.3	26.4
爱沙尼亚	25.8	26.1	26.3	26.6	26.9	26.8
芬兰	27.9	28.2	28.6	29.0	29.3	29.5
法国	25.5	25.9	26.3	26.6	27.0	27.3
德国	27.8	28.0	28.4	28.8	29.2	29.4
希腊	27.8	28.1	28.5	28.8	29.2	29.6
匈牙利	26.2	26.4	26.5	26.6	26.6	26.5
冰岛	19.6	19.7	19.9	20.2	20.5	20.5
爱尔兰	18.6	18.9	19.3	19.7	20.1	20.4
以色列	15.7	15.9	16.0	16.2	16.3	16.4
意大利	28.7	29.1	29.5	30.0	30.4	30.9
日本	33.8	34.0	34.2	34.5	34.7	35.0
韩国	19.9	20.8	21.9	23.1	24.4	25.5
拉脱维亚	26.4	26.8	27.2	27.6	28.0	28.1

续 表

国家	2017	2018	2019	2020	2021	2022
立陶宛	25.7	26.2	26.7	27.1	27.6	27.7
卢森堡	19.6	19.8	19.9	20.1	20.3	20.5
墨西哥	10.4	10.7	11.0	11.3	11.6	12.0
荷兰	24.9	25.3	25.7	26.1	26.5	26.7
新西兰	20.3	20.5	20.9	21.3	21.8	22.3
挪威	22.4	22.8	23.1	23.5	23.8	24.1
波兰	23.9	24.5	25.0	25.5	25.7	25.8
葡萄牙	28.0	28.5	29.1	29.7	30.2	30.7
斯洛伐克	22.0	22.5	23.0	23.4	23.7	24.0
斯洛文尼亚	26.3	26.7	27.0	27.3	27.8	28.1
西班牙	24.8	25.2	25.6	25.9	26.4	26.8
瑞典	25.4	25.4	25.5	25.6	25.7	25.8
瑞士	23.9	24.2	24.5	24.8	25.1	25.4
土耳其	12.6	12.8	13.2	13.6	13.9	14.2
英国	23.6	23.8	24.1	24.4	24.6	25.0
美国	21.7	22.2	22.7	22.8	23.3	23.7
巴西	13.1	13.4	13.8	14.3	14.7	15.1
印度	9.4	9.7	9.9	10.2	10.4	10.5
印度尼西亚	9.6	10.0	10.3	10.7	11.0	11.4
俄罗斯	20.6	20.8	20.9	22.6	23.0	23.2
南非	8.7	8.8	9.0	9.1	9.1	9.2

数据来源：https：//stats.oecd.org/.

6-1-4　2017—2022年65岁以上人口数　　单位：万人

国家	2017	2018	2019	2020	2021	2022
澳大利亚	378.8	390.7	403.1	418.5	431.4	443.6
奥地利	163.6	165.8	168.2	170.8	173.3	176.6
比利时	211.3	214.8	218.5	221.7	224.9	229.0
加拿大	613.5	635.6	660.0	684.4	708.2	733.1
智利	207.1	216.5	226.0	235.9	245.9	256.1
哥伦比亚	405.8	424.7	445.1	469.5	486.8	503.5
哥斯达黎加	39.0	40.9	43.0	45.3	47.7	50.1
捷克	201.4	206.3	210.9	214.5	216.0	219.6
丹麦	110.6	112.7	114.7	116.7	118.8	120.6
爱沙尼亚	25.6	26.0	26.4	26.8	27.1	27.4
芬兰	116.5	119.2	121.8	124.4	126.7	128.7
法国	1302.4	1331.4	1360.3	1386.0	1409.8	1434.2
德国	1761.0	1779.7	1798.7	1818.1	1835.4	1854.8
希腊	233.0	235.2	237.5	239.7	239.1	236.2
匈牙利	184.0	187.1	191.6	195.9	198.4	198.5
冰岛	4.8	5.0	5.2	5.3	5.5	5.7
爱尔兰	65.0	67.3	69.6	72.0	74.2	76.9
以色列	99.8	103.7	107.5	111.1	114.5	117.9
意大利	1351.4	1362.9	1377.6	1390.0	1399.6	1411.4
日本	3508.7	3547.9	3575.4	3602.7	3621.4	3623.6
韩国	706.6	736.6	768.9	815.2	857.1	901.8
拉脱维亚	38.8	38.9	39.0	39.3	39.3	39.3

续 表

国家	2017	2018	2019	2020	2021	2022
立陶宛	55.1	55.2	55.4	55.7	56.0	56.6
卢森堡	8.5	8.7	9.0	9.2	9.4	9.7
墨西哥	877.1	908.2	941.2	976.4	1013.5	1052.7
荷兰	319.9	327.7	335.3	342.5	349.1	356.3
新西兰	71.4	73.5	76.0	79.2	81.7	84.0
挪威	88.6	90.8	93.0	95.4	97.8	100.0
波兰	640.2	661.9	683.6	705.8	717.5	725.5
葡萄牙	222.9	227.4	232.7	238.5	243.7	248.5
斯洛伐克	83.0	86.0	89.0	91.9	93.7	95.7
斯洛文尼亚	39.6	40.7	41.8	43.0	44.1	45.0
西班牙	887.9	901.6	917.7	930.1	944.3	962.0
瑞典	199.2	202.1	205.1	207.7	210.3	213.3
瑞士	153.7	156.4	159.2	161.8	164.5	167.7
土耳其	677.3	704.1	736.8	775.2	809.9	834.8
英国	1198.9	1216.6	1237.5	1250.9	1253.7	1273.3
美国	5075.8	5235.5	5403.7	5482.5	5622.9	5779.5
巴西	1848.8	1922.8	2000.3	2081.3	2165.8	2253.7
印度	8180.4	8561.8	8951.5	9317.1	9574.9	9773.5
印度尼西亚	1586.8	1659.7	1737.5	1819.8	1906.6	1997.0
俄罗斯	2060.8	2060.8	2060.8	2292.7	2325.2	2347.1
南非	328.5	339.1	350.2	361.6	367.6	375.3

数据来源：https://stats.oecd.org/.

6-1-5　2017—2022年65岁以上人口占比　　单位：%

国家	2017	2018	2019	2020	2021	2022
澳大利亚	15.4	15.6	15.9	16.3	16.8	17.1
奥地利	18.6	18.8	18.9	19.2	19.4	19.5
比利时	18.6	18.8	19.1	19.3	19.5	19.7
加拿大	16.8	17.1	17.6	18.0	18.5	18.8
智利	11.2	11.5	11.8	12.1	12.5	12.9
哥伦比亚	8.6	8.8	9.0	9.3	9.5	9.7
哥斯达黎加	7.9	8.2	8.5	8.9	9.2	9.6
捷克	19.0	19.4	19.8	20.0	20.6	20.4
丹麦	19.2	19.5	19.7	20.0	20.3	20.4
爱沙尼亚	19.5	19.7	19.9	20.0	20.4	20.3
芬兰	21.1	21.6	22.1	22.5	22.9	23.2
法国	19.5	19.8	20.2	20.5	20.8	21.1
德国	21.3	21.5	21.6	21.9	22.1	22.1
希腊	21.7	21.9	22.1	22.4	22.6	22.8
匈牙利	18.8	19.1	19.6	20.1	20.4	20.6
冰岛	14.0	14.1	14.3	14.6	14.9	15.0
爱尔兰	13.6	13.9	14.1	14.5	14.8	15.1
以色列	11.5	11.7	11.9	12.1	12.2	12.4
意大利	22.5	22.8	23.1	23.4	23.7	23.9
日本	27.6	28.0	28.3	28.6	28.9	29.0
韩国	13.8	14.3	14.9	15.7	16.6	17.5
拉脱维亚	20.0	20.2	20.4	20.7	20.8	20.9

续 表

国家	2017	2018	2019	2020	2021	2022
立陶宛	19.5	19.7	19.8	19.9	20.0	20.0
卢森堡	14.3	14.4	14.4	14.6	14.7	14.8
墨西哥	7.1	7.2	7.4	7.6	7.9	8.1
荷兰	18.7	19.0	19.3	19.6	19.9	20.1
新西兰	14.8	15.0	15.3	15.6	16.0	16.4
挪威	16.8	17.1	17.4	17.7	18.1	18.3
波兰	16.7	17.2	17.8	18.4	18.8	19.2
葡萄牙	21.6	22.0	22.5	23.0	23.4	23.8
斯洛伐克	15.3	15.8	16.3	16.8	17.2	17.6
斯洛文尼亚	19.1	19.7	20.0	20.5	20.9	21.3
西班牙	19.1	19.3	19.5	19.6	20.0	20.2
瑞典	19.8	19.9	19.9	20.1	20.2	20.3
瑞士	18.2	18.4	18.6	18.7	18.9	19.1
土耳其	8.4	8.6	8.9	9.3	9.6	9.8
英国	18.2	18.3	18.5	18.6	18.7	18.9
美国	15.6	16.0	16.5	16.5	16.9	17.3
巴西	8.9	9.2	9.5	9.8	10.2	10.5
印度	6.0	6.3	6.5	6.7	6.8	6.9
印度尼西亚	6.1	6.3	6.5	6.7	7.0	7.3
俄罗斯	14.0	14.0	14.0	15.7	15.9	16.2
南非	5.8	5.9	6.0	6.1	6.1	6.2

数据来源：https://stats.oecd.org/.

6-1-6　2017—2022年预期寿命　　　单位：岁

国家	2017	2018	2019	2020	2021	2022
澳大利亚	82.5	82.7	82.9	83.2	83.3	
奥地利	81.7	81.8	82.0	81.3	81.3	
比利时	81.6	81.7	82.1	80.8	81.9	
加拿大	81.9	81.9	82.3	81.7		
智利	80.2	80.4	80.6	80.8	81.0	81.2
哥伦比亚	75.9	76.5	76.6	76.7	76.8	76.9
哥斯达黎加	80.2	80.3	80.5	80.6	80.8	80.9
捷克	79.1	79.1	79.3	78.3	77.2	
丹麦	81.1	81.0	81.5	81.6	81.5	
爱沙尼亚	78.4	78.5	79.0	78.9	77.2	
芬兰	81.7	81.8	82.1	82.0	81.9	
法国	82.7	82.8	83.0	82.3	82.4	
德国	81.1	81.0	81.3	81.1	80.8	
希腊	81.4	81.9	81.7	81.4	80.2	
匈牙利	76.0	76.2	76.5	75.7	74.3	
冰岛	82.6	82.9	83.2	83.1	83.2	
爱尔兰	82.2	82.2	82.8	82.6	82.4	
以色列	82.7	82.9	82.9	82.7	82.6	82.9
意大利	83.1	83.4	83.6	82.3	82.7	
日本	84.2	84.3	84.4	84.6	84.5	
韩国	82.7	82.7	83.3	83.5	83.6	
拉脱维亚	74.9	75.1	75.7	75.5	73.1	

续　表

国家	2017	2018	2019	2020	2021	2022
立陶宛	75.8	76.0	76.5	75.1	74.2	
卢森堡	82.1	82.3	82.7	82.2	82.7	
墨西哥	74.9	75.0	75.1	75.2	75.4	
荷兰	81.8	81.9	82.2	81.4	81.4	
新西兰	81.9	81.7	82.1	82.3	82.3	
挪威	82.7	82.8	83.0	83.3	83.2	
波兰	77.8	77.7	78.0	76.5	75.5	
葡萄牙	81.6	81.5	81.9	81.1	81.5	
斯洛伐克	77.3	77.4	77.8	77.0	74.6	
斯洛文尼亚	81.2	81.5	81.6	80.6	80.7	
西班牙	83.4	83.5	84.0	82.4	83.3	
瑞典	82.5	82.6	83.2	82.4	83.1	
瑞士	83.7	83.8	84.0	83.1	83.9	
土耳其	78.1	78.3	78.6			
英国	81.3	81.3	81.3	81.0		
美国	78.6	78.7	78.8	77.0	76.4	
巴西	74.4	74.8	75.1	75.3	74.0	72.8
印度	70.1	70.5	70.7	70.9	70.2	67.2
印度尼西亚	69.8	69.9	70.3	70.5	68.8	67.6
俄罗斯	72.6	72.8	73.2			
南非	82.5	82.7	82.9	83.2	83.3	

数据来源：https：//stats.oecd.org/.

6-1-7　2017—2022年卫生支出总金额　单位：百亿

国家	单位	2017	2018	2019	2020	2021	2022
澳大利亚	澳元	18.7	19.6	20.2	22.2	24.5	25.8
奥地利	欧元	3.8	4.0	4.2	4.3	4.9	5.1
比利时	欧元	4.8	5.0	5.2	5.1	5.5	6.0
加拿大	加拿大元	23.3	24.4	25.5	28.8	31.0	31.1
智利	智利比索	1630.1	1747.7	1832.8	1959.4	2235.7	2363.8
哥伦比亚	哥伦比亚比索	7068.0	7532.3	8246.9	8694.6	10754.4	11810.3
哥斯达黎加	哥斯达黎加科朗	242.0	262.4	273.2	285.6	303.6	317.2
捷克	捷克克朗	37.7	40.4	44.0	52.6	58.0	61.6
丹麦	丹麦克朗	22.1	22.8	23.5	24.5	27.1	26.6
爱沙尼亚	欧元	0.2	0.2	0.2	0.2	0.2	0.3
芬兰	欧元	2.1	2.1	2.2	2.3	2.6	2.7
法国	欧元	26.1	26.5	27.0	28.0	30.8	31.4
德国	欧元	37.0	38.6	40.7	43.2	46.6	48.9
希腊	欧元	1.4	1.5	1.5	1.6	1.7	1.8
匈牙利	匈牙利福林	264.9	285.5	299.5	352.9	407.5	448.9
冰岛	冰岛克朗	21.8	23.8	25.9	28.1	31.6	32.3
爱尔兰	欧元	2.1	2.2	2.4	2.7	2.9	3.1
以色列	以色列新谢克尔	9.3	9.8	10.3	11.0	12.5	13.0
意大利	欧元	15.1	15.4	15.6	16.0	16.8	17.2
日本	日元	5893.7	5978.1	6120.3	5932.6	6207.3	6402.5
韩国	韩元	12936.9	14219.7	15732.4	16204.6	19331.6	20904.6
拉脱维亚	欧元	0.2	0.2	0.2	0.2	0.3	0.3

续　表

国家	单位	2017	2018	2019	2020	2021	2022
立陶宛	欧元	0.3	0.3	0.3	0.4	0.4	0.5
卢森堡	欧元	0.3	0.3	0.3	0.4	0.4	0.4
墨西哥	墨西哥比索	119.7	126.6	133.2	145.8	156.9	156.1
荷兰	欧元	7.5	7.8	8.2	8.9	9.7	10.5
新西兰	新西兰元	2.6	2.8	2.9	3.2	3.6	4.3
挪威	挪威克朗	34.0	35.6	37.5	38.9	41.8	44.8
波兰	兹罗提	13.1	13.4	14.8	15.2	16.9	20.6
葡萄牙	欧元	1.8	1.9	2.0	2.1	2.4	2.5
斯洛伐克	欧元	0.6	0.6	0.7	0.7	0.8	0.8
斯洛文尼亚	欧元	0.4	0.4	0.4	0.4	0.5	0.5
西班牙	欧元	10.4	10.8	11.4	12.0	13.0	13.9
瑞典	瑞典克朗	49.9	52.8	54.7	57.1	61.4	63.2
瑞士	瑞士法郎	7.6	7.6	7.9	8.1	8.6	8.7
土耳其	土耳其里拉	13.1	15.5	18.8	23.3	33.1	64.2
英国	英镑	20.0	21.0	22.3	25.6	28.1	28.3
美国	美元	326.6	341.5	356.3	395.0	404.8	423.5
巴西	巴西雷亚尔	111.3	140.6	204.0	274.4		
印度	印度卢比	62.4	66.3	71.0	77.0		
印度尼西亚	印尼盾	0.8	0.8	0.9	1.0	1.2	
俄罗斯	卢布	420.0	473.3	530.1	573.7		
南非	兰特	0.3	0.4	0.4	0.4	0.5	

数据来源：https://stats.oecd.org/.

6-1-8　　2017—2022年GDP总金额　　　单位：百亿

国家	单位	2017	2018	2019	2020	2021	2022
澳大利亚	澳元	184.3	194.7	197.9	208.0	230.9	
奥地利	欧元	36.9	38.5	39.7	38.1	40.6	44.7
比利时	欧元	44.5	46.0	47.9	46.0	50.3	54.9
加拿大	加拿大元	214.1	223.6	231.4	221.0	251.0	278.3
智利	智利比索	17931.5	18943.5	19575.2	20142.9	24037.1	26259.3
哥伦比亚	哥伦比亚比索	92047.1	98779.1	106006.8	99774.2	119258.6	
哥斯达黎加	哥斯达黎加科朗	3434.4	3601.5	3783.2	3649.5	4011.3	4425.2
捷克	捷克克朗	511.1	541.1	579.1	570.9	610.9	678.6
丹麦	丹麦克朗	219.3	225.3	231.1	232.1	255.1	283.2
爱沙尼亚	欧元	2.4	2.6	2.8	2.7	3.1	3.6
芬兰	欧元	22.6	23.3	24.0	23.8	25.1	26.9
法国	欧元	229.7	236.3	243.8	231.0	250.1	264.3
德国	欧元	326.7	336.5	347.3	340.5	360.2	387.0
希腊	欧元	17.7	18.0	18.3	16.5	18.2	20.8
匈牙利	匈牙利福林	3927.5	4338.7	4767.4	4842.5	5525.5	6661.6
冰岛	冰岛克朗	264.2	284.4	302.4	291.9	324.5	376.6
爱尔兰	欧元	29.9	32.7	35.6	37.5	43.4	50.6
以色列	以色列新谢克尔	129.0	135.3	143.5	142.3	157.8	
意大利	欧元	173.7	177.1	179.7	166.1	178.8	190.9
日本	日元	55307.3	55663.0	55791.1	53908.2	54937.9	
韩国	韩元	183569.8	189819.3	192449.8	194072.6	207165.8	
拉脱维亚	欧元	2.7	2.9	3.1	3.0	3.4	3.9

续 表

国家	单位	2017	2018	2019	2020	2021	2022
立陶宛	欧元	4.2	4.6	4.9	5.0	5.6	6.7
卢森堡	欧元	5.8	6.0	6.2	6.5	7.2	7.8
墨西哥	墨西哥比索	2193.4	2352.4	2444.6	2343.0	2580.4	
荷兰	欧元	73.8	77.4	81.3	79.7	87.1	95.9
新西兰	新西兰元	29.1	30.6	32.3	32.8	36.1	
挪威	挪威克朗	332.3	357.7	359.7	346.2	421.2	557.1
波兰	兹罗提	198.3	212.7	228.8	233.8	263.1	307.8
葡萄牙	欧元	19.6	20.5	21.4	20.1	21.5	23.9
斯洛伐克	欧元	8.5	9.0	9.4	9.3	10.0	11.0
斯洛文尼亚	欧元	4.3	4.6	4.9	4.7	5.2	5.9
西班牙	欧元	116.2	120.4	124.6	111.8	120.7	132.7
瑞典	瑞典克朗	462.5	482.8	505.0	503.9	548.7	596.3
瑞士	瑞士法郎	68.5	71.0	71.7	69.5	73.2	77.1
土耳其	土耳其里拉	313.4	375.9	431.2	504.8	724.9	1500.7
英国	英镑	208.5	215.7	223.8	211.0	227.0	249.1
美国	美元	1947.7	2053.3	2138.1	2106.0	2331.5	
巴西	巴西雷亚尔	658.5	700.4	738.9	761.0		
印度	印度卢比	17090.0	18899.7	20074.9	19800.9		
印度尼西亚	印尼盾	13589827	14838756	15832657	15443353	16976691	19588446
俄罗斯	卢布	9184.3	10386.2	10924.2	10696.7		
南非	兰特	507.8	536.3	562.5	556.8	620.9	662.9

数据来源：https://stats.oecd.org/.

6-1-9　2017—2022年卫生总费用占GDP比例　　　单位：%

国家	2017	2018	2019	2020	2021	2022
澳大利亚	10.1	10.1	10.2	10.7	10.6	10.0
奥地利	10.4	10.3	10.5	11.4	12.1	11.4
比利时	10.8	10.9	10.8	11.2	11.0	10.9
加拿大	10.9	10.9	11.0	13.0	12.3	11.2
智利	9.1	9.2	9.4	9.7	9.3	9.0
哥伦比亚	7.7	7.6	7.8	8.7	9.0	8.1
哥斯达黎加	7.0	7.3	7.2	7.8	7.6	7.2
捷克	7.4	7.5	7.6	9.2	9.5	9.1
丹麦	10.1	10.1	10.2	10.6	10.8	9.5
爱沙尼亚	6.6	6.7	6.8	7.6	7.5	6.9
芬兰	9.1	9.0	9.2	9.6	10.3	10.2
法国	11.4	11.2	11.1	12.1	12.3	11.9
德国	11.3	11.5	11.7	12.7	12.9	12.7
希腊	8.1	8.1	8.2	9.5	9.2	8.6
匈牙利	6.7	6.6	6.3	7.3	7.4	6.7
冰岛	8.3	8 4	8.6	9.6	9.7	8.6
爱尔兰	7.1	6.9	6.7	7.1	6.7	6.1
以色列	7.2	7.2	7.2	7.7	7.9	7.4
意大利	8.7	8.7	8.7	9.6	9.4	9.0
日本	10.7	10.7	11.0	11.0	11.3	11.5
韩国	7.0	7.5	8.2	8.4	9.3	9.7
拉脱维亚	6.0	6.2	6.6	7.2	9.0	8.8

续 表

国家	2017	2018	2019	2020	2021	2022
立陶宛	6.5	6.5	7.0	7.5	7.8	7.5
卢森堡	5.1	5.3	5.5	5.7	5.7	5.5
墨西哥	5.5	5.4	5.4	6.2	6.1	5.5
荷兰	10.1	10.0	10.1	11.2	11.4	11.2
新西兰	9.0	9.0	9.1	9.7	10.1	11.2
挪威	10.2	10.0	10.4	11.2	9.9	8.0
波兰	6.6	6.3	6.5	6.5	6.4	6.7
葡萄牙	9.3	9.4	9.5	10.5	11.1	10.6
斯洛伐克	6.8	6.7	6.9	7.1	7.8	7.6
斯洛文尼亚	8.2	8.3	8.5	9.4	9.5	8.8
西班牙	8.9	9.0	9.1	10.7	10.7	10.5
瑞典	10.8	10.9	10.8	11.3	11.2	10.7
瑞士	11.0	10.8	11.1	11.7	11.8	11.3
土耳其	4.2	4.1	4.4	4.6	4.6	4.3
英国	9.6	9.7	10.0	12.2	12.4	11.3
美国	16.8	16.6	16.7	18.8	17.4	16.6
巴西	10.4	9.5	9.4	10.0		
印度	9.5	9.5	9.6	10.1		
印度尼西亚	7.5	7.3	7.1	8.5	8.6	
俄罗斯	5.0	5.1	5.4	5.7		
南非	6.7	6.8	6.8	7.7	8.1	

数据来源：https://stats.oecd.org/.

6-1-10 2017—2022年新生儿死亡率 单位：‰

国家	2017	2018	2019	2020	2021	2022
澳大利亚	2.4	2.3	2.4	2.4	2.4	
奥地利	2.0	2.0	2.3	2.5	2.2	
比利时	2.3	2.4	2.5	2.2		
加拿大	3.5	3.5	3.3	3.5		
智利	5.5	5.0	4.8	4.3	4.4	4.5
哥伦比亚	6.9	7.0	7.0	6.7	7.1	
哥斯达黎加	6.1	6.4	6.2	5.8	6.6	7.4
捷克	1.8	1.6	1.6	1.6	1.4	
丹麦	2.5	2.3	1.5	2.0	1.8	
爱沙尼亚	1.4	0.9	0.9	0.9	1.5	
芬兰	1.5	1.6	1.4	1.3	1.2	
法国	2.8	2.7	2.7	2.6	2.7	
德国	2.3	2.3	2.3	2.2	2.2	
希腊	2.3	2.4	2.6	2.3	2.4	
匈牙利	2.2	2.1	2.2	2.1	2.1	
冰岛	2.2	1.2	0.7	1.8		
爱尔兰	2.3	2.1	2.2	2.4	2.4	
以色列	2.0	2.0	2.0	1.6	1.8	
意大利	2.0	2.0	1.7	1.8		
日本	0.9	0.9	0.9	0.8	0.8	
韩国	1.5	1.6	1.5	1.3	1.3	
拉脱维亚	3.2	1.8	2.2	2.4	1.8	

续 表

国家	2017	2018	2019	2020	2021	2022
立陶宛	1.7	2.2	2.2	1.9	2.1	
卢森堡	2.1	3	4.2	3.9	2.7	
墨西哥	7.5	7.4	7.3	7.9	7.8	
荷兰	2.7	2.5	2.7	2.9	2.6	
新西兰	3.3	3				
挪威	1.6	1.7	1.4	1.3	1.3	1.3
波兰	2.8	2.8	2.7	2.6	2.9	
葡萄牙	1.8	2.2	1.9	1.7	1.7	1.6
斯洛伐克	2.6	3.0	3.2	3.1	2.6	
斯洛文尼亚	1.3	1.4	1.3	1.4	1.4	
西班牙	1.9	1.9	1.8	1.8	1.8	
瑞典	1.6	1.3	1.4	1.7		
瑞士	2.8	2.7	2.7	3.0	2.6	3.2
土耳其	5.8	5.9	5.7	5.4	5.9	
英国	2.8	2.8	2.9	2.8	2.9	
美国	3.9	3.8	3.7	3.6		
巴西	9.3	9.1	8.9	8.7	8.5	
印度	23.8	22.7	21.4	20.2	19.1	
印度尼西亚	13.1	12.6	12.1	11.7	11.3	
俄罗斯	3.2	2.9	2.6	2.3	2.0	
南非	11.1	11.2	11.1	11.1	11	

数据来源：https://stats.oecd.org/.

6-1-11　2017—2022年婴儿死亡率　　单位：‰

国家	2017	2018	2019	2020	2021	2022
澳大利亚	3.3	3.1	3.3	3.2	3.3	
奥地利	2.9	2.7	2.9	3.1	2.7	
比利时	3.6	3.8	3.7	3.3	2.9	
加拿大	4.5	4.7	4.4	4.5		
智利	7.1	6.6	6.5	5.6	5.8	5.9
哥伦比亚	18.2	17.3	17.0	16.8	16.5	
哥斯达黎加	7.9	8.4	8.2	7.9	8.7	9.6
捷克	2.7	2.6	2.6	2.3	2.2	
丹麦	3.1	3.0	2.1	2.4	2.4	
爱沙尼亚	2.3	1.6	1.6	1.4	2.2	
芬兰	2.0	2.1	2.1	1.8	1.8	
法国	3.9	3.8	3.8	3.6	3.7	
德国	3.3	3.2	3.2	3.1	3.0	
希腊	3.5	3.5	3.7	3.2	3.5	
匈牙利	3.5	3.3	3.6	3.4	3.3	
冰岛	2.7	1.7	1.1	2.9	3.3	
爱尔兰	3.0	2.9	2.8	3.0	3.2	
以色列	3.1	3.0	3.0	2.4	2.8	
意大利	2.7	2.8	2.4	2.4	2.3	
日本	1.9	1.9	1.9	1.8	1.7	
韩国	2.8	2.8	2.7	2.5	2.4	
拉脱维亚	4.1	3.2	3.4	3.5	2.7	

续　表

国家	2017	2018	2019	2020	2021	2022
立陶宛	3.0	3.4	3.3	2.8	3.1	
卢森堡	3.2	4.3	4.7	4.5	3.1	
墨西哥	13.5	12.9	13.1	12.3	12.7	
荷兰	3.6	3.5	3.6	3.8	3.3	
新西兰	4.7	4.3				
挪威	2.2	2.3	2.0	1.6	1.7	1.9
波兰	4.0	3.8	3.8	3.6	3.9	
葡萄牙	2.7	3.3	2.8	2.4	2.4	2.6
斯洛伐克	4.5	5.0	5.1	5.1	4.9	
斯洛文尼亚	2.1	1.7	2.1	2.2	1.8	
西班牙	2.7	2.7	2.6	2.6	2.5	
瑞典	2.4	2.0	2.1	2.4	1.8	
瑞士	3.5	3.3	3.3	3.6	3.1	3.8
土耳其	9.0	9.2	9.0	8.5	9.1	
英国	3.9	3.9	4.0	3.8	4.0	
美国	5.8	5.7	5.6	5.4		
巴西	13.4	13.1	13.3	12.2		
印度	31.5	29.8	28.3	26.8	25.5	
印度尼西亚	21.6	20.8	20.1	19.5	18.9	
俄罗斯	5.6	5.1	4.9			
南非	28.3	27.8	27.3	26.9	26.4	

数据来源：https://stats.oecd.org/.

6-1-12　2017—2022年围产期死亡率　　单位：1/10万

国家	2017	2018	2019	2020	2021	2022
澳大利亚	3.9	3.5	3.9	4.1	4.0	
奥地利	4.9	4.8	5.0	5.8	5.4	
比利时	7.1	6.9	6.6	5.9		
加拿大	5.8	5.8	5.7	5.6		
智利	7.3	7.0	6.6	6.4	7.1	6.1
哥伦比亚	13.9	14.6	14.6	15	15.2	
哥斯达黎加	3.8	3.4	3.6	3.9	3.6	
捷克	4.4	3.4	3.3	3.7	3.9	
丹麦	3.8	2.7	2.9	2.3	3.3	
爱沙尼亚	3	3.4	3.3	2.9		
芬兰	10.8	10.6	10.4	10.7	10.7	
法国	5.6	5.6	5.9	5.8	6.0	
德国	5.1	5.5	5.1	6.8	6.8	
希腊	6.0	5.7	5.6	5.6	6.4	
匈牙利	3.4	2.1	2.9	3.3		
冰岛	5.2	5.4	5.6	4.8		
爱尔兰	4.9	5.0	4.6	4.8	4.8	
以色列	4.1	4.0	3.9	3.9		
意大利	2.4	2.2	2.3	2.1	2.2	

续　表

国家	2017	2018	2019	2020	2021	2022
日本	2.7	2.8	2.7	2.5	2.7	
韩国	4.9	4.3	4.1	4.6	4.4	
拉脱维亚	4.9	5.4	5.4	4.4	5.2	
立陶宛	8.1	8.9	11.6	10.1	9.2	
卢森堡	11.2	10.9	11.7	13.6	13.3	
墨西哥	4.8	4.9	5.1			
荷兰	5.6	5.3				
新西兰	3.5	3.8	3.0	2.8	2.8	3.1
挪威	4.1	4.4	4.3	4.2	4.7	
波兰	3.3	4.2	3.5	3.4	3.4	3.3
葡萄牙	4.5	4.9	5.0	5.2	4.9	
斯洛伐克	3.6	2.8	2.7	3.7	4.2	
斯洛文尼亚	4.4	4.4	4.4	4.2	4.0	
西班牙	4.6	4.7	4.2	4.3		
瑞典	6.5	6.6	6.3	6.4	6.7	7.1
瑞士	11.0	11.0	10.8	10.6	11.0	
土耳其	6.3	6.2	3.9	3.8	3.9	
英国	5.9	5.8	5.7	5.5		
美国	3.9	3.5	3.9	4.1	4.0	

数据来源：https：//stats.oecd.org/.

6-1-13 2017—2022年孕产妇死亡率 单位：1/10万

国家	2017	2018	2019	2020	2021	2022
澳大利亚	1.9	4.8	3.9	2.0	3.5	
奥地利	2.3	7.1	5.9	2.4	3.5	
比利时	5.0	7.6				
加拿大	6.6	8.6	7.5	8.4		
智利	17.3	13.5	10.9	21.0	19.2	14.3
哥伦比亚	51	45.3	50.7	65.8	83.2	
哥斯达黎加	23.3	16.1	20.2	34.4	40.5	15.0
捷克	7.0	4.4	4.5	6.4	6.3	
丹麦	1.6	1.6	0	0	0	
爱沙尼亚	0	0	0	7.7	0	
芬兰	8.0	4.2	10.9	4.3	4.0	
法国						
德国	2.8	3.2	3.2	3.6	3.5	
希腊	11.3	4.6	7.2	3.5		
匈牙利	15.3	10	11.2	15.2	25.8	
冰岛	0	0	0	3.3		
爱尔兰	1.6	0	0	0		
以色列	2.7	3.3	3.3	2.8	8.1	
意大利	3.5	2.5	2.9	2.7		

续　表

国家	2017	2018	2019	2020	2021	2022
日本	3.8	3.6	3.7	2.7	3.4	
韩国	7.8	11.3	9.9	11.8	8.8	
拉脱维亚	4.8	15.7	37.6	22.9	34.6	
立陶宛	7.0	14.2	11	0	0	
卢森堡	32.4	0	0	0	0	
墨西哥	35	34.6	34.2	53.2	58.6	
荷兰	1.8	3.0	5.3	1.2	2.8	
新西兰	6.6	13.6				
挪威	0	1.8	0	3.7	3.7	0
波兰	2.2	1.3	1.1	2.5	2.1	
葡萄牙	12.8	17.2	10.4	20.1	8.8	
斯洛伐克	5.2	3.5	0	1.8	1.8	
斯洛文尼亚	5.0	0	0	5.5		
西班牙	3.3	1.9	1.7	2.9	3.3	
瑞典	4.3	4.3	3.5	7.0	2.6	
瑞士	4.6	6.8	7.0	1.2		
土耳其	14.5	13.5	13.0	13.1	13.1	
英国	5.5					
美国		17.4	20.1	23.8		

数据来源：https://stats.oecd.org/.

6-1-14 2017—2021可预防死亡人口数　　单位：人

国家	2017	2018	2019	2020	2021
澳大利亚	24761	24789	26088	24492	25143
奥地利	11937	12115	11897	13156	14135
比利时	14789	14772			
加拿大	48702	47011	46782		
智利	20865	20286	20896	29709	
哥伦比亚	58428	60385	61318	90392	
哥斯达黎加	5010	5365	5524	6439	
捷克	20068	20095	19494	22744	29708
丹麦	8456	8035	8207	7924	
爱沙尼亚	2875	2978	2767	3056	3757
芬兰	8438	8498	8296	8513	
法国	74518				
德国	117524	118857	115278	123590	
希腊	14263	14267	14326	15732	
匈牙利	30594	30516	29655		
冰岛	336	323	302	296	336
爱尔兰		4948			
以色列	4922	5099	5179	6146	
意大利	63513	61592	60383		
日本	142376	139053	134500	134001	

续　表

国家	2017	2018	2019	2020	2021
韩国	58891	58198	57420	56904	
拉脱维亚	5747	5732	5227	5582	7840
立陶宛	7913	7516	7411	8920	10548
卢森堡	577	594	557	655	651
墨西哥	197201	200705	206138	392482	
荷兰	20372	20802	20273	23663	
新西兰					
挪威					
波兰	74666	77092	77643	99287	
葡萄牙	13639	13805	13669		
斯洛伐克	11244	11586	11248		
斯洛文尼亚	3512	3414	3429	4063	
西班牙	48465	48321	47710	62285	59256
瑞典	10894	10908			
瑞士	8096	8119	7840	8844	
土耳其	85864	82237	76507		
英国	86257	88003	87185	107616	
美国	609254	607005	608625	811300	

注：可预防死亡指通过有效的公共卫生和初级预防措施，在疾病、伤害发生之前，通过减少发病率可以避免的死亡。

数据来源：https://stats.oecd.org/.

6-1-15　2017—2021可预防死亡率　　　单位：1/10万

国家	2017	2018	2019	2020	2021
澳大利亚	103	101	104	96	97
奥地利	128	128	124	134	141
比利时	123	121			
加拿大	124	116	113		
智利	131	124	122	171	
哥伦比亚	150	150	148	223	
哥斯达黎加	121	125	127	148	
捷克	162	160	155	178	233
丹麦	128	121	124	120	
爱沙尼亚	206	211	195	217	253
芬兰	131	130	125	129	
法国	109				
德国	127	127	122	129	
希腊	120	118	118	128	
匈牙利	273	271	262		
冰岛	103	96	87	83	93
爱尔兰		109			
以色列	73	73	72	83	
意大利	91				
日本	91	89	86	85	

续　表

国家	2017	2018	2019	2020	2021
韩国	111	107	103	99	
拉脱维亚	273	272	248	262	364
立陶宛	260	247	241	285	326
卢森堡	103	103	93	107	104
墨西哥	225	220	220	435	
荷兰	105	103	99	113	
新西兰					
挪威					
波兰	182	181	182	227	
葡萄牙	117	116	114		
斯洛伐克	196	198	189		
斯洛文尼亚	150	145	142	164	
西班牙	97	95	92	118	112
瑞典	98	97			
瑞士	89	89	84	94	
土耳其			126		
英国	125	129	123	151	
美国	187	183	181	238	

注：可预防死亡指通过有效的公共卫生和初级预防措施，在疾病、伤害发生之前，通过减少发病率可以避免的死亡。

数据来源：https://stats.oecd.org/.

6-1-16　2017—2022年每百万人口医院数

国家	2017	2018	2019	2020	2021	2022
澳大利亚	54.61	54.23	52.76	52.19		
奥地利	31.26	30.31	29.84	29.94	29.92	
比利时	15.38	15.23	14.27	14.13	14.07	13.94
加拿大	19.76	19.29	18.86	18.46	18.46	
智利	19.44	18.83	18.63	17.83	16.36	16.24
哥伦比亚	213.14	211.14	211.12	214.08		
哥斯达黎加	8.69	8.79	8.7	8.61	8.52	8.06
捷克	24.35	24.08	24.18	24.58	25.22	25.29
爱沙尼亚						
芬兰	22.77	22.69	22.61	21.81	20.29	
法国	44.84	43.69	43.28	41.78	39.16	
德国	45.53	45.28	44.61	44.23	44.08	
希腊	37.31	36.8	36.42	36.15	35.81	
匈牙利	25.76	25.25	25.18	25.24	25.26	
冰岛	16.86	16.67	16.68	16.72	16.58	
爱尔兰	23.3	22.68	22.19	21.83		
以色列	17.89	17.67	17.43	17.25	17.09	17
意大利	9.64	9.46	9.28	9.12	9.18	9.21
日本	17.56	17.53	17.68	17.92	17.93	

续　表

国家	2017	2018	2019	2020	2021	2022
韩国	66.39	66.21	65.79	65.31	65.38	
拉脱维亚	75.68	76.07	77.66	79.21	81.01	
立陶宛	32.44	32.17	31.87	31.57	29.72	
卢森堡	32.88	33.91	33.64	27.91	27.49	
墨西哥	16.77	16.45	16.13	15.86	15.62	15.49
新西兰	36.58	36.94	37.19	38.41	38.73	38.57
挪威	31.87	31.86	32.75	35.43	39.41	
波兰	33.65	33.67	32.13	31.24	31.3	32.01
葡萄牙						
斯洛伐克	33.55	33.6	32.56	32.64	32.9	
斯洛文尼亚	21.84	22.37	23.33	23.4	23.16	
西班牙	24.08	23.87	23.65	24.18	24.78	
瑞士	14.03	13.98	13.89	13.79	13.76	13.76
土耳其	16.72	16.71	16.48	16.3	16.37	
英国						
美国	33.25	33	32.77	31.95	31.71	
土耳其	18.9	18.84	18.62	18.4	18.38	
英国	29.07	28.75	29.61	28.64	29.64	29.6
美国	19.1	18.8	18.55	18.38	18.47	

数据来源：https://stats.oecd.org/.

6-1-17　2017—2022年千人口床位数　　单位：张

国家	2017	2018	2019	2020	2021	2022
澳大利亚						
奥地利	7.37	7.27	7.19	7.05	6.91	
比利时	5.66	5.62	5.57	5.53	5.49	5.47
加拿大	2.53	2.55	2.52	2.55	2.58	
智利	2.11	2.06	2.03	2.01	1.95	1.93
哥伦比亚	1.7	1.71	1.74	1.69		
哥斯达黎加	1.14	1.11	1.1	1.15	1.17	1.11
捷克	6.67	6.66	6.63	6.54	6.66	
爱沙尼亚	2.61	2.61	2.59	2.59	2.51	
芬兰	4.61	4.53	4.53	4.46	4.39	
法国	3.75	3.61	3.35	2.75	2.76	
德国	5.97	5.89	5.81	5.72	5.65	
希腊	8	7.98	7.91	7.82	7.76	
匈牙利	4.21	4.2	4.18	4.23	4.27	
冰岛	7.02	6.95	6.91	6.76	6.79	
爱尔兰	3.06	2.87	2.8	2.84		
以色列	2.97	2.97	2.88	2.89	2.89	
意大利	3.01	2.97	2.97	2.92	2.91	2.99
日本	3.18	3.14	3.16	3.19	3.12	

续 表

国家	2017	2018	2019	2020	2021	2022
韩国	13.05	12.98	12.84	12.63	12.62	
拉脱维亚	12.29	12.44	12.43	12.65	12.77	
立陶宛	5.57	5.49	5.42	5.29	5.16	
卢森堡	6.56	6.43	6.35	6.01	6.05	
墨西哥	4.66	4.51	4.26	4.19	4.14	
新西兰	0.98	0.97	0.95	0.99	1	
挪威	3.28	3.18	3.02	2.91	2.95	
波兰	2.7	2.59	2.54	2.49	2.67	2.57
葡萄牙	3.6	3.53	3.47	3.4	3.4	
斯洛伐克	6.62	6.54	6.17	6.19	6.27	
斯洛文尼亚	3.39	3.44	3.51	3.5	3.5	
西班牙	5.82	5.7	5.76	5.68	5.67	
瑞士	4.5	4.43	4.43	4.28	4.25	
土耳其	2.97	2.97	2.95	2.96	2.96	
英国	2.21	2.13	2.07	2.05	2	
美国	4.65	4.63	4.59	4.48	4.43	
土耳其	2.81	2.85	2.88	3.01	3.02	
英国	2.54	2.5	2.45	2.43	2.42	2.44
美国	2.86	2.83	2.8	2.78	2.77	

数据来源：https://stats.oecd.org/.

6-1-18　2017—2022年千人口执业医师数

单位：人

国家	2017	2018	2019	2020	2021	2022
澳大利亚	3.68	3.75	3.83	3.91	4.02	
奥地利	5.16	5.22	5.29	5.32	5.41	5.48
比利时	3.08	3.13	3.16	3.21	3.25	
加拿大	2.66	2.72	2.74	2.73	2.77	2.75
智利		4.04	4.07	4.1	4.26	
哥伦比亚	4.11	4.20	4.25	4.38		
哥斯达黎加	3.47	3.48	3.47	3.48	3.43	
捷克	3.47	3.49	3.57	3.61		
丹麦	3.14	3.14	3.16	3.17	3.18	
爱沙尼亚	4.25	4.31	4.40	4.47	4.53	
芬兰	3.32	3.38	3.49	3.14	3.3	
法国	3.87	3.89	3.89	4.32	4.38	4.45
德国	3.26	3.28	3.32	3.46	4.02	
希腊	3.14	3.22	3.29	3.31	3.35	
匈牙利	3.99	3.98	4.05	4.00	4.10	4.25
冰岛		2.49		2.60		
爱尔兰	2.35	2.39	2.46	2.51	2.56	
以色列	3.21	3.30	3.27	3.34	3.36	
意大利	4.56	4.60	4.57	4.48	4.47	
日本	2.98					
韩国	2.40	2.44	2.44	2.41	2.51	
拉脱维亚	3.60	3.67	3.75	3.85	3.90	

续 表

国家	2017	2018	2019	2020	2021	2022
立陶宛	3.25	3.31	3.38	3.43	3.53	3.62
卢森堡	4.73	4.86	4.97	5.09	5.16	
墨西哥	2.38	2.36	3.30	3.33	3.44	
荷兰	3.10	3.18	3.26	3.30	3.34	
新西兰	3.88	4.02	4.40	4.58	4.49	
挪威	4.27	4.32	4.29	4.32		
波兰	4.30	4.34	4.35	4.39	4.44	
葡萄牙	2.81	2.84	2.95	3.03	3.18	3.18
斯洛伐克	2.61	2.61	2.64	2.63	2.67	
斯洛文尼亚	1.86	1.90	1.97	2.05	2.15	
西班牙	0.77	0.84	0.89			
瑞典	0.38	0.43	0.47	0.63	0.70	
瑞士	4.04	4.09	4.16			
土耳其	0.79	0.75	0.79		0.80	
英国	3.68	3.75	3.83	3.91	4.02	
美国	5.16	5.22	5.29	5.32	5.41	5.48
巴西	3.08	3.13	3.16	3.21	3.25	
印度	2.66	2.72	2.74	2.73	2.77	2.75
印度尼西亚		4.04	4.07	4.10	4.26	
俄罗斯	4.11	4.20	4.25	4.38		
南非	3.47	3.48	3.47	3.48	3.43	

数据来源：https://stats.oecd.org/.

6-1-19　2017—2022年千人口药师数　　单位：人

国家	2017	2018	2019	2020	2021	2022
澳大利亚	0.88	0.88	0.89	0.91	0.94	
奥地利	0.71	0.72	0.73	0.73	0.76	0.77
比利时	1.24	1.25	1.27	1.29	1.31	
加拿大	1.03	1.03	1.04	1.04	1.05	
智利						
哥伦比亚						
哥斯达黎加						
捷克	0.69	0.69	0.72	0.71	0.72	
丹麦	0.53	0.54	0.55	0.56		
爱沙尼亚	0.73	0.72	0.72	0.73	0.71	
芬兰	1.03	1.03	1.02	1.09		
法国	0.93	0.92	0.92	0.91	0.92	
德国	0.65	0.66	0.67	0.67	0.67	
希腊						
匈牙利	0.77	0.8	0.83	0.78	0.81	
冰岛	0.50	0.52	0.54	0.57	0.59	0.61
爱尔兰			1.07		1.10	1.13
以色列	0.76	0.87	0.94	0.90	0.77	
意大利	1.17	1.19	1.26	1.24	1.28	
日本		1.90		1.99		
韩国	0.72	0.73	0.75	0.77	0.78	
拉脱维亚	0.95	0.86	0.84	0.87	0.88	0.87

续 表

国家	2017	2018	2019	2020	2021	2022
立陶宛	0.99	1.03	1.03	1.03	1.02	
卢森堡	0.70					
墨西哥						
荷兰	0.21	0.21	0.21	0.22	0.22	
新西兰	0.66	0.70	0.70	0.72	0.72	0.71
挪威	0.81	0.83	0.86	0.88	0.91	
波兰	0.77	0.76	0.74	0.75	0.75	
葡萄牙	0.91	0.91	0.93	0.95	0.98	
斯洛伐克						
斯洛文尼亚	0.69	0.71	0.73	0.74	0.74	
西班牙	1.16	1.19	1.23	1.32	1.26	
瑞典	0.77	0.79	0.8	0.77		
瑞士	0.70	0.69	0.67		0.66	
土耳其						
英国	0.85	0.86	0.87	0.85	0.84	0.90
美国						
巴西						
印度						
印度尼西亚						
俄罗斯						
南非						

数据来源：https://stats.oecd.org/.

6-1-20　2017—2022年千人口护士数　　　单位：人

国家	2017	2018	2019	2020	2021	2022
澳大利亚	11.69	11.93	12.23	12.28	12.81	
奥地利	6.85	6.85	10.30	10.32	10.60	
比利时	11.22	11.07				
加拿大	10.00	9.95	9.98	10.06	10.25	
智利						
哥伦比亚						
哥斯达黎加						
捷克	8.50	8.52	8.56	8.66	8.95	
丹麦	10.03	10.10	10.13	10.24		
爱沙尼亚	6.19	6.29	6.24	6.38	6.49	
芬兰	18.57	18.71	18.48	18.92		
法国					8.58	
德国	11.08	11.52	11.79	12.04	12.03	
希腊	3.31	3.37	3.38	3.65	3.77	
匈牙利	6.51	6.62	6.62	6.58	5.27	
冰岛	14.5	14.67	15.36	15.63	14.95	15.10
爱尔兰					12.73	13.40
以色列	5.08	5.03	5.01	5.14	5.36	
意大利	5.80	5.74	6.16	6.28	6.21	
日本		11.76		12.10		
韩国	6.95	7.24	7.93	8.37	8.77	
拉脱维亚	4.57	4.35	4.39	4.18	4.19	

续 表

国家	2017	2018	2019	2020	2021	2022
立陶宛	7.71	7.78	7.74	7.81	7.88	
卢森堡	11.72					
墨西哥	2.87	2.87	2.85	2.91	2.94	
荷兰	10.94	11.16	10.77	11.09	11.38	
新西兰	10.13	10.21	10.24	10.60	10.92	11.37
挪威	17.66	17.71	17.88	18.01	18.32	
波兰	5.10	5.08	5.64	5.57	5.68	
葡萄牙						
斯洛伐克						
斯洛文尼亚	9.92	10.14	10.28	10.47	10.49	
西班牙	5.74	5.85	5.87	6.09	6.34	
瑞典	10.92	10.88	10.86	10.67		
瑞士	17.23	17.59	17.96	18.37	18.39	
土耳其						
英国	7.83	8.05	8.20	8.46	8.68	8.66
美国						
巴西	1.14	1.21	1.27	1.42	1.55	
印度	1.51	1.55				
印度尼西亚	1.32	1.70	2.17	2.28		
俄罗斯	8.47	8.46	8.48			
南非	1.31	1.22	1.10	1.03		

数据来源：https://stats.oecd.org/.

6-1-21 2017—2022年千人口口腔医师数 单位：人

国家	2017	2018	2019	2020	2021	2022
澳大利亚	0.59	0.60	0.61	0.61	0.63	
奥地利	0.60	0.59	0.61	0.61	0.62	0.62
比利时	0.75	0.75	0.76	0.77	0.77	
加拿大	0.64	0.66	0.65	0.65		
智利						
哥伦比亚						
哥斯达黎加						
捷克	0.75	0.74	0.73	0.74	0.76	
丹麦	0.72	0.72	0.72	0.71		
爱沙尼亚	0.96	0.97	0.98	1.00	1.01	
芬兰	0.73	0.73	0.75	0.74		
法国	0.64	0.64	0.65	0.65	0.66	
德国	0.86	0.86	0.85	0.85	0.86	
希腊						
匈牙利	0.67	0.70	0.73	0.67	0.71	
冰岛	0.81	0.82	0.79	0.79	0.79	0.80
爱尔兰					0.46	0.48
以色列	0.69	0.77	0.83	0.87	0.85	
意大利	0.82	0.83	0.87	0.87	0.84	
日本		0.81		0.83		
韩国	0.49	0.50	0.51	0.52	0.53	
拉脱维亚	0.71	0.71	0.71	0.72	0.72	

续　表

国家	2017	2018	2019	2020	2021	2022
立陶宛	1.00	1.03	1.05	1.11	1.05	
卢森堡	0.97					
墨西哥	0.14	0.12	0.13	0.11	0.12	
荷兰	0.55	0.56	0.57	0.57	0.57	
新西兰				0.48	0.51	0.51
挪威	0.90	0.90	0.91	0.91	0.93	
波兰	0.35	0.34	0.89	0.89	0.92	
葡萄牙						
斯洛伐克						
斯洛文尼亚	0.7	0.72	0.72	0.75	0.75	
西班牙						
瑞典	0.81	0.81	0.78	0.77		
瑞士	0.52	0.51	0.41			
土耳其						
英国	0.53	0.53	0.53	0.54	0.51	0.49
美国						
巴西						
印度						
印度尼西亚						
俄罗斯						
南非						

数据来源：https://stats.oecd.org/.

6-1-22　2017—2022年长期护理人员数　　　单位：人

国家	2017	2018	2019	2020	2021	2022
澳大利亚				306022		
奥地利	66751	68211	69291	69885	69775	
比利时						
加拿大	220176	223329	226824	232142	270357	
智利						
哥伦比亚						
哥斯达黎加						
捷克	43120	39105.7	44833.4	44141.3	51266	
丹麦	86986	87280	86697	85687		
爱沙尼亚	13578	13644	14173	14331	13967	
芬兰					53456	53968
法国						
德国	918620		974138		999958	
希腊						
匈牙利	39565	35314	35045	36038	35893	
冰岛						
爱尔兰	25981	26383	26179	26271	26589	27201
以色列	105600	104500	103900	111500	128300	131500
意大利						
日本	2071008	2382115	2411446	2430685	2472757	
韩国	255497	287071	332332	366261	415676	
拉脱维亚						

续　表

国家	2017	2018	2019	2020	2021	2022
立陶宛						
卢森堡	6293.4	6341.4	6489	6616.6	6997.3	
墨西哥						
荷兰	239000	255000	264000	266000	285000	
新西兰		50252				
挪威	110972	111820	113766	114566	115593	116241
波兰						
葡萄牙	16454	17266	18405	18750	19489	20255
斯洛伐克	10220	13146	12301	11940	12373	20566
斯洛文尼亚	6381	6332	6432	6897	7567	8116
西班牙	413266	425174	441300	443836	454655	486062
瑞典	243524	242782	241418	239802	244004	
瑞士	124747	127647	131141	134580	135830	
土耳其						
英国						
美国	2817369	2861973	2807279	2602513	2516224	
巴西						
印度						
印度尼西亚						
俄罗斯						
南非						

数据来源：https://stats.oecd.org/.

6-1-23 2017—2022年每百名65岁及以上老人
可获得的长期护理人员数 单位：人

国家	2017	2018	2019	2020	2021	2022
澳大利亚				7.3		
奥地利	4.1	4.1	4.2	4.1	4.1	
比利时						
加拿大	3.6	3.5	3.4	3.4	3.8	
智利						
哥伦比亚						
哥斯达黎加						
捷克	2.2	1.9	2.1	2.1	2.4	
丹麦	7.9	7.8	7.6	7.4		
爱沙尼亚	5.3	5.3	5.4	5.4	5.2	
芬兰					4.3	4.2
法国						
德国	5.2		5.4		5.5	
希腊						
匈牙利	2.2	1.9	1.9	1.9	1.8	
冰岛						
爱尔兰	4.0	3.9	3.8	3.7	3.6	3.6
以色列	10.6	10.1	9.7	10.0	11.2	
意大利						
日本	5.9	6.7	6.7	6.7	6.8	
韩国	3.6	3.9	4.3	4.5	4.8	
拉脱维亚						

续 表

国家	2017	2018	2019	2020	2021	2022
立陶宛						
卢森堡	7.5	7.4	7.3	7.3	7.5	
墨西哥						
荷兰	7.6	7.9	8.0	7.8	8.2	
新西兰		6.8				
挪威	12.7	12.5	12.4	12.2	12.0	11.7
波兰						
葡萄牙	0.8	0.8	0.8	0.8	0.8	0.8
斯洛伐克	1.3	1.6	1.4	1.3	1.3	2.2
斯洛文尼亚	1.6	1.6	1.6	1.6	1.7	1.8
西班牙	4.7	4.7	4.8	4.8	4.9	5.1
瑞典	12.3	12.1	11.9	11.6	11.7	
瑞士	8.2	8.2	8.3	8.4	8.3	
土耳其						
英国						
美国	5.6	5.5	5.2	4.8	4.5	
巴西						
印度						
印度尼西亚						
俄罗斯						
南非						

数据来源：https://stats.oecd.org/.

6-1-24 2017—2022年人均年门诊次数 单位：人次

国家	2017	2018	2019	2020	2021	2022
澳大利亚	7.1	7.27	7.322	6.777	6.1	6.59
奥地利	6.53	6.55	6.55	5.8	6.46	
比利时	6.96	7.19	7.3	6.17	6.74	
加拿大	6.58	6.535	6.6	4.73		
智利	3.754	2.767	2.874	2.159	2.614	2.871
哥伦比亚	1.887	2.207	2.568			
哥斯达黎加	2.228	2.224	2.317	1.933	2.097	2.278
捷克	7.71	7.91	7.91	7.32	7.8	
丹麦	4.103	4.05	3.946	3.964	3.793	
爱沙尼亚	5.871	5.628	5.45	4.101	4.101	
芬兰	4.4	4.4	4.4	4	4.142	
法国	6	5.9	5.9	5	5.5	
德国	9.9	9.9	9.8	9.5	9.6	
希腊	3.46	3.34	3.46	2.74	2.69	
匈牙利	10.9	10.66	10.73	9.43	9.45	
冰岛						
爱尔兰	5.717	5.036	5.757			
以色列	8.4	8.2	8.1	6.8	7.2	6.9
意大利	10.139	10.344	10.418	5.245	5.3	
日本	12.58	12.51	12.36	11.13		
韩国	16.7	16.9	17.2	14.7	15.65	
拉脱维亚	6.1	6	6.1	5.1	6	

续 表

国家	2017	2018	2019	2020	2021	2022
立陶宛	9.5	9.85	9.54	6.12	6.48	
卢森堡	5.73	5.78	5.56	4.41	4.8	
墨西哥	2.53	2.35	2.23	1.37	1.524	
荷兰	8.3	9	8.8	8.4	8.6	
新西兰	3.79					
挪威	4.5	4.5	4.4	3.7	3.9	
波兰	7.6	7.6	7.7	6.8	7.6	
葡萄牙	3.888	3.979	4.055	3.008	3.461	
斯洛伐克	10.9	10.88	11.12	10.06	11.03	
斯洛文尼亚	6.6	6.6	6.7	5.3	5.9	
西班牙	7.257		6.991	4.937	4.779	
瑞典	2.775	2.673	2.634	2.162	2.261	
瑞士	4.32					
土耳其	8.9	9.5	9.8	7.2	8	
英国						
美国	3.6	3.9	3.8	3.4		
巴西	2.312	2.048	2.03	1.429	1.595	
印度						
印度尼西亚						
俄罗斯	9.7	9.8	9.9			
南非						

注：门诊访问量不包含电话和电子邮件咨询、实验室检查、口腔医师和护士访问。

数据来源：https://stats.oecd.org/.

6-1-25　2017—2022年健康保险人口覆盖率　　单位：%

国家	2017	2018	2019	2020	2021	2022
澳大利亚	100	100	100	100	100	100
奥地利	99.9	99.9	99.9	99.9	99.9	
比利时	98.7	98.7	98.6	98.6	98.6	98.6
加拿大	100	100	100	100	100	100
智利	94	93.4	95.6	95	94.3	94.6
哥伦比亚	94.9	94.7				
哥斯达黎加	95.4	91.6	91.1	91.8	90.9	
捷克	100	100	100	100	100	100
丹麦	100	100	100	100	100	100
爱沙尼亚	94.1	94.5	95	95.2	95.9	96.1
芬兰	100	100	100	100	100	100
法国	99.9	99.9	99.9	99.9	99.9	99.9
德国	99.9	99.9	99.9	99.9	99.9	
希腊	100	100	100	100	100	
匈牙利	94	94	94	94	95	
冰岛	100	100	100	100	100	
爱尔兰	100	100	100	100	100	100
以色列	100	100	100	100	100	100
意大利	100	100	100	100	100	100
日本	100	100	100	99		
韩国	100	100	100	100	100	
拉脱维亚	100	100	100	100	100	100

续 表

国家	2017	2018	2019	2020	2021	2022
立陶宛	93.9	98.1	98.7	99.1	98.8	98.9
卢森堡	100	100	100	100	100	100
墨西哥	89.3	88.3	80.6	72.4		
荷兰	99.9	99.9	99.9	99.9	99.9	
新西兰	100	100	100	100	100	100
挪威	100	100	100	100	100	100
波兰	92.6	92.9	93.4	93.3	94	96.7
葡萄牙	100	100	100	100		
斯洛伐克	94.6	94.5	94.6	94.6	95	
斯洛文尼亚	100	100	100	100		
西班牙	99.9	100	100	100.7	100	100
瑞典	100	100	100	100	100	
瑞士	100	100	100	100	100	
土耳其	99.2	98.5	98.8	98.5	98.8	
英国	100	100	100	100	100	
美国	90.8	90.6	89.7	90.3	90.8	
巴西						
印度						
印度尼西亚						
俄罗斯	99.7	99.6	99.1	99.2		
南非						

数据来源：https://stats.oecd.org/.